ZD 振德医疗

振德医疗用品股份有限公司成立于 1994 年，中国 A 股上市公司（“振德医疗”，股票代码：60330I.SH），是中国知名的医疗护理与防护用品供应商。振德以“让健康生活触手可及”为品牌目标，现形成基础医用敷料、手术室感控、压力治疗与固定、造口与慢性伤口、家庭护理、个人防护 6 个产品大类格局。在国内拥有 5 大生产基地，并设有覆盖国内所有（自治区、直辖市）的销售网络。目前，振德医疗的产品与解决方案已服务于以欧美为主的全球 73 个国家和中国近万家医疗机构以及 8 万多家药店，振德医疗在手术感控与防护用品、压力治疗等细分市场保持品牌号召力和领先优势。

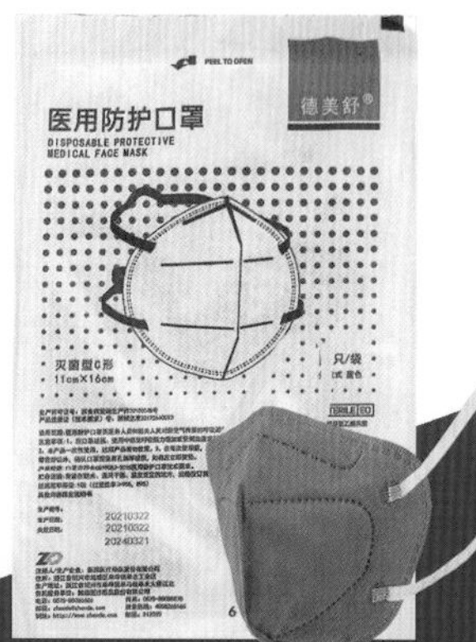

医用防护口罩

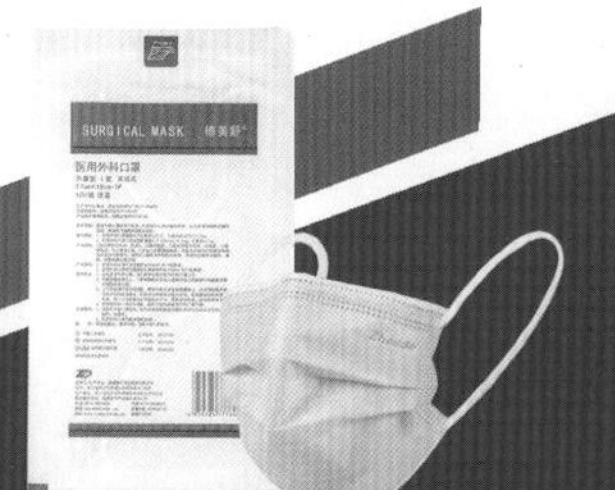

医用外科口罩

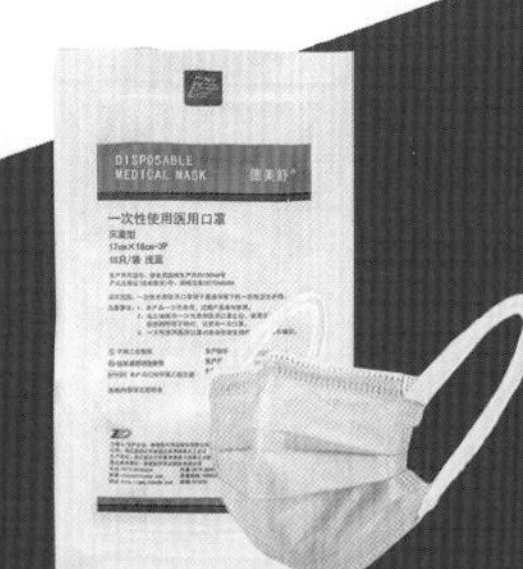

一次性医用口罩(宽耳带)

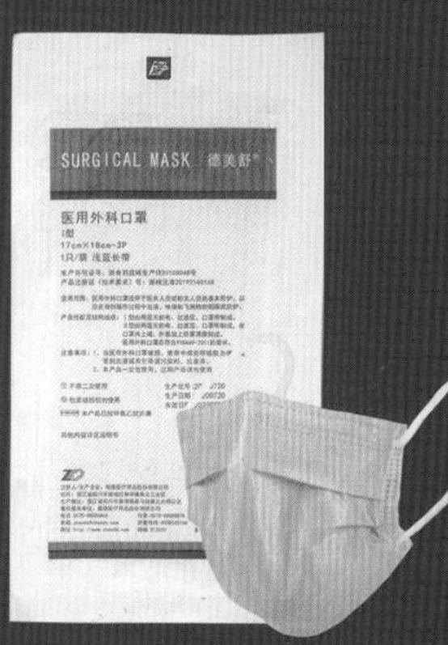

医用外科口罩(彩色款)

振德医疗坚守“每一件产品的声誉都与我有关”的管理理念。作为国内领先的医疗防护物资生产商，自新型冠状病毒肺炎疫情暴发以来，积极响应国家号召，组织全部力量生产防疫物资，保障防疫物资供应，在原材料涨价的情况下保供应、不涨价、稳市场，在疫情刚开始的时候，保障了浙江省 60% 以上的口罩供应，被称为“战时状态的兵工厂”；在 2020 年 9 月，被中共中央、国务院、中央军委授予“全国抗击新冠肺炎疫情先进集体”，并在 2021 年荣获全国总工会“全国五一劳动奖状”。振德医疗以高度的社会责任感获得了社会各界的普遍认可和广泛赞誉。

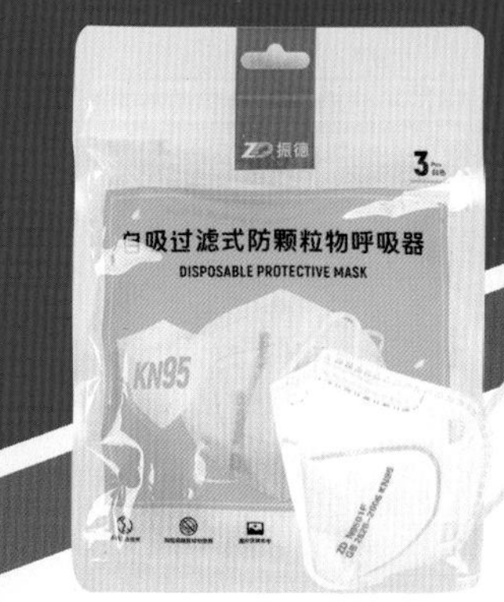

KN95 自吸过滤式防颗粒物呼吸器

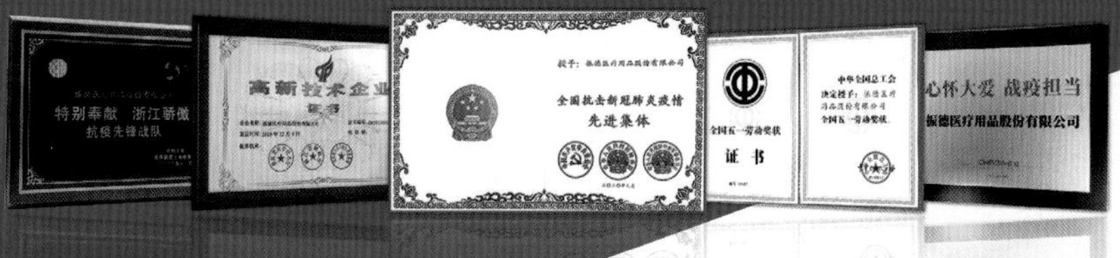

行业地位

五大生产基地，覆盖国内所有（自治区、直辖市）的销售网络，全球 73 个国家及地区和中国近万家医疗机构，为中国 8 万多家药店，1600 多家三级医院、800 多家三甲医院提供服务

国际体系认证

2010 年首批通过国家食品药品监督管理总局 GMP 现场审核，通过美国 FDA 验证，部分产品在 FDA 注册，部分产品获得 FDA 的 5IOK 认证，同时 2016 年绍兴工厂、2018 年许昌工厂零缺陷通过美国 FDA 现场审核

研发实力

公司直以来坚持“源于市场，终于市场”的研发理念，实行“自主深入研发、广泛深入合作、拥有核心技术”的研发策略，拥有省级企业研究院和自主研究团队，并与浙江大学、湖北大学等国内知名高校开展研发合作，曾先后获得包括省级企业研究院、省级工程技术研究中心、省级高新技术企业研究中心、省级企业技术中心、省创新型试点企业、省级专利示范企业在内的多项技术奖项，并通过国家高新技术企业评审

临床合作伙伴

北京协和医院、四川大学华西医院、中国人民解放军总医院、上海交通大学医学院附属瑞金医院、空军军医大学西京医院、复旦大学附属中山医院、中山大学附属第医院、华中科技大学同济医学院附属同济医院、复旦大学附属华山医院、北京大学第三医院

精益制造

公司持续推进精益生产并进行智能工厂建设。完成许昌基地扩产并导入智能精益物流，绍兴基地智能立体库的筹建及应用实现原材料及成品的自动配送及储存，推行公司成本优化项目和实施精益制造改善，对产品设计、生产工艺及设备进行研究改进，并对生产标准进行重新制定完善，进步提升公司流程优化和生产标准化

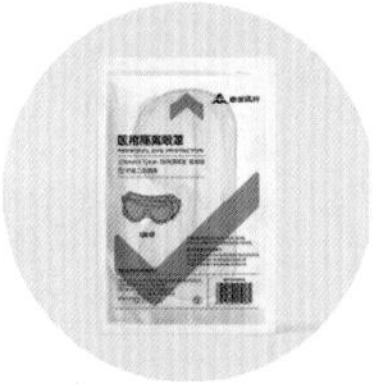

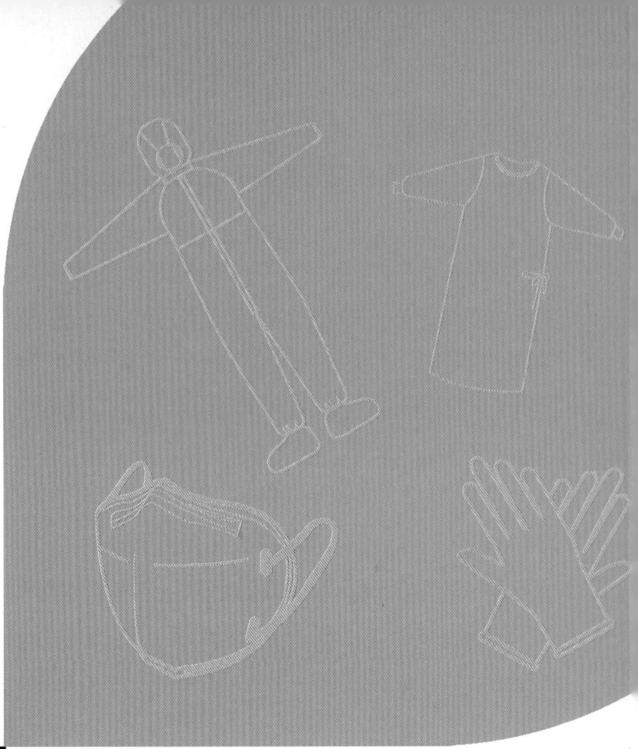

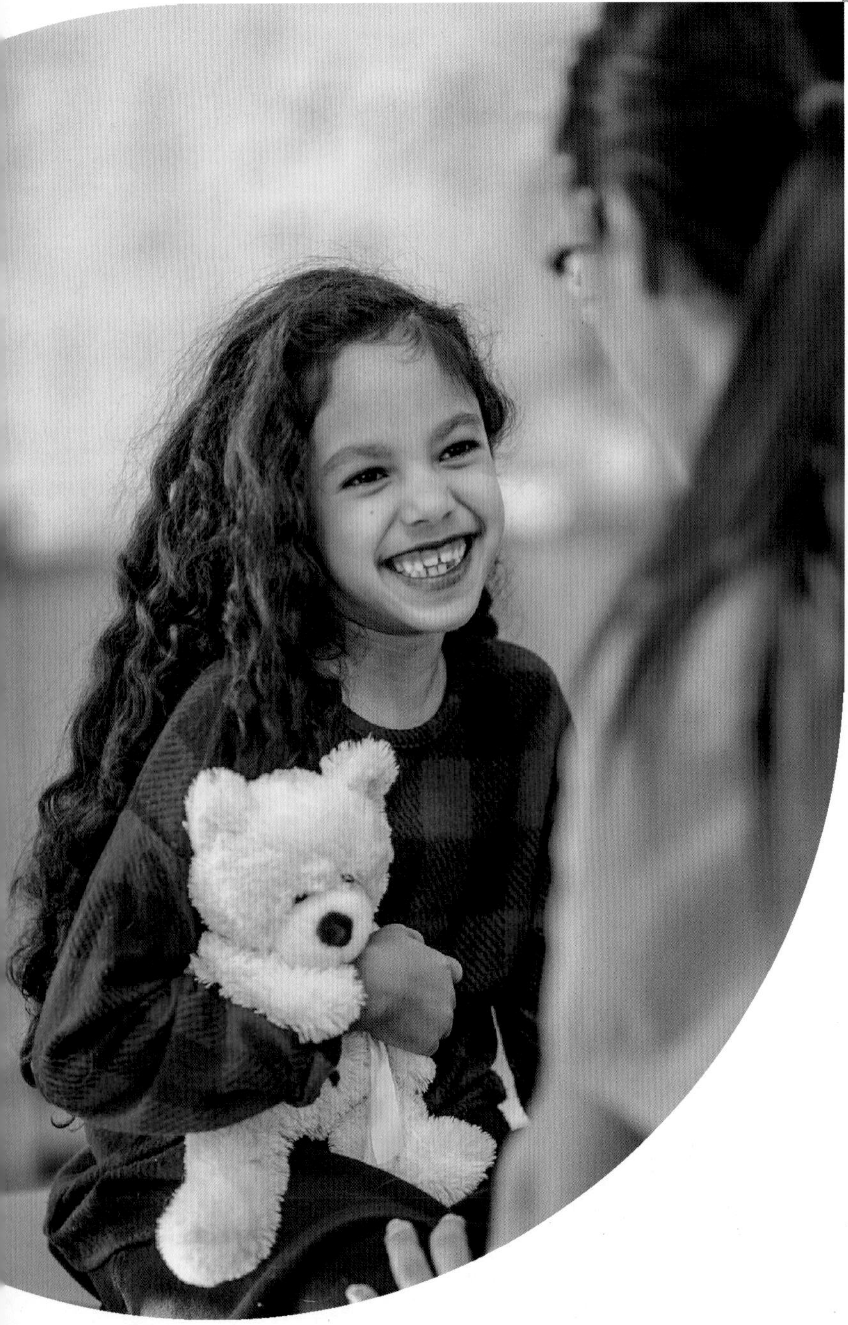

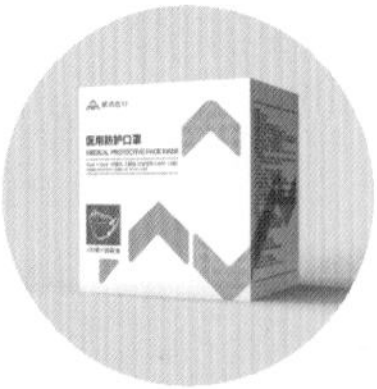

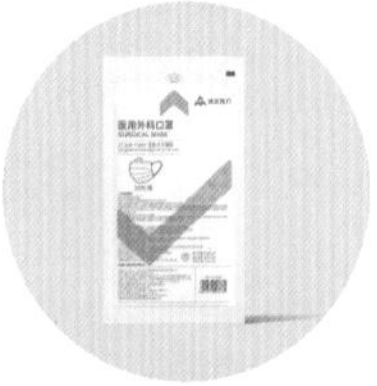

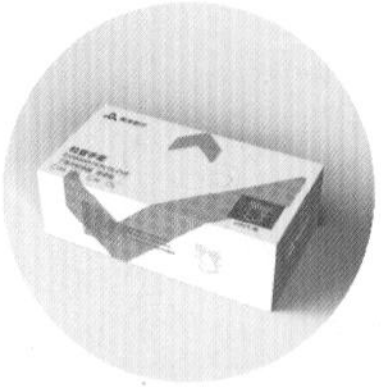

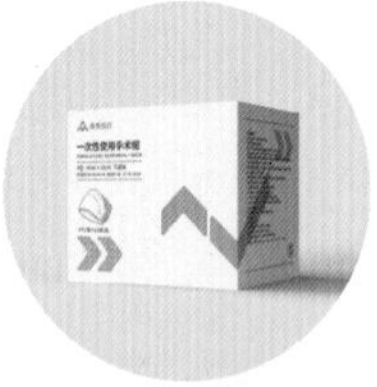

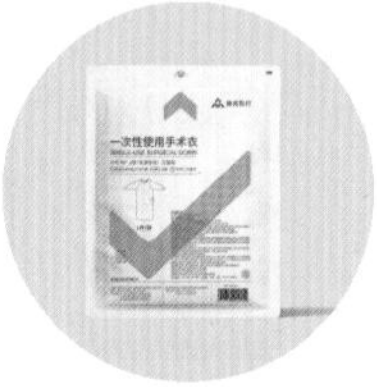

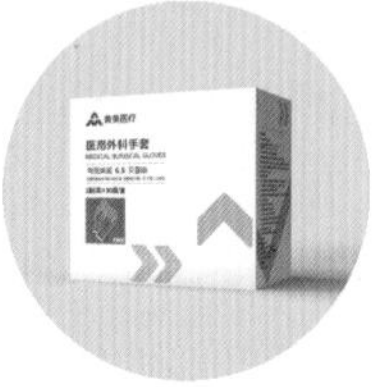

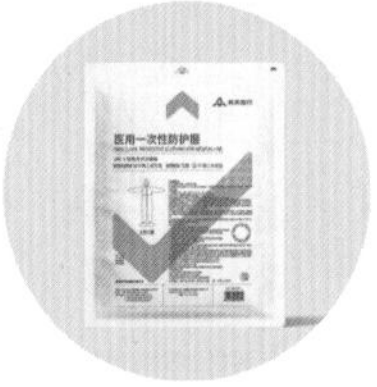

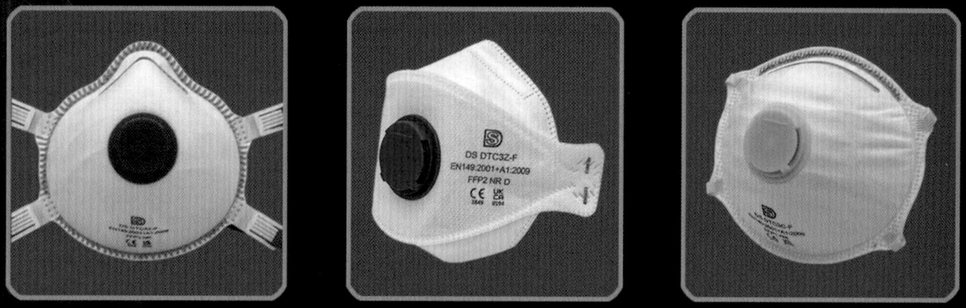

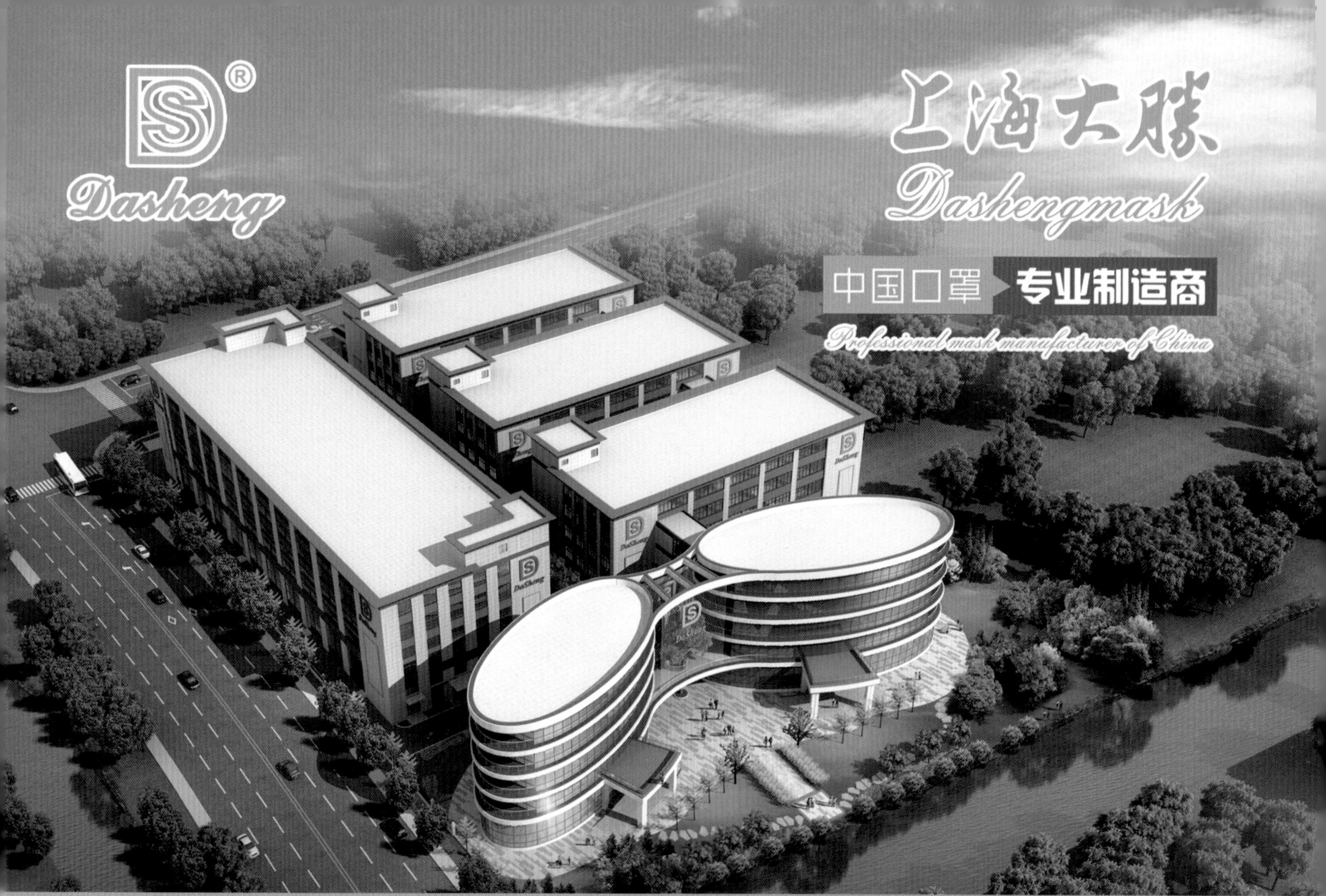

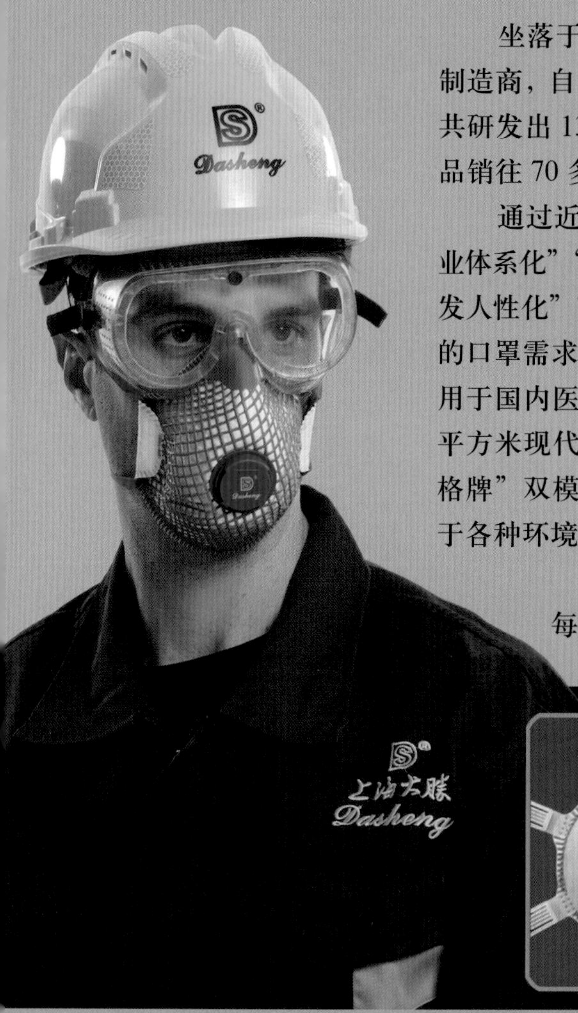

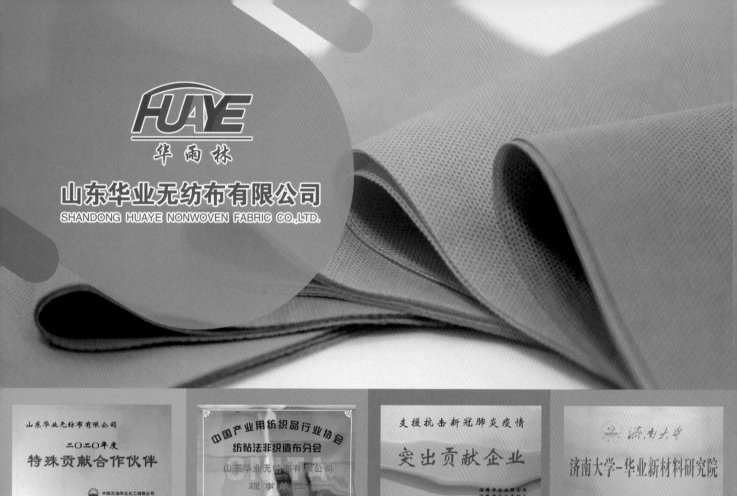

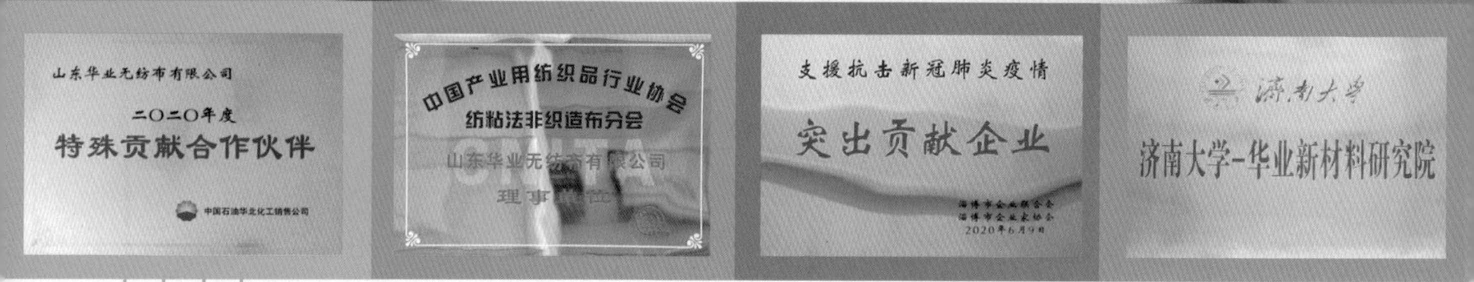

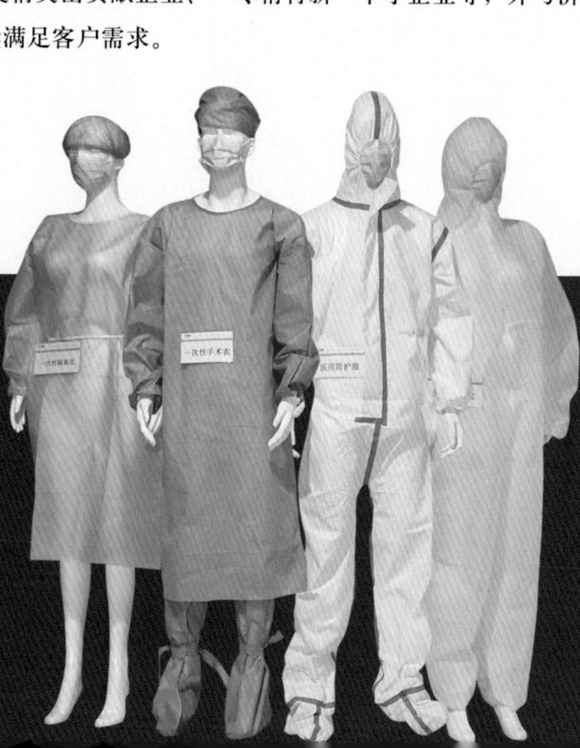

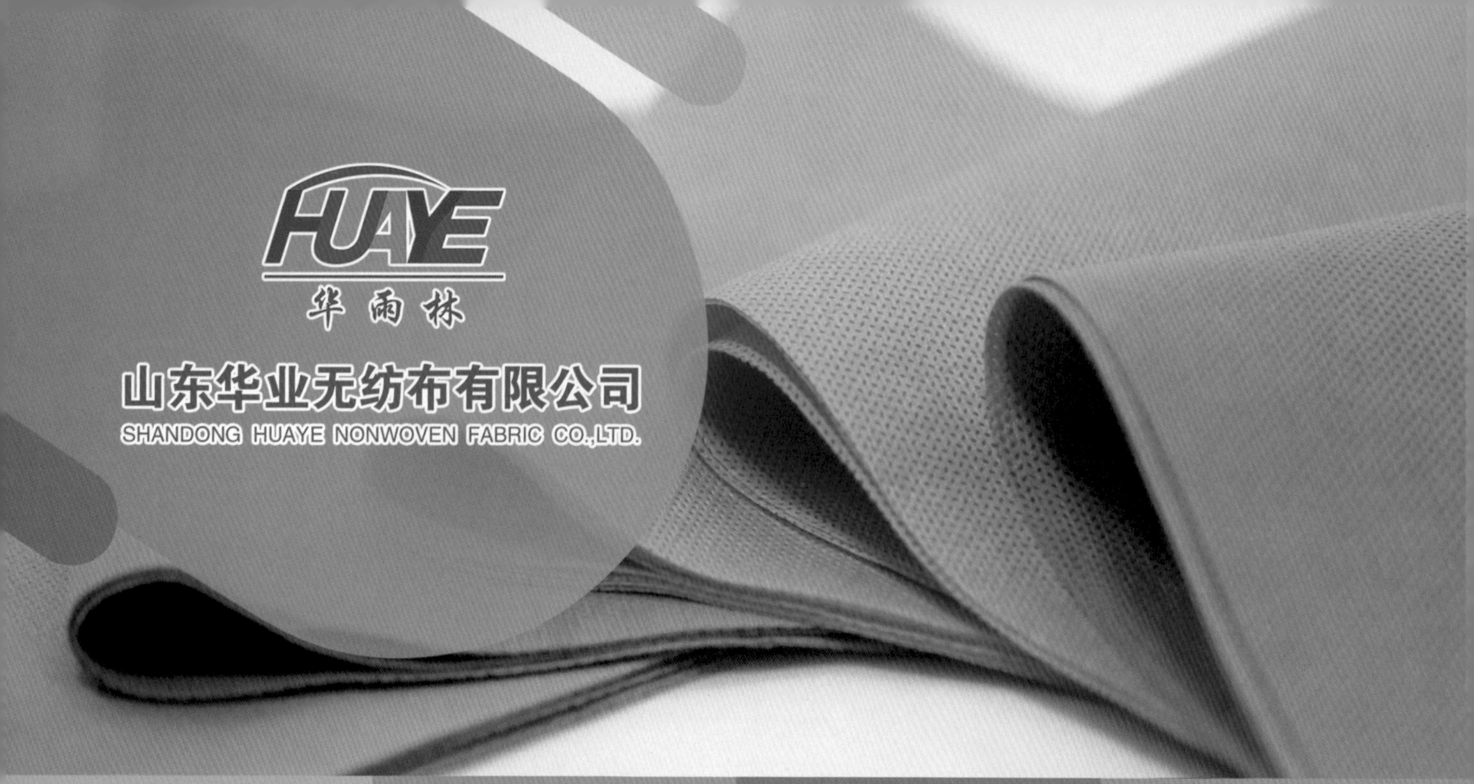

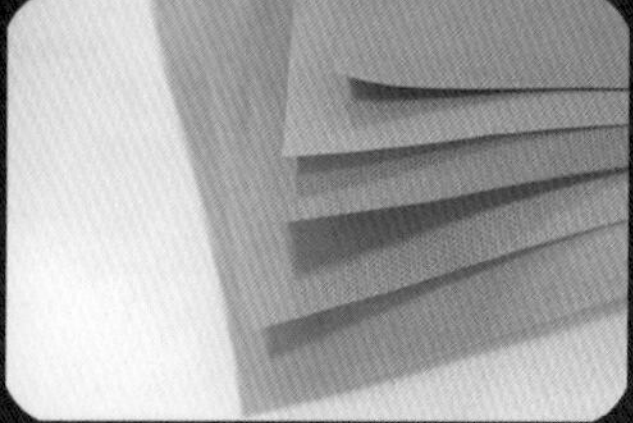

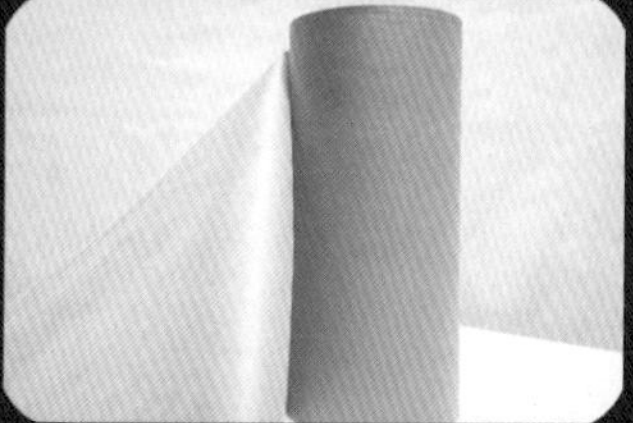

HYNAUT
海氏海诺®

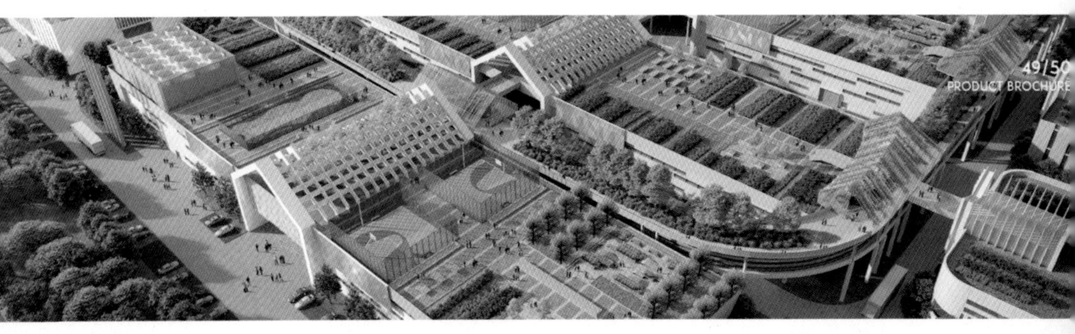

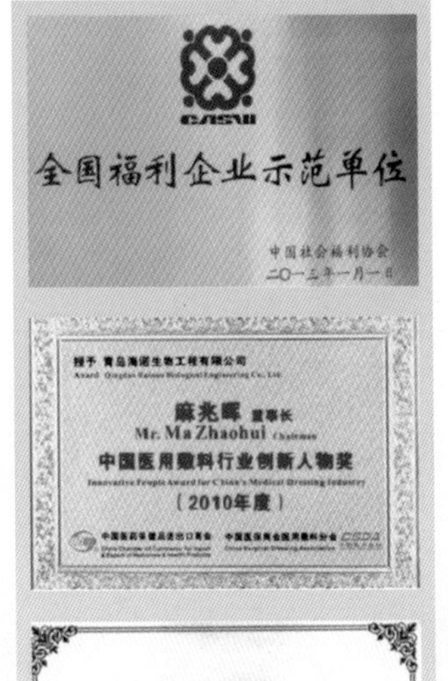

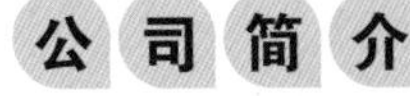

公司简介

青岛海氏海诺集团，是一家集研发、生产、销售为一体的生物科技企业。经营范围包括Ⅰ类、Ⅱ类、Ⅲ类医疗器械，消毒用品，化妆品，劳保用品，清洁用品，驱蚊用品，口腔用品，皮肤清洁用品等的生产、销售；生物技术研究、开发等。厂区占地近1000余亩，配备现代化厂房、车间及物流仓储设施，建有符合GMP标准的10万级、30万级净化车间、万级实验室，配有国际先进的生产设备及高精尖检测仪器，人才实力雄厚，研发力量强大。

现集团旗下逾20家子公司，涉及医疗器械、化妆品、护理用品、日用品等多个领域，并在各个领域迅速成长壮大。海氏海诺集团的销售渠道遍布全国，辐射近10万家药店。公司坚持以质量为生命，强化全员质量意识。从ISO 9001、ISO 13485质量认证体系到CE、FDA认证的获得，为海诺产品参与国际竞争奠定了基础。目前，海氏海诺集团正在筹划集团化大发展，让集团向更加市场化、规范化发展，未来海氏海诺产品将会在国际和国内市场逐步稳健提升销量，依靠优质的产品品质进一步赢得消费者的口碑。

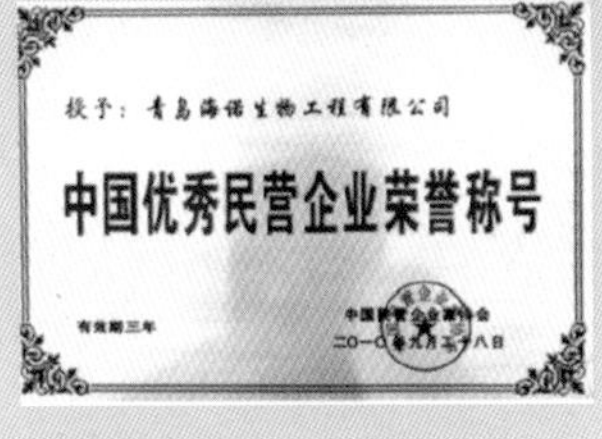

全新一代

家庭护理全系列爆款

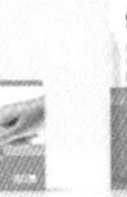
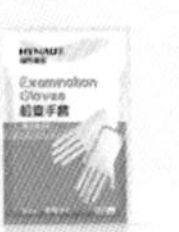
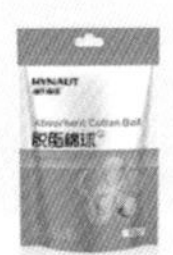
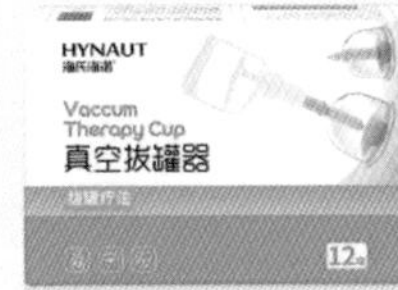

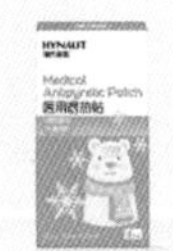
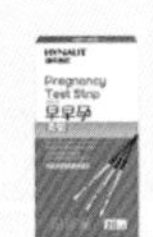
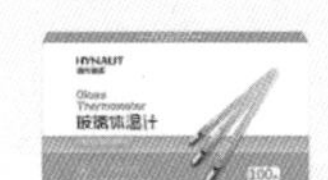

HAINUO®
中国医用敷料杰出品牌
（2010年度）

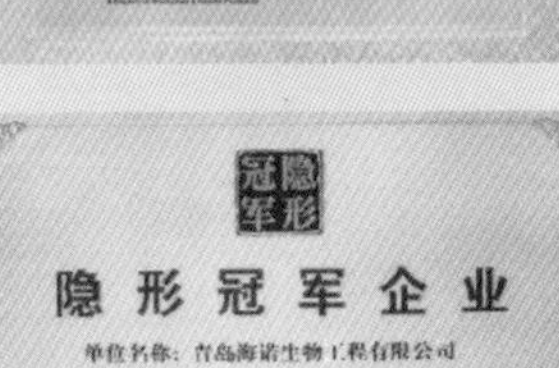

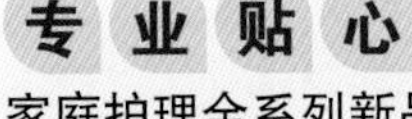

专业贴心

家庭护理全系列新品

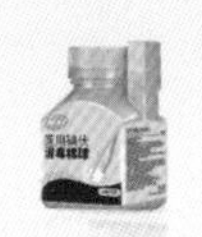
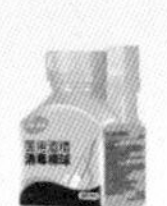
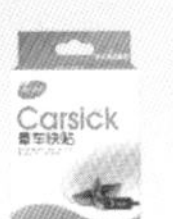

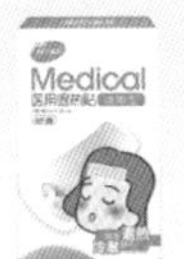

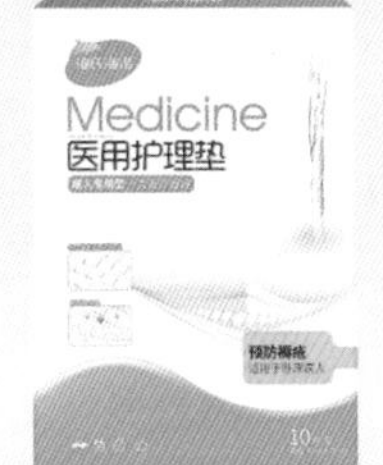

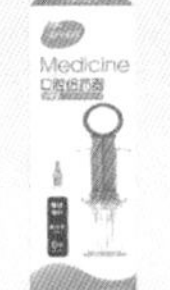

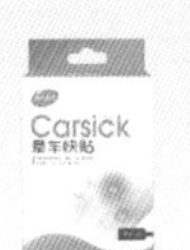

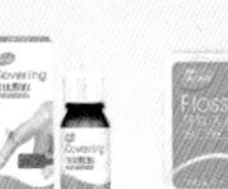
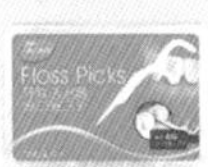

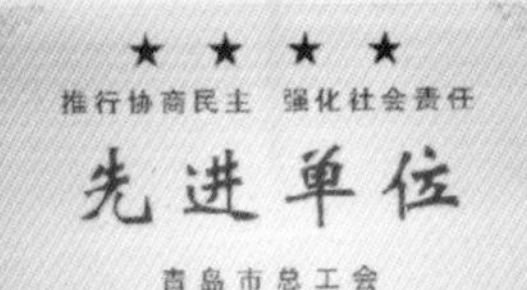

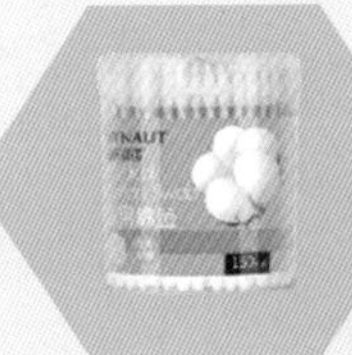
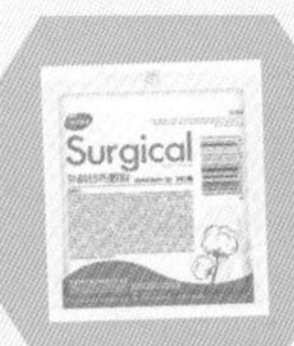

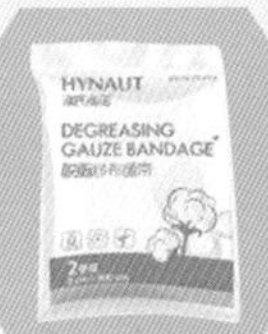

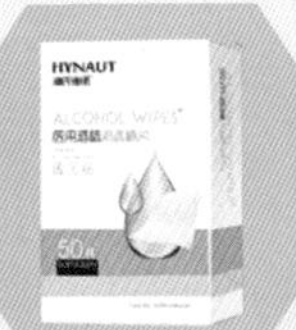

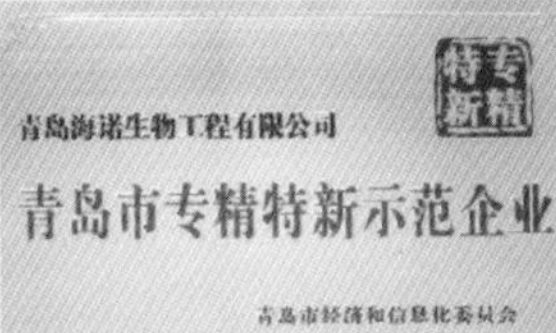

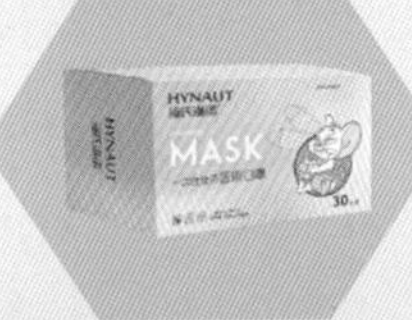

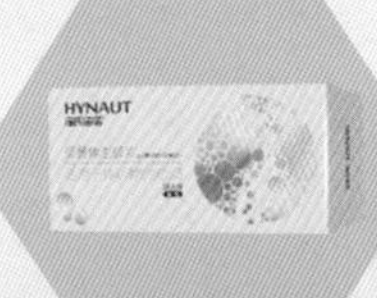

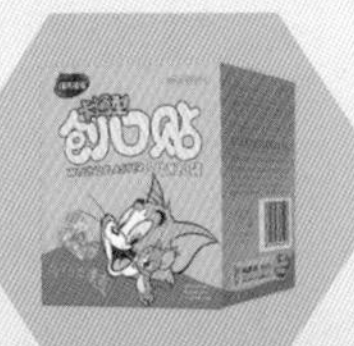

青岛市中小企业专精特新产品（技术）证书

青岛海氏海诺集团

地址：山东省青岛市市南区香港西路48号海天中心T2塔楼48层海氏海诺

邮编:266000 联系人:陈帅 18073740475 高源 17667743395

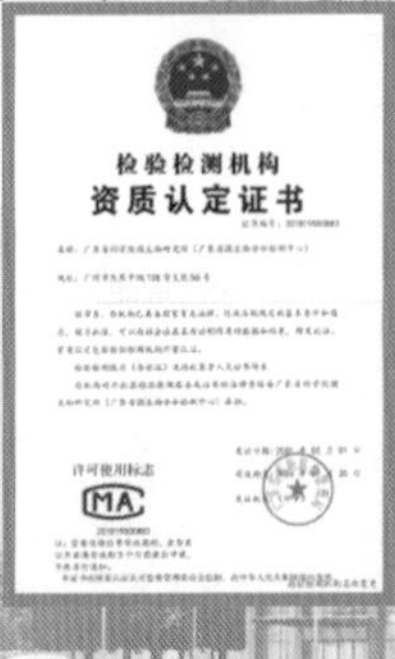

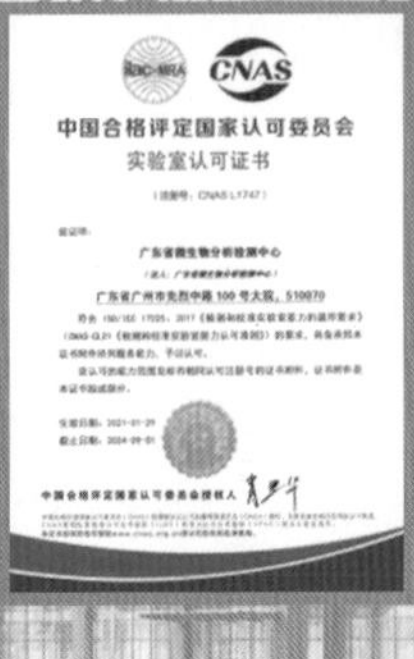

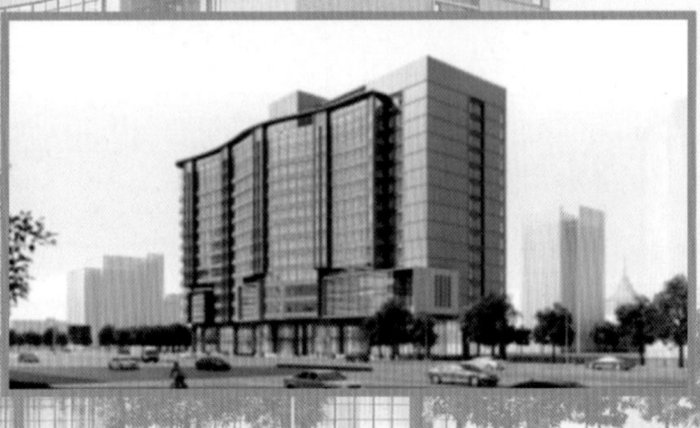

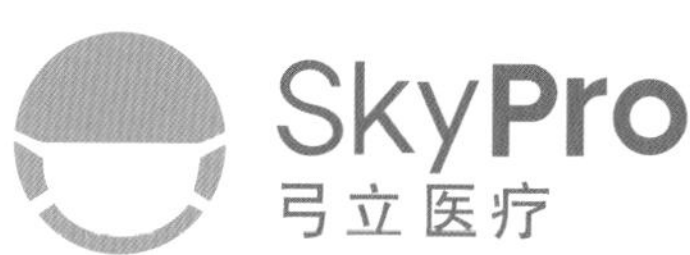

弓立医疗

弓立医疗团队
支援核酸检测

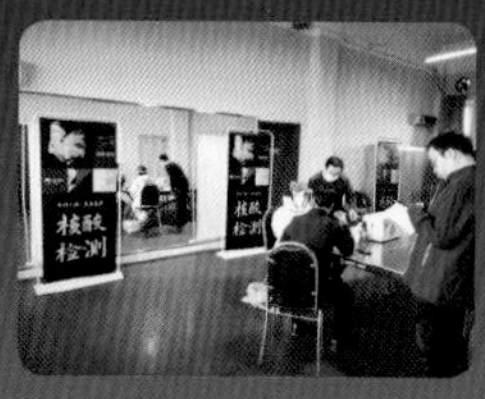

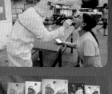

金鸡北京影协
核酸检测

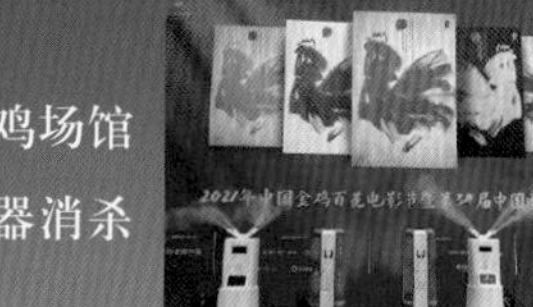

金鸡场馆
机器消杀

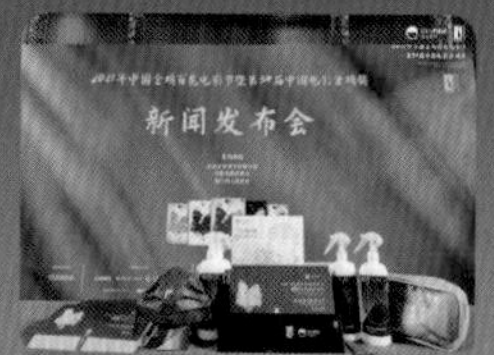

金鸡节防疫
产品组合

弓立医疗创立于2002年，2006年在厦门设立生产及研发基地。弓立医疗是一家集研发、生产与销售为一体的大型防疫用品制造企业，是中国电影金鸡奖活动全程战略合作伙伴和盛典指定的防疫用品品牌。公司总部设在中国香港，在北京、上海、深圳、天津、成都等地设有分公司。公司着眼未来布局全球化发展，在美国、英国、德国、日本、马来西亚等国家设有海外分公司。

弓立医疗旗下拥有“SkyPro弓立医疗”“SkyPro”和“全沁医疗”三大品牌，以制造高效能、舒适口罩为生产宗旨。业务范围涵盖医疗防护、个人和家庭健康护理、新细胞生物医学等多个领域。旗下产品不仅在国内获得了广大客户和消费者的认可，还畅销美国、英国、德国、日本等40多个国家。弓立医疗自成立以来热心公益事业，创新公益模式，在实践中彰显企业的社会价值。

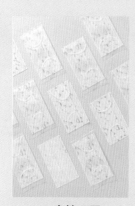

一次性口罩

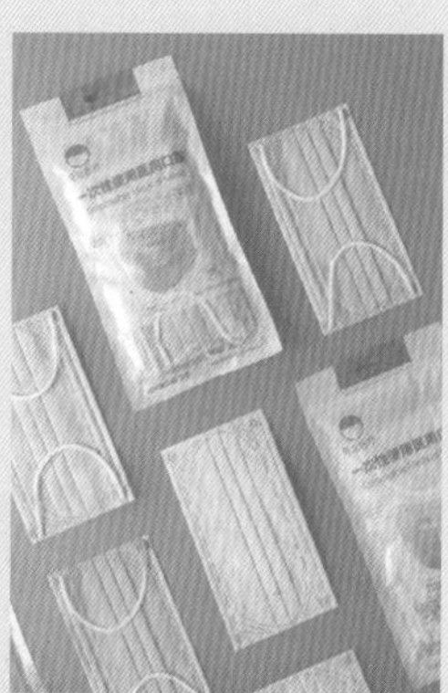

一次性使用医用口罩

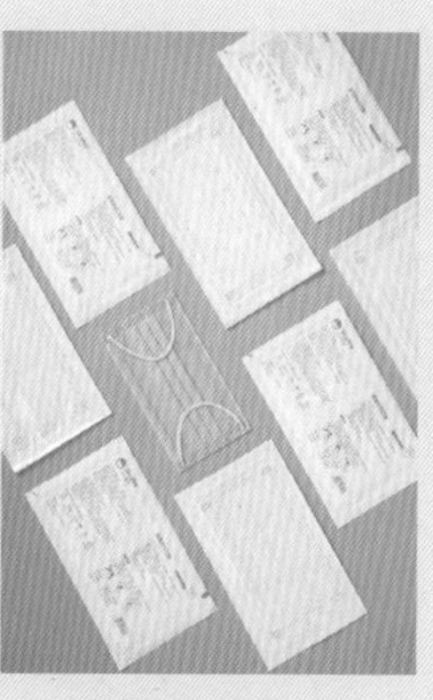

医用外科口罩

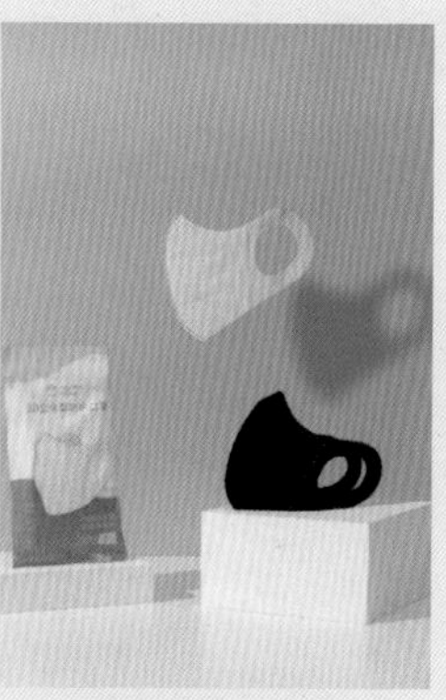

3D 立体口罩

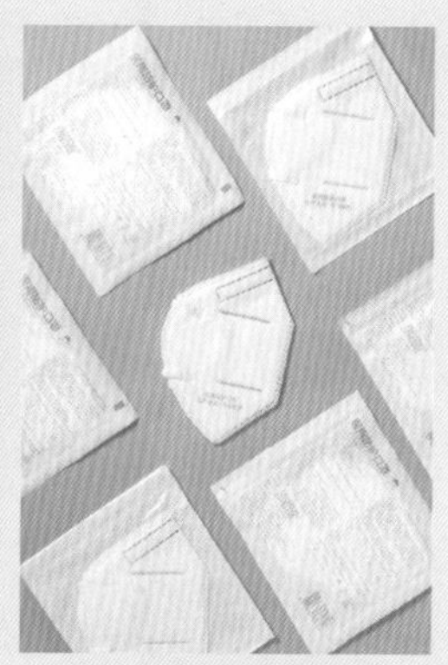

医用防护口罩

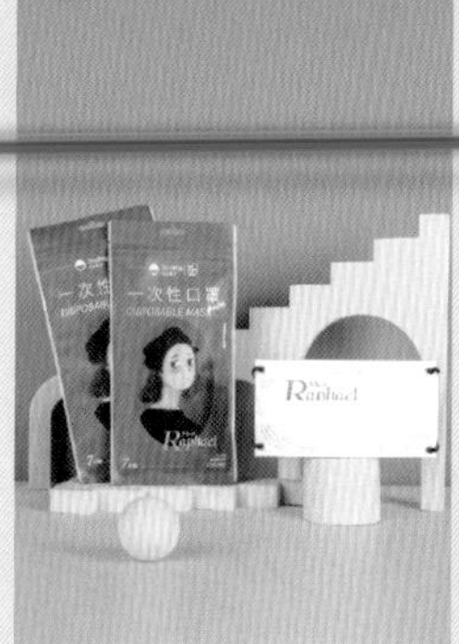

联名口罩

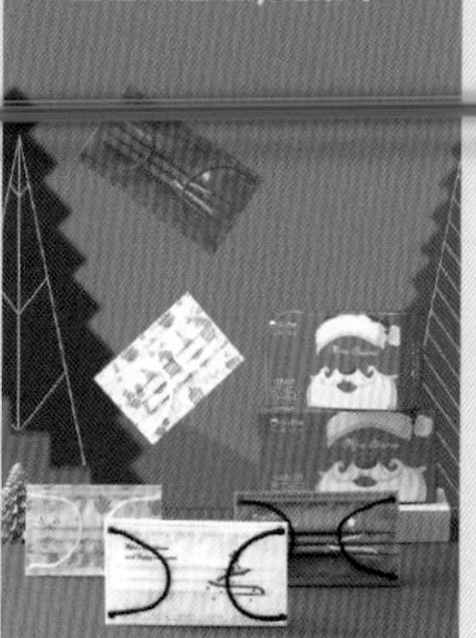

定制口罩

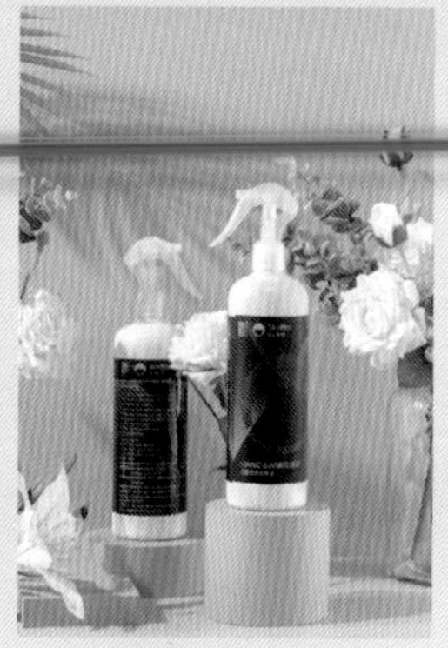

抗菌洗手液

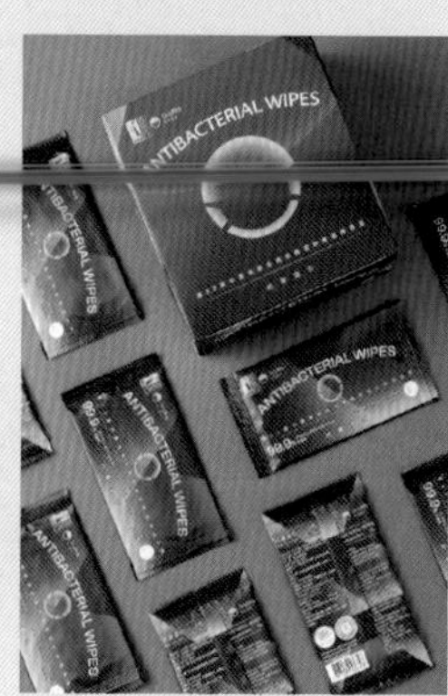

抗菌湿巾

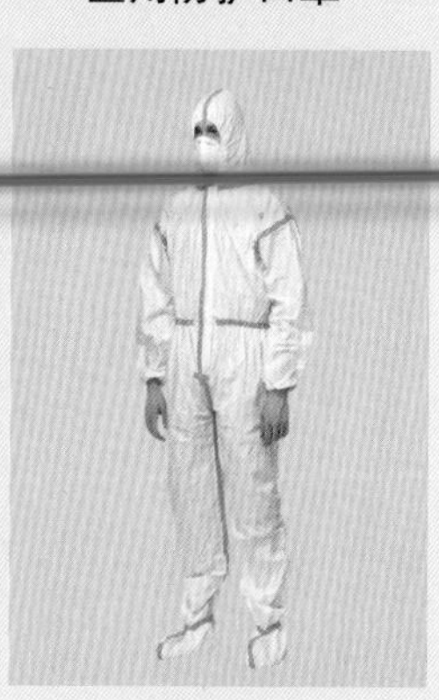

防护服

地址：厦门市同安区工业集中区
同安园139号厂房一至五层西侧
邮编：361100

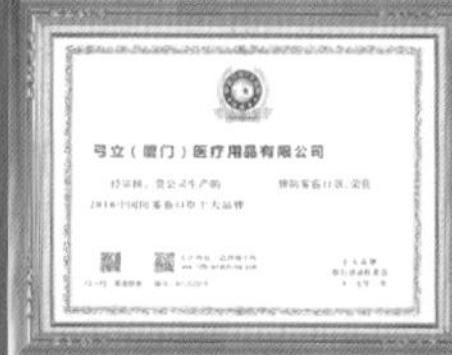

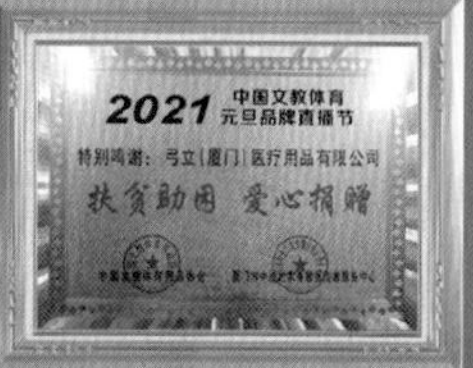

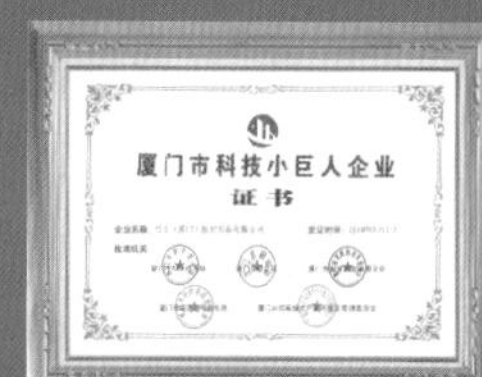

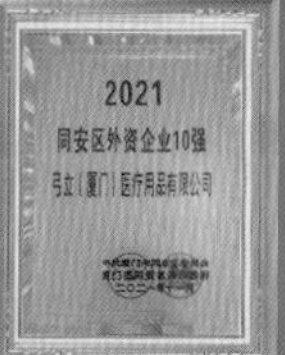

《医用防护标准汇编》

冠名单位

稳健医疗用品股份有限公司	李建全 代碧新
宁波市康家乐医疗器械有限公司	包君燕
建德市朝美日化有限公司	林锦祥 林焰峰 朱丽萍
振德医疗用品股份有限公司	鲁建国
奥美医疗用品股份有限公司	崔金海 杜先举
新乡市康贝尔医疗科技有限公司	刘俊红
江苏国健检测技术有限公司	陆 冰 苏鹤群
青岛海诺生物工程有限公司	麻兆晖
旺旺集团水神事业部	蔡旺庭 林明佑
青岛世尘净化科技有限公司	洪 燊
濮阳市龙大无纺布有限公司	张济坤
太和县晓亮防护用品有限公司	刘小亮 刘多玲
弓立（厦门）医疗用品有限公司	黄雪仪
蓝帆化工股份有限公司	刘文静 刘 伟
吉林市吉化江城油脂化工有限责任公司	王 双 鲁丽辉
山东华业无纺布有限公司	李敬助 王 静
美德龙（广州）控股有限公司	李绍亮
南昌市恩惠医用卫生材料有限公司	舒淑奇
东莞市恒耀超音波设备有限公司	蒋文军
广东省微生物分析检测中心	朱红惠
广州市微生物研究所有限公司	夏枫耿
苏州波力斯医疗科技有限公司	许 洪
维尼健康（深圳）股份有限公司	刘春静
新乡市康民卫材开发有限公司	王洪轩

医用防护标准汇编

中国标准出版社 编

中国标准出版社
北 京

图书在版编目(CIP)数据

医用防护标准汇编/中国标准出版社编,—北京:中国标准出版社,2022.6
ISBN 978-7-5066-9923-5

Ⅰ.①医… Ⅱ.①中… Ⅲ.①卫生防疫-标准-汇编-中国 Ⅳ.①R185-65

中国版本图书馆 CIP 数据核字(2022)第 053500 号

中国标准出版社出版发行
北京市朝阳区和平里西街甲 2 号(100029)
北京市西城区三里河北街 16 号(100045)

网址 www.spc.net.cn
总编室:(010)68533533 发行中心:(010)51780238
读者服务部:(010)68523946
中国标准出版社秦皇岛印刷厂印刷
各地新华书店经销

*

开本 880×1230 1/16 印张 37.75 字数 1 158 千字
2022 年 6 月第一版 2022 年 6 月第一次印刷

*

定价 300.00 元

出版说明

2020年初暴发的新型冠状病毒肺炎疫情给全球经济和人民生活甚至生命安全造成了严重威胁，至今影响着人们的正常生活。此次疫情不仅对卫生健康行政部门、医疗机构和医务人员的感染防控工作提出了严格要求，更为相关人员了解、理解、掌握医用防护产品和防护知识提出了迫切希望。为了满足读者需要，本汇编收录了截至2021年底批准发布的现行医用防护标准共50项，其中国家标准36项、行业标准14项，包括GB 15982—2012《医院消毒卫生标准》、GB 19083—2010《医用防护口罩技术要求》、GB 27948—2020《空气消毒剂通用要求》、YY/T 0969—2013《一次性使用医用口罩》等。希望本汇编的出版对于全面落实健康中国战略部署、切实维护人民群众身体健康、加快推动经济社会可持续发展起到一定的积极作用。

本汇编适合各级卫生健康行政主管部门、各级各类医疗机构医务人员及各级防护标准化管理部门人员参考使用。

编　者

2022年6月

目　录

ICS 11.040.55
C 38

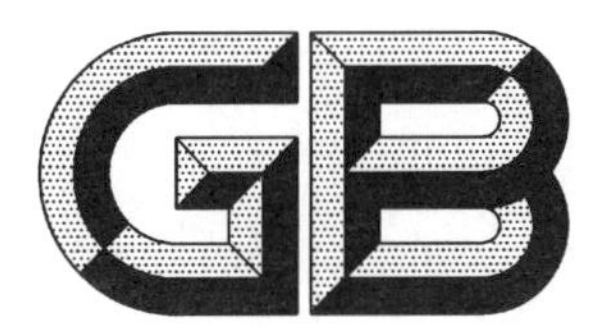

中华人民共和国国家标准

GB 1588—2001

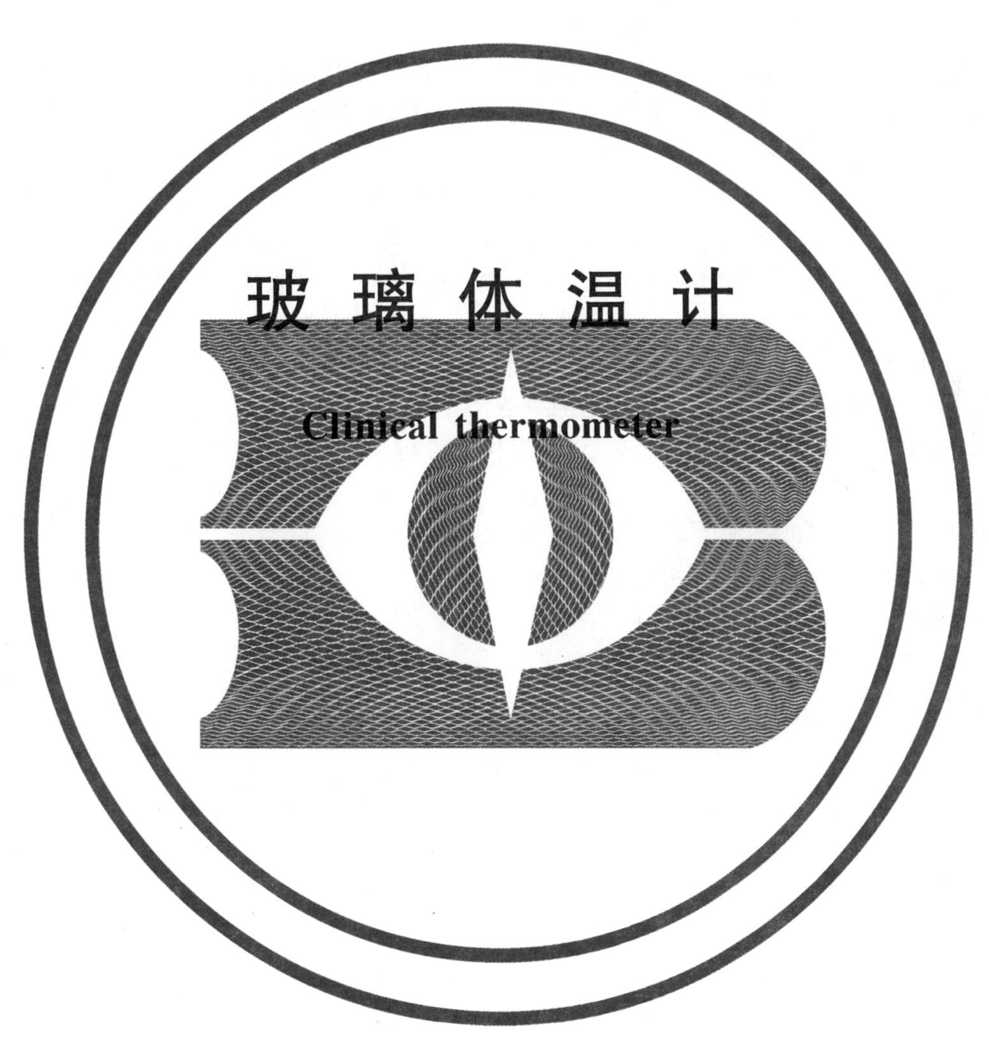

玻璃体温计

Clinical thermometer

2001-12-04 发布　　　　2002-04-01 实施

中华人民共和国
国家质量监督检验检疫总局　发布

前　　言

本标准是 GB 1588—1989《体温计》的修订版。

本标准与 GB 1588—1989 的主要技术差异如下：

将名称“体温计”更名为“玻璃体温计”。

取消原标准引用标准中“ZB Y 269　温度计用玻璃”及相对应的技术要求和试验方法、检验规则内所涉及玻璃性能的有关条款(因“ZB Y 269　温度计用玻璃”是废止的专业标准，又无新标准替代)，保留原标准中玻璃技术要求。

增加了新生儿棒式体温计、元宝型棒式体温计、内标式体温计(大规格、小规格)的型式和技术参数。

为了提高产品质量，将三角型棒式(兽用)体温计的上限距离 l_2 由原≥12 mm 改为≥8 mm。

为了方便对产品中技术要素进行检验，本标准中对每一技术要求均有相应的检验方法。

对原标准中表 2、表 3 进行合并，更清晰地引出检查项目的全文，要求的章条号及相应的试验方法章条号，还明确样本大小，合并后使用和执行标准更为方便、快速。

在周期检查中增加二条，修改一条，删除一条。

本标准参考欧洲标准 PrEN 12470：2000、美国试验与材料协会标准 ASTM E667—1986、英国标准 BS 691—1987、BS 6985—1989。

本标准自实施之日起代替 GB 1588—1989。

本标准由国家药品监督管理局归口。

本标准起草单位：上海医用仪表厂。

本标准主要起草人：鲍正樑、李谦、崔韵秋。

本标准首次发布于 1979 年、第一次修订于 1989 年 3 月。

中华人民共和国国家标准

GB 1588—2001

代替 GB 1588—1989

玻璃体温计

Clinical thermometer

1 范围

本标准规定了玻璃体温计(以下简称体温计)的分类与命名、要求、试验方法、检验规则、标志、使用说明书、包装、运输、贮存等要求。

本标准适用于具有测温留点结构、感温液为汞或其他金属液体的医用温度计;该产品供测量人体、动物(兽用)的体温用。

2 引用标准

下列标准所包含的条文,通过在本标准中引用而构成为本标准的条文。本标准出版时,所示版本均为有效。所有标准都会被修订,使用本标准的各方应探讨使用下列标准最新版本的可能性。

GB 191—2000 包装储运图示标志

GB 913—1985 汞

GB/T 2828—1987 逐批检查计数抽样程序及抽样表(适用于连续批的检查)

GB/T 2829—1987 周期检查计数抽样程序及抽样表(适用于生产过程稳定性的检查)

3 分类与命名

3.1 体温计的型式和参数按表 1 规定。

表 1 型式和参数

型　　式	测 量 部 位	测量范围/℃
三角型棒式	口腔	35～42
	肛门	
	肛门(兽用)	35～43
新生儿棒式	口腔	30～40
	肛门	
	腋下	
元宝型棒式	口腔	35～42
内 标 式	腋下	

3.2 体温计的型式和基本尺寸应按表 2 和图 1～图 9 的规定。

中华人民共和国国家质量监督检验检疫总局 2001-12-04 批准　　2002-04-01 实施

表 2　基本尺寸

mm

<table>
<tr><th colspan="2">型　式</th><th>L</th><th>D</th><th>l</th><th>l_1</th><th>l_2</th><th>H</th><th>B</th></tr>
<tr><td colspan="2">三角型棒式(口腔)</td><td rowspan="2">110±5</td><td>3±0.8</td><td>15±2</td><td rowspan="2">≥8</td><td rowspan="3">≥8</td><td rowspan="3">5.2±0.4</td><td rowspan="3">4.5±0.4</td></tr>
<tr><td colspan="2">三角型棒式(肛门)</td><td rowspan="2">4.5±1</td><td rowspan="2">9±2</td></tr>
<tr><td colspan="2">三角型棒式(兽用)</td><td>115±5</td><td>≥10</td></tr>
<tr><td colspan="2">新生儿棒式</td><td>110±5</td><td>4.5±1</td><td>9±3</td><td>≥8</td><td>≥8</td><td>5.15±0.25</td><td>4.45±0.25</td></tr>
<tr><td rowspan="2">元宝型棒式(口腔)</td><td>长</td><td rowspan="2">110±5</td><td>$3^{+1.0}_{-0.5}$</td><td>15±2</td><td rowspan="2">≥8</td><td rowspan="2">≥8</td><td rowspan="2">4±0.3</td><td rowspan="2">7±0.3</td></tr>
<tr><td>短</td><td>4.5±1</td><td>9±2</td></tr>
<tr><td rowspan="3">内标式</td><td>大</td><td>120^{+8}_{-5}</td><td rowspan="3"><5</td><td rowspan="3">14±3</td><td rowspan="3">≥8</td><td>≥6</td><td>9±0.4</td><td>12±0.4</td></tr>
<tr><td>中</td><td rowspan="2">115±5</td><td>≥8</td><td>7.5±0.4</td><td>9.5±0.4</td></tr>
<tr><td>小</td><td>≥6</td><td>6±0.4</td><td>8.5±0.4</td></tr>
</table>

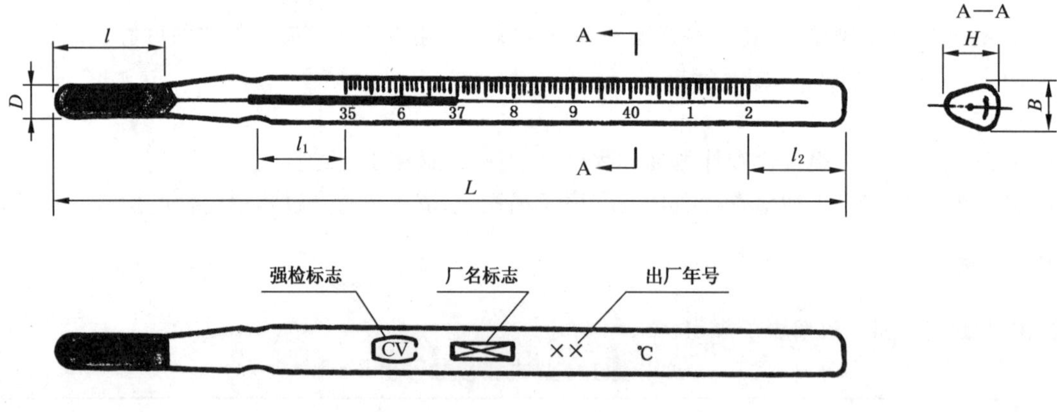

图 1　三角型棒式体温计(口腔)

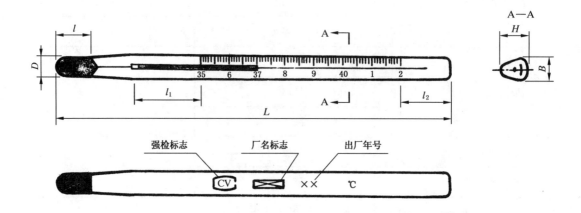

图 2　三角型棒式体温计(肛门)

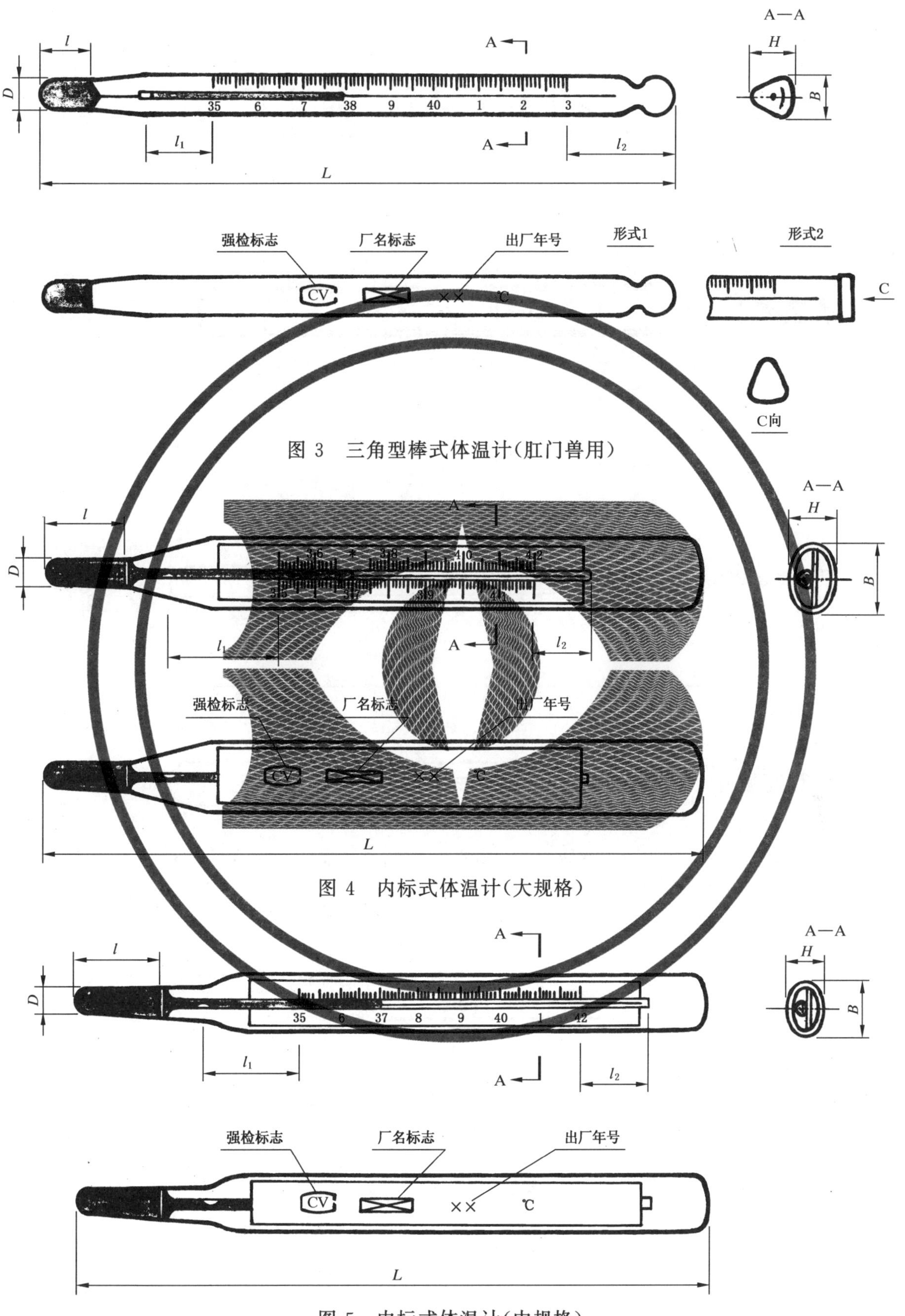

图 3　三角型棒式体温计(肛门兽用)

图 4　内标式体温计(大规格)

图 5　内标式体温计(中规格)

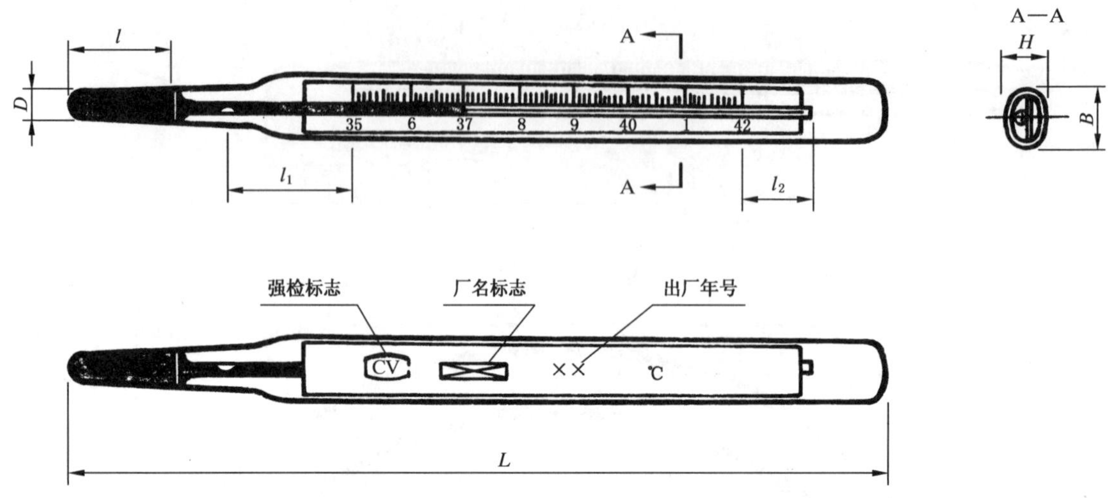

图 6　内标式体温计(小规格)

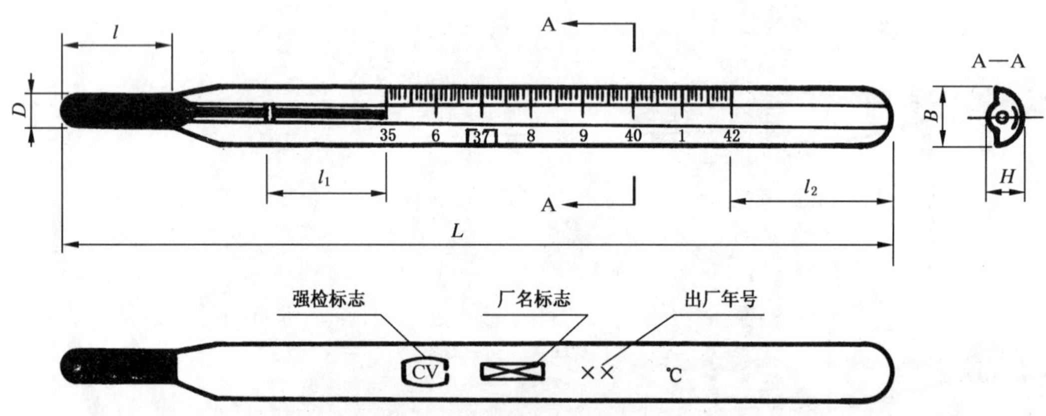

图 7　元宝型棒式体温计(长泡)

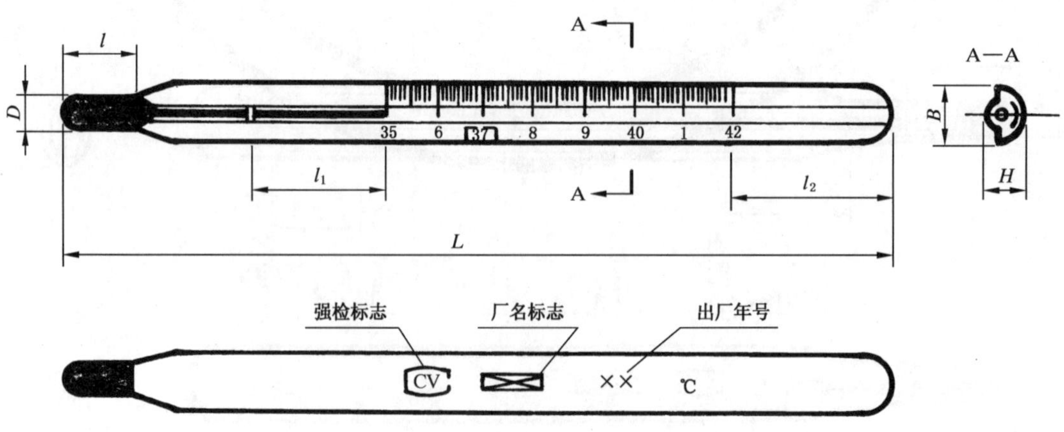

图 8　元宝型棒式体温计(短泡)

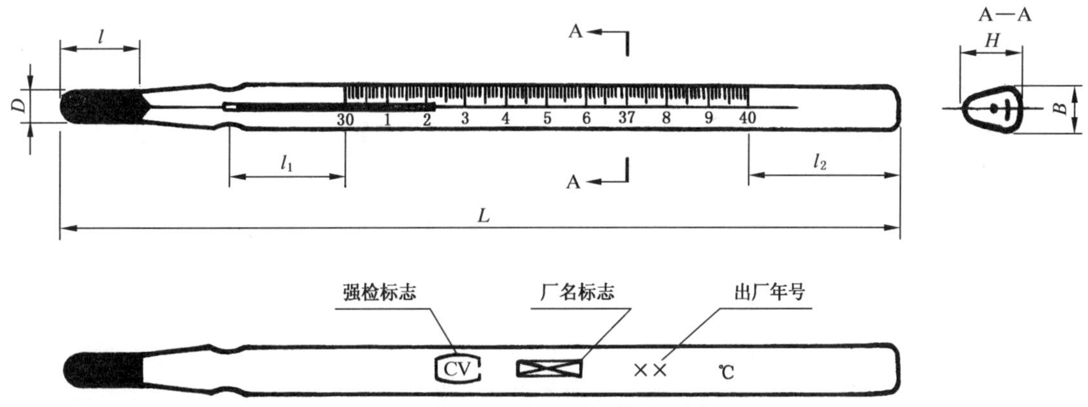

图 9 新生儿棒式体温计

3.3 感温液为汞时应符合 GB 913—1985 第 1.1 条中一号汞的规定。

4 要求

4.1 体温计的基本尺寸应符合表 2 的规定。

4.2 玻璃

4.2.1 玻璃管应透明光滑，不允许有妨碍读数的擦毛、斑点、气线、气泡等缺陷。

4.2.2 玻璃管不得有爆裂现象。

4.2.3 玻璃管中的毛细孔应正直、均匀，不得有影响读数的含金属液双毛孔缺陷。

4.2.4 有三棱镜放大要求的玻璃管背面中部应衬以乳白色或其他颜色的釉带，感温液柱经正面放大后的显像应清晰鲜明，其宽度：三角型棒式、新生儿棒式体温计不得小于 1.2 mm；元宝型棒式和内标式体温计不得小于 0.8 mm。

4.3 感温液在体温计毛细孔内移动后，毛细孔壁上不允许有附着感温液的痕迹。

4.4 内标式体温计标度板

4.4.1 标度板必须是由金属、纸片或乳白色玻璃制成。

4.4.2 标度板应平直，不允许有影响读数的朦胧现象。

4.5 体温计的感温泡质量应符合下列规定

4.5.1 感温泡的玻璃不应有影响牢度的划痕、气线、气泡、擦毛等疵病。

4.5.2 感温泡与玻璃管熔接部位应熔接牢固、光滑，不应有明显的歪斜。

4.5.3 感温泡内不得有玻璃屑等杂质。

4.5.4 感温泡内不得有明显的气泡。

4.6 体温计温度应按 1990 年国际实用温标标度，温度的最小分度值为 0.1℃，分度应均匀，两相邻分度线中心的距离应不小于 0.55 mm，新生儿棒式体温计两相邻分度线中心的距离应不小于 0.5 mm。

4.7 内标式体温计用的标度板与含有毛细孔的玻璃管应牢固地靠在一起，其玻璃管顶端与标度板顶端的距离为 0 mm～2 mm。

4.8 内标式体温计套管不应有明显可见的杂质，不允许有影响读数的朦胧现象。

4.9 体温计的标度线和计量数字应符合下列要求

4.9.1 内标式标度板上的标度线和计量数字应清晰，不允许被玻璃管遮住，标度线在玻璃内芯管旁伸出的长度为：大、中规格应不小于 1.0 mm，小规格应不小于 0.8 mm。

4.9.2 棒式标度线的宽度为 0.25 mm±0.05 mm，1℃线长度和 0.5℃线可等长，但应长于0.1℃线。

4.9.3 内标式标度线的宽度为 0.2 mm±0.05 mm，长度为：1℃线长于 0.5℃线，0.5℃线长于0.1℃线。

4.9.4 标度线应平直，并垂直于玻璃管的中心轴线。

4.9.5 计量数字中心应对着主要标度线，位差不应超过一个分度值，人用体温计必须标有“37、40”两位数字，新生儿棒式体温计必须标有“30、37、40”两位数字，兽用体温计必须标有“38”两位数字，其余计量数字可用1位数来代替2位数(例如：数字9即代表39℃)。

4.9.6 标度线、计量数字和标志颜色应牢固，不允许有脱色现象和影响读数的颜色污迹。

4.10 体温计应经退火处理，应力扩散呈橙红色。

4.11 新生儿棒式体温计示值允差：±0.15℃，其余体温计示值允差：$^{+0.10}_{-0.15}$℃。

4.12 体温计的感温液柱不应中断。

4.13 体温计的感温液柱不应自流。

4.14 体温计的感温液柱不应难甩。

4.15 体温计顶端应平滑呈圆形(兽用顶端可按图3形式)，防止使用时损伤身体。

5 试验方法

测试条件：测试时所有仪器工具的技术性能应符合其产品标准的规定，经过定期检查并在有效期内，试验仪器、设备、量具及技术要求如下：

a) 钢直尺和游标卡尺(0.02 mm)；

b) 专用标准温度计：示值范围34.5℃～44.5℃(新生儿棒式体温计用专用标准温度计示值范围为29.5℃～40.5℃)，最小分度值不大于0.05℃，扩展不确定度$U_{0.99}$=0.02℃；

注：专用标准温度计必须定期测零点温度。

c) 偏光应力仪；

d) 转速表：二级精度；

e) 读数放大镜(放大倍数在4倍以上)；

f) 恒温槽：具有自动控温装置，水温在工作区域内任意两点的温差不大于0.01℃，恒温时温度波动不超过±0.015℃/15 min；

g) 离心机：离心加速度范围为70 m/s²～500 m/s²。

5.1 用钢直尺或游标卡尺检验体温计的基本尺寸应符合4.1的规定。

5.2 玻璃检验

5.2.1 用目力观察玻璃管外观和毛细孔，其结果应符合4.2.1、4.2.2、4.2.3的要求。

5.2.2 用读数放大镜观察感温液柱三棱镜放大，其结果应符合4.2.4的要求。

5.3 感温液的检验

以目力观察其结果应符合4.3的要求。

5.4 内标式体温计标度板检验

以目力观察其结果应符合4.4的要求。

5.5 体温计感温泡的质量检验

5.5.1 以目力观察其结果应符合4.5.1、4.5.2、4.5.3的要求。

5.5.2 感温泡内气泡检验

内标式体温计不作检验；棒式体温计进行周期检验。检验方法如下：

将棒式体温计感温液柱甩到35℃(新生儿棒式体温计感温液柱甩到30℃)标度线以下，放在35℃的恒温槽(新生儿棒式体温计为30℃恒温槽)中使感温液柱上升，然后放在0℃的冰水中冷却感温泡3 min后，立即将体温计放入离心机中以120 m/s² 左右的离心加速度倒甩，使感温液柱从体温计留点处断开，再将体温计放在0℃的冰水中冷却感温泡约2 min～3 min，然后放在约44℃的恒温槽中升接，使升上来的感温液柱与甩开的感温液柱相接，经升接后的体温计放入离心机中，用约75 m/s² 加速度顺甩，然后检查感温液柱，不允许有超过2 mm的感温液柱脱节，如不符合规定的体温计可再复检两次，两次复检均合格亦可作合格处理。

5.6 体温计的分度值检验

用读数放大镜和目力观察其结果应符合 4.6 的要求。

5.7 内标式体温计的标度板与含有毛细孔的玻璃管之间的位置检验

以目力观察和用钢直尺测量其结果应符合 4.7 的要求。

5.8 内标式体温计的套管检验

以目力观察其结果应符合 4.8 的要求。

5.9 体温计的标度线和计量数字检验

用读数放大镜和目力观察其结果应符合 4.9 的要求。

5.10 应力检验

在偏光应力仪中观察其结果应符合 4.10 的要求。

5.11 示值检验

检验时环境温度应在 15℃～30℃之间，使体温计的感温液柱低于检验温度点，检验温度点：人用体温计为 37℃和 41℃两点，新生儿棒式体温计为 35℃和 39℃两点，兽用体温计为 38℃和 42℃两点（必要时也可以在其他温度点检验）。竖插在工作状态良好的恒温槽中，浸没深度不小于 60 mm，用与标准温度计对比的方法进行检验。

体温计在恒温槽中，待温度稳定 3 min 后取出体温计，平放 1 min 后进行读数，结果应符合 4.11 的规定，如不符合规定的体温计可复检两次，两次复检合格亦可作合格处理，其结果均应符合 4.11 的要求。

5.12 感温液柱中断检验

体温计感温液柱在升降过程中以目力观察其结果应符合 4.12 的要求。

5.13 感温液柱自流检验

将体温计浸入恒温槽中，加热至 42.5℃（新生儿棒式体温计为 40.5℃、兽用为 43.5℃）后，稳定约 3 min，再使槽温在约 2 min 内下降 1℃，然后将体温计取出检验，此时感温液柱不得低于 42℃（新生儿棒式体温计的感温液柱不得低于 40℃、兽用的感温液柱不得低于 43℃）的标度线，其结果应符合 4.13 的要求。

5.14 感温液柱难甩检验

检验时环境温度在不大于 30℃的条件下，体温计感温液柱的位置应不低于 42℃处，放在离心机中顺甩，离心机加速度：棒式体温计为 430 m/s^2、内标式体温计为 450 m/s^2。取出体温计观察汞感温液柱，应低于 35.5℃（新生儿棒式体温计应低于 30.5℃）标度线，其结果应符合 4.14 的要求。

对各种不同半径的离心机，在 1 min 内所需的转数，可按下列公式计算：

a）当离心机的转臂呈水平时：

$$n = 95.5\sqrt{\frac{a \times 10}{R - 50}} \qquad \cdots\cdots(1)$$

b）当离心机的转臂与水平面成 θ 角时：

$$n = \frac{95.5}{\cos\theta}\sqrt{\frac{a \times 10}{R - 50}} \qquad \cdots\cdots(2)$$

式中：n——离心机每分钟转数，r/min；

a——离心加速度，m/s^2；

R——离心机的半径，由离心机转轴中心至离心机套管内腔底部的距离，要求准确到±2 mm，mm。

5.15 体温计顶端检验

体温计顶端加工后以目力观察和触摸方式检验，其结果应符合 4.15 的要求。

6 检验规则

体温计必须经国家计量检验部门或国家授权的计量质检部门检验，检验合格并附有产品质量合格证，方可提交验收。

6.1 检验分类

体温计检验分逐批检查(出厂检验)和周期检查(型式检验)两类。

6.2 逐批检查

6.2.1 逐批检查应按 GB/T 2828 的规定进行。

6.2.2 组批规则

体温计应成批验收。每批产品应为在基本相同的材料、工艺、设备等条件下制造出来的体温计。

6.2.3 抽样方案类型采用一次抽样，抽样方案严格性从正常检查抽样方案开始，检查水平为Ⅱ，其不合格分类、检查项目及合格质量水平(AQL)按表3规定。

表3 逐批检查和周期检查

<table>
<tr><th rowspan="2">不合格分类</th><th rowspan="2">序号</th><th rowspan="2">检 查 项 目</th><th rowspan="2">要求的
章条号</th><th rowspan="2">试验方法
章条号</th><th>逐批检查</th><th colspan="2">周 期 检 查</th></tr>
<tr><th>AQL</th><th>RQL</th><th>抽样方案
$n[A_c,R_e]$</th></tr>
<tr><td rowspan="6">B</td><td>1</td><td>感温泡内气泡</td><td>4.5.4</td><td>5.5.2</td><td>—</td><td>20</td><td>20[1,2]</td></tr>
<tr><td>2</td><td>示值</td><td>4.11</td><td>5.11</td><td>0.25</td><td>4.0</td><td>50[0,1]</td></tr>
<tr><td>3</td><td>玻璃管爆裂</td><td>4.2.2</td><td>5.2.1</td><td rowspan="4">0.65</td><td rowspan="4">12</td><td rowspan="4">32[1,2]</td></tr>
<tr><td>4</td><td>中断</td><td>4.12</td><td>5.12</td></tr>
<tr><td>5</td><td>自流</td><td>4.13</td><td>5.13</td></tr>
<tr><td>6</td><td>难甩</td><td>4.14</td><td>5.14</td></tr>
<tr><td rowspan="15">C</td><td>7</td><td>尺寸</td><td>4.1</td><td>5.1</td><td rowspan="14">4.0</td><td rowspan="14">15</td><td rowspan="14">32[2,3]</td></tr>
<tr><td>8</td><td>玻璃管外观</td><td>4.2.1</td><td>5.2.1</td></tr>
<tr><td>9</td><td>玻璃管毛孔</td><td>4.2.3</td><td>5.2.1</td></tr>
<tr><td>10</td><td>玻璃管釉带</td><td>4.2.4</td><td>5.2.2</td></tr>
<tr><td>11</td><td>感温液</td><td>4.3</td><td>5.3</td></tr>
<tr><td>12</td><td>标度板</td><td>4.4</td><td>5.4</td></tr>
<tr><td>13</td><td>感温泡外观</td><td>4.5.1</td><td>5.5.1</td></tr>
<tr><td>14</td><td>感温泡熔接</td><td>4.5.2</td><td>5.5.1</td></tr>
<tr><td>15</td><td>感温泡杂质</td><td>4.5.3</td><td>5.5.1</td></tr>
<tr><td>16</td><td>分度值</td><td>4.6</td><td>5.6</td></tr>
<tr><td>17</td><td>标度板与玻璃管位置</td><td>4.7</td><td>5.7</td></tr>
<tr><td>18</td><td>套管</td><td>4.8</td><td>5.8</td></tr>
<tr><td>19</td><td>标度线和计量数字</td><td>4.9</td><td>5.9</td></tr>
<tr><td>20</td><td>顶端</td><td>4.15</td><td>5.15</td></tr>
<tr><td>21</td><td>应力</td><td>4.10</td><td>5.10</td><td>2.5</td><td>12</td><td>32[1,2]</td></tr>
</table>

6.3 周期检查

6.3.1 在下列情况下应进行周期检查：

a) 作为新产品投产前(包括老产品转产)；

b) 间隔二年以上再投产时；

c) 在设计、工艺、材料有重大改变时；

d) 出厂检验结果与上次型式试验有较大差异时；

e) 国家质量监督机构提出进行型式检验的要求时。

6.3.2 周期检查前应先进行逐批检查，从逐批检查合格批中抽取样本进行周期检查，周期检查应按 GB/T 2829 的规定进行。

6.3.3 周期检查采用一次抽样方案，判别水平为Ⅲ，其不合格分类、判定组数及不合格质量水平(RQL)按表 3 规定。

6.3.4 周期检查合格必须是本周期内所有检查项目，周期检查都合格，否则就认为周期检查不合格。

7 标志、使用说明书

7.1 标志

每支体温计在图 1～图 9 所示部位，应有下列标志：

a) 制造厂代号或商标；

b) 出品年代(最后两位数或四位数)；

c) 国际温标摄氏度符号“℃”；

d) 印有“CV”强检标志。

7.2 使用说明书

使用说明书上应有下列内容：

a) 制造厂名称、地址及注册商标；

b) 产品名称及产品标准号；

c) 产品注册证号、生产许可证号、强检标志；

d) 产品适用范围、使用方法及注意事项。

8 包装、运输、贮存

8.1 包装

每支体温计应装入纸管或塑料管中，管中应有防震垫物。若干支同一型式的体温计应装入一小包装内，包装盒内应有产品合格证和使用说明书(符合 7.2 的要求)，盒上应有标志。

8.1.1 产品合格证上应有下列内容：

a) 制造厂名称、地址及注册商标；

b) 产品名称；

c) 检验员代号：

d) 产品注册证号、生产许可证号、强检标志；

e) 本标准号。

8.1.2 小包装上应有下列内容：

a) 制造厂名称、地址及注册商标；

b) 产品名称、型号；

c) 数量(支)；

d) 本标准号；

e) 产品注册证号、生产许可证号、强检标志。

8.1.3 若干小包装同一型式的体温计应装入大包装内，包装盒上应有下列内容：

a) 制造厂名称、地址及注册商标；

b）产品名称及型号；

c）数量(支)；

d）包装员代号；

e）本标准号；

f）产品注册证号、生产许可证号、强检标志。

8.1.4　若干大包装同一型式的体温计应装入一瓦楞纸箱或木箱内，箱上应有下列内容：

a）制造厂名称、地址及注册商标；

b）产品名称及型号；

c）产品注册证号、生产许可证号、强检标志；

d）数量(支)；

e）净重、毛重(kg)；

f）本标准号；

g）外形尺寸($l \times b \times h$　cm^3)；

h）出厂日期(年、月、日)；

i）“易碎物品”、“向上”、“怕雨”、“温度极限”、“堆码层数极限”等字样、标记应按 GB 191—2000 中的有关规定，尤其须注明温度上限为 42℃，“堆码层数极限”各生产厂根据包装材料的质量自定，箱上的字样和标记应保证不因历时较久而模糊不清。

8.2　运输

运输要求按订货合同规定。

8.3　贮存

包装后的体温计应贮存在环境温度不超过 42℃、空气干燥、相对湿度不超过 80%、无腐蚀性气体和通风良好的室内。

9　质量保证

在遵守贮存和使用规则的条件下，从出厂日(按产品生产年代号)起在两年内不能正常使用时，制造厂应无偿给予修理或更换。

ICS 83.140.99;11.140
G 45

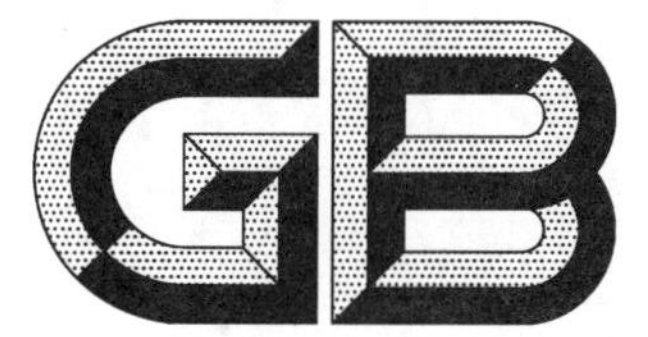

中华人民共和国国家标准

GB/T 7543—2020/ISO 10282:2014
代替 GB 7543—2006

一次性使用灭菌橡胶外科手套

Single-use sterile rubber surgical gloves

(ISO 10282:2014,Single-use sterile rubber surgical gloves—Specification,IDT)

2020-12-14 发布　　2021-07-01 实施

国家市场监督管理总局
国家标准化管理委员会　发布

前　言

本标准按照 GB/T 1.1—2009 给出的规则起草。

本标准代替 GB 7543—2006《一次性使用灭菌橡胶外科手套》。与 GB 7543—2006 相比除编辑性修改外主要技术变化如下：

——在范围中将“本标准规定了用于外科操作中以保护病人和使用者、避免交叉感染的有包装的灭菌的橡胶手套的技术要求。适用于穿戴一次然后丢弃的一次性手套。不适用于检查手套或程序手套。它包括具有光滑表面的手套和麻面的手套。”修改为“本标准规定了用于外科操作中防止病人和使用者交叉感染、无菌包装的橡胶手套的技术要求。适用于穿戴一次然后丢弃的一次性手套。不适用于检查手套或一系列操作用手套。它包括具有光滑表面的手套和部分纹理或全部纹理的手套。”(见第 1 章,2006 年版的第 1 章)；

——在 3.2 类别中的“b)类别 2:主要由丁腈橡胶胶乳、氯丁橡胶胶乳、丁苯橡胶胶乳、丁苯橡胶乳液或热塑性弹性体溶液制造的手套。”修改为“b)类别 2:主要由丁腈橡胶胶乳、异戊二烯橡胶胶乳、氯丁橡胶溶液、丁苯橡胶胶乳、丁苯橡胶乳液或热塑性弹性体溶液制造的手套。”(见 3.2,2006 年版的 3.2)；

——在 3.4 表面型式中的“表面型式分为四种:a)麻面;b)光面;c)有粉表面;d)无粉表面。”修改为“表面型式分为两种:a)部分纹理或全部纹理;b)光面。”(见 3.4,2006 年版的 3.4)；

——在第 4 章中的“手套是由配合天然橡胶胶乳、配合丁腈橡胶胶乳、配合氯丁橡胶胶乳、配合丁苯橡胶或热塑性弹性体溶液,或配合丁苯橡胶乳液制成。为便于穿戴,可使用符合 ISO 10993 要求的润滑剂、粉末或聚合涂覆物进行表面处理”修改为“手套是由配合天然橡胶胶乳、配合丁腈橡胶胶乳、配合异戊二烯橡胶胶乳、配合氯丁橡胶胶乳、配合丁苯橡胶或热塑性弹性体溶液,或配合丁苯橡胶乳液制成。为便于穿戴,可使用符合 ISO 10993 要求的润滑剂、粉末或聚合涂覆物进行表面处理”(见第 4 章,2006 年版的第 4 章)；

——在 6.3.1 中的“拉伸性能应按 ISO 37 进行测定,从每只手套中裁取 3 个试片,结果取中值。试片应从手套的掌部或背部裁取”修改为“拉伸性能应按 ISO 37 进行测定,使用 2 型哑铃状裁刀从每只手套中裁取 3 个试片,结果取中值。试片应从手套的掌部或背部裁取。”(见 6.3.1,2006 年版的 6.3.1)。

本标准使用翻译法等同采用 ISO 10282:2014《一次性使用灭菌橡胶外科手套　规范》。

与本标准中规范性引用的国际文件有一致性对应关系的我国文件如下：

——GB/T 528—2009　硫化橡胶或热塑性橡胶　拉伸应力应变性能的测定(ISO 37:2005,IDT)

——GB/T 2828.1—2012　计数抽样检验程序　第 1 部分:按接收质量限(AQL)检索的逐批检验抽样计划(ISO 2859—1:1999,IDT)

——GB/T 2941—2006　橡胶物理试验方法试样制备和调节通用程序(ISO 23529:2004,IDT)

——GB/T 3512—2014　硫化橡胶或热塑性橡胶　热空气加速老化和耐热试验(ISO 188:2011,IDT)

——GB/T 16886(所有部分)　医疗器械生物学评价[ISO 10993 (所有部分)]

——YY/T 0466.1—2016　医疗器械　用于医疗器械标签、标记和提供信息的符号　第 1 部分:通用要求(ISO 15223:2012,IDT)

本标准由中国石油和化学工业联合会提出。

本标准由全国橡胶与橡胶制品标准化技术委员会(SAC/TC 35)归口。

本标准起草单位：上海科邦医用乳胶器材有限公司、麦迪康医疗用品贸易（上海）有限公司、安徽和佳医疗用品科技有限公司、桂林紫竹乳胶制品有限公司、西双版纳云锰新兴天然橡胶有限公司、上海智美橡胶有限公司、上海华新医材有限公司、华新医材（安徽）有限公司、安徽省食品药品检验研究院、国家卫生健康委科学技术研究所、国家乳胶制品质量监督检验中心、安徽省中智科标准化研究院有限公司、蓝帆医疗股份有限公司、新疆维吾尔自治区药品检验研究院、江西恒生实业有限公司、陕西省医疗器械质量监督检验院、东莞市精安新材料有限公司、广东顺德创科检测技术股份有限公司、中国化工株洲橡胶研究设计院有限公司。

本标准主要起草人：朱晓华、范耀、胡隽、罗金辉、张伯侯、马金凤、蒋济明、刘俊强、李建斌、吴冶彬、郑添焜、郑凯文、郑凯元、黄葆华、宁丽峰、李鹏、谭运华、崔从俊、刘文静、刘伟、朱毅忠、梅文彬、张成、黄卫华、张建新、邓一志、王金英。

本标准所代替标准的历次版本发布情况为：

——GB 7543—1987、GB 7543—1996、GB 7543—2006。

一次性使用灭菌橡胶外科手套

1 范围

本标准规定了用于外科操作中防止病人和使用者交叉感染、无菌包装的橡胶手套的技术要求。适用于穿戴一次然后丢弃的一次性手套。不适用于检查手套或一系列操作用手套。它包括具有光滑表面的手套和部分纹理或全部纹理的手套。

本标准规定了橡胶外科手套性能和安全性。但外科手套的安全、正确使用和灭菌过程及随后的处理、包装和贮存过程不在本标准的范围之内。

2 规范性引用文件

下列文件对于本文件的应用是必不可少的。凡是注日期的引用文件,仅注日期的版本适用于本文件。凡是不注日期的引用文件,其最新版本(包括所有的修改单)适用于本文件。

ISO 37 硫化橡胶或热塑性橡胶 拉伸应力应变性能的测定(Rubber, vulcanized or thermoplastic—Determination of tensile stress-strain properties)

ISO 188 硫化橡胶或热塑性橡胶 热空气加速老化和耐热试验(Rubber, vulcanized or thermoplastic—Accelerated ageing and heat resistance tests)

ISO 2859-1 计数抽样检验程序 第1部分:按接收质量限(AQL)检索逐批检验抽样计划[Sampling procedures for inspection by attributes—Part 1: Sampling schemes indexed by acceptance quality limit (AQL) for lot-by-lot inspection]

ISO 10993(所有部分) 医疗器械的生物学评价(Biological evaluation of medical devices)

ISO 15223 医疗器械 用于医疗器械标签、作标记和提供信息的符号(Medical devices—Symbols to be used with medical device labels, labelling and information to be supplied)

ISO 23529 橡胶 物理试验方法试样制备和调节通用程序(Rubber—General procedures for preparing and conditioning test pieces for physical test methods)

3 分类

3.1 总则

手套以类别、设计和表面型式分类,见3.2~3.4。

3.2 类别

类别分为两种:

a) 类别1:主要由天然橡胶胶乳制造的手套;

b) 类别2:主要由丁腈橡胶胶乳、异戊二烯橡胶胶乳、氯丁橡胶胶乳、丁苯橡胶溶液、丁苯橡胶乳液或热塑性弹性体溶液制造的手套。

3.3 设计

设计分为两种:

a) 直指的手套;

b) 手指向手掌面弯曲的手套。

手套符合生理结构,即大拇指位于食指所在手掌面的前面而不是在同一平面。大拇指和其他手套可以是直型的或是向手掌面弯曲的。

3.4 表面型式

表面型式分为两种:

a) 部分纹理或全部纹理;

b) 光面。

注 1:手套可以是有粉或无粉的。有粉手套是在手套的加工过程中加入粉剂,通常是为了便于穿戴。无粉手套是在手套制造过程中没有加入粉末材料来便于穿戴。无粉末也被称为"无粉""无粉末"或"非粉末"或其他相关词语。

注 2:手套袖口端可以是剪切的或卷边的。

4 材料

手套是由配合天然橡胶胶乳、配合丁腈橡胶胶乳、配合异戊二烯橡胶胶乳、配合氯丁橡胶胶乳、配合丁苯橡胶或热塑性弹性体溶液,或配合丁苯橡胶乳液制成。为便于穿戴,可使用符合 ISO 10993 要求的润滑剂、粉末或聚合涂覆物进行表面处理。

使用的任何颜料应为无毒材料。用于表面处理的可迁移物质应是可生物吸收的。

提供给用户的手套应符合 ISO 10993 相关部分的要求。必要时制造商应使购买者易于获得符合这些要求的资料。

注 1:其他合适的聚合物材料可能包括在本标准以后的版本中。

注 2:普遍认为,经过一定时间后,某些人对某种特殊的橡胶配合剂敏感(过敏反应),要求使用另一配方的手套。

注 3:手套中的可溶性蛋白质、致敏性蛋白质、残留的化学物质、内毒素和残余粉末的限量在本标准的以后版本中可能加以规定,并符合相关测试方法标准。

5 抽样和试片选择

5.1 抽样

作为仲裁的目的,手套应按 ISO 2859-1 的要求进行抽样和检查,检查水平和接收质量限(AQL)值应符合表 1 中的规定。

当不能确定批量大小时,应假定批量为 35 001 副~150 000 副。

表 1 检查水平和接收质量限(AQLs)

特 性	检查水平	AQL
物理尺寸(宽度、长度、厚度)	S-2	4.0
不透水性	I	1.5
扯断力和拉断伸长率(老化前、后)、300%定伸负荷(老化前)	S-2	4.0

5.2 试片选择

试片应从手套的掌部或背部裁取。

6 要求

6.1 尺寸

按图1所示位置测量时，手套的长度和掌宽应符合表2的规定，检查水平和接收质量限(AQL)见表1。

长度应是从中指的顶部到袖口边缘的最短距离。

注1：长度测量可将手套悬挂于顶部半径为5 mm合适的圆棒上进行测量。

宽度的测量应从食指的根部至大拇指的根部中点位置测量。测量时应将手套平放。

手套双层厚度的测量应按ISO 23529的规定，使用具有22 kPa±5 kPa的测足压力，在图2中所示的每一位置测量，即：距中指指端13 mm±3 mm及距袖口边缘25 mm±5 mm处和大约手套掌心处。每一点所测得的双层厚度的一半记为单层厚度。尺寸应符合表2的规定，检查水平和接收质量限(AQL)应符合表1的规定。

如果视觉检查发现有薄点存在，单层厚度应在这些薄点部位进行测量。光面和纹理部分的单层厚度按该条款测量时，应分别不小于0.10 mm和0.13 mm。

注2：手套袖口边厚度宜按ISO 23529测定，最好不超过2.50 mm。

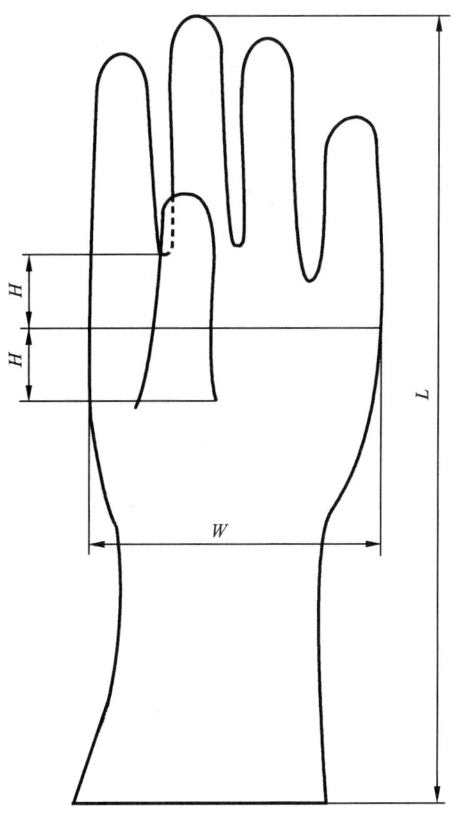

说明：

H ——选择测量宽度的位置点；

L ——长度；

W ——宽度。

图1 宽度和长度的测量位置

表 2 尺寸和公差

规格	宽度 (尺寸 W,图 1) mm	最小长度 (尺寸 L,图 1) mm	最小厚度 (图 2 所示位置) mm
5	67±4	250	对于所有规格: 光面:0.10 纹理:0.13
5.5	72±4	250	
6	77±5	260	
6.5	83±5	260	
7	89±5	270	
7.5	95±5	270	
8	102±6	270	
8.5	108±6	280	
9	114±6	280	
9.5	121±6	280	

单位为毫米

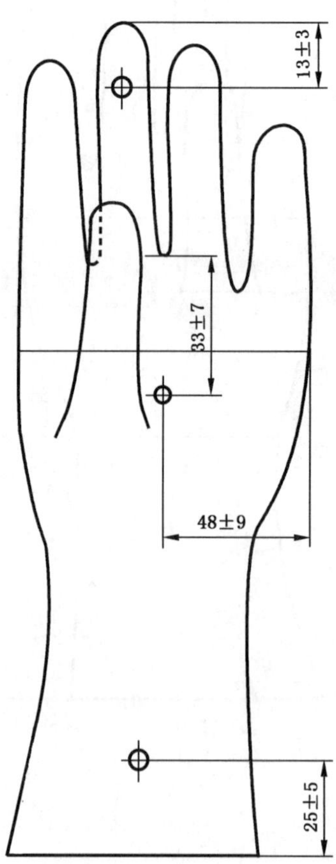

注:对于不同规格的手套,48 mm±9 mm 位置在大约手掌的中心位置。

图 2 厚度的测量位置

6.2 不透水性

手套按附录 A 进行不透水性试验时，其样本量大小和允许不合格(渗漏)手套的数量，应根据表 1 中的检查水平和接收质量限(AQL)来确定。

6.3 拉伸性能

6.3.1 概述

拉伸性能应按 ISO 37 进行测定，使用 2 型哑铃状裁刀从每只手套中裁取 3 个试片，结果取中值。试片应从手套的掌部或背部裁取。

6.3.2 加速老化前的扯断力和拉断伸长率

按 ISO 37 规定的试验方法进行测定时，用 2 型哑铃状试片，扯断力和拉断伸长率应符合表 3 的规定，检查水平和接收质量限(AQL)按表 1 的规定。

6.3.3 加速老化后的扯断力和拉断伸长率

加速老化试验应按 ISO 188 规定的方法进行。试样可从经过(70±2)℃×(168±2)h 加速老化后的手套上裁取，扯断力和拉断伸长率应符合表 3 的规定，检查水平和接收质量限(AQL)按表 1 的规定。

6.3.4 300%定伸负荷

按 ISO 37 规定的方法测量时，使用 2 型哑铃状试片，300%定伸负荷应符合表 3 的规定，检查水平和接收质量限按表 1 的规定。

表 3 拉伸性能

性能	要求	
	类别 1 手套	类别 2 手套
加速老化前扯断力的最小值/N	12.5	9.0
加速老化前拉断伸长率的最小值/%	700	600
加速老化前 300%定伸负荷最大值/N	2.0	3.0
加速老化后扯断力的最小值/N	9.5	9.0
加速老化后拉断伸长率的最小值/%	550	500

6.4 灭菌

手套应灭菌。在有要求时，灭菌处理的类型应按要求标识。

7 包装

手套应包装在双层包装中。

8 标志

8.1 概述

8.1.1 标志应包括对本标准的引用，ISO 15223 中合适的符号可用在标志上。

8.1.2 用于标志的语言应征得相关方同意。

8.1.3 如果手套经过了表面涂粉材料处理，则应在内包装上和/或单位包装上清晰地标示出警告信息，表面粉末应在进行手术前无菌去除。

8.2 内包装

内包装上应清楚地标明以下内容：

a) 尺寸；

b) 包装上应标注“左”/“L”或“右”/“R”。

8.3 单位包装

每一单位包装的外包装上应清楚地标明以下内容：

a) 制造商或供应商的名称或商标；

b) 所用的材料；

c) “直手指”或“弯曲手指”，或表示手套设计内容的类似字样；

d) “纹理”“光面”“有粉”“无粉”，或对手套型式有类似影响的字样；

e) 规格；

f) 制造商识别的批号；

g) “生产日期”或类似字样，年份(四位数)及制造月份；

h) “灭菌，除非包装被打开或破坏”的字样；

i) “一次性使用”字样；

j) “外科手套”字样；

k) 对于类别 1 手套，应标注“由可引起过敏反应的天然橡胶乳胶制成”的字样或类似影响的字样。

8.4 多单位包装

多单位包装是包含预定数量的相同尺寸手套的单位包装的一箱产品，其目的是便于安全运输和贮存。多单位包装应按[8.3 a)～g)，8.3 i)和 8.3 j)]加以标注，并应标明手套“××副外科手套”和附加贮存说明。

附 录 A
（规范性附录）
不透水性试验

A.1 装置

A.1.1 圆柱筒

直径最小为 60 mm，且具有足够长度用来固定手套，能容纳 1 000 mL 的水，如图 A.1 所示。

注：圆柱筒最好是透明的。

单位为毫米

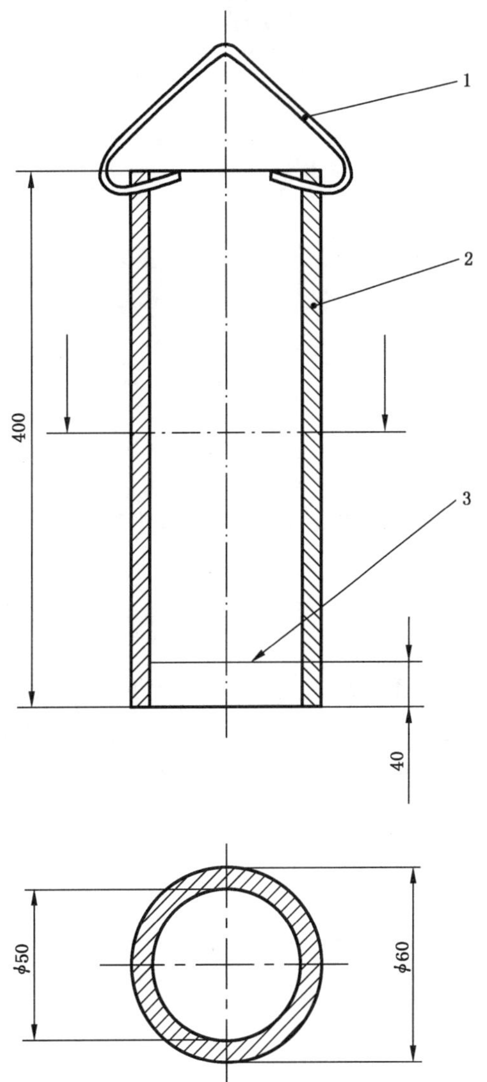

说明：

1——挂钩；

2——圆柱筒；

3——圆柱筒内侧表面的刻线。

图 A.1 圆柱筒

A.1.2　固定装置

充水时能使手套保持垂直。如图 A.2 所示。

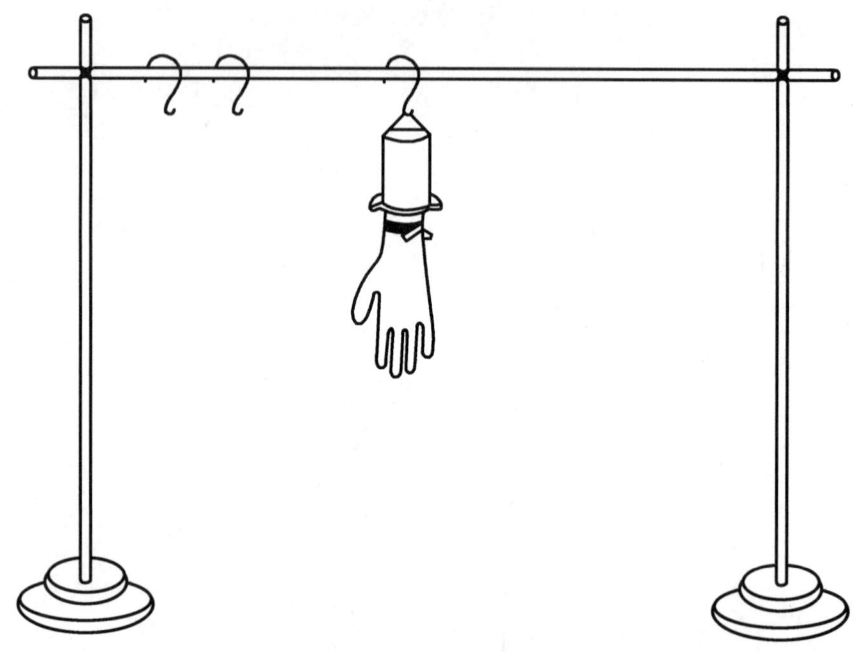

图 A.2　固定装置

A.1.3　圆柱形的器具

容积至少 1 000 mL，或其他能一次性转移 1 000 mL 水的器具。

A.2　步骤

用合适的装置，如 O 型圈，将手套固定在圆柱筒上，使手套不超出圆柱筒 40 mm。

导入 1 000 mL±50 mL、不超过 36 ℃的水至装置中，擦去手套上任何溅上的水。如果水不能升至离袖边 40 mm 处，托起手套使整只手套距袖口 40 mm 以外的部分都充满水。立即注意任何明显的渗漏。如果手套没有立即渗漏，再观察 2 min～4 min。忽略距袖边 40 mm 以内的渗漏。为便于观察，水可用水溶性染料着色。

ICS 83.140
G 44

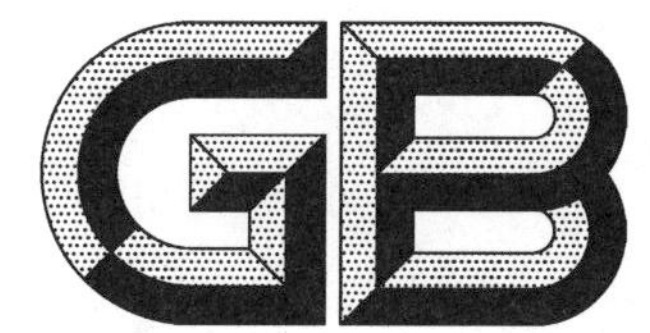

中华人民共和国国家标准

GB 10213—2006/ISO 11193.1:2002
代替 GB 10213—1995

一次性使用医用橡胶检查手套

Single-use medical rubber examination gloves

(ISO 11193.1:2002 Single-use medical examination gloves—
Part 1:Specification for gloves made from rubber latex or rubber solution,IDT)

2006-03-14 发布　　2006-12-01 实施

中华人民共和国国家质量监督检验检疫总局
中国国家标准化管理委员会　发布

前　言

本标准的第6章的内容为强制性的，其余为推荐性的。

本标准等同采用ISO 11193.1:2002《一次性使用医用橡胶检查手套　第1部分：胶乳或橡胶溶液制造的手套规范》(英文版)。

为便于使用，本标准只对ISO 11193.1:2002进行了编辑性修改。

本标准代替GB 10213—1995《一次性使用橡胶检查手套》。

本标准等同翻译ISO 11193.1:2002。

本标准与GB 10213—1995相比，主要变化如下：

——更改了标准名称；

——增加了手套分类的内容(见第3章)；

——增加了制造手套的材料为合成橡胶乳液和溶液(1995年版的第3章；本版的第4章)；

——将不透水性的检查水平由"S-4"改为"G-Ⅰ"(见表1)；

——将手套的尺寸由原来的大号、中号、小号改为特小号、小号、中号、大号、特大号，增加了尺寸代码为6和6以下、6.5、7、7.5、8、8.5、9和9以上7个型号(见表2)；

——将原来的拉伸强度改为扯断力，手套类别的不同其拉伸性能要求也不同(见表3)。

本标准的附录A为规范性附录。

本标准由中国石油和化学工业协会提出。

本标准由全国橡胶与橡胶制品标准化技术委员会胶乳制品分技术委员会(SAC/TC 35/SC 4)归口。

本标准起草单位：中橡集团株洲橡胶塑料工业研究设计院。

本标准主要起草人：赵萍。

本标准所代替标准的历次版本发布情况为：

——GB 10213—1988、GB 10213—1995。

一次性使用医用橡胶检查手套

1 范围

本标准规定了灭菌或非灭菌的、作为医用检查和诊断治疗过程中防止病人和使用者之间交叉感染的橡胶检查手套要求，也包括用于处理受污染医疗材料橡胶检查手套。手套的表面是光面或麻面的。

本标准规定了橡胶检查手套性能和安全性的要求，但检查手套的安全、正确使用和灭菌过程及随后的处理和贮存过程不在本标准的范围之内。

2 规范性引用文件

下列文件中的条款通过本标准的引用而成为本标准的条款。凡是注日期的引用文件，其随后所有的修改单(不包括勘误的内容)或修订版均不适用于本标准，然而，鼓励根据本标准达成协议的各方研究是否可使用这些文件的最新版本。凡是不注日期的引用文件，其最新版本适用于本标准。

GB/T 2828.1 计数抽样检验程序 第1部分：按接收质量限(AQL)检索的逐批检验抽样计划(GB/T 2828.1—2003，ISO 2859-1:1999，IDT)

YY 0466 用于医疗器械标签、标记和提供信息的符号

ISO 37 硫化橡胶或热塑性橡胶拉伸应力应变性能的测定

ISO 188 硫化橡胶或热塑性橡胶 热空气加速老化和耐热试验

ISO 4648 硫化橡胶或热塑性橡胶 试验用试样和制品尺寸的测定

ISO 10993(所有部分) 医疗器械的生物学评价

3 分类

3.1 总则

手套按类别、表面型式分类，见3.2和3.3。

3.2 类别

分为两个类别：

a) 类别1：主要由天然橡胶胶乳制造的手套；

b) 类别2：主要由丁腈橡胶胶乳、氯丁橡胶胶乳、丁苯橡胶溶液、丁苯橡胶乳液或热塑性弹性溶液制造的手套。

3.3 表面型式

分为四种表面型式：

a) 麻面；

b) 光面；

c) 有粉表面；

d) 无粉表面。

注1：有粉手套是在手套的加工过程加入粉剂，通常为了便于穿戴。无粉手套在手套制造过程中没有另外加入粉末材料来便于穿戴。无粉手套也可以用“非有粉”、“无粉”、“不加粉”或其他类似的词表示。

注2：手套袖口的末端可以是剪切的或卷边的。

4 材料

手套应由配合天然橡胶胶乳、配合丁腈橡胶胶乳、配合丁苯橡胶或热塑性弹性体溶液或配合丁苯橡胶乳液制成。为了便于手套穿戴，可使用符合 ISO 10993 要求的润滑剂、粉末或聚合物涂覆物进行表面处理。

使用的任何颜料应是无毒的。用于表面处理的物质必须是易于移动和生物吸收的。

提供给使用者的手套必须符合 ISO 10993 相关部分的要求。必要时制造者应使购买者易于获得符合这些要求的资料。

注 1：其他合适的聚合物材料可能包括在本标准以后的版本中。

注 2：普遍认为：经过一定时间后，某些人对某种特殊的橡胶配合剂敏感(过敏反应)，要求使用另一配方的手套。

注 3：手套中的可溶性蛋白质、致敏性蛋白质、残留的化学物质、内毒素和残余粉末的限量在本标准的以后版本可能加以规定，并符合相关测试方法标准。

5 抽样和试片选择

5.1 抽样

作为接受的用途，手套应按 GB/T 2828.1 的要求进行抽样和检查，检查水平和接收质量限(AQL)值应符合表 1 的规定。

当不能确定批量大小时，应假定批量为 35 001～150 000。

表 1 检查水平和接收质量限(AQL)

性　能	检查水平	AQL
物理尺寸(长度、宽度、厚度)	S-2	4.0
不透水性	G-Ⅰ	2.5
扯断力和扯断伸长率(老化前、老化后)	S-2	4.0

5.2 试片的选择

试片应从手套的掌部和背部裁取。

6 要求

6.1 尺寸

按图 1 所示位置测量时，手套的长度和宽度应符合表 2 的规定，检查水平和接收质量限(AQL)值按表 1 的规定。

长度应是从中指的顶端到袖口边缘的最短距离。

注 1：长度测量也可将手套悬挂于半径为 5 mm 合适的圆棒上进行测量。

宽度的测量是从食指的根部到拇指的根部的中点位置测量。测量时，应将手套平放。

手套双层厚度的测量应按 ISO 4648 的规定，使用具有 22 kPa±5 kPa 的测足压力，在图 2 中所示的每一位置测量，即：距中指指端 13 mm±3 mm 处，大约掌心位置和距袖口边缘 25 mm±5 mm 处。每一点所测得的双层厚度的一半记为单层厚度。尺寸应符合表 2 的规定，检查水平和接收质量限(AQL)值应符合表 1 的要求。

如果视觉检查发现有薄点存在，则测量单层厚度应在这些薄点部位来进行测量。光面部分和麻面部分的单层厚度按该条款测量时，应分别不小于 0.08 mm 和 0.11 mm。

注 2：按 ISO 4648 测量袖口边缘的厚度应最好不超过 2.50 mm。

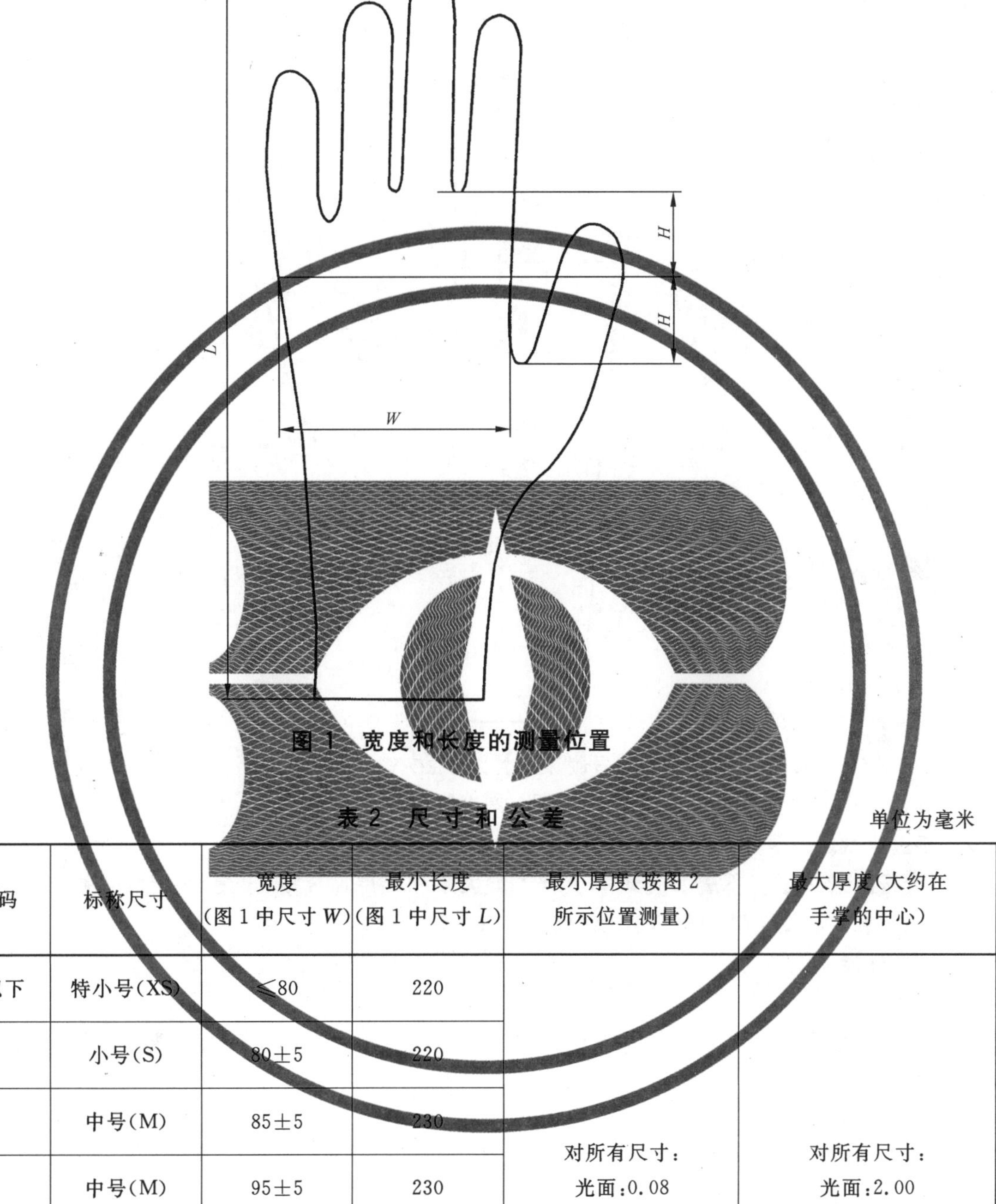

图1 宽度和长度的测量位置

表2 尺寸和公差

单位为毫米

尺寸代码	标称尺寸	宽度 (图1中尺寸 W)	最小长度 (图1中尺寸 L)	最小厚度(按图2所示位置测量)	最大厚度(大约在手掌的中心)
6和6以下	特小号(XS)	≤80	220	对所有尺寸: 光面:0.08 麻面:0.11	对所有尺寸: 光面:2.00 麻面:2.03
6.5	小号(S)	80±5	220		
7	中号(M)	85±5	230		
7.5	中号(M)	95±5	230		
8	大号(L)	100±5	230		
8.5	大号(L)	110±5	230		
9和9以上	特大号(XL)	≥110	230		

单位为毫米

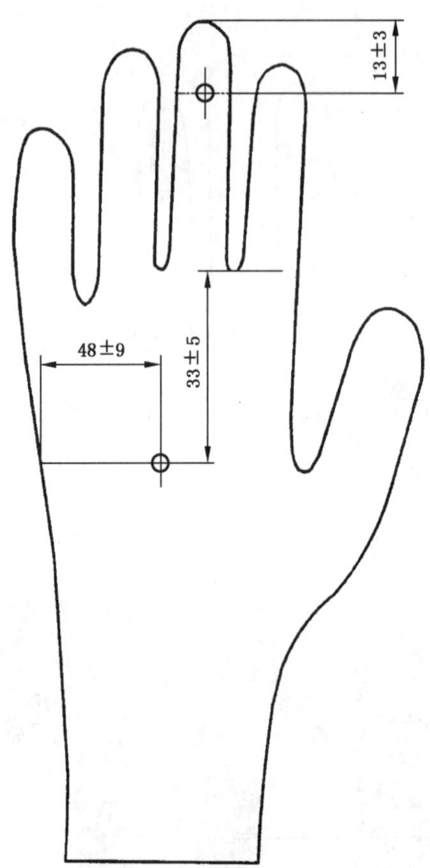

注：对于不同规格的手套，48 mm±9 mm 所处位置大约在手掌中心处。

图 2 厚度的测量位置

6.2 不透水试验

手套按附录 A 进行不透水试验时，其样本量大小和允许不合格（渗漏）手套的数量，应根据表 1 中的检查水平和接收质量限（AQL）值来确定。

6.3 拉伸性能

6.3.1 概述

拉伸性能按照 ISO 37 进行测定。从每个手套中裁取 3 个试片，试验结果取中值，试片应从手套的手掌部或手背部裁取。

6.3.2 老化前的扯断力和扯断伸长率

按 ISO 37 规定的试验方法进行测定时，用 2 型哑铃状试片，扯断力、扯断伸长率应符合表 3 的规定，检查水平和接收质量限（AQL）值应符合表 1 的规定。

表 3 拉伸性能

性能	要求	
	类别 1 手套	类别 2 手套
老化前扯断力的最小值/N	7.0	7.0
老化前扯断伸长率的最小值/%	650	500
老化后扯断力的最小值/N	6.0	7.0
老化后扯断伸长率的最小值/%	500	400

6.3.3 老化后的扯断力和扯断伸长率

热老化试验应按ISO 188规定的方法进行，从手套裁取的试片经过70℃±2℃，168 h±2 h老化后，其扯断力和扯断伸长率应符合表3的要求，检查水平和接收质量限(AQL)值应符合表1的规定。

6.4 灭菌

如果手套是灭菌的，在有要求时，灭菌处理的类型应能加以公开。

7 包装

如果手套是灭菌的，它们应单独包装或者以一副作为单位包装。

8 标志

8.1 概述

标志应按本标准的要求，YY 0466中合适的符号可用在标签上。

用于标志的语言应征得相关方的一致同意。

8.2 单位包装

8.2.1 灭菌包装

一只手套或者一副手套装入一个包装袋中即为单位包装。单位包装应清晰标明以下内容：

a) 制造者或供应商的名称或商标；

b) 使用的材料；

c) “麻面”或“光面”，“有粉”或“无粉”，或对手套成品有这种作用的字样；

d) 尺寸；

e) 一旦手套使用任何表面粉末材料处理过，应有警示并在未手术之前应无菌地除去表面粉末；

f) 制造者识别的批号；

g) 制造日期，制造的年份(四位数)和月份；

h) “灭菌，除非包装被打开或破坏”的字样；

i) “一次性使用”的字样；

j) “检查手套”的字样；

k) 对类别1手套，标注产品“由可能引起过敏反应的天然橡胶胶乳制造”或类似的字样。

8.2.2 非灭菌包装

包装应清晰标明以下内容：

a) 制造者或供应商的名称或商标；

b) 使用的材料；

c) “麻面”或“光面”，“有粉”或“无粉”，或对手套成品有这种作用的字样；

d) 尺寸；

e) 制造者识别的批号；

f) “一次性使用”的字样；

g) “非灭菌”的字样；

h) “检查手套”的字样；

i) “制造日期”字样或制造的年份(四位数)和月份；

j) 对类别1手套，标注产品“由可能引起过敏反应的天然橡胶胶乳制造”或类似的字样。

8.3 多单位包装

多单位包装相当于一预先确定数量的同一尺寸手套的单位包装的一箱产品，目的是便于安全运输和贮存。多单位包装按8.2.1或8.2.2加以标注，并应标明手套的数量和附加贮存说明。

附　录　A
（规范性附录）
不透水试验

A.1　装置

A.1.1　圆柱筒

直径最小为 60 mm，且具有足够长度来固定手套在上面并能容纳 1 000 mL 的水，如图 A.1 所示。

注：圆柱筒最好是透明的。

A.1.2　充水装置

充水时能使手套保持垂直，如图 A.2 所示。

A.1.3　圆柱形量杯

容积至少为 1 000 mL 或者能一次性转移 1 000 mL 水的其他装置。

A.2　步骤

用合适的装置，如 O 形圈，将手套缚在圆柱筒上，以便手套不超出圆柱筒 40 mm。

导入 1 000 mL±50 mL、温度不超过 36℃的水至装置中，擦去手套上任何溅上的水。如果水不能升至离袖边 40 mm 处，抬高手套以保证整只手套（包括距袖边 40 mm 的部分）被试验。立即注意任何明显的渗漏。如果没有立即渗漏再观察 2 min～4 min。忽略距袖边 40 mm 以内的渗漏。为便于观察，可用水溶性染料将水染色。

单位为毫米

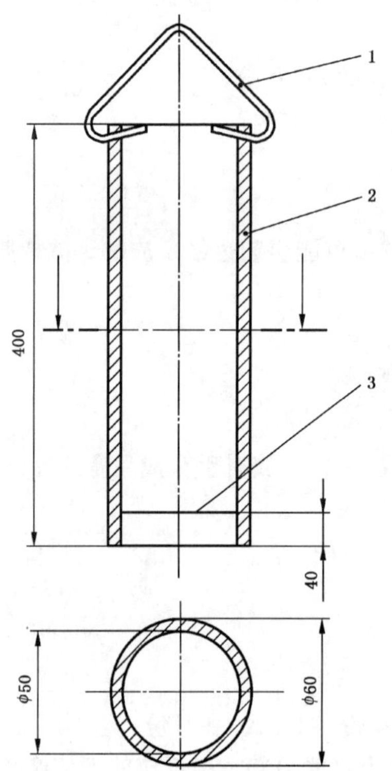

1——挂钩；
2——圆柱筒；
3——圆柱筒内侧表面的刻线。

图 A.1　圆柱筒

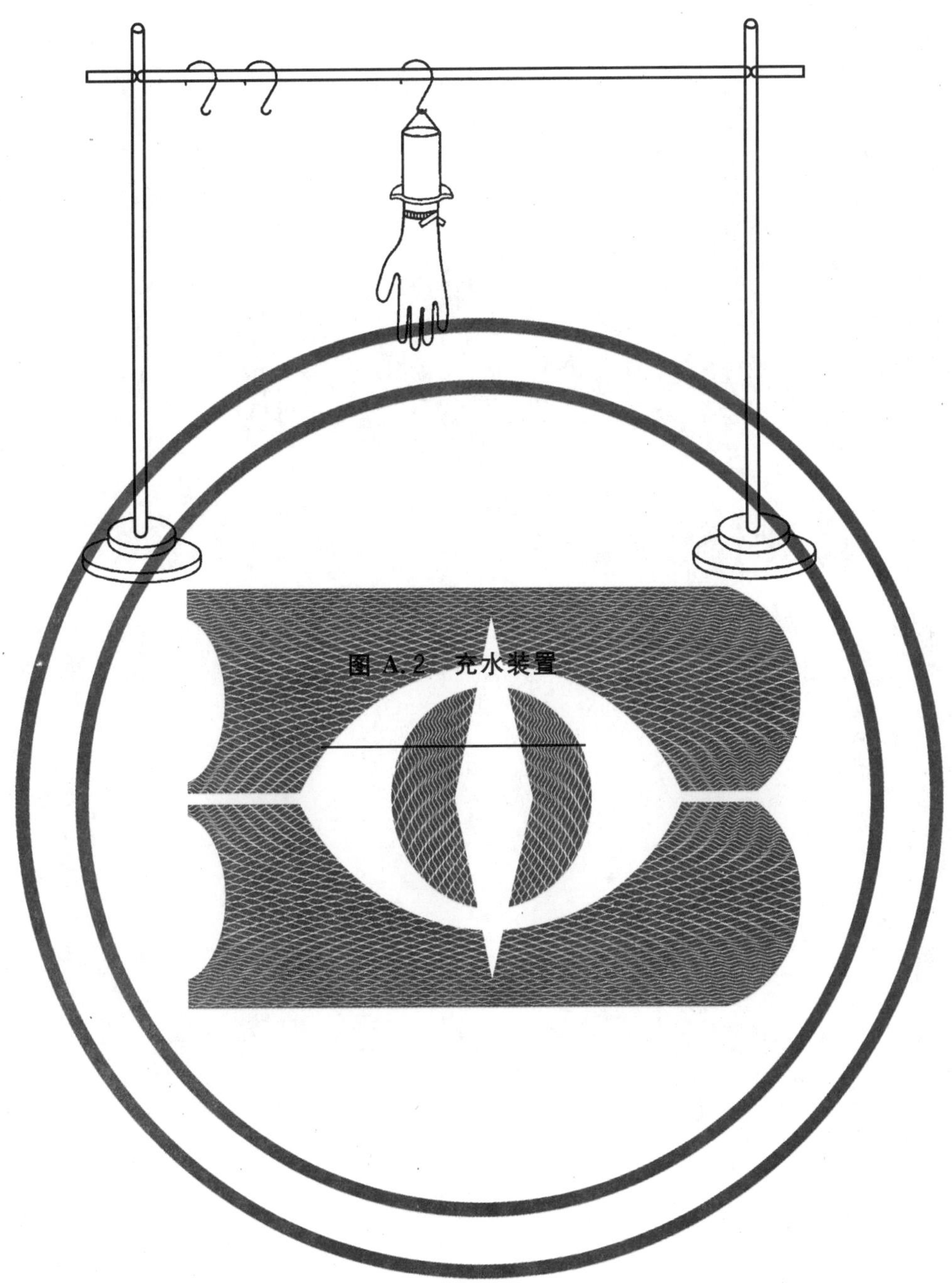

图 A.2 充水装置

ICS 11.080
CCS C 59

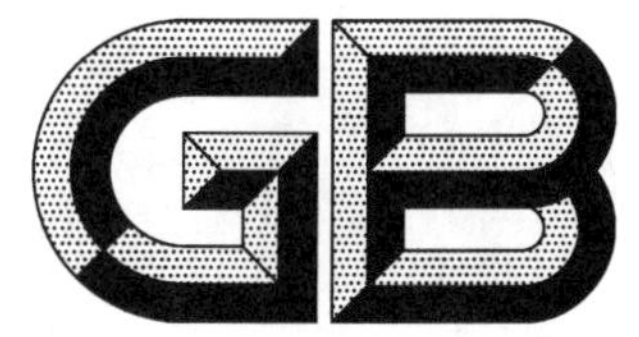

中华人民共和国国家标准

GB/T 15981—2021
代替 GB 15981—1995

消毒器械灭菌效果评价方法

Evaluating method for the efficacy of sterilization for disinfection equipment

2021-12-31 发布　　2022-07-01 实施

国家市场监督管理总局
国家标准化管理委员会　发布

前　言

本文件按照 GB/T 1.1—2020《标准化工作导则　第 1 部分：标准化文件的结构和起草规则》的规定起草。

本文件代替 GB 15981—1995《消毒与灭菌效果的评价方法与标准》，与 GB 15981—1995 相比，主要技术变化如下：

——修改了适用范围(见第 1 章，1995 年版的第 1 章)；

——增加了"术语和定义"一章(见第 3 章)；

——删除了试剂(见 1995 年版的第 2 章)；

——删除了指示菌(见 1995 年版的第 3 章)；

——删除了化学指示剂(见 1995 年版的第 4 章)；

——删除了技术要求(见 1995 年版的第 5 章)；

——修改了压力蒸汽灭菌效果检测方法的内容，改为"试验步骤"(见 4.1.2，1995 年版的第 6 章)；

——删除了第二篇的内容(见 1995 年版的第 8 章～第 12 章)；

——删除了第三篇的内容(见 1995 年版的第 13 章～第 17 章)；

——增加了消毒器械灭菌效果鉴定试验(见第 4 章)。

请注意本文件的某些内容可能涉及专利。本文件的发布机构不承担识别专利的责任。

本文件由中华人民共和国国家卫生健康委员会提出并归口。

本文件起草单位：中国疾病预防控制中心环境与健康相关产品安全所、中国人民解放军疾病预防控制中心、江苏省疾病预防控制中心、山东省疾病预防控制中心、河南省疾病预防控制中心、江西省卫生健康监测评价中心。

本文件主要起草人：张流波、李涛、王妍彦、赵斌秀、李新武、姚楚水、徐燕、崔树玉、沈瑾、张剑、刘吉起、周玉。

本文件及其所代替文件的历次版本发布情况为：

——1995 年首次发布为 GB 15981—1995；

——本次为第一次修订。

消毒器械灭菌效果评价方法

1 范围

本文件规定了压力蒸汽灭菌器、干热灭菌器(柜)、环氧乙烷灭菌器、低温蒸汽甲醛灭菌器、过氧化氢气体等离子体灭菌器灭菌效果鉴定试验的试验器材、试验步骤、评价规定以及注意事项。

本文件适用于压力蒸汽灭菌器、干热灭菌器(柜)、环氧乙烷灭菌器、低温蒸汽甲醛灭菌器、过氧化氢气体等离子体灭菌器灭菌效果的评价。

2 规范性引用文件

下列文件中的内容通过文中的规范性引用而构成本文件必不可少的条款。其中,注日期的引用文件,仅该日期对应的版本适用于本文件;不注日期的引用文件,其最新版本(包括所有的修改单)适用于本文件。

GBZ 2.1 工作场所有害因素职业接触限值 第1部分:化学有害因素

WS/T 649 医用低温蒸汽甲醛灭菌器卫生要求

WS/T 683 消毒试验用微生物要求

3 术语和定义

下列术语和定义适用于本文件。

3.1

D值 D value

在设定的暴露条件下,杀灭特定试验微生物总数的90%所需的时间。

3.2

载体 carrier

试验微生物的支持物。

3.3

满载 fully loaded

消毒器械使用时,按厂家说明书规定方式摆放的最大允许装载量。

3.4

灭菌过程挑战装置 process challenge device;PCD

专门设计的模拟被灭菌物品,对特定灭菌过程有抗力,用于评价该灭菌过程有效性的装置。

4 消毒器械灭菌效果鉴定试验

4.1 压力蒸汽灭菌器灭菌效果鉴定试验

4.1.1 试验器材

4.1.1.1 试验菌片:嗜热脂肪杆菌芽孢(ATCC 7953 或 SSI K31 株)菌片(布片或滤纸片),回收菌量≥1×10^5 CFU/片,在 121 ℃±0.5 ℃条件下,D 值≥1.5 min;也可采用符合上述要求的自含式生物指示物。

4.1.1.2 标准生物测试包:23 cm×23 cm×15 cm 的普通棉布包(每 10 mm 经线数 30±6、纬线数 27±5),质量 1.5 kg±0.045 kg。

4.1.1.3 通气贮物盒:体积为 22 cm×13 cm×6 cm。

4.1.1.4 满载物品:使用说明书中规定的物品。

4.1.1.5 试剂:磷酸盐缓冲液(PBS,见附录 A 的 A.1);胰蛋白胨大豆琼脂培养基(TSA,见 A.3);溴甲酚紫蛋白胨培养液(见 A.4)。

4.1.2 试验步骤

试验步骤如下。

a) 将两个菌片装入灭菌小纸袋内(也可直接用生物指示物)。

b) 将装好菌片的纸袋或两个嗜热脂肪杆菌芽孢(ATCC 7953 或 SSI K31 株)的自含式生物指示物置于标准测试包中心部位,制成标准生物测试包(也可使用符合 4.1.1.1 要求的一次性标准生物测试包)。

c) 对下排气压力蒸汽灭菌器,于灭菌器每层中间、排气口和近灭菌器门处各放置一个生物测试包;对预真空式压力蒸汽灭菌器,在灭菌器内每层各放置一个标准测试包;对器室容积较小,不能放入标准测试包的压力蒸汽灭菌器,用通气贮物盒代替标准测试包,盒内盛满试管,指示菌片或生物指示物放于中心部位的两支灭菌试管内(试管口用灭菌牛皮纸包封),将贮物盒平放于压力蒸汽灭菌器底部。

d) 装入满载物品,满载运行 1 个灭菌周期。灭菌周期结束后,取出指示菌片,投入含 5.0 mL 溴甲酚紫蛋白胨培养液的试管中,或取出生物指示物,经 56 ℃±2 ℃培养 7 d(生物指示物的培养方法按说明书执行),观察培养基颜色变化。检测时以培养基作为阴性对照,以加入指示菌片的培养基作为阳性对照。另取两片试验菌片进行回收菌量测定。生物指示物的阴性对照和阳性对照的设置方法按说明书操作。

e) 试验重复 5 次。

4.1.3 评价规定

4.1.3.1 判定灭菌器灭菌效果合格需同时满足:每次试验阳性对照培养基颜色变黄;阴性对照培养基颜色不变;对照菌片的回收菌量≥1×10^5 CFU/片;试验组颜色不变。

4.1.3.2 用自含式生物指示物进行评价时,结果判定按说明书进行。

4.1.4 注意事项

4.1.4.1 所用菌片和灭菌生物指示物应在有效期内。

4.1.4.2 严格遵守无菌操作技术规定。

4.1.4.3 试验应在满载条件下进行。

4.1.4.4 严格遵守压力容器操作规程。

4.1.4.5 若压力蒸汽灭菌器有多种灭菌程序,则每一种灭菌程序均应分别验证。

4.2 干热灭菌器(柜)灭菌效果鉴定试验

4.2.1 试验器材

4.2.1.1 试验菌片:实验室自用的枯草杆菌黑色变种芽孢悬液和芽孢菌片按 WS/T 683 方法制备,菌片回收菌量为≥1×10^6 CFU/片，在温度为160 ℃±2 ℃的条件下，D值≥2.5 min。也可采用符合上述要求的自含式生物指示物。染菌载体为直径12 mm不锈钢片，或面积为10 mm×10 mm玻片，必要时增用或改用其他载体。

4.2.1.2 试剂：磷酸盐缓冲液（PBS，见A.1）；胰蛋白胨大豆肉汤培养基（TSB，见A.2）；胰蛋白胨大豆琼脂培养基（TSA，见A.3）。

4.2.1.3 满载物品：使用说明书中规定的物品。

4.2.2 试验步骤

试验步骤如下。

a) 每次试验取2个菌片为一组，平放于无菌平皿内，勿重叠。加盖，分别放于灭菌器（柜）内各层，对角线的内、中、外3点，相邻层对角线交叉摆放。在柜内摆放物品至满载。

b) 关闭器（柜）门，开启电源，按灭菌器（柜）设计程序时间运行1个周期进行灭菌。灭菌完毕，待灭菌器温度自然下降至50 ℃以下，方可打开柜门。取出平皿，将菌片取出接种于含5.0 mL TSB试管中，置36 ℃±1 ℃恒温培养箱内培养7 d，自第3日起每日观察结果，混浊表面有皱褶状菌膜者表示有菌生长，判定为阳性；澄清者表示无菌生长，判定为阴性。对难以判定的肉汤管，取其中0.1 mL～0.2 mL悬液接种TSA平板，用灭菌L棒涂布均匀，置36 ℃±1 ℃恒温培养箱中培养。48 h后涂片染色，在显微镜下观察菌落形态，或进一步参照相关标准做其他试验，以判断生长者是否为试验菌。若有非试验菌污染，应查找原因重新进行试验。

c) 菌数对照组，以同批试验用菌片2片放在室温下，待试验组灭菌接种后，立即分别移入含5.0 mL PBS试管中，振打80次，按WS/T 683所示方法进行活菌培养计数。

d) 阳性对照组，以同批试验用菌片2片放在室温下，待试验组灭菌接种后，立即分别移入含5.0 mL TSB试管中，放入培养箱中培养7 d，自第3日起每日与试验组同时观察结果。

e) 阴性对照组，以未染菌载体2片分别接种于5.0 mL TSB，放入培养箱中作定性培养，观察有无细菌生长。

f) 试验重复5次。

4.2.3 评价规定

4.2.3.1 判定灭菌器灭菌效果合格需同时满足：在5次灭菌试验中，各次试验菌数对照组的回收菌量≥1×10^6 CFU/片；阳性对照组有菌生长；阴性对照组无菌生长；所有试验菌片均无菌生长。

4.2.3.2 用自含式生物指示物进行评价时，结果判定按说明书进行。

4.2.4 注意事项

4.2.4.1 严格遵守无菌操作技术规定。

4.2.4.2 试验应在满载条件下进行。

4.3 环氧乙烷灭菌器灭菌效果鉴定试验

4.3.1 试验器材

4.3.1.1 试验菌片：枯草杆菌黑色变种（ATCC 9372）芽孢或其生物指示物。在环氧乙烷浓度为600 mg/L±30 mg/L，温度54 ℃±1 ℃，相对湿度60%±10%时，D值≥2.5 min（使用环氧乙烷混合气体）或D值≥2.0 min（使用100%环氧乙烷纯气体）。染菌载体为滤纸片，面积为10 mm×10 mm，必要时增用或改用其他载体，菌片回收菌量应≥1×10^6 CFU/片。也可采用符合上述要求的自含式生物指示物。

4.3.1.2 聚乙烯塑料袋：大小为 60 mm×40 mm，材料厚度为 0.15 mm～0.25 mm。

4.3.1.3 试剂：磷酸盐缓冲液(PBS，见 A.1)；胰蛋白胨大豆肉汤培养基(TSB，见 A.2)；胰蛋白胨大豆琼脂培养基(TSA，见 A.3)。

4.3.1.4 满载物品：使用说明书中规定的物品。

4.3.2 试验步骤

试验步骤如下。

a) 按 WS/T 683 方法制备枯草杆菌黑色变种芽孢悬液和菌片。菌片放入聚乙烯塑料袋内密封包装，每袋 2 片(也可直接使用自含式生物指示物)。每次试验需用菌片数量应依据灭菌柜室可用体积大小确定：当体积≤5 m^3 时，用 10 袋(20 个菌片)；当 5 m^3＜体积≤10 m^3 时，每增加 1 m^3，应增加 1 袋菌片(10 袋～15 袋)；当体积＞10 m^3 时，每增加 2 m^3，应增加 1 袋菌片(≥15 袋)。

b) 将装有菌片的聚乙烯塑料袋或生物指示物先放置于被灭菌物品中，然后再放入灭菌柜。放置点的选择首先应考虑最难灭菌位置(可根据产品设计参数或者温湿度监测数据，如靠近器室不受热的位置或器门处等)，其余再均匀分布于灭菌器室中。

c) 按使用说明书所规定的环氧乙烷浓度、1 个灭菌周期作用时间、柜内的温度和相对湿度，在满载条件下进行环氧乙烷灭菌处理。

d) 灭菌完毕，取出菌片，分别置于含 5 mL TSB 的试管中(自含式生物指示物按说明书要求操作)，置 36 ℃±1 ℃恒温培养箱内培养 7 d，自第 3 日起每日观察结果，混浊表面有皱褶状菌膜者表示有菌生长，判定为阳性；澄清者表示无菌生长，判定为阴性。或取出生物指示物，经 36 ℃±1 ℃培养 7 d(生物指示物的培养方法按说明书执行)，作为试验组。

e) 以同批试验用菌片 2 片放在室温下，待试验组完成灭菌程序后，立即分别移入含 5.0 mL 0.5% 吐温-80PBS 的试管中，振打 80 次，按 WS/T 683 所示方法进行活菌培养计数，作为回收菌量对照组。

f) 以同批试验用菌片 2 片放在室温下，待试验组完成灭菌程序后，立即分别置于含 5.0 mL TSB 试管中，放入 36 ℃±1 ℃培养箱中培养 7 d，自第 3 日起每日与试验组同时观察结果，作为阳性对照组。

g) 以未染菌载体 2 片分别置于含 5.0 mL TSB 试管中，放入培养箱中作定性培养，观察有无细菌生长，作为阴性对照组。

h) 试验重复 5 次。

4.3.3 评价规定

4.3.3.1 判定灭菌器灭菌效果合格需同时满足：每次试验菌数对照组的回收菌量应≥1×10^6 CFU/片；阳性对照组有菌生长；阴性对照组无菌生长；所有试验组菌片均无菌生长。

4.3.3.2 对难以判断结果的 TSB，取其中 0.1 mL～0.2 mL 悬液接种 TSA 平板，用无菌 L 棒涂抹均匀，置 36 ℃±1 ℃恒温培养箱内培养。48 h 后涂片染色，显微镜下观察菌落形态，或进一步参照相关标准做其他试验，判断有无生长或生长的是否为试验菌。若为试验菌，则判定为灭菌不合格，若为非试验菌，则应重新进行试验。

4.3.3.3 用自含式生物指示物进行评价时，结果判定按说明书进行。

4.3.4 注意事项

4.3.4.1 环氧乙烷易燃易爆并且有毒，为保证试验安全进行，操作及试验人员应事先熟悉环氧乙烷性能和设备操作规程,并严格遵守安全守则。如使用钢瓶、气罐储存环氧乙烷时,应缓慢打开阀门,勿使药液突然喷出。操作现场应采取防火防爆措施,不得有明火作业及电火花发生,严禁穿着有金属底掌的鞋进入现场,以防摩擦产生火花而引发安全事故。

4.3.4.2 工作环境应通风良好。工作现场空气中环氧乙烷最高容许浓度为 2 mg/m^3。如人员吸入过多环氧乙烷气体,会引起中毒症状,严重者可致肺水肿等。如出现中毒症状,需迅速离开现场至通风良好处休息。轻者呼吸新鲜空气,直到症状消除;重者应及时送医院治疗。

4.4 低温蒸汽甲醛灭菌器灭菌效果鉴定试验

4.4.1 试验器材

4.4.1.1 试验菌片:嗜热脂肪杆菌(ATCC 7953 或 SSI K31)芽孢,抗力符合 WS/T 649 要求的微生物,含菌量为 1×10^6 CFU/片～5×10^6 CFU/片,也可采用符合上述要求的自含式生物指示物。染菌载体为:1)金属片:直径 12 mm～15 mm 不锈钢圆片;2)玻璃片:10 mm×10 mm 玻璃片;3)塑料片:10 mm×10 mm 聚四氟乙烯塑料片。

4.4.1.2 灭菌过程挑战装置(PCD):由长度 1.5 m、内径 2 mm 的聚四氟乙烯盲端管及盲端盛放菌片的接收腔组成。将染菌载体放入 PCD 中,PCD 用双层包装;对于不能放入 PCD 内的载体用灭菌包装材料包装后,按 WS/T 649 的方法放入小负载单元和满负载单元中。

4.4.1.3 试剂:磷酸盐缓冲液(PBS,见 A.1);胰蛋白胨大豆琼脂培养基(TSA,见 A.3);溴甲酚紫蛋白胨培养液(见 A.4)。

4.4.1.4 满载物品:使用说明书中规定的物品。

4.4.1.5 中和剂(灭菌后没有去除残留甲醛气体的装置,试验时应使用经鉴定合格的中和剂)。

4.4.2 试验步骤

试验步骤如下。

a) 按 WS/T 683 方法制备嗜热脂肪杆菌芽孢悬液和菌片。按照说明书规定的要求,将双层包装的 PCD 均衡放置在灭菌室中,记录分布情况。

b) 小负载条件下,灭菌室容积小于 60 L 的灭菌器,至少放置 7 个微生物载体;60 L～100 L 的灭菌器,至少放置 11 个微生物载体;大于 100 L 的灭菌器,在此基础上容积每增加 100 L 增加 1 个微生物载体。放置点的选择首先应考虑最难灭菌位置,其余再均匀分布于灭菌器室中。

c) 按使用说明书所规定的甲醛浓度、0.5 倍有效作用时间(灭菌周期中灭菌处理时间的一半)、器内温度进行灭菌处理。

d) 灭菌程序结束后,在无菌条件下取出染菌载体,将嗜热脂肪杆菌芽孢载体放入含有中和剂的溴甲酚紫蛋白胨培养液(自含式生物指示物按说明书要求操作),56 ℃±2 ℃恒温培养箱中培养 7 d,作为试验组。

e) 将同批试验用 2 个嗜热脂肪杆菌芽孢载体分别放入含 5.0 mL 稀释液试管中,各振打 200 次。按 WS/T 683 所示方法进行活菌培养计数,计算试验菌片回收菌量。

f) 将同批试验用 2 个嗜热脂肪杆菌芽孢载体放入溴甲酚紫蛋白胨培养液,56 ℃±2 ℃恒温培养箱中培养 7 d,作为阳性对照组。

g) 将同批试验用未染菌载体 2 个放入溴甲酚紫蛋白胨培养液,56 ℃±2 ℃恒温培养箱中培养 7 d,作为阴性对照组。

h) 试验重复 5 次。

4.4.3 评价规定

4.4.3.1 判定灭菌器灭菌效果合格需同时满足：每次试验中的菌数对照组检测回收菌量为 1×10^6 CFU/片～5×10^6 CFU/片；阳性对照组有菌生长；阴性对照组无菌生长；试验组无菌生长。

4.4.3.2 用自含式生物指示物进行评价时，结果判定按说明书进行。

4.4.4 注意事项

4.4.4.1 甲醛具有毒性，工作环境应通风良好，工作场所空气中最高容许浓度应符合 GBZ 2.1 的要求。

4.4.4.2 消除残留的甲醛，可用自然通风，或用 25%氨水加热蒸发或喷雾进行中和。

4.4.4.3 若低温蒸汽甲醛灭菌器有多种灭菌程序，则每一种灭菌程序均应分别验证。

4.5 过氧化氢气体等离子体灭菌器灭菌效果鉴定试验

4.5.1 试验器材

4.5.1.1 试验染菌载体：嗜热脂肪杆菌（ATCC 7953 或 SSI K31）芽孢，抗力鉴定合格。染菌载体为直径≤0.4 mm 的不锈钢钢针，以染菌后不堵塞管腔为限。必要时可增用或改用其他载体，载体回收菌量为 1×10^6 CFU/载体～5×10^6 CFU/载体。在使用浓度为 59%±2%过氧化氢，灭菌舱内作用浓度为 2.3 mg/L±0.4 mg/L，作用温度 50 ℃±0.5 ℃的条件下，D 值的要求为 0.75 s～8 s。对于自含式的生物指示物，测试的 D 值应在说明书上的 D 值±20%范围内。

4.5.1.2 试剂：磷酸盐缓冲液（PBS，见 A.1）；胰蛋白胨大豆琼脂培养基（TSA，见 A.3）；溴甲酚紫蛋白胨培养液（见 A.4）。

4.5.1.3 模拟医疗器械管腔：材质、内径和长短应与厂家提供的说明书中最难灭菌的消毒对象相一致。以常见的硬式镜不锈钢材料管腔、软式镜聚四氟乙烯材料管腔为模拟管腔，验证灭菌效果。

4.5.1.4 满载物品：使用说明书中规定的物品。

4.5.2 试验步骤

试验步骤如下。

a) 将染菌载体放入不锈钢管腔中最难灭菌的位置（一般为中间位置），制作 10 根测试样本。将 10 根测试样本均匀平行摆放在器械盒内，用双层无纺布包裹，放置在灭菌器内，灭菌器内如仅一层隔架，则 10 根样本平行摆放在器械盒内，放置在灭菌器中央（如图 1 所示）；若灭菌舱内可摆放上下两层隔架，则将 10 根样本均匀摆放在两个器械盒内，分别放置在灭菌器内上下两层隔架中央（如图 2 所示）。

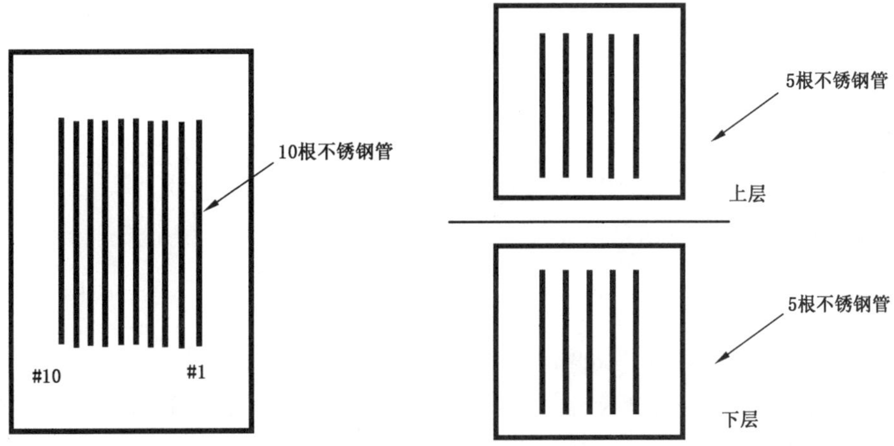

图 1　于灭菌器中央摆放方式　　图 2　于灭菌器上下两层摆放方式

b）将染菌载体放置在聚四氟乙烯管腔中最难灭菌的位置(一般为中间位置),制作 10 根测试样本。将 10 根测试样本均匀平行摆放在器械盒内,用双层无纺布包裹,放置在灭菌器内,灭菌器内如仅一层隔架,则 10 根测试样本平行摆放在器械盒内放置在灭菌器中央(如图 3 所示);若灭菌器内可摆放上下两层隔架,则将 10 根测试样本均匀摆放在两个器械盒内,分别放置在灭菌器内上下两层隔架中央(如图 4 所示)。

注:灭菌于满载条件下进行。

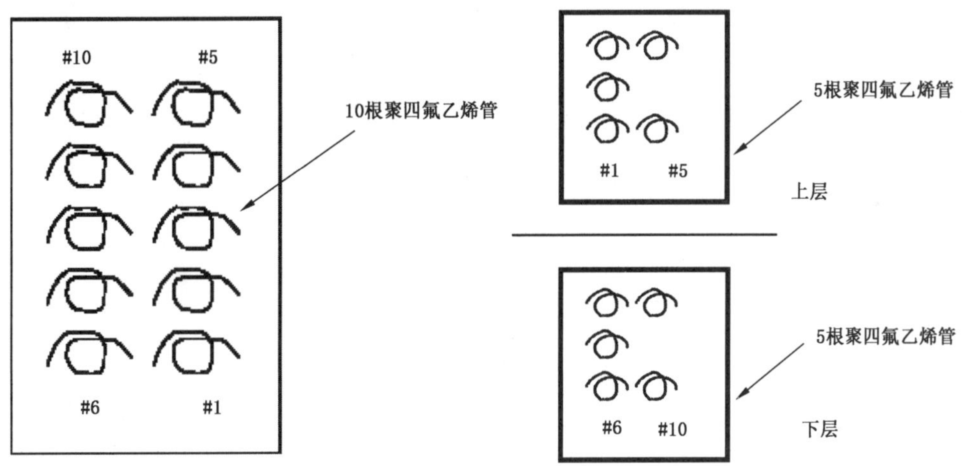

图 3　于灭菌器中央摆放方式　　图 4　于灭菌器上下两层摆放方式

c）关闭器门。

d）按说明书的要求加入规定量及规格的过氧化氢。

e）设定半周期灭菌程序,并启动该灭菌程序,进行灭菌处理试验。

f）灭菌程序结束后,在无菌条件下取出染菌载体,将嗜热脂肪杆菌芽孢载体放入溴甲酚紫蛋白胨培养液,56 ℃±2 ℃恒温培养箱中培养 7 d,作为试验组。

g）将同批试验用 2 个嗜热脂肪杆菌芽孢载体分别放入含 5.0 mL 稀释液试管中,各振打 200 次。按 WS/T 683 所示方法进行活菌培养计数,计算试验菌片回收菌量。

h）将同批试验用 2 个嗜热脂肪杆菌芽孢载体放入溴甲酚紫蛋白胨培养液,56 ℃±2 ℃恒温培养箱中培养 7 d,作为阳性对照组。

i）将同批试验用未染菌载体 2 个放入溴甲酚紫蛋白胨培养液,56 ℃±2 ℃恒温培养箱中培养

7 d,作为阴性对照组。

j) 试验重复 5 次。

4.5.3 评价规定

判定灭菌器灭菌效果合格需同时满足:每次试验的菌数对照组回收菌量均为 1×10^6 CFU/载体～5×10^6 CFU/载体;阳性对照组有菌生长;阴性对照组无菌生长;试验组无菌生长。

4.5.4 注意事项

4.5.4.1 物品摆放要符合规定要求。灭菌物品应干净、干燥。

4.5.4.2 若过氧化氢气体等离子体灭菌器有多种灭菌程序,则每一种灭菌程序均应分别验证。

4.5.4.3 过氧化氢气体灭菌器灭菌效果的鉴定参照 4.5 的试验方法进行。

附 录 A
（资料性）
试剂和培养基配方

A.1 磷酸盐缓冲液（PBS，0.03 mol/L，pH 7.2）

无水磷酸氢二钠	2.83 g
磷酸二氢钾	1.36 g
加纯化水至	1 000 mL

待完全溶解后，经 121 ℃压力蒸汽灭菌 20 min 备用。

A.2 胰蛋白胨大豆肉汤培养基（TSB）

胰蛋白胨	15 g
大豆蛋白胨	5 g
氯化钠	5 g
加纯化水至	1 000 mL

用纯化水配制而成，调节 pH 为 7.0～7.4，经 121 ℃压力蒸汽灭菌 20 min 备用。

A.3 胰蛋白胨大豆琼脂培养基（TSA）

胰蛋白胨	15 g
大豆蛋白胨	5 g
氯化钠	5 g
琼脂	16 g
加纯化水至	1 000 mL

用纯化水配制而成，调节 pH 为 7.0～7.4，经 121 ℃压力蒸汽灭菌 20 min 备用。

A.4 溴甲酚紫蛋白胨培养液

蛋白胨	10 g
葡萄糖	7.5 g
蔗糖	2.0 g
可溶性淀粉	1.5 g
1%溴甲酚紫乙醇溶液	1.3 mL
加纯化水至	1 000 mL

将蛋白胨、葡萄糖、蔗糖溶解于纯化水中，调 pH 至 7.2～7.4，加入 1%溴甲酚紫乙醇溶液，摇匀后，分装每管 5 mL，于 115 ℃压力蒸汽灭菌 30 min。置 4 ℃冰箱备用。

ICS 11.080
C 59

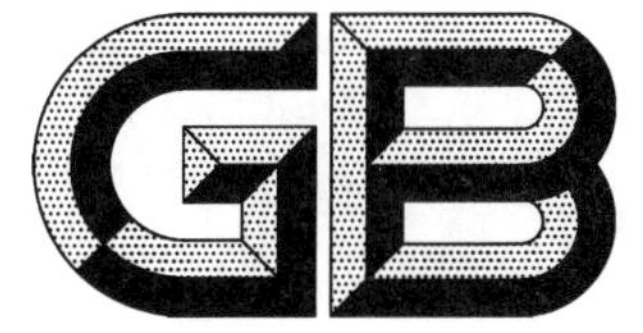

中华人民共和国国家标准

GB 15982—2012
代替 GB 15982—1995

医院消毒卫生标准

Hygienic standard for disinfection in hospitals

2012-06-29 发布 2012-11-01 实施

中华人民共和国国家质量监督检验检疫总局
中国国家标准化管理委员会 发布

前　言

本标准的全部技术内容为强制性。

本标准代替GB 15982—1995《医院消毒卫生标准》。本标准与GB 15982—1995比较，主要变化如下：

——修改了标准的适用范围(见第1章，1995年版的第1章)；

——修改了规范性引用文件(见第2章，1995年版的第2章)；

——修改了术语，增加了消毒产品，医疗器材和高度、中度、低度危险性器材，灭菌和高水平、中水平、低水平消毒，多重耐药菌的定义(见第3章，1995年版的第3章)；

——修改了各类环境空气、物体表面、医护人员手卫生标准(见4.1和4.2，1995年版的4.1)；

——修改了医疗用品卫生标准(见4.3，1995年版的4.2)；

——修改了使用中消毒液卫生标准(见4.6，1995年版的4.3)；

——删除了无菌器械保存液卫生标准(见1995年版的4.3.2)；

——增加了治疗用水、防护用品、消毒剂和消毒器械、疫点(区)消毒的卫生要求(见4.4、4.5、4.6、4.7和4.9)；

——修改了污物处理卫生标准和污水排放标准(见4.8，1995年版的4.4和4.5)；

——增加了医院消毒管理要求(见第5章)；

——修改了原附录A"采样及检查方法"(见附录A，1995年版的附录A)；

——修改了空气采样及检查方法(见A.2，1995年版的A.1)；

——修改了医疗用品采样及检查方法(见A.5，1995年版的A.5)；

——增加了治疗用水、紫外线灯、消毒器械、医院污水检查方法、疫点(区)消毒效果检测方法和大肠菌群检查方法(见A.7、A.8、A.9、A.10、A.11、A.12)；

——删除了原附录B"本标准用词说明"(见1995年版的附录B)；

——增加了新附录B"试剂和培养基"(见附录B)。

本标准由中华人民共和国卫生部提出并归口。

本标准起草单位：浙江省疾病预防控制中心、北京市疾病预防控制中心、中国疾病预防控制中心、北京大学第一医院、北京长江脉医药科技有限公司、杭州朗索医用消毒剂有限公司、上海利康消毒高科技有限公司、强生(上海)医疗器材有限公司、上海九誉生物科技有限公司、北京创新世纪生化科技发展有限公司、卫生部卫生监督中心、上海市疾病预防控制中心、江苏省疾病预防控制中心、武汉市疾病预防控制中心、福建省疾病预防控制中心、浙江兴昌风机有限公司。

本标准主要起草人：胡国庆、邓小虹、张流波、李六亿、乔宏、戴彦臻、孙建生、卞雪莲、谷京宇、沈伟、徐燕、梁建生、林立旺、陈楚晖、任银萍、王志、张一鸣。

本标准所代替标准的历次版本发布情况为：

——GB 15982—1995。

医院消毒卫生标准

1 范围

本标准规定了医院消毒卫生标准、医院消毒管理要求以及检查方法。

本标准适用于各级各类医疗机构。各级疾病预防控制机构和采供血机构按照执行。

2 规范性引用文件

下列文件对于本标准的应用是必不可少的。凡是注日期的引用文件,仅注日期的版本适用于本文件。凡是不注日期的引用文件,其最新版本(包括所有的修改单)适用于本文件。

GB 4789.3 食品微生物学检验 大肠菌群计数

GB 4789.4 食品微生物学检验 沙门氏菌检验

GB/T 4789.11 食品卫生微生物学检验 溶血性链球菌检验

GB 5749 生活饮用水卫生标准

GB 7918.4 化妆品微生物标准检验方法 绿脓杆菌

GB 7918.5 化妆品微生物标准检验方法 金黄色葡萄球菌

GB 18466 医疗机构水污染物排放标准

GB 19082 医用一次性防护服技术要求

GB 19083 医用防护口罩技术要求

GB 19193 疫源地消毒总则

GB 19258 紫外线杀菌灯

GB 50333 医院洁净手术部建筑技术规范

WS 310.1 医院消毒供应中心 第1部分:管理规范

WS 310.2 医院消毒供应中心 第2部分:清洗消毒及灭菌技术操作规范

WS 310.3 医院消毒供应中心 第3部分:清洗消毒及灭菌效果监测标准

WS/T 311 医院隔离技术规范

WS/T 313 医务人员手卫生规范

YY 0469 医用外科口罩技术要求

YY 0572 血液透析和相关治疗用水

消毒技术规范 卫生部

医院污水处理技术指南 国家环境保护总局

中华人民共和国药典 卫生部

医疗卫生机构医疗废物管理办法 卫生部

3 术语和定义

下列术语和定义适用于本文件。

3.1

消毒产品 disinfection product

纳入卫生部《消毒产品分类目录》,用于医院消毒的消毒剂、消毒器械和卫生用品。

3.2

医疗器材　medical device/health care product

用于诊断、治疗、护理、支持、替代的器械、器具和物品的总称。根据使用中造成感染的危险程度，分高度危险性医疗器材、中度危险性医疗器材和低度危险性医疗器材。

3.2.1

高度危险性医疗器材　critical device/items

进入正常无菌组织、脉管系统或有无菌体液（如血液）流过，一旦被微生物污染将导致极高感染危险的器材。

3.2.2

中度危险性医疗器材　semi-critical device/items

直接或间接接触黏膜的器材。

3.2.3

低度危险性医疗器材　no-critical device/items

仅与完整皮肤接触而不与黏膜接触的器材。

3.3

灭菌　sterilization

杀灭或清除医疗器材上一切微生物的处理。灭菌的无菌保证水平应达到 10^{-6}。

3.4

高水平消毒　high-level disinfection

杀灭各种细菌繁殖体、病毒、真菌及其孢子和绝大多数细菌芽孢的消毒处理。

3.5

中水平消毒　intermediate-level disinfection

杀灭除细菌芽孢以外的各种病原微生物的消毒处理。

3.6

低水平消毒　low-level disinfection

仅能杀灭细菌繁殖体（分枝杆菌除外）和亲脂性病毒的消毒处理。

3.7

多重耐药菌　multidrug-resistant organism；MDRO

对临床使用的三类或三类以上抗菌药物同时呈现耐药的细菌。常见多重耐药菌包括耐甲氧西林金黄色葡萄球菌（MRSA）、耐万古霉素肠球菌（VRE）、产超广谱β-内酰胺酶（ESBLs）细菌、耐碳青霉烯类抗菌药物肠杆菌科细菌（CRE）（如产Ⅰ型新德里金属β-内酰胺酶[NDM-1]或产碳青霉烯酶[KPC]的肠杆菌科细菌）、耐碳青霉烯类抗菌药物鲍曼不动杆菌（CR-AB）、多重耐药/泛耐药铜绿假单胞菌（MDR/PDR-PA）和多重耐药结核分枝杆菌等。

4　医院消毒卫生要求

4.1　各类环境空气、物体表面

4.1.1　菌落总数应符合表 1 要求。

Ⅰ类环境为采用空气洁净技术的诊疗场所，分洁净手术部和其他洁净场所。Ⅱ类环境为非洁净手术部（室）；产房；导管室；血液病病区、烧伤病区等保护性隔离病区；重症监护病区；新生儿室等。Ⅲ类环境为母婴同室；消毒供应中心的检查包装灭菌区和无菌物品存放区；血液透析中心（室）；其他普通住院病区等。Ⅳ类环境为普通门（急）诊及其检查、治疗室；感染性疾病科门诊和病区。

表 1　各类环境空气、物体表面菌落总数卫生标准

环境类别		空气平均菌落数[a]		物体表面平均菌落数
		CFU/皿	CFU/m³	CFU/cm²
Ⅰ类环境	洁净手术部	符合 GB 50333 要求	≤150	≤5.0
	其他洁净场所	≤4.0(30 min)[b]		
Ⅱ类环境		≤4.0(15 min)	—	≤5.0
Ⅲ类环境		≤4.0(5 min)	—	≤10.0
Ⅳ类环境		≤4.0(5 min)	—	≤10.0

[a] CFU/皿为平板暴露法,CFU/m³ 为空气采样器法。

[b] 平板暴露法检测时的平板暴露时间。

4.1.2　怀疑医院感染暴发或疑似暴发与医院环境有关时,应进行目标微生物检测。

4.2　医务人员手

4.2.1　卫生手消毒后医务人员手表面的菌落总数应≤10 CFU/cm²。

4.2.2　外科手消毒后医务人员手表面的菌落总数应≤ 5 CFU/cm²。

4.3　医疗器材

4.3.1　高度危险性医疗器材应无菌。

4.3.2　中度危险性医疗器材的菌落总数应≤20 CFU/件(CFU/g 或 CFU/100 cm²),不得检出致病性微生物。

4.3.3　低度危险性医疗器材的菌落总数应≤200 CFU/件(CFU/g 或 CFU/100 cm²),不得检出致病性微生物。

4.4　治疗用水

血液透析相关治疗用水应符合 YY 0572 要求;其他治疗用水应符合相应卫生标准。

4.5　防护用品

医用防护口罩、外科口罩和一次性防护服等防护用品应符合 GB 19083、YY 0469 和 GB 19082 要求。

4.6　消毒剂

4.6.1　灭菌剂、皮肤黏膜消毒剂应使用符合《中华人民共和国药典》的纯化水或无菌水配制,其他消毒剂的配制用水应符合 GB 5749 要求。

4.6.2　使用中消毒液的有效浓度应符合使用要求;连续使用的消毒液每天使用前应进行有效浓度的监测。

4.6.3　灭菌用消毒液的菌落总数应为 0 CFU/mL;皮肤黏膜消毒液的菌落总数应符合相应标准要求;其他使用中消毒液的菌落总数应≤100 CFU/mL,不得检出致病性微生物。

4.7　消毒器械

4.7.1　使用中消毒器械的杀菌因子强度应符合使用要求。紫外线灯应符合 GB 19258 要求,使用中紫外线灯(30 W)的辐射照度值应≥70 μW/cm²。

4.7.2 工作环境中消毒器械产生的有害物浓度(强度)应符合相关规定。产生臭氧的消毒器械的工作环境的臭氧浓度应<0.16 mg/m³。环氧乙烷灭菌器工作环境的环氧乙烷浓度应<2 mg/m³。

4.8 污水处理

污水排放应符合 GB 18466 要求。

4.9 疫点(区)消毒

消毒效果应符合 GB 19193 要求。

5 医院消毒管理要求

5.1 建筑布局和消毒隔离设施

5.1.1 建筑设计和工作流程应符合传染病防控和医院感染控制需要,消毒隔离设施配置应符合 WS/T 311 和《消毒技术规范》有关规定。

5.1.2 感染性疾病科、消毒供应中心(室)、手术部(室)、重症监护病区、血液透析中心(室)、新生儿室、内镜中心(室)和口腔科等重点部门的建筑布局和消毒隔离应符合相关规定。

5.1.3 洁净场所的设计、验收参照 GB 50333 要求,竣工全性能监测应由有资质的第三方单位完成。

5.1.4 Ⅱ类环境和门(急)诊、病区等诊疗场所应按 WS/T 313 要求,配置合适的手卫生设施,提供满足需要的洗手清洁剂、手消毒剂以及干手设施等。

5.2 消毒产品使用管理

5.2.1 使用的消毒产品应符合国家有关法规、标准和规范等管理规定,并按照批准或规定的范围和方法使用。

5.2.2 含氯消毒液、过氧化氢消毒液等易挥发的消毒剂应现配现用;过氧乙酸、二氧化氯等二元、多元包装的消毒液活化后应立即使用。采用化学消毒、灭菌的医疗器材,使用前应用无菌水(高水平消毒的内镜可使用经过滤的生活饮用水)充分冲洗以去除残留。不应使用过期、失效的消毒剂。不应采用甲醛自然熏蒸方法消毒医疗器材。不应采用戊二醛熏蒸方法消毒、灭菌管腔类医疗器材。

5.2.3 灭菌器如需进行灭菌效果验证,应由省级以上卫生行政部门认定的消毒鉴定实验室进行检测。灭菌物品的无菌检查应按《中华人民共和国药典》"无菌检查法"要求进行。使用消毒器械灭菌的消毒员应经培训合格后方可上岗。

5.3 重复使用医疗器材的清洗

清洗程序应按 WS 310.2 执行。有特殊要求的传染病病原体污染的医疗器材应先消毒再清洗。

5.4 消毒灭菌方法选择原则

5.4.1 高度危险性医疗器材使用前应灭菌。中度危险性医疗器材使用前应选择高水平消毒或中水平消毒。低度危险性器材使用前可选择中、低水平消毒或保持清洁。

5.4.2 耐湿、耐热的医疗器材应首选压力蒸汽灭菌;带管腔和(或)带阀门的器材应采用经灭菌过程验证装置(PCD)确认的灭菌程序或外来器械供应商提供的灭菌方法。

5.4.3 玻璃器材、油剂和干粉类物品等应首选干热灭菌;其他方法应符合《消毒技术规范》规定。

5.4.4 不耐热、不耐湿的医疗器材应选择经国家卫生行政部门批准的低温灭菌方法。

5.4.5 重复使用的氧气湿化瓶、吸引瓶、婴儿暖箱水瓶以及加温加湿罐等宜采用高水平消毒。

5.5 环境、物体表面消毒

5.5.1 环境、物体表面应保持清洁；当受到肉眼可见污染时应及时清洁、消毒。

5.5.2 对治疗车、床栏、床头柜、门把手、灯开关、水龙头等频繁接触的物体表面应每天清洁、消毒。

5.5.3 被病人血液、呕吐物、排泄物或病原微生物污染时，应根据具体情况，选择中水平以上消毒方法。对于少量(＜10 mL)的溅污，可先清洁再消毒；对于大量(＞10 mL)血液或体液的溅污，应先用吸湿材料去除可见的污染，然后再清洁和消毒。

5.5.4 人员流动频繁、拥挤的诊疗场所应每天在工作结束后进行清洁、消毒。感染性疾病科、重症监护病区、保护性隔离病区(如血液病病区、烧伤病区)、耐药菌及多重耐药菌污染的诊疗场所应做好随时消毒和终末消毒。

5.5.5 拖布(头)和抹布宜清洗、消毒，干燥后备用。推荐使用脱卸式拖头。

5.6 通风换气和空气消毒

5.6.1 应采用自然通风和(或)机械通风保证诊疗场所的空气流通和换气次数；采用机械通风时，重症监护病房等重点部门宜采用"顶送风、下侧回风"，建立合理的气流组织。

5.6.2 呼吸道发热门诊及其隔离留观病室(区)、呼吸道传染病收治病区如采用集中空调通风系统的，应在通风系统安装空气消毒装置。未采用空气洁净技术的手术室、重症监护病区、保护性隔离病区(如血液病病区、烧伤病区)等场所宜在通风系统安装空气消毒装置。

5.6.3 空气消毒方法应遵循《消毒技术规范》规定。不宜常规采用化学喷雾进行空气消毒。

5.7 消毒供应中心(室)的管理

消毒供应中心(室)的建筑布局以及清洗、消毒灭菌和效果监测应执行 WS 310 要求。

5.8 污水污物处理

5.8.1 医院污水处理设施的设计、建设和管理应符合 GB 18466 和《医院污水处理技术指南》要求。

5.8.2 医疗废物的管理应符合《医疗废物管理条例》、《医疗卫生机构医疗废物管理办法》的要求。

5.9 疫点(区)消毒

应符合 GB 19193 要求。

附 录 A
(规范性附录)
采样及检查方法

A.1 采样和检查原则

A.1.1 采样后应尽快对样品进行相应指标的检测,送检时间不得超过 4 h;若样品保存于 0 ℃～4 ℃时,送检时间不得超过 24 h。
A.1.2 不推荐医院常规开展灭菌物品的无菌检查,当流行病学调查怀疑医院感染事件与灭菌物品有关时,进行相应物品的无菌检查。常规监督检查可不进行致病性微生物检测,涉及疑似医院感染暴发、医院感染暴发调查或工作中怀疑微生物污染时,应进行目标微生物的检测。
A.1.3 可使用经验证的现场快速检测仪器进行环境、物体表面等微生物污染情况和医疗器材清洁度的监督筛查;也可用于医院清洗效果检查和清洗程序的评价和验证。

A.2 空气微生物污染检查方法

A.2.1 采样时间

Ⅰ类环境在洁净系统自净后与从事医疗活动前采样;Ⅱ、Ⅲ、Ⅳ类环境在消毒或规定的通风换气后与从事医疗活动前采样。

A.2.2 检测方法

A.2.2.1 Ⅰ类环境可选择平板暴露法和空气采样器法,参照 GB 50333《医院洁净手术部建筑技术规范》要求进行检测。空气采样器法可选择六级撞击式空气采样器或其他经验证的空气采样器。检测时将采样器置于室内中央 0.8 m～1.5 m 高度,按采样器使用说明书操作,每次采样时间不应超过 30 min。房间大于 10 m^2 者,每增加 10 m^2 增设一个采样点。
A.2.2.2 Ⅱ、Ⅲ、Ⅳ类环境采用平板暴露法。室内面积≤30 m^2,设内、中、外对角线 3 点,内、外点应距墙壁 1 m 处;室内面积>30 m^2,设 4 角及中央 5 点,4 角的布点部位应距墙壁 1 m 处。将普通营养琼脂平皿(ϕ90 mm)放置各采样点,采样高度为距地面 0.8 m～1.5 m;采样时将平皿盖打开,扣放于平皿旁,暴露规定时间(Ⅱ类环境暴露 15 min,Ⅲ、Ⅳ类环境暴露 5 min)后盖上平皿盖及时送检。
A.2.2.3 将送检平皿置 36 ℃±1 ℃恒温箱培养 48 h,计数菌落数,必要时分离致病性微生物。

A.2.3 结果计算

A.2.3.1 平板暴露法按平均每皿的菌落数报告:CFU/(皿·暴露时间)。
A.2.3.2 式(1)为空气采样器法计算公式:

$$\text{空气中菌落总数}(\text{CFU/m}^3)=\frac{\text{采样器各平皿菌落数之和(CFU)}}{\text{采样速率(L/min)}\times\text{采样时间(min)}}\times 1\,000 \qquad \cdots\cdots(\text{A.1})$$

A.3 物体表面微生物污染检查方法

A.3.1 采样时间

潜在污染区、污染区消毒后采样。清洁区根据现场情况确定。

A.3.2 采样面积

被采表面<100 cm^2,取全部表面;被采表面≥100 cm^2,取 100 cm^2。

A.3.3 采样方法

用 5 cm×5 cm 灭菌规格板放在被检物体表面,用浸有无菌 0.03 mol/L 磷酸盐缓冲液或生理盐水采样液的棉拭子 1 支,在规格板内横竖往返各涂抹 5 次,并随之转动棉拭子,连续采样 1~4 个规格板面积,剪去手接触部分,将棉拭子放入装有 10 mL 采样液的试管中送检。门把手等小型物体则采用棉拭子直接涂抹物体采样。若采样物体表面有消毒剂残留时,采样液应含相应中和剂。

A.3.4 检测方法

把采样管充分振荡后,取不同稀释倍数的洗脱液 1.0 mL 接种平皿,将冷至 40 ℃~45 ℃的熔化营养琼脂培养基每皿倾注 15 mL~20 mL,36 ℃±1 ℃恒温箱培养 48 h,计数菌落数,必要时分离致病性微生物。

A.3.5 结果计算[如式(A.2)]

$$物体表面菌落总数(CFU/cm^2)=\frac{平均每皿菌落数\times采样液稀释倍数}{采样面积(cm^2)} \qquad\cdots\cdots(A.2)$$

A.4 医务人员手卫生检查方法

A.4.1 采样时间

采取手卫生后,在接触病人或从事医疗活动前采样。

A.4.2 采样方法

将浸有无菌 0.03 mol/L 磷酸盐缓冲液或生理盐水采样液的棉拭子一支在双手指曲面从指跟到指端来回涂擦各两次(一只手涂擦面积约 30 cm^2),并随之转动采样棉拭子,剪去手接触部位,将棉拭子放入装有 10 mL 采样液的试管内送检。采样面积按平方厘米(cm^2)计算。若采样时手上有消毒剂残留,采样液应含相应中和剂。

A.4.3 检测方法

把采样管充分振荡后,取不同稀释倍数的洗脱液 1.0 mL 接种平皿,将冷至 40 ℃~45 ℃的熔化营养琼脂培养基每皿倾注 15 mL~20 mL,36 ℃±1 ℃恒温箱培养 48 h,计数菌落数,必要时分离致病性微生物。

A.4.4 结果计算[如式(A.3)]

$$医务人员手菌落总数(CFU/m^2)=\frac{平均每皿菌落数\times采样液稀释倍数}{30\times2} \qquad\cdots\cdots(A.3)$$

A.5 医疗器材检查方法

A.5.1 采样时间

在消毒或灭菌处理后,存放有效期内采样。

A.5.2 灭菌医疗器材的检查方法

A.5.2.1 可用破坏性方法取样的，如一次性输液（血）器、注射器和注射针等按照《中华人民共和国药典》中“无菌检查法”进行。对不能用破坏性方法取样的医疗器材，应在环境洁净度 10 000 级下的局部洁净度 100 级的单向流空气区域内或隔离系统中，用浸有无菌生理盐水采样液的棉拭子在被检物体表面涂抹，采样取全部表面或不少于 100 cm^2；然后将除去手接触部分的棉拭子进行无菌检查。

A.5.2.2 牙科手机：应在环境洁净度 10 000 级下的局部洁净度 100 级的单向流空气区域内或隔离系统中，将每支手机分别置于含 20 mL～25 mL 采样液的无菌大试管（内径 25 mm）中，液面高度应大于 4.0 cm，于旋涡混合器上洗涤震荡 30 s 以上，取洗脱液进行无菌检查。

A.5.3 消毒医疗器材的检查方法

A.5.3.1 可整件放入无菌试管的，用洗脱液浸没后震荡 30 s 以上，取洗脱液 1.0 mL 接种平皿，将冷至 40 ℃～45 ℃的熔化营养琼脂培养基每皿倾注 15 mL～20 mL，36 ℃±1 ℃恒温箱培养 48 h，计数菌落数（CFU/件），必要时分离致病性微生物。

A.5.3.2 可用破坏性方法取样的，在 100 级超净工作台称取 1 g～10 g 样品，放入装有 10 mL 采样液的试管内进行洗脱，取洗脱液 1.0 mL 接种平皿，计数菌落数（CFU/g），必要时分离致病性微生物。对不能用破坏性方法取样的医疗器材，在 100 级超净工作台，用浸有无菌生理盐水采样液的棉拭子在被检物体表面涂抹采样，被采表面＜100 cm^2，取全部表面，被采表面≥100 cm^2，取 100 cm^2，然后将除去手接触部分的棉拭子进行洗脱，取洗脱液 1.0 mL 接种平皿，将冷至 40 ℃～45 ℃的熔化营养琼脂培养基每皿倾注 15 mL～20 mL，36 ℃±1 ℃恒温箱培养 48 h，计数菌落数（CFU/cm^2），必要时分离致病性微生物。

A.5.3.3 消毒后内镜：取清洗消毒后内镜，采用无菌注射器抽取 50 mL 含相应中和剂的洗脱液，从活检口注入冲洗内镜管路，并全量收集（可使用蠕动泵）送检。将洗脱液充分混匀，取洗脱液 1.0 mL 接种平皿，将冷至 40 ℃～45 ℃的熔化营养琼脂培养基每皿倾注 15 mL～20 mL，36 ℃±1 ℃恒温箱培养 48 h，计数菌落数（CFU/件）。将剩余洗脱液在无菌条件下采用滤膜（0.45 μm）过滤浓缩，将滤膜接种于凝固的营养琼脂平板上（注意不要产生气泡），置 36 ℃±1 ℃温箱培养 48 h，计数菌落数。

当滤膜法不可计数时：

$$\text{菌落总数(CFU/件)} = m\text{(CFU/平板)} \times 50 \qquad \cdots\cdots\cdots\cdots(\text{A}.4)$$

式中：

m——两平行平板的平均菌落数。

当滤膜法可计数时：

$$\text{菌落总数(CFU/件)} = m\text{(CFU/平板)} + m_f\text{(CFU/滤膜)} \qquad \cdots\cdots\cdots\cdots(\text{A}.5)$$

式中：

m——两平行平板的平均菌落数；

m_f——滤膜上菌落数。

A.6 消毒剂检查方法

A.6.1 消毒剂采样

采样分库存消毒剂和使用中消毒液。

A.6.2 消毒剂有效成分含量检查方法

库存消毒剂的有效成分含量应依照《消毒技术规范》或产品企业标准进行检测；使用中消毒液的有

效浓度测定可用前述方法,也可使用经国家卫生行政部门批准的消毒剂浓度试纸(卡)进行监测。

A.6.3 使用中消毒液染菌量检查方法

A.6.3.1 用无菌吸管按无菌操作方法吸取1.0 mL被检消毒液,加入9 mL中和剂中混匀。醇类与酚类消毒剂用普通营养肉汤中和,含氯消毒剂、含碘消毒剂和过氧化物消毒剂用含0.1%硫代硫酸钠中和剂,洗必泰、季铵盐类消毒剂用含0.3%吐温80和0.3%卵磷脂中和剂,醛类消毒剂用含0.3%甘氨酸中和剂,含有表面活性剂的各种复方消毒剂可在中和剂中加入吐温80至3%;也可使用该消毒剂消毒效果检测的中和剂鉴定试验确定的中和剂。

A.6.3.2 用无菌吸管吸取一定稀释比例的中和后混合液1.0 mL接种平皿,将冷至40 ℃~45 ℃的熔化营养琼脂培养基每皿倾注15 mL~20 mL,36 ℃±1 ℃恒温箱培养72 h,计数菌落数;必要时分离致病性微生物。

$$\text{消毒液染菌量(CFU/mL)} = \text{平均每皿菌落数} \times 10 \times \text{稀释倍数} \quad \cdots\cdots\cdots\cdots(A.6)$$

A.7 治疗用水检查方法

血液透析相关治疗用水按YY 0572进行检测。其他治疗用水按照相关标准执行。

A.8 紫外线灯检查方法

A.8.1 紫外线灯采样

采样分库存紫外线灯和使用中紫外线灯。

A.8.2 库存(新启用)紫外线灯辐射照度值检查方法

按照GB 19258进行。

A.8.3 使用中紫外线灯辐射照度值检查方法

A.8.3.1 仪器法。开启紫外线灯5 min后,将测定波长为253.7 nm的紫外线辐照计探头置于被检紫外线灯下垂直距离1 m的中央处,待仪表稳定后,所示数据即为该紫外线灯的辐射照度值。

A.8.3.2 指示卡法。开启紫外线灯5 min后,将指示卡置紫外灯下垂直距离1 m处,有图案一面朝上,照射1 min,观察指示卡色块的颜色,将其与标准色块比较。

A.8.4 注意事项

紫外线辐照计应在计量部门检定的有效期内使用;紫外线监测指示卡应取得国家卫生行政部门的许可批件,并在产品有效期内使用。

A.9 消毒器械检查方法

A.9.1 杀菌因子强度测定:按《消毒技术规范》或企业标准规定的方法进行检测。

A.9.2 工作环境有害物浓度(强度)测定:按《消毒技术规范》或相关标准规定的方法进行检测。

A.10 医院污水检查方法

按GB 18466规定进行检测。

A.11 疫点(区)消毒效果检测方法

按 GB 19193 规定进行检测。

A.12 大肠菌群检查方法

按照 GB 4789.3 进行检测。

A.13 沙门菌检查方法

按照 GB 4789.4 进行检测。

A.14 乙型溶血性链球菌检查方法

按照 GB/T 4789.11 进行检测。

A.15 铜绿假单胞菌检查方法

按照 GB 7918.4 进行检测。

A.16 金黄色葡萄球菌检查方法

按照 GB 7918.5 进行检测。

A.17 其他目标微生物检查方法

按照相关检测方法进行。

附 录 B
（规范性附录）
试剂和培养基

B.1 0.03 mol/L 磷酸盐缓冲液(0.03 mol/L PBS)

称取磷酸氢二钠 2.84 g,磷酸二氢钾 1.36 g,加入到 1 000 mL 蒸馏水中,待完全溶解后,调 pH 至 7.2～7.4,于 121 ℃压力蒸汽灭菌 20 min。

B.2 洗脱液

称取蛋白胨 10.00 g,氯化钠 8.50 g,吐温-80 1.0 mL,加入到 1 000 mL 0.03 mol/L 磷酸盐缓冲液中,加热溶解后调 pH 至 7.2～7.4,于 121 ℃压力蒸汽灭菌 20 min。

B.3 生理盐水

称取氯化钠 8.50 g,溶解于 1 000 mL 蒸馏水中,于 121 ℃压力蒸汽灭菌 20 min。

B.4 革兰染色液及染色方法

B.4.1 结晶紫染色液:称取结晶紫 1.00 g,溶解于 20 mL 95%酒精中,然后与 80 mL 1%草酸铵水溶液混合。

B.4.2 革兰碘液:称取碘 1.00 g,碘化钾 2.00 g,混合后加入蒸馏水少许,充分振摇,待完全溶解后,再加蒸馏水至 300 mL,混匀。

B.4.3 沙黄复染液:称取沙黄 0.25 g,溶解于 10 mL 95%酒精溶液中,然后加入 90 mL 蒸馏水,混匀。

B.4.4 染色方法如下:

a) 将涂片在火焰上固定。
b) 滴加结晶紫染色液,作用 1 min,水洗。
c) 滴加革兰碘液,作用 1 min,水洗。
d) 酒精脱色 30 s;或将酒精滴满整个涂片,立即倾去,再用酒精滴满整个涂片,脱色 10 s。
e) 水洗,滴沙黄复染液,作用 1 min,水洗。
f) 待干镜检。

B.5 人(兔)血浆

取灭菌 3.8%柠檬酸钠 1 份,加人(兔)全血 4 份,混匀静置,3 000 r/min 离心 5 min,取上清,弃血球。

B.6 普通营养琼脂培养基

B.6.1 成分:蛋白胨 10 g、牛肉膏 5 g、氯化钠 5 g、琼脂 15 g、蒸馏水 1 000 mL。

B.6.2 制作方法:除琼脂外其他成分溶解于蒸馏水中,调 pH 至 7.2～7.4,加入琼脂,加热溶解,分装于 121 ℃压力蒸汽灭菌 20 min。

B.7 血琼脂培养基

B.7.1 成分:营养琼脂 100 mL、脱纤维羊血(或兔血) 10 mL。
B.7.2 制作方法:将营养琼脂加热熔化待冷至 50 ℃左右,以无菌操作将 10 mL 脱纤维血加入后摇匀,倾注平皿,置冰箱备用。

B.8 需-厌氧菌培养基

B.8.1 成分:酪胨(胰酶水解)15 g、牛肉膏 3 g、葡萄糖 5 g、氯化钠 2.5 g、L-胱氨酸 0.5 g、硫乙醇酸钠 0.5 g、酵母浸出粉 5 g、新鲜配制的 0.1%刃天青溶液 1.0 mL 或新配制的 0.2%亚甲蓝溶液 0.5 mL、琼脂 0.5 g～0.7g、蒸馏水 1 000 mL。
B.8.2 制作方法:除葡萄糖和刃天青溶液外,取上述成分加入蒸馏水中,微温溶解后,调 pH 至弱碱性,煮沸、滤清,加入葡萄糖和刃天青溶液,摇匀,调 pH 至 6.9～7.3,分装后 115 ℃压力蒸汽灭菌 30 min。

B.9 SCDLP 液体培养基

B.9.1 成分:酪蛋白胨 17 g、大豆蛋白胨 3 g、葡萄糖 2.5 g、氯化钠 5 g、磷酸氢二钾 2.5 g、卵磷脂 1 g、吐温-80 7 g、蒸馏水 1 000 mL。
B.9.2 制作方法:将各种成分混合(如无酪蛋白胨和大豆蛋白胨可用日本多胨代替),加热溶解后,调 pH 至 7.2～7.3,分装于 121 ℃压力蒸汽灭菌 20 min,摇匀,冷至 25 ℃使用。

B.10 伊红美蓝培养基

B.10.1 成分:蛋白胨 10 g、乳糖 10 g、磷酸二氢钾 2 g、2%伊红溶液 2 mL、0.65%美蓝溶液 1 mL、琼脂 17 g、蒸馏水 1 000 mL。
B.10.2 制作方法:将蛋白胨、磷酸盐和琼脂溶解于蒸馏水中,调 pH 至 7.1,分装后 121 ℃压力蒸汽灭菌 20 min。临用时,以无菌操作加入乳糖并加热溶化琼脂,冷至 50 ℃时,加入伊红和美蓝溶液摇匀,倾注平皿,置 4 ℃冰箱备用。

B.11 0.5%葡萄糖肉汤培养基

B.11.1 成分:胨 10 g、氯化钠 5 g、葡萄糖 5 g、肉浸液 1 000 mL。
B.11.2 制作方法:取胨与氯化钠加入肉浸液内,微温溶解后,调 pH 至弱碱性,煮沸,加入葡萄糖溶解后,摇匀,滤清,调 pH 至 7.0～7.4,分装,于 115 ℃压力蒸汽灭菌 30 min。

B.12 甘露醇培养基

B.12.1 成分:蛋白胨 10 g、牛肉膏 5 g、氯化钠 5 g、甘露醇 10 g、0.2%溴麝香草酚蓝溶液 12 mL、蒸馏水 1 000 mL。
B.12.2 将蛋白胨、氯化钠、牛肉膏加入蒸馏水中,加热溶解,调 pH 至 7.4,加入甘露醇和溴麝香草酚蓝混匀后,分装,于 115 ℃压力蒸汽灭菌 20 min。

B.13 乳糖胆盐发酵管

B.13.1 成分:蛋白胨 20 g、猪胆盐(或牛,羊胆盐)5 g、乳糖 10 g、0.04%溴甲酚紫水溶液 25 mL、蒸馏水 1 000mL。

B.13.2 制作方法:将蛋白胨、胆盐及乳糖溶解于蒸馏水中,调 pH 至 7.4,加入 0.04%溴甲酚紫水溶液,分装(每管 10 mL),并放入一个发酵管,于 115 ℃压力蒸汽灭菌 15 min。

B.14 乳糖发酵管

B.14.1 成分:蛋白胨 20 g、乳糖 10 g、0.04%溴甲酚紫水溶液 25mL、蒸馏水 1 000 mL。

B.14.2 制作方法:将蛋白胨及乳糖溶解于蒸馏水中,调 pH 至 7.4,加入 0.04%溴甲酚紫水溶液,分装(每管 10 mL),并放入一个发酵管,于 115 ℃压力蒸汽灭菌 15 min。

B.15 溴甲酚紫葡萄糖蛋白胨水培养基

B.15.1 成分:蛋白胨 10 g、葡萄糖 5 g、2%溴甲酚紫酒精溶液 0.6 mL、蒸馏水 1 000 mL。

B.15.2 制作方法:将蛋白胨、葡萄糖溶解于蒸馏水中,调 pH 至 7.0~7.2,加入 2%溴甲酚紫酒精溶液,摇匀后,分装(每管 5 mL),并放入一个发酵管,于 115 ℃压力蒸汽灭菌 30 min。置 4 ℃冰箱备用。

B.16 绿脓菌素测定用培养基

B.16.1 胨 20 g、氯化镁(无水)1.4 g、硫酸钾 10 g、甘油 10 mL、琼脂 18 g~20 g、蒸馏水 1 000 mL。

B.16.2 制作方法:取胨、氯化镁、硫酸钾加入水中,微温使溶解,调节 pH 使灭菌后为 7.2~7.4,分装于小试管,灭菌。

B.17 明胶培养基

B.17.1 胨 5 g、明胶 120 g、牛肉浸出粉 3 g、蒸馏水 1 000 mL。

B.17.2 取上述各成分加入水中,浸泡约 20 min,随时搅拌,加热使溶解,调节 pH 值使灭菌后为 7.2~7.4,分装于小试管,灭菌。

B.18 注意事项

B.18.1 双料乳糖胆盐发酵管除蒸馏水外,其他成分为乳糖胆盐发酵管的 2 倍;3 倍浓缩乳糖胆盐发酵管除蒸馏水外,其他成分为乳糖胆盐发酵管的 3 倍。

B.18.2 培养基用的试管口和三角烧瓶口应用棉塞或硅胶制成的塞子,再用牛皮纸包好。

B.18.3 试剂与培养基配制好后应置清洁处保存,常温下不超过 1 个月。培养基推荐 4 ℃冷藏保存。

ICS 11.080
C 50

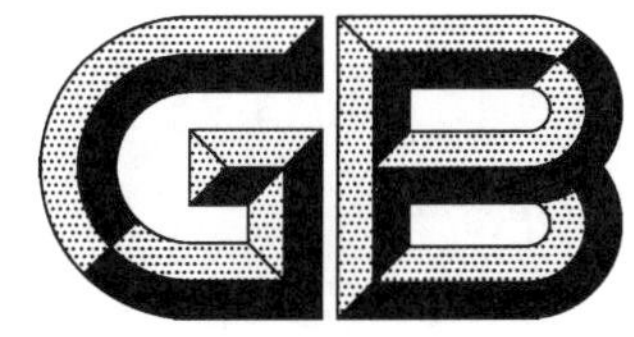

中华人民共和国国家标准

GB 16383—2014
代替 GB 16383—1996

医疗卫生用品辐射灭菌消毒质量控制

Quality control for radiation sterilization of medical and hygienical products

2014-12-22 发布　　2015-07-01 实施

中华人民共和国国家质量监督检验检疫总局
中国国家标准化管理委员会　发布

前　言

本标准第6章为推荐性条款,其余均为强制性条款。

本标准按照GB/T 1.1—2009给出的规则起草。

本标准代替GB 16383—1996《医疗卫生用品辐射灭菌消毒质量控制标准》。

本标准与GB 16383—1996比较,主要技术性变化如下:

——标准名称由《医疗卫生用品辐射灭菌消毒质量控制标准》修改为《医疗卫生用品辐射灭菌消毒质量控制》;

——对引用标准的版本进行了更新,并增加了GB 18280、GB 18871、《中华人民共和国药典(二部)》(2010年版);

——依据GB 18280对部分术语和定义灭菌剂量的确定,删除了对医疗用品生产厂的生产要求;

——删除了灭菌和消毒剂量及灭菌保证水平的规定;

——增加了可能影响产品质量应采取的纠正措施和预防措施;

——将"微生物监测方法和要求"独立列为第6章,"辐射产品的放行要求"列为第7章。提出适合我国国情的质量要求。

本标准由中华人民共和国国家卫生和计划生育委员会提出并归口。

本标准由江苏省疾病预防控制中心负责起草,苏州市疾病预防控制中心、中国疾病预防控制中心参加起草。

本标准主要起草人:徐燕、谈智、陈学良、张流波、张钧、李新武、孙俊、吴晓松、陈文森、陈越英。

本标准首次发布于1996年5月。

医疗卫生用品辐射灭菌消毒质量控制

1 范围

本标准规定了医疗卫生用品辐射灭菌和消毒的术语和定义、辐射灭菌和消毒要求、产品辐射处理要求、微生物监测方法和要求、辐射产品的放行要求和辐射后的管理要求。

本标准适用于所有开展辐射灭菌和消毒的单位。

2 规范性引用文件

下列文件对于本文件的应用是必不可少的。凡是注日期的应用文件,仅注日期的版本适用于本文件。凡是不注日期的引用文件,其最新版本(包括所有的修改单)适用于本文件。

GB 18280 医疗保健产品灭菌 确认和常规控制要求 辐射灭菌

GB 18871 电离辐射防护与辐射源安全基本标准

JJG 591 γ射线辐射源(辐射加工用)

中华人民共和国药典(二部)(2010年版)

3 术语和定义

下列术语和定义适用于本文件。

3.1

无菌保证水平 Sterilization assurance level;SAL

灭菌后产品上存在单个活微生物的概率,通常表示为10^{-n}。

3.2

D值 D value

在设定的暴露条件下,杀灭特定试验微生物总数的90%所需的辐射吸收剂量。

3.3

生物负载 bioburden

一个产品或一件包装上存在的活的微生物总数。

3.4

生物指示物 biological indicator

对特定灭菌或消毒程序有确定的抗力,可供消毒灭菌效果监测使用的微生物检验器材。

3.5

吸收剂量 absorbed dose

单位质量的物质所吸收的能量的量值。

注:吸收剂量单位是戈瑞(Gy),1 Gy=1 J/kg。

3.6

吸收剂量的不均匀度 unevenress

U

辐射产品箱中,不同部位测得的最大吸收剂量(D_{max})除以最小吸收剂量(D_{min})之商,见式(1):

$$U=\frac{D_{max}}{D_{min}} \quad \cdots\cdots(1)$$

式中：

D_{max}——最大吸收剂量；

D_{min}——最小吸收剂量。

3.7

剂量计 dosimeter

剂量仪

一种能在待定时间内测量所接受的核辐射剂量的仪器。

3.8

工作剂量计 working dosemeter

经标准剂量计校准过的，用来标定辐射场剂量率与测定产品吸收剂量，进行常规剂量监测的剂量计。

3.9

灭菌剂量 sterilization dose

为达到特定的灭菌要求所需的最小剂量。

4 辐射灭菌和消毒要求

4.1 在辐射灭菌前医疗卫生用品的要求

4.1.1 医疗卫生用品及包装材料应是耐辐射灭菌剂量的材料。

4.1.2 医疗卫生用品的初始污染菌应进行检测，保证使用辐射灭菌的有效性。

4.1.3 对于可能影响产品质量的工艺、生产环境等方面出现的异常情况应有纠正措施。

4.1.4 对于可能影响产品质量的工艺、生产环境等方面潜在的危害应采取相应的预防措施。

4.2 对辐射灭菌和消毒单位要求

4.2.1 辐射灭菌和消毒单位的辐射设施安装、鉴定、运行、人员应达到 JJG 591、GB 18871 及 GB 18280 要求，同时应取得辐射安全许可证和国家有资质的部门颁发的辐射加工计量许可证；操作人员应经过培训，持有上岗技术考核合格证。

4.2.2 辐射灭菌和消毒单位应有足够的检测能力，能够根据待辐射灭菌产品的生物负载及无菌检测，建立并验证灭菌剂量，保证辐射加工的有效性。

4.2.3 辐射灭菌和消毒单位对于异常情况应有相应的纠正措施和预防措施。

4.3 建立灭菌剂量

按照 GB 18280 的要求进行。

5 产品辐射处理要求

5.1 吸收剂量测量

5.1.1 辐射灭菌单位所用的剂量计应定期校准。

5.1.2 工作剂量计应放在预先确定的常规剂量点，辐射后，测量剂量，记录结果并分析。

5.2 产品的辐射灭菌与消毒

5.2.1 将产品包装的尺寸、密度以及产品在包装内的分布、产品在辐射容器中的装载模式做详细说明。

5.2.2 每个待辐射的都应该做剂量分布图，确定最大剂量和最小剂量的位置和大小，确定最大剂量与最小剂量和常规剂量点处剂量的关系。

5.2.3 待辐射产品应尽量均匀填满辐照容器，其吸收剂量的不均匀度应小于1.5。

6 微生物监测方法和要求

6.1 初始污染菌检测

每生产批次产品中至少随机抽取10个样品，按照GB 18280的要求进行初始污染菌检测。

6.2 消毒灭菌效果检验

每批产品应做消毒或灭菌效果监测。于最小剂量处，每次至少布放10片生物指示剂。辐射后取出指示菌片按《中华人民共和国药典(二部)》(2010年版)的要求进行无菌检查。

7 辐射产品的放行要求

7.1 产品辐射处理后，对包装完好无损，剂量监测结果符合辐射工艺要求的产品给予放行；对于剂量监测结果合格的符合要求的包装有破损的产品，仅对被损产品包装重新辐射处理，其他包装完好的产品给予放行；对于剂量监测结果不符合辐射工艺要求的产品，应全部报废或重新进行辐射处理。

7.2 放行前，每批产品应出具辐照加工证书。

8 医疗卫生用品辐射后的管理要求

8.1 辐射灭菌(消毒)后的医疗卫生用品包装箱上应贴辐射化学指示卡、灭菌(消毒)合格证，合格证上应有批号、灭菌消毒日期、有效期、灭菌消毒单位等。

8.2 辐射灭菌(消毒)后的产品应附有辐射灭菌(消毒)工艺的清单，由灭菌(消毒)操作者、审核者签名及质量管理人员审核，其产品的编码、生产批号和产品数量应和入库记载一致。

8.3 待辐射灭菌(消毒)产品贮存库和已灭菌产品的贮存库要严格分开。

8.4 产品辐射处理后，在运输和贮存过程中，如有包装和密封受损破坏，应做报废处理。

附　录　A
（规范性附录）
初始污染菌检测

A.1　试剂、器材

A.1.1　洗脱液：含 0.1%吐温 80、1%蛋白胨的生理盐水。

A.1.2　培养基：营养琼脂培养基。

A.1.3　滤膜(孔径 0.45 μm)。

A.2　采样方法

A.2.1　对可用破坏性方法取样的医疗用品，如输液（血）器、注射器、注射针、透析器及各类管材等，按《中华人民共和国药典(二部)》(2010 年版)规定执行。

A.2.2　对不能用破坏性方法取样的特殊医疗卫生用品要用无菌生理盐水的棉拭子涂抹采样，被采表面小于 100 cm^2 取全部表面，被采表面大于等于 100 cm^2 取 100 cm^2。

A.2.3　敷料类可用无菌操作取 10 g 放入 100 mL 无菌生理盐水中，充分振荡后取样。

A.2.4　采样数量：各类产品每批次随机抽取 10 件样品。

A.3　检测方法

A.3.1　平板倾注法：分别取 1 mL 处理的洗脱液，接种 5 个平皿，倾注融化后 45 ℃的营养琼脂，35 ℃±2 ℃培养 48 h，同时作平行样及空白对照。

A.3.2　膜过滤法：对于微生物浓度较低的洗脱液，可用膜过滤法使洗脱液通过 0.45 μm 滤膜，将滤膜贴在营养琼脂表面培养 35 ℃±2 ℃培养 48 h。

A.4　结果计算

A.4.1　平板倾注法，计算见式(A.1)：

$$\text{菌数(CFU/件或CFU/g)} = \frac{\text{平均菌数} \times \text{稀释倍数}}{\text{件数或质量(g)}} \qquad \cdots\cdots(A.1)$$

A.4.2　膜过滤法，计算见式(A.2)：

$$\text{菌数(CFU/件或CFU/g)} = \frac{\text{滤膜上菌数}}{\text{件数或质量(g)}} \qquad \cdots\cdots(A.2)$$

ICS 11.140
C 48

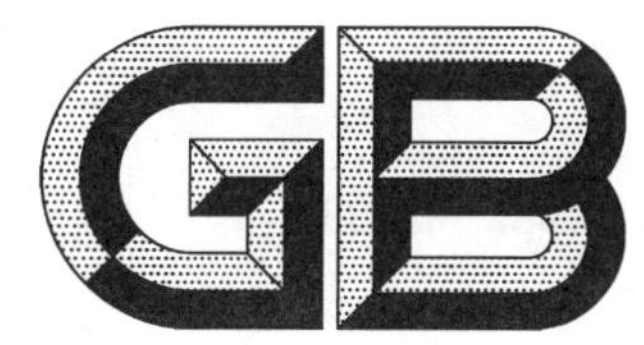

中华人民共和国国家标准

GB 19082—2009
代替 GB 19082—2003

医用一次性防护服技术要求

Technical requirements for single-use protective clothing for medical use

2009-05-06 发布　　　　2010-03-01 实施

中华人民共和国国家质量监督检验检疫总局
中国国家标准化管理委员会　发布

前　言

本标准的 4.2、4.3、4.6、4.8、4.10 为推荐性，其余为强制性。

本标准代替 GB 19082—2003《医用一次性防护服技术要求》。

与 GB 19082—2003 标准相比，主要变化内容如下：

——修改了标准适用“范围”；

——补充和修订了“规范性引用文件”；

——编辑性修改了术语和定义；

——增加了“静电衰减性能”要求和试验方法；

——依据 GB/T 16886.10—2005 修订了“皮肤刺激性”技术要求，明确了试验方法；

——环氧乙烷残留量对应试验方法，由 GB/T 14233.1—2008 中的气相色谱仲裁法代替了原来的 GB 15980—1995；

——将本标准规范性附录 A 修订为 ISO 16603：2004 对应试验方法，替代了原来的参照方法 ASTM F1670：1998；

——补充了背景信息。

本标准的附录 A 为规范性附录。

本标准由国家食品药品监督管理局提出。

本标准由全国医用临床检验实验室及体外诊断系统标准化技术委员会归口。

本标准起草单位：北京市医疗器械检验所。

本标准主要起草人：岳卫华、苏健、张肖莉、袁秀宏。

本标准所代替标准的历次版本发布情况为：

——GB 19082—2003。

医用一次性防护服技术要求

1 范围

本标准规定了医用一次性防护服的要求、试验方法、标志、使用说明、包装和贮存等内容。

本标准适用于为医务人员在工作时接触具有潜在感染性的患者血液、体液、分泌物、空气中的颗粒物等提供阻隔、防护作用的医用一次性防护服(以下简称防护服)。

2 规范性引用文件

下列文件中的条款通过本标准的引用而成为本标准的条款。凡是注日期的引用文件,其随后所有的修改单(不包括勘误的内容)或修订版均不适用于本标准,然而,鼓励根据本标准达成协议的各方研究是否可使用这些文件的最新版本。凡是不注日期的引用文件,其最新版本适用于本标准。

GB/T 191 包装储运图示标志(GB/T 191—2008,ISO 780:1997,MOD)

GB/T 3923.1—1997 纺织品 织物拉伸性能 第1部分:断裂强力和断裂伸长率的测定 条样法

GB/T 4744—1997 纺织织物 抗渗水性测定 静水压试验(eqv ISO 811:1981)

GB/T 4745—1997 纺织织物 表面抗湿性测定 沾水试验(eqv ISO 4920:1981)

GB/T 5455—1997 纺织品 燃烧性能试验 垂直法

GB/T 5549—1990 表面活性剂 用拉起液膜法测定表面张力

GB/T 12703—1991 纺织品静电测试方法

GB/T 12704—1991 织物透湿量测定方法 透湿杯法

GB/T 14233.1—2008 医用输液、输血、注射器具检验方法 第1部分:化学分析方法

GB/T 14233.2—2005 医用输液、输血、注射器具检验方法 第2部分:生物学试验方法

GB 15979—2002 一次性使用卫生用品卫生标准

GB/T 16886.10—2005 医疗器械生物学评价 第10部分:刺激与迟发型超敏反应试验(ISO 10993-10:2002,IDT)

IST 40.2(01) 无纺布静电衰减标准测试方法

3 术语和定义

下列术语和定义适用于本标准。

3.1

颗粒物 particle

悬浮在空气中的固态、液态或固态与液态混合的颗粒状物质,如微生物、粉尘、烟和雾等。

3.2

过滤效率 filtering efficiency

在规定条件下,防护服对空气中的颗粒物滤除的百分数。

3.3

合成血液 synthetic blood

一种与血液表面张力及黏度相当的、用于试验的合成液体。

3.4

防护服关键部位 protective clothing's critical area

防护服的左右前襟、左右臂及背部位置。

3.5

静电衰减　electrostatic decay

在接地的时候，材料能够消除诱导到材料表面的电荷的能力。

3.6

衰减时间　decay time

诱导的电荷衰减到初始水平的10%所需的时间，以秒为单位。

4　要求

4.1　外观

4.1.1　防护服应干燥、清洁、无霉斑，表面不允许有粘连、裂缝、孔洞等缺陷。

4.1.2　防护服连接部位可采用针缝、粘合或热合等加工方式。针缝的针眼应密封处理，针距每3 cm应为8针～14针，线迹应均匀、平直，不得有跳针。粘合或热合等加工处理后的部位，应平整、密封，无气泡。

4.1.3　装有拉链的防护服拉链不能外露，拉头应能自锁。

4.2　结构

4.2.1　防护服由连帽上衣、裤子组成，可分为连身式结构和分身式结构。连身式和分身式结构分别见图1、图2。

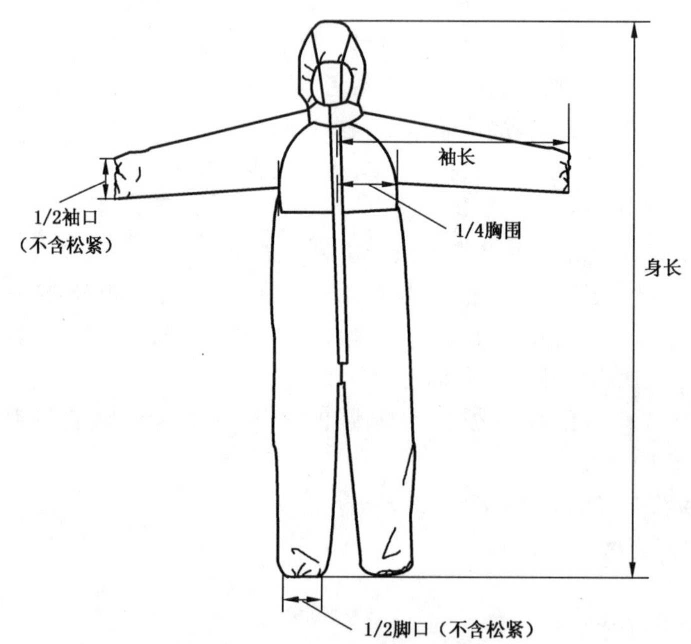

图1　连体式结构防护服

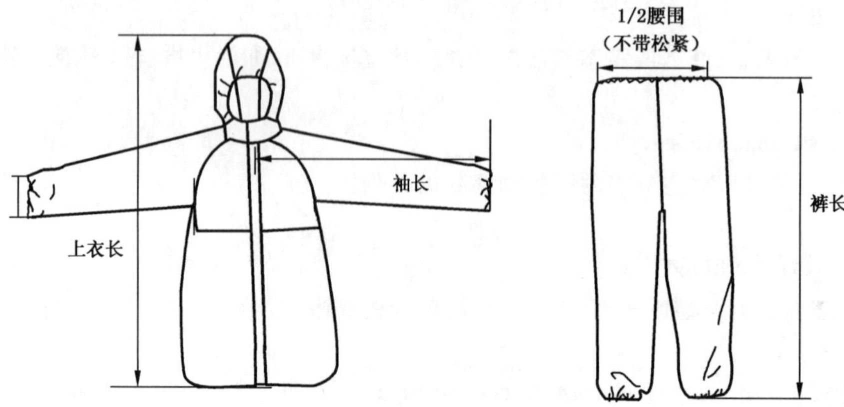

图2　分体式结构防护服

4.2.2 防护服的结构应合理，穿脱方便，结合部位严密。

4.2.3 袖口、脚踝口采用弹性收口，帽子面部收口及腰部采用弹性收口、拉绳收口或搭扣。

4.3 号型规格

防护服号型分为160、165、170、175、180、185，号型规格见表1和表2。

表1 连身式号型规格

单位为厘米

号型	身长	胸围	袖长	袖口	脚口
160	165	120	84	18	24
165	169	125	86	18	24
170	173	130	90	18	24
175	178	135	93	18	24
180	181	140	96	18	24
185	188	145	99	18	24
偏差	±2	±2	±2	±2	±2

表2 分身式号型规格

单位为厘米

号型	上衣长	胸围	裤长	腰围
160	76	120	105	100～105
165	78	125	108	105～110
170	80	130	111	110～115
175	82	135	114	115～120
180	84	140	117	120～125
185	86	145	120	125～130
偏差	±2	±2	±2	±2

4.4 液体阻隔功能

4.4.1 抗渗水性

防护服关键部位静水压应不低于1.67 kPa(17 cm H_2O)。

4.4.2 透湿量

防护服材料透湿量应不小于2 500 g/(m^2·d)。

4.4.3 抗合成血液穿透性

防护服抗合成血液穿透性应不低于表3中2级的要求。

表3 抗合成血液穿透性分级

级　别	压强值 kPa
6	20
5	14
4	7
3	3.5
2	1.75
1	0[a]

[a] 表示材料所受的压强仅为试验槽中的合成血液所产生的压强。

4.4.4 **表面抗湿性**

防护服外侧面沾水等级应不低于3级的要求。

4.5 **断裂强力**

防护服关键部位材料的断裂强力应不小于45 N。

4.6 **断裂伸长率**

防护服关键部位材料的断裂伸长率应不小于15%。

4.7 **过滤效率**

防护服关键部位材料及接缝处对非油性颗粒的过滤效率应不小于70%。

4.8 **阻燃性能**

具有阻燃性能的防护服应符合下列要求：

a) 损毁长度不大于200 mm；

b) 续燃时间不超过15 s；

c) 阴燃时间不超过10 s。

4.9 **抗静电性**

防护服的带电量应不大于0.6 μC/件。

4.10 **静电衰减性能**

防护服材料静电衰减时间不超过0.5 s。

4.11 **皮肤刺激性**

原发性刺激记分应不超过1。

4.12 **微生物指标**

4.12.1 防护服应符合GB 15979—2002中微生物指标的要求，见表4。

4.12.2 包装上标志有“灭菌”或“无菌”字样或图示的防护服应无菌。

表4 防护服微生物指标

细菌菌落总数 CFU/g	大肠菌群	绿脓杆菌	金黄色葡萄球菌	溶血性链球菌	真菌菌落总数 CFU/g
≤200	不得检出	不得检出	不得检出	不得检出	≤100

4.13 **环氧乙烷残留量**

经环氧乙烷灭菌的防护服，其环氧乙烷残留量应不超过10 μg/g。

5 试验方法

5.1 **外观**

5.1.1 目视检查，应符合4.1.1的要求。

5.1.2 目视检查，针距使用通用量具进行测量，应符合4.1.2的要求。

5.1.3 对每件防护服样品的拉锁进行拉合操作5次，测定3件，均应符合4.1.3的要求。

5.2 **结构**

目视检查，应符合4.2的要求。

5.3 **号型规格**

使用通用量具，对每种号型的防护服样品进行测量，测定3件，其规格均应符合4.3的要求。

5.4 **液体阻隔功能**

5.4.1 **抗渗水性**

由防护服关键部位取样，按照GB/T 4744—1997规定的静水压试验进行，结果应符合4.4.1的要求。

5.4.2 透湿量

防护服材料按照 GB/T 12704—1991 规定的方法 A 吸湿法进行试验，结果应符合 4.4.2 的要求。

5.4.3 抗合成血液穿透性

防护服材料按附录 A 进行试验，结果应符合 4.4.3 的要求。

5.4.4 表面抗湿性

防护服材料外侧面按照 GB/T 4745—1997 规定的沾水试验进行，结果应符合 4.4.4 的要求。

5.5 断裂强力

防护服关键部位材料按照 GB/T 3923.1—1997 规定的条样法进行试验，结果应符合 4.5 的要求。

5.6 断裂伸长率

防护服关键部位材料按照 GB/T 3923.1—1997 规定的条样法进行试验，结果应符合 4.6 的要求。

5.7 过滤效率

最少测试 3 个防护服样品，结果均应符合 4.7 的要求。

应使用在相对湿度为 30%±10%，温度为 25 ℃±5 ℃的环境中的氯化钠气溶胶或类似的固体气溶胶[粒数中值直径（CMD）[1]：0.075 μm±0.020 μm；颗粒分布的几何标准偏差：≤1.86；浓度：≤200 mg/m³] 进行试验。空气流量设定为 15 L/min±2 L/min，气流通过的截面积为 100 cm²。

5.8 阻燃性能

防护服材料按照 GB/T 5455—1997 规定的垂直法进行燃烧性能试验，结果应符合 4.8 的要求。

5.9 抗静电性

按照 GB/T 12703—1991 中 7.2 规定的方法进行试验，结果应符合 4.9 的要求。

5.10 静电衰减性能

5.10.1 测试环境

样品测试前，在相对湿度为 50%±3%，温度为 23 ℃±1 ℃环境下放置 24 h。测试也在这一条件下进行。

5.10.2 取样

在防护服关键部位各取一块规格为 89 mm×(152±6)mm 的样品。取样过程中应注意戴好乳胶或棉织手套，防止样品表面的污染。

5.10.3 测试

按照 IST 40.2(01)的方法，将测试样材安装在至少可产生正负 5 000 V 电压的静电衰减测量仪上，然后给材料加上 5 000 V 的电压，接着测量电荷衰减时间，5 个测试样材的衰减时间均应符合 4.10 的要求。

5.11 皮肤刺激性

5.11.1 浸提介质

0.9%氯化钠注射液。

5.11.2 浸提液制备

在无菌条件下，自防护服裁取 2.5 cm×2.5 cm 样品两块，以 1 mL/cm² 的比例加入浸提介质，置 37 ℃ 下浸提 72 h。同法制备不含被测样品的浸提介质作为阴性对照液。

5.11.3 测试

按照 GB/T 16886.10—2005 中 6.3 规定的方法进行试验，结果应符合 4.11 的要求。

5.12 微生物指标

5.12.1 按照 GB 15979—2002 中附录 B 规定的方法对防护服样品进行试验，结果应符合 4.12.1 的要求。

---

1) 相当于空气动力学质量中值直径(MMAD)0.24 μm±0.06 μm。

5.12.2 按照 GB/T 14233.2—2005 第 3 章规定的方法进行无菌试验，结果应符合 4.12.2 的要求。

5.13 环氧乙烷残留量

5.13.1 气相色谱仪条件

气相色谱仪应满足以下条件：

a) 氢焰检定器：灵敏度不小于 2×10^{-11}g/s[苯，二硫化碳(CS_2)]。

b) 色谱柱：所用色谱柱应能使试样中杂质和环氧乙烷完全分开，并有一定的耐水性。色谱柱可选用表 5 推荐的条件。

表 5 色谱柱推荐条件

柱长	内径	担体	柱温
1 m～2 m	2 mm～3 mm	GDX-407 80 目～100 目	约 130 ℃
		Porapak q-s 80 目～100 目	约 120 ℃

c) 仪器各部件温度：

——气化室：200 ℃；

——检测室：250 ℃。

d) 气流量：

——N_2：15 mL/min～30 mL/min；

——H_2：30 mL/min；

——空气：300 mL/min。

5.13.2 测试步骤

按照 GB/T 14233.1—2008 9.4 规定的极限浸提法，以水为溶剂进行平行试验，按照 GB/T 14233.1—2008 9.5.2 规定的相对含量法进行测定，结果以算术平均值计算，如一份合格，另一份不合格，不得平均计算，应重新测定。

6 标志、使用说明

6.1 标志

6.1.1 防护服的最小包装上应有下面清楚易认的标志，如果包装是透明的，透过包装也应看到下面的标志：

a) 产品名称；

b) 生产商或供货商的名称和地址；

c) 产品号型规格；

d) 执行标准号；

e) 产品注册号；

f) 如为灭菌产品，应注明灭菌方式；

g) “一次性使用”或相当字样；

h) 生产日期；

i) 贮存条件及有效期；

j) “使用前需阅读使用说明”或相当字样。

6.1.2 防护服包装箱上至少应有如下标志：

a) 产品名称；

b) 生产商或供货商的名称和地址；

c) 产品号型规格；

d) 执行标准号；

e) 产品注册号；

f) 包装数量；

g) “一次性使用”或相当字样；

h) 如为灭菌产品，应注明灭菌方式；

i) 生产日期；

j) 贮存条件及有效期；

k) “防晒”，“怕湿”等字样和标志。

6.2 使用说明

6.2.1 使用说明至少应有中文。

6.2.2 使用说明应清楚易懂，可以使用相应图示。

6.2.3 使用说明至少应包括如下内容：

a) 产品名称；

b) 生产商名称、地址、联系方式；

c) 产品用途和使用限制；

d) 执行标准号；

e) 产品注册号；

f) 阻燃性说明；

g) 使用前需进行的检查；

h) 号型规格列表；

i) 使用方法及建议使用时间；

j) 贮存条件及有效期；

k) 所使用的符号和(或)图示的含义；

l) 注意事项。

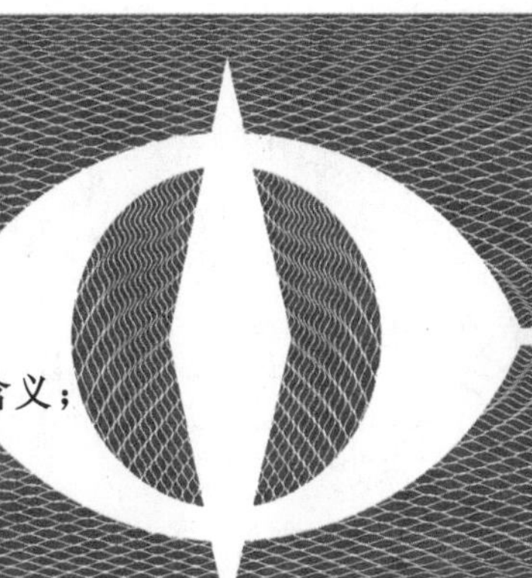

7 包装和贮存

7.1 包装

7.1.1 外包装储运图示标志应符合 GB/T 191 的要求。

7.1.2 防护服所用的包装应能防止机械损坏和使用前的污染。

7.1.3 防护服的最小包装均应附带一份使用说明和产品检验合格证。

7.2 贮存

按使用说明。

附 录 A
（规范性附录）
抗合成血液穿透性试验方法

A.1 范围

本试验使用合成血液确定在不同试验压强下，防护服对合成血液穿透的抵抗能力。

A.2 方法

在持续施加的压强下以合成血液对防护服材料进行试验。目视检查材料上合成血液是否穿透。

A.3 仪器

试验所需的仪器如下：

a) 如图 A.1 穿透试验槽和图 A.2 所示的试验仪器，宜用不锈钢材料；
b) 正方形金属阻滞筛，应符合下列要求：
   - 开孔率>50%；
   - 在 14 kPa 下弯曲≤5 mm；
c) 可以提供 14 kPa±1 kPa 气压的气源；
d) 秒表，精度为±1 s；
e) 分析天平，精度为±0.01 g；
f) 可以产生 13.5 N·m 扭矩的夹钳；
g) 表面张力仪。

A.4 合成血液

A.4.1 成分

按照 YY/T 0700—2008 附录 A 的配方制备 1 L 合成血液[1]：

羧甲基纤维素钠[例如，CMC-Sigma 9004-32-4[2] 中黏度]	2 g
聚氧乙烯(20)山梨糖醇酐单月桂酸酯{例如，吐温 20 [Fluka 9377[2]]}	0.04 g
氯化钠(分析纯)	2.4 g
苋莱红染料[例如，Sigma 915-67-3[2]]	1.0 g
磷酸二氢钾(KH_2PO_4)	1.2 g
磷酸氢二钠(Na_2HPO_4)	4.3 g
蒸馏水或去离子水	加至 1 L

A.4.2 配制方法

将羧甲基纤维素钠溶解在 0.5 L 水中，在磁力搅拌器上混匀 60 min。

在一个小烧杯中称量吐温 20，加入水混匀。

将吐温 20 溶液加到羧甲基纤维素钠溶液中，用蒸馏水将烧杯洗几次加到前溶液中。

将 NaCl 溶解在溶液中。将 KH_2PO_4 和 Na_2HPO_4 溶解在溶液中。

加入 MIT(如使用)和苋莱红染料。

用水将溶液稀释近 1 000 mL。

用磷酸盐缓冲液将合成血液的 pH 调节至 7.3±0.1，定容至 1 000 mL。

---

1) 可在合成血液中加入 2-甲基-4-异噻唑啉-3-酮盐酸盐(MIT)(0.5 g/L)以延长溶液的贮存期。

2) Sigma 9004-32-4，Fluka 9377，Sigma 915-67-3 以及 Fluka 9377 是合适的商用产品举例。给出这一信息是为了方便本标准的使用者，并不代表对该产品的认可。

按照 GB/T 5549—1990 测量合成血液的表面张力,结果应是 0.042 N/m±0.002 N/m。

A.5 试验样品的准备

在每一个防护服样品上随机裁取 3 片 75 mm×75 mm 的试验样品。

在对复合材料或多层材料进行试验时,应将其边缘处封好。保留直径大于 57 mm 的区域用于试验。

A.6 试验步骤

A.6.1 按照图 A.1 所示方式组装试验槽:

a) 将试验槽水平放置在试验台上,将防护服材料正常外表面面向试验槽放入槽内;

b) 将一个垫圈、一个阻滞筛、另外一个垫圈放在试验槽上。放上法兰盖和透明盖,拧紧穿透试验槽;

c) 将穿透试验槽以垂直方向装入试验仪器中,排放阀向下;

d) 将穿透试验槽的镙钉慢慢拧至 13.5 N·m;

e) 关闭排放阀。

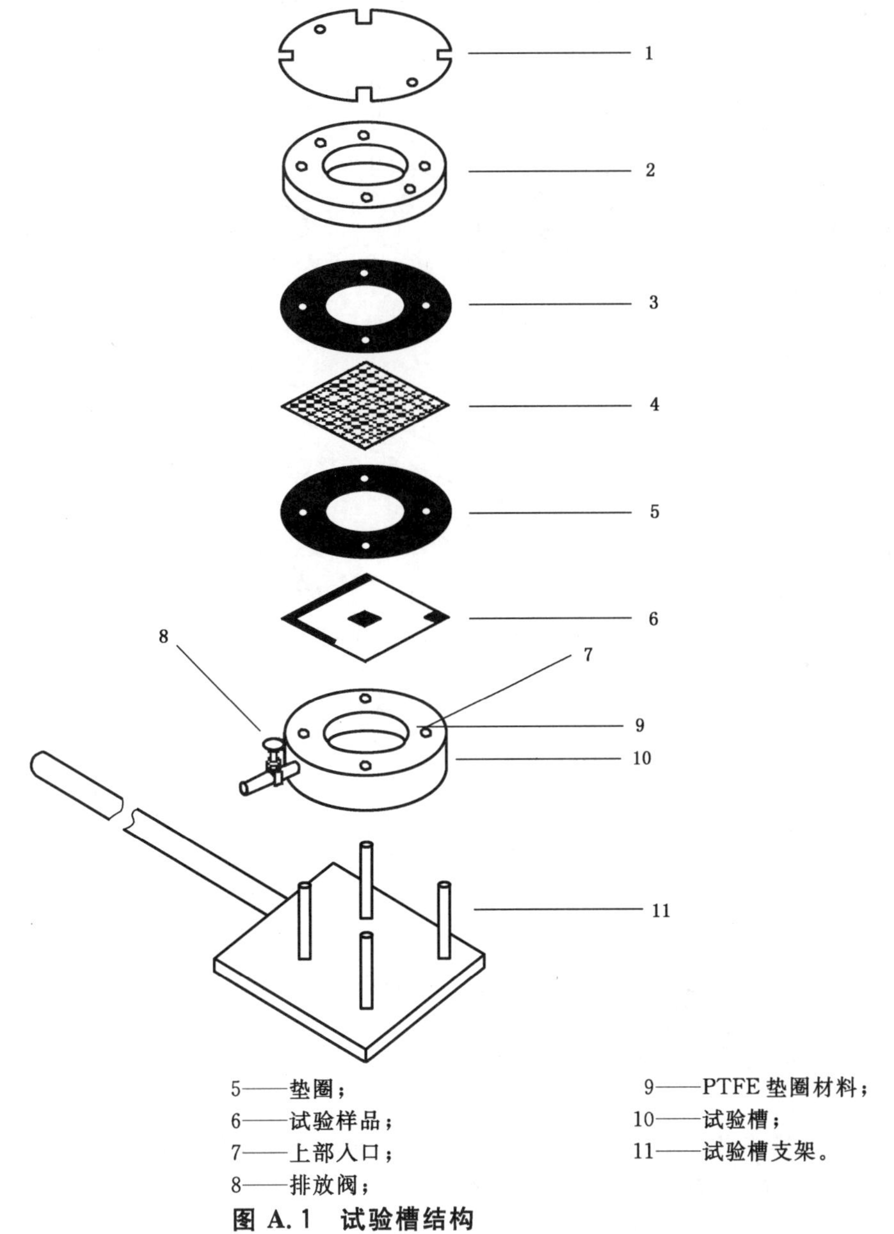

1——透明盖;
2——法兰盖;
3——垫圈;
4——阻滞筛;
5——垫圈;
6——试验样品;
7——上部入口;
8——排放阀;
9——PTFE 垫圈材料;
10——试验槽;
11——试验槽支架。

图 A.1 试验槽结构

A.6.2 用漏斗或注射器将大约 50 mL～55 mL 的合成血液缓慢从上部的入口处注入到穿透试验槽内。观察 5 min。如果有合成血液从试验样品穿透则停止试验。

A.6.3 如果观察不到有合成血液穿透，则连通图 A.2 试验仪器的空气管路，将一定压力的空气从上部的入口处输入到穿透试验槽内。逐渐将压力升至 1.75 kPa。将此压力保持 5 min，在样品的可视面观察是否有液体穿透。如果有合成血液从试验样品穿透则停止试验。样品抗合成血液穿透性为 1 级。

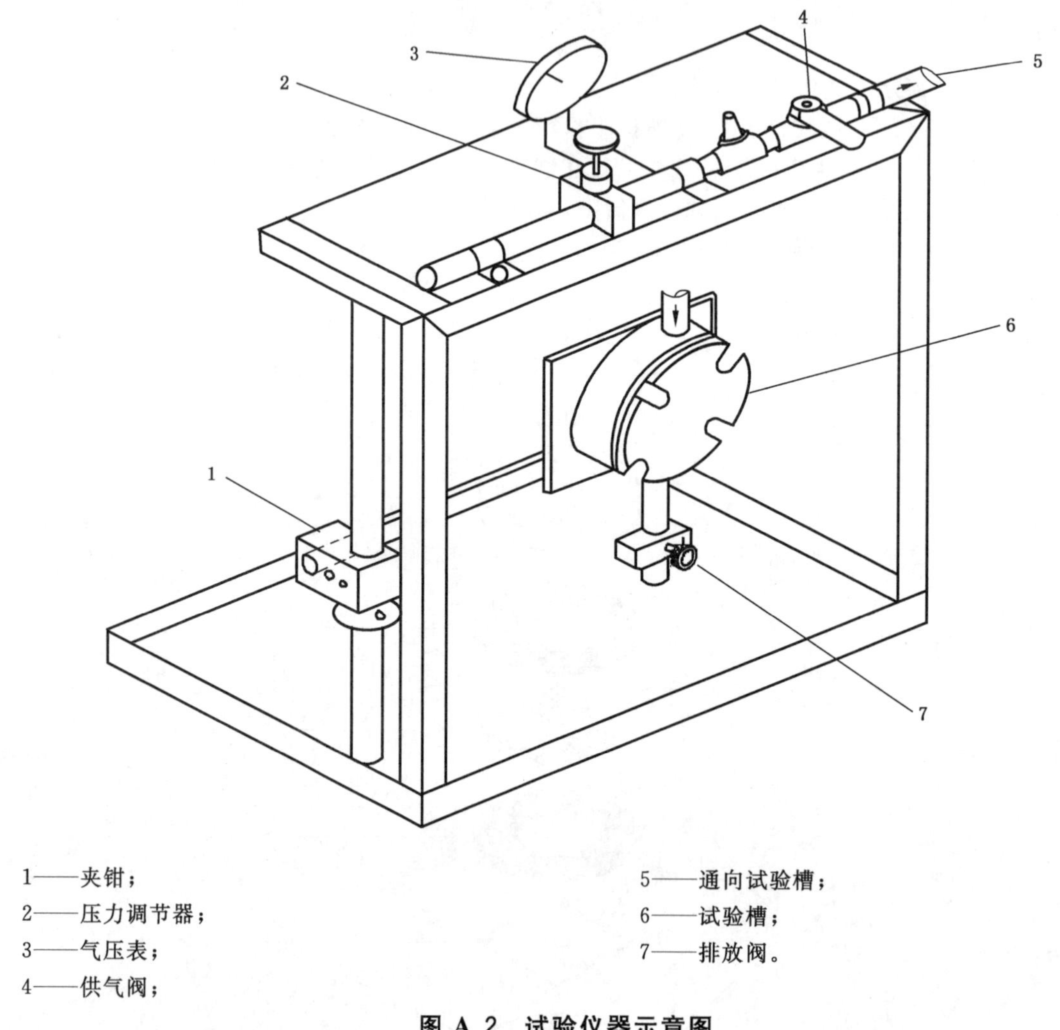

1——夹钳；
2——压力调节器；
3——气压表；
4——供气阀；
5——通向试验槽；
6——试验槽；
7——排放阀。

图 A.2 试验仪器示意图

A.6.4 如果观察不到有合成血液穿透，则缓慢将压力升至 3.5 kPa，并保持此压力 5 min。在样品的可视面观察是否有液体穿透。如果有合成血液从试验样品穿透则停止试验。样品抗合成血液穿透性为 2 级。

A.6.5 如果观察不到有合成血液穿透，则缓慢将压力升至 7 kPa，并保持此压力 5 min。在样品的可视面观察是否有液体穿透。如果有合成血液从试验样品穿透则停止试验。样品抗合成血液穿透性为 3 级。

A.6.6 如果观察不到有合成血液穿透，则缓慢将压力升至 14 kPa，并保持此压力 5 min。在样品的可视面观察是否有液体穿透。如果有合成血液从试验样品穿透则停止试验。样品抗合成血液穿透性为 4 级。

A.6.7 如果观察不到有合成血液穿透，则缓慢将压力升至 20 kPa，并保持此压力 5 min。在样品的可视面观察是否有液体穿透。如果有合成血液从试验样品穿透则停止试验。样品抗合成血液穿透性为 5 级。如果观察不到有合成血液穿透，样品抗合成血液穿透性为 6 级。

A.6.8 试验结束后将气源关闭并将穿透试验槽的阀门打开至通风位置。

A.6.9 打开排放阀将合成血液排空。以适当的洗液冲洗试验槽除去残留血迹。从试验槽中拿出样品和垫圈。清洁试验槽外部与合成血液接触的所有部件。

参 考 文 献

[1] ASTM F1670-98 Standard Test Method for Resistance o Materials Used in Protective Clothing to Penetration by Synthetic Blood

[2] EN 149-2001 Respiratory protective devices—Filtering half masks to protect against particles—Requirements, testing, marking

[3] NIOSH 42 CFR 84 Regulation Tests and Requirements for Certification and Approval of Respiratory Protective Devices

[4] prEN 14126 Protective clothing—Performance requirements and tests methods for protective clothing against infective agents

[5] ANSI/AAMI PB70:2003 Liquid barrier performance and classification of protective apparel and drapes intended for use in health care facilities

[6] AAMI TIR11:2005 Selection and use of protective apparel and surgical drapes in health care facilities

[7] YY/T 0700—2008 血液和体液防护装备 防护服材料抗血液和体液穿透性能测试 合成血试验方法(ISO 16603:2004,IDT)

ICS 11.100
C 44

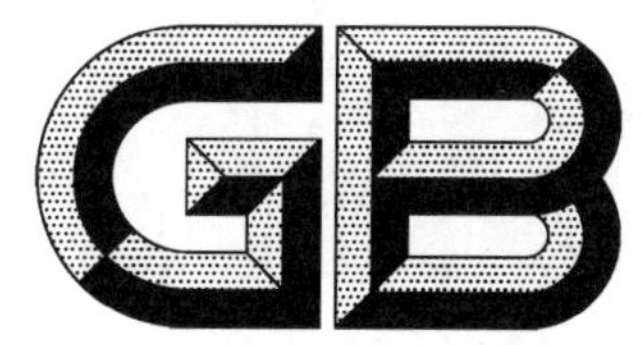

中华人民共和国国家标准

GB 19083—2010
代替 GB 19083—2003

医用防护口罩技术要求

Technical requirements for protective face mask for medical use

2010-09-02 发布　　2011-08-01 实施

中华人民共和国国家质量监督检验检疫总局
中国国家标准化管理委员会　发布

前　言

本标准的4.10为推荐性，其余的为强制性。

本标准代替GB 19083—2003《医用防护口罩技术要求》。

本标准与GB 19083—2003标准相比，主要变化内容如下：

——修改了标准适用“范围”；

——补充和修订了“规范性引用文件”；

——增加和编辑性修改了术语和定义；

——删除了口罩的尺寸要求；

——删除了对鼻夹长度的要求；

——增加了“密合性”要求和试验方法；

——依据GB/T 16886.10—2005修订了“皮肤刺激性”技术要求，明确了试验方法；

——删除了标志与使用说明书的技术要求；

——环氧乙烷残留量对应试验方法，用GB/T 14233.1—2008中的气相色谱法代替了原来的GB 15980—1995中规定的检测方法；

——修订了微生物指标的测试方法。

本标准的附录B为规范性附录，附录A为资料性附录。

本标准由国家食品药品监督管理局提出。

本标准由全国医用临床检验实验室和体外诊断系统标准化技术委员会归口。

本标准起草单位：北京市医疗器械检验所。

本标准主要起草人：苏健、毕春雷、廖晓曼、章兆园。

本标准所代替标准的历次版本发布情况为：

——GB 19083—2003。

医用防护口罩技术要求

1 范围

本标准规定了医用防护口罩(以下简称口罩)的技术要求、试验方法、标志与使用说明及包装、运输和贮存。

本标准适用于医疗工作环境下,过滤空气中的颗粒物,阻隔飞沫、血液、体液、分泌物等的自吸过滤式医用防护口罩。

2 规范性引用文件

下列文件中的条款通过本标准的引用而成为本标准的条款。凡是注日期的引用文件,其随后所有的修改单(不包括勘误的内容)或修订版均不适用于本标准,然而,鼓励根据本标准达成协议的各方研究是否可使用这些文件的最新版本。凡是不注日期的引用文件,其最新版本适用于本标准。

GB/T 191　包装储运图示标志

GB/T 2428—1998　成年人头面部尺寸

GB/T 4745—1997　纺织织物　表面抗湿性测定　沾水试验

GB/T 5549—1990　表面活性剂　用拉起液膜法测定表面张力

GB/T 14233.1—2008　医用输液、输血、注射器具检验方法　第1部分:化学分析方法

GB/T 14233.2—2005　医用输液、输血、注射器具检验方法　第2部分:生物学试验方法

GB 15979—2002　一次性使用卫生用品卫生标准

GB/T 16886.10—2005　医疗器械生物学评价　第10部分:刺激与迟发型超敏反应试验

GB/T 18664—2002　呼吸防护用品的选择、使用与维护

YY/T 0691—2008　传染性病原体防护装备　医用面罩抗合成血穿透性试验方法(固定体积、水平喷射)

YY/T 0700—2008　血液和体液防护装备　防护服材料抗血液和体液穿透性能测试　合成血试验方法

3 术语和定义

下列术语和定义适用于本标准。

3.1

过滤效率　filtering efficiency

在规定条件下,口罩对空气中的颗粒物滤除的百分数。

3.2

密合性　fit

口罩周边与具体使用者面部的密合程度。

3.3

适合因数　fit factor

在人佩戴口罩模拟作业活动过程中,定量测量口罩外部检验剂浓度与漏入内部的浓度的比值。

4 技术要求

4.1 口罩基本要求

口罩应覆盖佩戴者的口鼻部,应有良好的面部密合性,表面不得有破洞、污渍,不应有呼气阀。

4.2 **鼻夹**

4.2.1 口罩上应配有鼻夹。

4.2.2 鼻夹应具有可调节性。

4.3 **口罩带**

4.3.1 口罩带应调节方便。

4.3.2 应有足够强度固定口罩位置。每根口罩带与口罩体连接点的断裂强力应不小于 10 N。

4.4 **过滤效率**

在气体流量为 85 L/min 情况下，口罩对非油性颗粒过滤效率应符合表 1 的要求。

表 1 过滤效率等级

等级	过滤效率 %
1 级	≥95
2 级	≥99
3 级	≥99.97

4.5 **气流阻力**

在气体流量为 85 L/min 情况下，口罩的吸气阻力不得超过 343.2 Pa(35 mm H_2O)。

4.6 **合成血液穿透**

将 2 mL 合成血液以 10.7 kPa (80 mmHg)压力喷向口罩，口罩内侧不应出现渗透。

4.7 **表面抗湿性**

口罩外表面沾水等级应不低于 GB/T 4745—1997 中 3 级的规定。

4.8 **微生物指标**

4.8.1 口罩应符合 GB 15979—2002 中微生物指标的要求，见表 2。

4.8.2 包装标志上有灭菌或无菌字样的口罩应无菌。

表 2 口罩微生物指标

细菌菌落总数 CFU/g	大肠菌群	绿脓杆菌	金黄色 葡萄球菌	溶血性 链球菌	真菌菌落总数 CFU/g
≤200	不得检出	不得检出	不得检出	不得检出	≤100

4.9 **环氧乙烷残留量**

经环氧乙烷灭菌的口罩，其环氧乙烷残留量应不超过 10 μg/g。

4.10 **阻燃性能**

所用材料不应具有易燃性。续燃时间应不超过 5 s。

4.11 **皮肤刺激性**

口罩材料原发性刺激记分应不超过 1。

4.12 **密合性**

口罩设计应提供良好的密合性，口罩总适合因数应不低于 100。

5 试验方法

5.1 **口罩基本要求**

取 3 个口罩，在 300 lx～700 lx 的照度下目力检查，应符合 4.1 要求。

5.2 **鼻夹**

按照说明书规定的使用方法调节，应符合 4.2 要求。

5.3 口罩带

5.3.1 样品数量：取 4 个口罩，打开包装，其中 2 个进行温度预处理，2 个不进行预处理。

5.3.2 温度预处理条件：

预处理条件为：

a) 70 ℃±3 ℃环境试验箱中放置 24 h；

b) −30 ℃±3 ℃环境试验箱中放置 24 h。

经温度预处理后应在室温条件下恢复至少 4 h。

5.3.3 通过目力检查和拉力试验装置测量，结果均应符合 4.3 要求。

5.4 过滤效率与气流阻力试验

5.4.1 样品数量：应该使用 6 个口罩样品进行试验。3 个经过温度预处理，3 个不经过预处理。

5.4.2 温度预处理条件：

预处理条件为：

a) 70 ℃±3 ℃环境试验箱中放置 24 h；

b) −30 ℃±3 ℃环境试验箱中放置 24 h。

经温度预处理后应在室温条件下恢复至少 4 h。

5.4.3 气体流量应该稳定至 85 L/min±2 L/min。

规定试验条件用的氯化钠（NaCl）气溶胶颗粒大小分布应为粒数中值直径（CMD）在 0.075 μm±0.020 μm，几何标准差不超过 1.86（相当于空气动力学质量中值直径（MMAD）0.24 μm±0.06 μm）。浓度不超过 200 mg/m^3。

5.4.3.1 过滤效率测定结果均应符合 4.4 的要求。

5.4.3.2 吸气阻力测定结果均应符合 4.5 的要求。

5.5 合成血液穿透

5.5.1 样品数量：应该使用 5 个口罩样品进行试验。

5.5.2 预处理条件：口罩样品在 21 ℃±5 ℃，相对湿度 85%±5%环境试验箱中预处理至少 4 h。口罩样品从环境箱中取出 1 min 内作测试。

5.5.3 按照 YY/T 0691—2008 的试验方法进行试验，其结果应符合 4.6 的规定。合成血的配制方法见附录 A。

5.6 表面抗湿性试验

取 3 个口罩，参照 GB/T 4745—1997 规定的方法进行测试，其结果均应符合 4.7 的要求。

5.7 微生物指标

5.7.1 按照 GB 15979—2002 中附录 B 规定的方法进行试验，结果应符合 4.8.1 的要求。

5.7.2 标志为灭菌或无菌的口罩按照 GB/T 14233.2—2005 规定的方法进行试验，结果应符合 4.8.2 的要求。

5.8 环氧乙烷残留量

5.8.1 气相色谱仪条件

气相色谱仪应满足下列条件：

a) 氢焰检定器：灵敏度不小于 2×10^{-11} g/s〔苯，二硫化碳（CS_2）〕。

b) 色谱柱：所用色谱柱应能使试样中杂质和环氧乙烷完全分开，并有一定的耐水性。色谱柱可选用表 3 推荐的条件。

表 3 色谱柱推荐条件

柱长	内径	担体	柱温
1 m～2 m	2 mm～3 mm	GDX-407 177 μm～147 μm(80 目～100 目)	约 130 ℃
		Porapak q-s 177 μm～147 μm(80 目～100 目)	约 120 ℃

c) 仪器各部件温度

气化室:200 ℃;

检测室:250 ℃。

d) 气流量

N_2:15 mL/min～30 mL/min;

H_2:30 mL/min;

空气:300 mL/min。

5.8.2 **测试步骤**

按照 GB/T 14233.1—2008 9.4 GB 15980—1995 中附录 G 规定的极限浸提法,以水为溶剂进行平行试验,按照 GB/T 14233.1—2008 9.5.2 GB 15980—1995 中附录 G 规定的相对含量法进行测定,结果以算术平均值计算,如一份合格,另一份不合格,不得平均计算,应重新测定。

结果应符合 4.9 的要求。

5.9 阻燃性能

5.9.1 样品数量:应检测 4 个口罩样品。2 个经过温度预处理,2 个不经过预处理。

5.9.2 温度预处理条件:

预处理条件为:

a) 70 ℃±3 ℃空气中 24 h;

b) −30 ℃±3 ℃空气中 24 h。

在温度预处理后应在室温恢复至少 4 h。

5.9.3 步骤:

5.9.3.1 将口罩戴在金属头模上,燃烧器的顶端和口罩的最低部分(当直接对着燃烧器放置时)的距离应设置在 20 mm±2 mm。

5.9.3.2 将火焰高度调节在 40 mm±4 mm。在燃烧器顶端上方 20 mm±2 mm 处用金属隔离的热电偶探针测量火焰的温度,应为 800 ℃±50 ℃。

5.9.3.3 将头模以 60 mm/s±5 mm/s 运动线速度通过火焰,并记录口罩通过一次火焰后的燃烧状态。结果应符合 4.10 要求。

5.10 皮肤刺激性

按照 GB/T 16886.10—2005 中规定的原发皮肤刺激方法进行试验,其结果应符合本标准 4.11 的规定。

5.11 密合性

选 10 名受试者,按照使用说明书佩带好口罩,作 6 个规定动作,按照附录 B 中规定方法测试,应至少有 8 名受试者总适合因数符合要求。

6 标志与使用说明

6.1 标志

6.1.1 口罩最小包装的标志

口罩最小包装上至少应有以下清楚易认的标志,如果包装是透明的,应可以透过包装看到标志:

a) 产品名称、型号;

b) 生产企业或供货商的名称;

c) 执行标准号;

d) 产品注册号;

e) 滤料级别或相应说明;

f) "使用前请参见使用说明"的文字或符号;

g) 贮存条件及有效期；

h) 一次性使用产品应标明“一次性使用”或相当字样；

i) 如为灭菌产品应注明灭菌有效期及灭菌方式。

6.1.2 包装箱标志：

包装箱上至少应有以下内容或标志：

a) 生产企业或供货商名称和地址；

b) 产品名称、型号；

c) 执行标准号；

d) 产品注册号；

e) 规格数量；

f) 生产日期或批号；

g) 防晒，怕湿等字样和标志，标志应符合 GB/T 191 的规定；

h) 贮存条件及有效期。

6.2 使用说明

使用说明至少应使用中文，并应至少给出下列内容：

a) 用途和使用限制；

b) 产品颜色代码的意义(如适用)；

c) 使用前需进行的检查；

d) 佩戴适合性；

e) 使用方法；

f) 贮存条件；

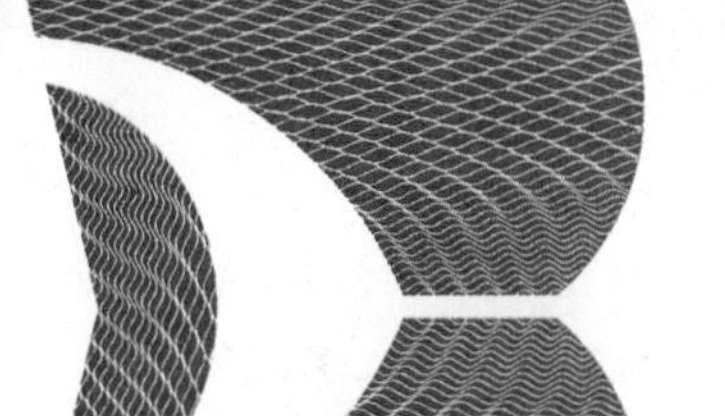

g) 所使用的符号和(或)图示的含义；

h) 应给出可能会出现的问题及注意事项；

i) 有关口罩使用时间的建议；

j) 执行标准号；

k) 产品注册号。

7 包装和贮存

7.1 包装

7.1.1 口罩的包装应该能够防止机械损坏和使用前的污染。

7.1.2 口罩按数量装箱。

7.2 贮存

按使用说明的规定进行。

附 录 A
（资料性附录）
合成血液配制方法

A.1 试剂

按照如下配方制备 1 L 合成血液：

羧甲基纤维素钠[例如，CMC-Sigma 9004-32-4 中粘度]	2 g
聚氧乙烯(20)山梨糖醇酐单月桂酸酯{例如，吐温 20[Fluka 9377]}	0.04 g
氯化钠(分析纯)	2.4 g
苋莱红染料[例如，Sigma 915-67-3](915-67-3)	1.0 g
磷酸二氢钾(KH_2PO_4)	1.2 g
磷酸氢二钠(Na_2HPO_4)	4.3 g
蒸馏水或去离子水	加至 1 L

注 1：可在合成血液中加入 2-甲基-4-异噻唑啉-3-酮盐酸盐(MIT)(0.5 g/L)以延长溶液的贮存期。

注 2：Sigma 9004-32-4，Fluka 9377，Sigma 915-67-3 以及 Fluka 9377 是合适的商用产品举例。给出这一信息是为了方便本标准的使用者，并不代表对该产品的认可。

A.2 配制方法

将羧甲基纤维素钠溶解在 0.5 L 水中，在磁力搅拌器上混匀 60 min。

在一个小烧杯中称量吐温 20，加入水混匀。

将吐温 20 溶液加到羧甲基纤维素钠溶液中，用蒸馏水将烧杯洗几次加到前溶液中。

将 NaCl 溶解在溶液中。将 KH_2PO_4 和 Na_2HPO_4 溶解在溶液中。

加入 MIT(如使用)和苋莱红染料。

用水将溶液稀释近 1 000 mL。

用磷酸盐缓冲液将合成血液的 pH 调节至 7.3±0.1，定容至 1 000 mL。

按照 GB/T 5549—1990 测量合成血液的表面张力，结果应是 0.042 N/m±0.002 N/m。

附 录 B
（规范性附录）
适合性试验方法

B.1 试验环境

试验空间大小应能容纳受试者自由进行规定的测试动作。空气中颗粒数应不小于 70×10^{6} 个/m^{3}。如颗粒数过少，可使用气溶胶发生器增加环境中的颗粒，气溶胶发生器产生颗粒的粒数中值直径(CMD)在约为 0.04 μm，几何标准差约为 2.2(相当于空气动力学质量中值直径(MMAD)0.26 μm)。如使用氯化钠气溶胶，则空气的相对湿度应不大于 50%。

B.2 安装口罩采样管

在口罩接近佩带者口鼻部的"呼吸区域"穿刺，安装采样管。采样管应在受试者颈部佩戴的支持装置上固定以减小试验过程中对口罩的干扰。

B.3 试验步骤

选 10 名受试者，男女各半，头型符合 GB/T 2428—1998 中国头型系列。男性刮掉胡须。按照使用说明佩戴好口罩。测试前应进行检查，包括口罩无移动趋势、口罩带不要过松或过紧、鼻夹贴适鼻梁，周边不要漏气等。测试过程进行中不允许再调整。要求受试者做以下 6 个规定动作，每个动作做 1 min：

a) 正常呼吸——站立姿势，正常呼吸速度，不说话。
b) 深呼吸——站立姿势，慢慢深呼吸，注意不要呼气过度。
c) 左右转头——站立姿势，缓缓向一侧转头到极限位置后再转向另一侧，在每个极限位置都应有吸气。
d) 上下活动头部——缓缓低头，再缓缓抬头，在抬头的极限位置应有吸气动作。
e) 说话——大声缓慢说话。让受试者从 100 倒数或读一段文章。
f) 正常呼吸——同 a)。

B.4 计算适合因数

B.4.1 通过计算测得的口罩外部颗粒的平均浓度和口罩内部平均浓度的比值来计算每个动作的适合因数。

B.4.2 口罩外的颗粒平均浓度可以用试验前后(6 个动作)浓度的算术平均值，或每个动作前后浓度的平均值，也可用连续测量的真实平均值。

B.4.3 口罩内的浓度用下列方法之一计算：

a) 平均峰值穿透法：用带状记录仪、积分器或计算机确定进入口罩内的颗粒数量。对每一个动作，通过计算记录纸上平均峰值高度或通过计算机积分来确定颗粒数量。也可用积分器或计算机计算实际进入口罩内颗粒数量。
b) 最大峰值穿透法：用带状记录仪确定进入口罩内的颗粒数量。每个给定动作颗粒穿过的最高峰代表该动作进入口罩内的平均进入量。
c) 面积积分法：对每个动作峰值下的面积积分计算。包括计算机积分。
d) 计算总适合因数：先将每个动作的适合因数转换为穿透值，计算平均值，然后再把结果转换回适合因数。如式(B.1)。

$$FF=\frac{6}{1/ff_a+1/ff_b+1/ff_c+1/ff_d+1/ff_e+1/ff_f} \quad \cdots\cdots\cdots\cdots\cdots\cdots(B.1)$$

式中：

FF——总适合因数；

ff_a——正常呼吸的适合因数；

ff_b——深呼吸的适合因数；

ff_c——左右转头的适合因数；

ff_d——上下活动头部的适合因数；

ff_e——说话的适合因数；

ff_f——正常呼吸的适合因数。

ICS 11.080
C 50

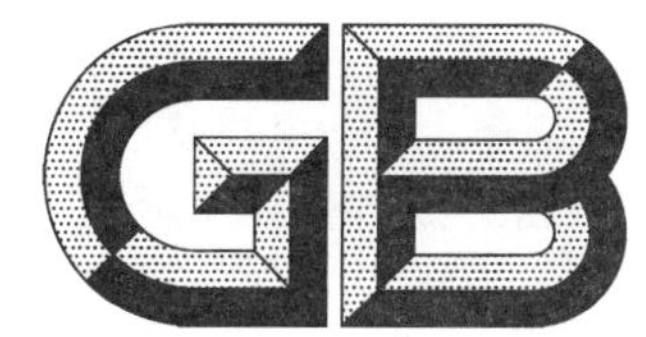

中华人民共和国国家标准

GB 19193—2015
代替 GB 19193—2003

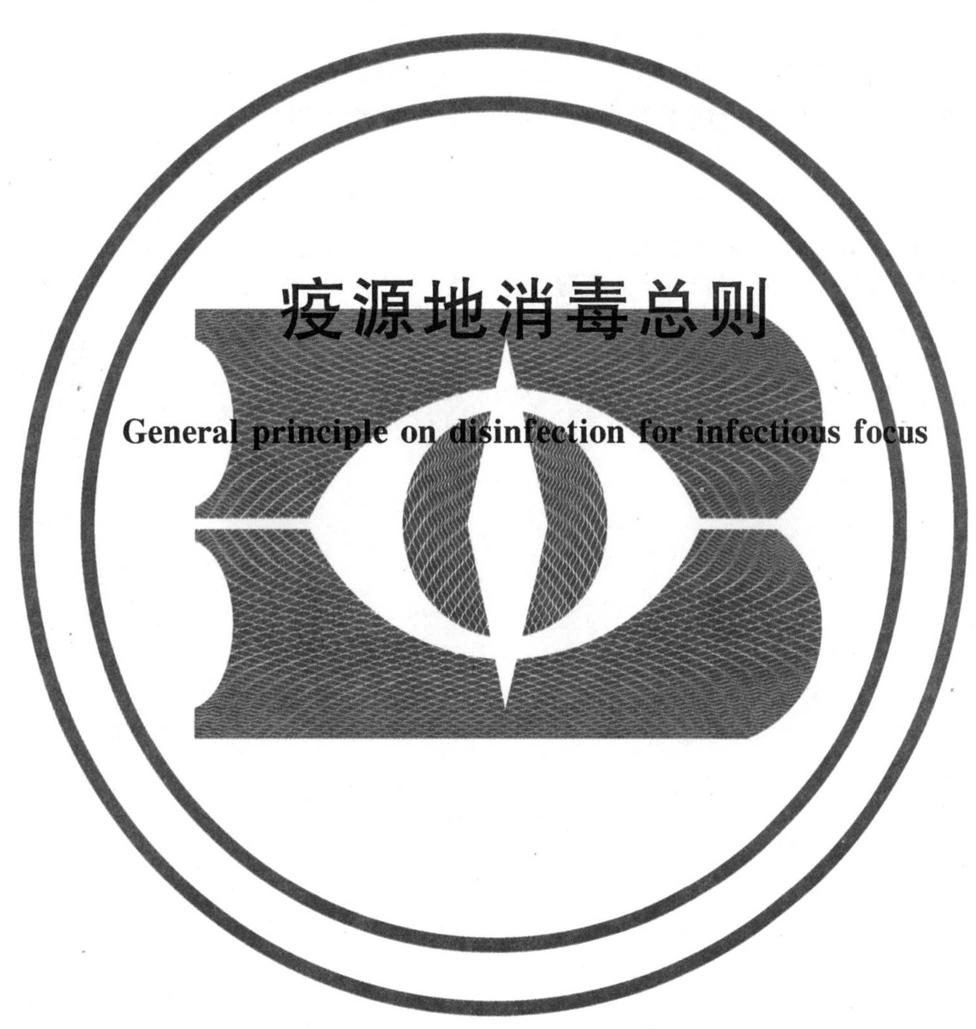

疫源地消毒总则

General principle on disinfection for infectious focus

2015-06-02 发布　　　　2016-01-01 实施

中华人民共和国国家质量监督检验检疫总局
中国国家标准化管理委员会　发布

前　言

本标准技术内容除5.1.1.7条及附录B、附录D外，均为强制性。

本标准按照GB/T 1.1—2009给出的规则起草。

本标准代替GB 19193—2003《疫源地消毒总则》，与GB 19193—2003相比，主要技术变化如下：

——修改了随时消毒卫生要求；

——修改了终末消毒卫生要求；

——修改了各类传染病疫源地消毒处理原则；

——增加了附录B"朊病毒污染物的处理"和附录D"疫点终末和随时消毒消毒工作记录表"，原附录B改为附录C。

本标准由中华人民共和国国家卫生和计划生育委员会提出并归口。

本标准起草单位：四川大学、中国疾病预防控制中心环境与健康相关产品安全所、成都市疾病预防控制中心、江苏省卫生监督所、四川省疾病预防控制中心。

本标准起草人：张朝武、张流波、王国庆、刘衡川、李新武、叶庆临、顾健、何建邯、廖骏、胡顺铁、孙玉明。

本标准首次发布于2003年6月。

疫源地消毒总则

1 范围

本标准规定了疫源地消毒的要求、消毒原则和消毒效果评价。

本标准适用于各类传染病的疫源地消毒。

2 规范性引用文件

下列文件对于本文件的应用是必不可少的。凡是注日期的引用文件，仅注日期的版本适用于本文件。凡是不注日期的引用文件，其最新版本(包括所有的修改单)适用于本文件。

GB 4789.4 食品安全国家标准 食品微生物学检验 沙门氏菌检验

GB 4789.5 食品安全国家标准 食品微生物学检验 志贺氏菌检验

GB 4789.11 食品安全国家标准 食品卫生微生物学检验 溶血性链球菌检验

GB 5749 生活饮用水卫生标准

GB 15979 一次性使用卫生用品卫生标准

GB 15981 消毒与灭菌效果的评价方法与标准

GB 15982—2012 医院消毒卫生标准

GB 18466—2015 医疗机构水污染物排放标准

WS 310.2 医院消毒供应中心 第2部分:清洗消毒及灭菌技术操作规范

医疗废物管理条例(2003年版) 国务院令第380号

消毒技术规范(2002年版) 卫生部

化妆品卫生规范(2007年版) 卫生部

3 术语和定义

下列术语和定义适用于本文件。

3.1

疫源地 infectious focus

现在存在或曾经存在传染源的场所和传染源可能播散病原体的范围。

3.2

疫源地消毒 disinfection for infectious focus

对疫源地内污染的环境和物品的消毒。

3.3

随时消毒 concurrent disinfection

疫源地内有传染源存在时进行的消毒。

注：随时消毒的目的是及时杀灭或去除传染源所排出的病原微生物。

3.4

终末消毒 terminal disinfection

传染源离开疫源地后，对疫源地进行的一次彻底消毒。

注：终末消毒可以是传染病病人住院、转移或死亡后，对其住所及污染的物品进行的消毒；也可以是医院内传染病病人出院、转院或死亡后，对病室进行的最后一次消毒。

4 疫源地消毒要求

4.1 随时消毒卫生要求

4.1.1 医院随时消毒按 GB 15982—2012 中第 4 章执行。

4.1.2 随时消毒应根据现场情况随时进行。消毒合格判定标准为自然菌的消亡率应≥90%。

4.1.3 检查方法按 GB 15982—2012 中附录 A 执行。

4.2 终末消毒卫生要求

4.2.1 物体表面消毒后，自然菌的消亡率应≥90%。

4.2.2 排泄物、分泌物消毒后，不应检出病原微生物或目标微生物。

4.2.3 被病原微生物污染的血液等消毒后，不应检出病原微生物或目标微生物。

4.2.4 空气消毒后，不应检出指示微生物或目标微生物；自然菌的消亡率应≥90%。

4.3 污物处理

按 GB 15982—2012 中 5.8 执行。

4.4 医疗机构水污染物排放标准

按 GB 18466 执行。

4.5 终末消毒工作程序

按附录 A 执行。

5 传染病疫源地消毒原则

5.1 甲类传染病疫源地消毒原则

5.1.1 鼠疫疫点和疫区消毒

5.1.1.1 室内环境表面与空气的消毒

可用含有效氯或有效溴 1 000 mg/L～2 000 mg/L 消毒液，或 2 000 mg/L～5 000 mg/L 过氧乙酸，按 300 mL/m^2 对病人居室内进行喷雾消毒；也可使用季铵盐类消毒剂或酚类消毒剂等进行消毒。肺鼠疫可用上述消毒剂浓度及剂量，对小隔离圈内房屋全面进行喷雾消毒；对室内空气，将过氧乙酸稀释成 5 000 mg/L～10 000 mg/L 水溶液，在 60%～80%相对湿度，室温下加热蒸发，过氧乙酸量按 1 g/m^3 计算，熏蒸消毒 2 h。

5.1.1.2 污染用具消毒

对污染的一般耐热耐湿物品，如被罩、食具、茶具、玩具等可煮沸 15 min，蒸汽或压力蒸汽按常规消毒；含有效氯或有效溴 1 000 mg/L～2 000 mg/L 消毒液浸泡消毒 1 h～2 h。对不耐热或不耐湿的物品，如棉絮、棉衣裤、皮张、毛制品等应送专业消毒站消毒处理。

5.1.1.3 排泄物、分泌物的消毒

患者的排泄物、分泌物、呕吐物等应有专门容器收集，用含有效氯 20 000 mg/L 消毒液，按粪、药比例 1∶2 浸泡消毒 2 h；若有大量稀释排泄物，应用含有效氯 70%～80%漂白粉精干粉，按粪、药比例 20∶1 加药后充分搅匀，消毒 2 h。

5.1.1.4 其他污染物品的消毒

对污染的含水分高的食物，应加热消毒后废弃；对污染的干燥食物或粮食须加热消毒后弃废。污染的垃圾、生活废物，猫、狗等窝垫草等应焚烧杀灭病原体。

5.1.1.5 尸体处理

因患鼠疫死亡的病人尸体，应由治疗病人的医疗机构或当地疾病预防控制机构负责消毒处理。首先用 5 000 mg/L 过氧乙酸液或 5 000 mg/L 有效氯的含氯消毒液浸泡过的棉花堵塞口、耳、鼻、肛门、阴道等自然孔穴，再用上述消毒液喷洒全尸，然后再用浸泡过上述消毒液的被单或其他布单严密包裹尸体后，应立即就近火化；不具备火化条件的农村、边远地区或民族地区，可选择远离居民点 500 m 以外，远离饮用水源 50 m 以外的地方，将尸体在距地面 2 m 以下深埋，坑底及尸体周围垫撒 3 cm～5 cm 厚的漂白粉。

5.1.1.6 室内外环境处理

对被鼠疫患者污染的室内外环境应进行消毒、灭鼠、灭蚤和捕杀染病动物。

5.1.1.7 朊病毒污染物的处理

参照附录 B 执行。

5.1.2 霍乱疫点和疫区消毒

5.1.2.1 患者排泄物、分泌物等的消毒

稀便与呕吐物消毒按稀便及呕吐物与消毒剂以 10∶1 的比例加入漂白粉干粉(含有效氯 25%～32%)；成型粪便按粪、消毒剂比例 1∶2 加入含有效氯 10 000 mg/L～20 000 mg/L 含氯消毒液，经充分搅拌后，作用 2 h。干燥排泄物处理前应适量加水稀释浸泡软化后，再按成型粪便消毒。

5.1.2.2 环境表面消毒

污染的房间、厕所、走廊等表面，应先消毒再清除明显的排泄物；对泥土地面还应刮去污染表土(另行消毒)后再用含有效氯 2 000 mg/L～5 000 mg/L 含氯消毒剂或 5 000 mg/L 过氧乙酸消毒；对非泥土地面用 1 000 mg/L～2 000 mg/L 有效氯或 2 000 mg/L 过氧乙酸消毒；其用量按地面性质不同而异，一般最低用量为 100 mL/m^2～200 mL/m^2，最高可用 1 000 mL/m^2，以喷洒均匀、透湿、不流水为限。

5.1.2.3 用具消毒

对耐热耐湿物品，如棉织物、金属、陶瓷、玻璃类物品，用加热煮沸 15 min 或压力蒸汽灭菌，也可用 1 000 mg/L 有效氯的含氯消毒剂浸泡 1 h～2 h，也可使用季铵盐类消毒剂等进行消毒。对不耐热不耐湿物品，如书籍、文件、字画、污染的棉絮、皮毛制品、羽绒制品等，可用环氧乙烷消毒柜处理。对耐湿物品，如各种塑料制品、用具、容器、人造纤维织物等，可用含有效氯 1 000 mg/L～2 000 mg/L 消毒液或

2 000 mg/L 过氧乙酸液浸泡 30 min 或擦拭表面消毒。对污染的精密仪器、家电设备等物品可用乙醇、季铵盐类消毒剂擦拭消毒。

5.1.2.4 餐饮具的消毒

患者用后的餐饮具应煮沸消毒 15 min～30 min 以上，或流通蒸汽消毒 30 min。也可用 0.5%过氧乙酸溶液或 250 mg/L～500 mg/L 二溴海因溶液或 250 mg/L～500 mg/L 有效氯含氯消毒剂溶液中浸泡 30 min 以上，再用清水洗净。

5.1.2.5 饮用水消毒

集中式供水出厂水余氯量不得低于 0.5 mg/L，末梢水余氯量不得低于 0.05 mg/L。分散式供水如直接从江、河、渠、塘、井取用水者，应在盛水容器内按每升水加入 1 mg～5 mg 有效氯消毒剂进行消毒，要求作用 30 min 后，余氯量应达 0.5 mg/L。

5.1.2.6 污水消毒

可采用次氯酸钠、液氯、二氧化氯、臭氧消毒污水。污水排放标准按 GB 18466—2005 中 4.1 执行；若污水已排放出去，应对污水沟进行分段截流加氯消毒，常用药物及浓度应根据污水有机物含量投加有效氯 20 mg/L～50 mg/L 的含氯消毒剂，作用 1.5 h 后，余氯应大于 6.5 mg/L。

5.1.2.7 尸体处理

按 5.1.1.5 执行。

5.2 乙、丙类传染病疫源地消毒原则

5.2.1 经消化道传播的乙、丙类传染病疫源地消毒原则

5.2.1.1 室内环境表面的消毒

用有效氯 1 000 mg/L～2 000 mg/L 有效氯或 2 000 mg/L 过氧乙酸消毒溶液依次作喷雾消毒，用量为 200 mL/m^2～300 mL/m^2；对抵抗力较低的细菌繁殖体，也可使用季铵盐类和酚类消毒剂进行消毒；有芽孢污染时，应使用 5 000 mg/L 有效氯或 5 000 mg/L 过氧乙酸消毒溶液喷雾消毒。

5.2.1.2 被污染饮食用具的消毒

煮沸消毒 15 min，或用含有效氯 250 mg/L 消毒液浸泡 30 min～60 min。

5.2.1.3 饮用水的消毒

饮用水消毒后应符合 GB 5749 的要求。

5.2.1.4 污水的消毒

被污染的水，有污水处理站的，应达到 GB 18466 要求后排放。没有污水处理设施的，可加入含氯消毒剂消毒 90 min，余氯量应达到 6.5 mg/L。

5.2.1.5 被污染物品、用具等的消毒

按 5.1.2.3 处理；有芽孢污染时可以使用≥2 000 mg/L 的含氯消毒剂浸泡或擦拭消毒 2 h。

5.2.1.6 剩余食物的消毒

患者的剩余食物煮沸 1 h 或焚烧，可疑食物不得饲养家畜。

5.2.1.7 排泄物、分泌物等的消毒

排泄物、分泌物等消毒后必须达到无害化。消毒方法按 5.1.1.3 进行，但对肝炎患者粪便等的消毒用含有效氯 10 000 mg/L 消毒液按粪：药为 1：2 加入，搅拌作用 6 h，对稀便可按 5：1 加入漂白粉(有效氯含量 25%～32%)。

5.2.1.8 病人尸体的处理

病人尸体经严密包裹后立即火化或深埋。炭疽病人用过的治疗废弃物和有机垃圾应全部焚烧。

5.2.1.9 死畜尸体等的处理

5.2.1.9.1 畜类尸体经严密包裹后火化或深埋

已确诊为炭疽的家畜应严禁解剖，应整体焚烧。一头 200 kg～500 kg 的死畜焚烧时需要汽油或柴油 100 kg～120 kg，先在地下挖一条宽 1 m～1.5 m，长 3 m～3.5 m，深 1 m 的长沟，用铁条架于沟上，然后在铁条上加木柴 100 kg，同时准备长条形钢钎，将死畜置木柴上，然后点燃，当畜体腹部胀大时，用钢钎将畜皮刺破，以防内脏等物四溅，陆续添加汽油或柴油，直到烧成骨灰为止。

5.2.1.9.2 病畜排泄物的消毒

病畜排泄物按 5：1 加入漂白粉(有效氯含量 25%～32%)，消毒 2 h 后，深埋 2 m 以下，不得用作肥料。根据情况，亦可选用其他含氯消毒剂干粉或溶液处理，但其最终有效氯浓度不少于 40 000 mg/L。

5.2.1.9.3 病畜圈舍的消毒

病畜或死畜停留过的地面、墙面用 5 000 mg/L 过氧乙酸或有效氯 10 000 mg/L 消毒液，按 100 mL/m^2～300 mL/m^2 药量，连续喷洒 3 次，间隔 1 h。若畜圈地面为泥土时应将地面 10 cm～15 cm 的表层泥土挖起，然后按土：药为 5：1 拌加漂白粉(有效氯含量 25%～32%)，深埋于 2 m 以下。

5.2.1.9.4 污染的饲料、杂草和垃圾的处理

病畜污染的饲料、杂草和垃圾应焚烧处理。

5.2.1.9.5 手、皮肤和黏膜消毒

受抵抗力低的细菌繁殖体和亲脂病毒污染时，可用速干手消毒剂；受抵抗力较强的亲水病毒、分枝杆菌污染时，可用碘伏、3%过氧化氢消毒剂；对受到芽孢污染应充分洗手，必要时用 0.2%过氧乙酸或碘酒进行消毒。

5.2.2 经呼吸道途径传播的乙、丙类传染病疫源地消毒原则

经呼吸道途径传播的肺炭疽、白喉、肺结核、传染性非典型肺炎等传染病病原污染的室内空气，地面墙壁、用具等按 5.1.1.1～5.1.1.2 的要求进行消毒处理。肺炭疽病家的空气可采用过氧乙酸熏蒸，药量 3 g/m^2(即 20%的过氧乙酸 15 mL，15%的过氧乙酸 20 mL)，置于搪瓷或玻璃器皿中加热熏蒸 2 h，熏蒸前应关闭门窗，封好缝隙，消毒完毕后开启门窗通风；亦可采用气溶胶喷雾消毒法，用 2%过氧乙酸 8 mL/m^3，消毒 1 h。

5.2.3 经皮肤、黏膜接触传播的乙、丙类传染病疫源地消毒原则

5.2.3.1 环境、用具消毒

5.2.3.1.1 被患者血液、体液、排泄物和分泌物污染的地面，墙壁、桌椅、床、柜、车辆等均应采取有效的

消毒措施;用次氯酸钠或二氯异氰尿酸钠等含氯制剂进行喷洒、浸泡、擦拭消毒,药液有效氯含量按污染轻重和性质可用1 000 mg/L～2 000 mg/L;污染的血液和排泄物用最终含量为5 000 mg/L～10 000 mg/L有效氯,作用20 min～60 min后及时冲洗。

5.2.3.1.2 传染性废物,按《医疗废物管理条例》(2003年版)及有关规定集中处理,没有条件时,应由专人负责消毒或焚烧处理。

5.2.3.1.3 运送病人、病畜、死畜或皮毛时严禁污染地面或路面,运输工具应铺上或覆盖塑料布,运送完毕后,污染的塑料布立即焚烧处理。

5.2.3.1.4 医疗器械按WS 310.2执行。

5.2.3.1.5 内镜按照内镜清洗消毒技术相关标准和《消毒技术规范》(2002年版)相关要求执行。

5.2.3.2 手及皮肤、黏膜消毒

按5.2.1.9.5执行。

5.2.3.3 衣物制品的消毒

按5.1.1.2消毒处理。

5.2.3.4 皮毛等不耐湿热物品的消毒

可能污染炭疽的皮毛、毛衣、人造纤维、皮鞋和书报等消毒,最好选用环氧乙烷熏蒸,药量为600 mg/L,30 ℃～40 ℃,相对湿度60%,消毒48 h。畜毛可用2%硝酸或10%硫酸溶液浸泡2 h,皮张也可用2.5%盐酸溶液加入15%食盐使溶液保持在30 ℃以上浸泡40 h后取出(每千克皮张用10 L溶液),再放入1%氢氧化钠溶液中浸泡2 h以中和盐酸,然后用清水冲洗,晒干。

5.3 其他传染病疫源地消毒原则

对新发传染病,不明原因传染病的疫源地消毒,应根据其流行病学特点和危害程度的不同按5.1及5.2中传染病疫源地消毒原则的相关要求进行消毒处理。

6 疫源地消毒效果评价

按附录C执行。

附 录 A
（规范性附录）
疫源地终末消毒工作程序

A.1 工作程序

A.1.1 消毒人员到达病人家后，首先向病人家属做好解释工作。查对门牌号、患者姓名是否符合，了解发病日期、病人居室、活动场所及日常接触使用的物品等情况，并以此确定消毒的对象、范围及方法。

A.1.2 消毒前应穿戴好隔离衣、帽、口罩、手套，备好防护用具，进行现场观察，了解污染情况，划分清洁区和污染区，禁止无关人员进入消毒区内，并按面积或体积、物品多少计算所配制的消毒药物量，并注意所用药物有效成分含量，保证配置药物的有效浓度。

A.1.3 必要时在实施消毒前应先由检验人员对不同消毒对象采集样品（按 GB 15982—2012 中附录 A 执行），以了解消毒前污染情况。

A.1.4 将需集中消毒的污染衣服、床单等用品收集在一起进行处理（或放入大帆布袋或一次性塑料袋中送当地疾病预防控制机构或消毒站消毒）。

A.1.5 房间消毒前，应先关闭门窗，保护好水源（盖好灶边井、水缸等），取出食物、厨具等。若为肠道传染病，应先灭室内苍蝇，然后再消毒。

A.1.6 患者的排泄物、呕吐物、分泌物、残余食物等，以及装前述污物的便器、痰盂、痰杯和用过的日常生活用品（食具、毛巾、抹布、牙刷、毛巾等，以及皮张、兽毛、奶制品等）应严格进行消毒。

A.1.7 消毒顺序：应按先外后内、先上后下，先清洁房间内污染严重的场所，依次对门、地面、家具、墙壁等进行喷雾消毒；呼吸道传染病重点做好空气消毒。

A.1.8 室内消毒完毕后，应对其他污染处，如走廊、楼梯、厕所、下水道口等进行消毒。

A.1.9 将集中在现场消毒的物品，消毒好后交还病人家，并告诉病人家属在 60 min 后再进行清洗处理。

A.1.10 传染病病家随时消毒的要求：在接到患者诊断和原驻地隔离卡后，消毒人员应立即到病人家指导随时消毒，必要时提供所需药品，并标明药品名称及使用方法。根据病种和病人家具体情况应做到“三分开”和“六消毒”。“三分开”是：住室（条件不具备者可用布帘隔开，至少也要分床）、饮食、生活用具（包括餐具、洗漱用具、便盆、痰罐等）分开；“六消毒”是：消毒分泌物或排泄物、消毒生活用具、消毒双手、消毒衣服和被单、消毒患者居室、消毒生活污水。患者家属和护理人员除做好患者的随时消毒外，还应做好本人的卫生防护，特别是护理患者后要消毒双手。

A.1.11 消毒工作完毕后，应将所有的消毒工具进行消毒清洗，然后依次脱下隔离衣、帽、口罩（或其他防护用具），衣服打叠好，使脏的一面卷在里面，放入消毒专用袋中带回彻底消毒；最后消毒员应彻底清洗双手，消毒，并填写好工作记录表；消毒完毕 60 min 后，检验人员再次采样，消毒人员应告诉病人家在消毒后 1 h～2 h，彻底通风和擦洗，然后消毒人员撤离。必要时疫源地终末消毒效果应进行评价（见附录 C）。

A.1.12 室外环境或病人居住、工作的污染场所（如工厂、机关、学校等），应根据具体情况决定进行追踪消毒或指导上述单位医务室进行消毒。

A.1.13 托幼机构发生传染病应在当地疾病预防控制机构监督指导下由有关单位或个人及时进行消毒，或由当地疾病预防控制机构负责进行终末消毒；医疗单位的隔离消毒由医疗单位按上述原则进行。

A.1.14 传染病医院和综合医院的传染病房的消毒工作参照本程序进行。

A.2 消毒操作注意事项

A.2.1 对鼠疫、流行性出血热、疟疾、流行性斑疹伤寒等传染病，除按上述要求消毒外，还应作好杀灭媒介昆虫和灭鼠工作；参加防治鼠疫工作的消毒人员应穿着防鼠疫服，严格遵守操作规程和消毒制度，以防受到感染。必要时可口服抗生素预防。全套防鼠疫服包括：医用防护服、护目镜、医用防护口罩、乳胶手套和长筒胶靴。其穿脱方法为：先穿联身服和长筒胶靴，戴好普通工作帽，再包头巾，使盖住头发、两耳和颈部，然后戴上口罩，在鼻翼两侧塞上棉花球；戴防护眼镜，再穿上罩衫，最后戴乳胶手套。

A.2.2 根据传染病病原体的种类不同、消毒处理的对象不同、消毒现场的特点不同，选用恰当的消毒剂和合适的消毒方法；消毒药物必须在现场配制。

A.2.3 消毒人员在消毒时不准吸烟、饮水、吃食物、随意走出疫区(点)，并阻止无关人员进入工作场所。

A.2.4 消毒人员应谨慎细心，不得损坏病人家物品，凡需消毒的物品切勿遗漏；应将已消毒和未消毒物品严格分开堆放，以防反复污染。

A.2.5 用气体熏蒸消毒时，应使房间密闭，达到基本不漏气；要充分暴露需消毒的物品，物品要分散开，相互间要有空隙，以利药物扩散、接触；要控制消毒要求的温度、湿度及时间；食物及不耐腐蚀或怕沾染气味的物品要取出或盖严；用火加热时，应严防火灾。

A.3 疫点终末和随时消毒消毒工作记录表

疫点终末消毒和随时消毒工作完成后应填写记录表(参见附录 D)。

附 录 B
（资料性附录）
朊病毒污染物的处理

B.1 焚烧

B.1.1 适用于所有的一次性使用的器械、材料和废物。

B.1.2 暴露于高感染性组织的所有器械的首选方法。

B.2 压力蒸汽灭菌结合化学方法

对于耐热器械，可以采用压力蒸汽灭菌结合化学方法进行处理，可选择下列两种方法：

a) 浸泡于 1 mol/L NaOH 或有效氯浓度为 20 000 mg/L 次氯酸钠中 1 h，在下排气式压力蒸汽灭菌器中 121 ℃灭菌 1 h，清洗后常规灭菌；

b) 浸泡于 1 mol/L NaOH 或有效氯浓度为 20 000 mg/L 次氯酸钠液中 1 h，取出并用水冲洗后转到一个容器中，在下排气式压力蒸汽灭菌器中 121 ℃灭菌 1 h 或预真空压力蒸汽灭菌器中 134 ℃灭菌 18 min，然后清洗并常规灭菌。

B.3 物体表面和热敏器械用化学方法

B.3.1 用 2 mol/L NaOH 或有效氯 20 000 mg/L 次氯酸钠溶液中作用 1 h，擦干并用水冲洗。

B.3.2 不能耐受 NaOH 或次氯酸的任何表面，用水清洁、冲洗干净。

B.4 干燥物品的压力蒸汽灭菌或化学处理法

B.4.1 能耐受 NaOH 或次氯酸钠溶液中的小型干燥物品，首先应浸泡于 2 mol/L NaOH 或有效氯 20 000 mg/L 次氯酸钠液中作用 1 h，擦干并用水冲洗，然后在真空压力蒸汽灭菌器中≥121 ℃灭菌 1 h。

B.4.2 不能耐受 NaOH 或次氯酸钠的任何大小的大型干燥物品应在预真空（多孔负载）压力蒸汽灭菌器中 134 ℃灭菌 1 h。

B.5 压力蒸汽灭菌和化学处理的注意事项

B.5.1 下排气式压力蒸汽灭菌器　空气通过灭菌柜室底部的口由蒸汽置换排出。下排气式压力蒸汽灭菌器被设计用于溶液和器械常规去污染和灭菌。

B.5.2 预真空（多孔负载）压力蒸汽灭菌器　空气经抽真空排出并被蒸汽替换。预真空（多孔负载）压力蒸汽灭菌器用于外科使用的清洁器械、长手术外衣、敷料、毛巾和其他材料的灭菌；但不适合液体灭菌。

注：朊病毒类感染因子对理化消毒及灭菌因子的抵抗力很强，消毒及灭菌处理困难。对该病患者或疑似患者污染的手术器械、物品及分泌物、排泄物等的消毒参照《世界卫生组织人传染性海绵状脑病包括变异型克-雅病监测手册》（WHO manual for surveillance of human transmissible spongiform Encephalopathies including variant Creutzfeldt-Jakob disease）进行。

附 录 C
（规范性附录）
疫源地消毒效果评价

C.1 疫源地消毒效果评价的总体要求

C.1.1 疫源地消毒效果评价的目的是为了保证消毒质量，确保传染病病原体被彻底杀灭，有效地阻止其传播流行。

C.1.2 消毒效果评价最有效的方法是直接检查被消毒物品上还有无病原体存在。但由于有些病原体很难分离，所以通常采用对指示微生物进行检查的间接方法。

C.1.3 进行消毒效果评价时，应有消毒检验记录或表格，必须记录样本名称、来源、数量、编号、检验指标、采样日期、采样者、检验结果、检验者及审核者签字等。

C.1.4 消毒效果评价的对象：物品表面、衣物类、排泄物、分泌物、呕吐物、空气等的消毒效果检查。

C.1.5 消毒效果评价必须针对不同消毒药剂选用经中和试验证实有效的中和剂或中和方法。

C.2 采样及样品处理

C.2.1 物体表面样品：以规格板采样，用无菌湿棉签涂抹表面 100 cm^2 面积，剪去与手接触部分的棉棒，将棉签放入 10 mL 所用消毒剂对应的中和剂液中摇匀，中和 10 min 后，振打 80 次或用混匀器混匀备用。

C.2.2 空气样品：按 GB 15979 执行，或使用裂隙式或筛孔式（Anderson）采样器采样时，采样器置室内中央 1.0 m 高处。房间大于 10 m^2 者，每增加 10 m^2 增设一个采样点。

C.2.3 污水、污泥样品：按 GB 18466 执行。

C.3 指示微生物

按 GB 15981 执行。

C.4 检查方法

C.4.1 细菌菌落总数检查

按 GB 15982—2012 附录 A 中 A.2.5 执行。

C.4.2 溶血性链球菌检查

按 GB 4789.11 执行。

C.4.3 金黄色葡萄球菌检查

按《化妆品卫生规范》（2007 年版）第四部分的第五项执行。

C.4.4 沙门氏菌检查

按 GB 4789.4 执行。

C.4.5 志贺氏菌检查

按 GB 4789.5 执行。

C.4.6 绿脓杆菌检查

按《化妆品卫生规范》(2007 年版)第四部分的第四项执行。

C.4.7 大肠杆菌检查

按 GB 15979 执行。

C.4.8 乙型肝炎表面抗原检查

按 GB 15981 执行。

C.4.9 空气中细菌总数检查

C.4.9.1 平板沉降法

平板沉降法用含中和剂的普通营养琼脂平板或血琼脂平板;有条件的单位可用裂隙式或筛孔式(anderson)采样器采样检查。

将采好样的平板盖上盖收回,于 37 ℃下培养 48 h,观察菌落生长情况,并计数菌落形成单位(CFU)。可按式(C.1)计算:

$$N_x = \frac{50\,000N}{A \times T} \qquad \text{(C.1)}$$

式中:

N_x ——空气中细菌总数,单位为菌落形成单位每立方米(CFU/m^3);

A ——平板面积,单位为平方厘米(cm^2);

T ——平板暴露于空气中的时间,单位为分钟(min);

N ——平板上平均菌落数,单位为菌落形成单位(CFU)。

然后按式(C.2)和式(C.3)计算空气消毒杀菌率(P_t):

$$P_t = \frac{V_0'(1-N_t) - V_t'}{V_0'(1-N_t)} \times 100\% \qquad \text{(C.2)}$$

$$N_t = \frac{V_0 - V_t}{V_0} \times 100\% \qquad \text{(C.3)}$$

式中:

P_t ——空气消毒杀菌率,%;

N_t ——空气中细菌自始至 t 时的自然消亡(沉降或死亡)率;

V_0 ——对照组处理前空气含菌量,单位为菌落形成单位(CFU);

V_0' ——试验组处理前空气含菌量,单位为菌落形成单位(CFU);

V_t ——对照组处理后空气含菌量,单位为菌落形成单位(CFU);

V_t' ——试验组处理后空气含菌量,单位为菌落形成单位(CFU)。

C.4.9.2 空气中菌落计数

细菌培养、计数菌落数按 C.4.9.1 执行。可按式(C.4) 进行计算:

$$N = \frac{B}{L \times T} \times 1\,000 \qquad \text{(C.4)}$$

式中：

N ——空气中细菌数，单位为菌落形成单位每立方米（CFU/m^3）；

B ——平板上或基条上或采样液中的细菌数，单位为菌落形成单位（CFU）；

L ——采样流量，单位为升每分钟（L/ min）；

T ——采样时间，单位为分钟（min）。

然后按 C.4.9.1 计算空气消毒杀菌率（P_t）的公式计算。

C.5 结果评价

按 4.1 和 4.2 执行。

附　录　D
（资料性附录）
疫点终末消毒和随时消毒工作记录表

消毒工作记录表见表 D.1～表 D.3。

表 D.1　疫点消毒工作记录

编号：

患者姓名：
传染病诊断名称：　　　　确诊日期：
转移类别：住院　　转院　　迁居　　痊愈　　死亡
消毒地点：
通知消毒单位：　　　　联系人：　　　　电话：
通知消毒日期：　年　　月　　日　　时
完成消毒日期：　年　　月　　日　　时

对象	消毒因子	作用浓度或强度	作用时间 min	消毒方式

消毒剂名称：　　　　有效成分含量：　　　　失效期限：
应用浓度的配制：
执行消毒单位：
执行消毒人员：　　　　填表日期：

表 D.2　疫点终末消毒效果检验记录

编号：

患者姓名：
传染病诊断名称：
消毒地点：
通知消毒单位：　　　　　　　　　　联系人：　　　　　电话：
消毒时间：　　年　　月　　日　　时

样本名称	消毒前样本			消毒后样本		
	编号	采样时间	结果	编号	采样时间	结果

完成检验时间：
检验单位：
填报日期：　　　　检验人员：　　　　复核人：

表 D.3 疫点随时消毒工作记录

编号：

患者姓名：
传染病诊断名称： 确诊日期：
消毒地点：

消毒处理对象：

消毒日期	对象	消毒因子	作用浓度或强度	作用时间 min	消毒方式

消毒剂名称： 有效成分含量： 失效期限：
应用浓度的配制：
执行消毒单位：
执行消毒人员： 填表日期：

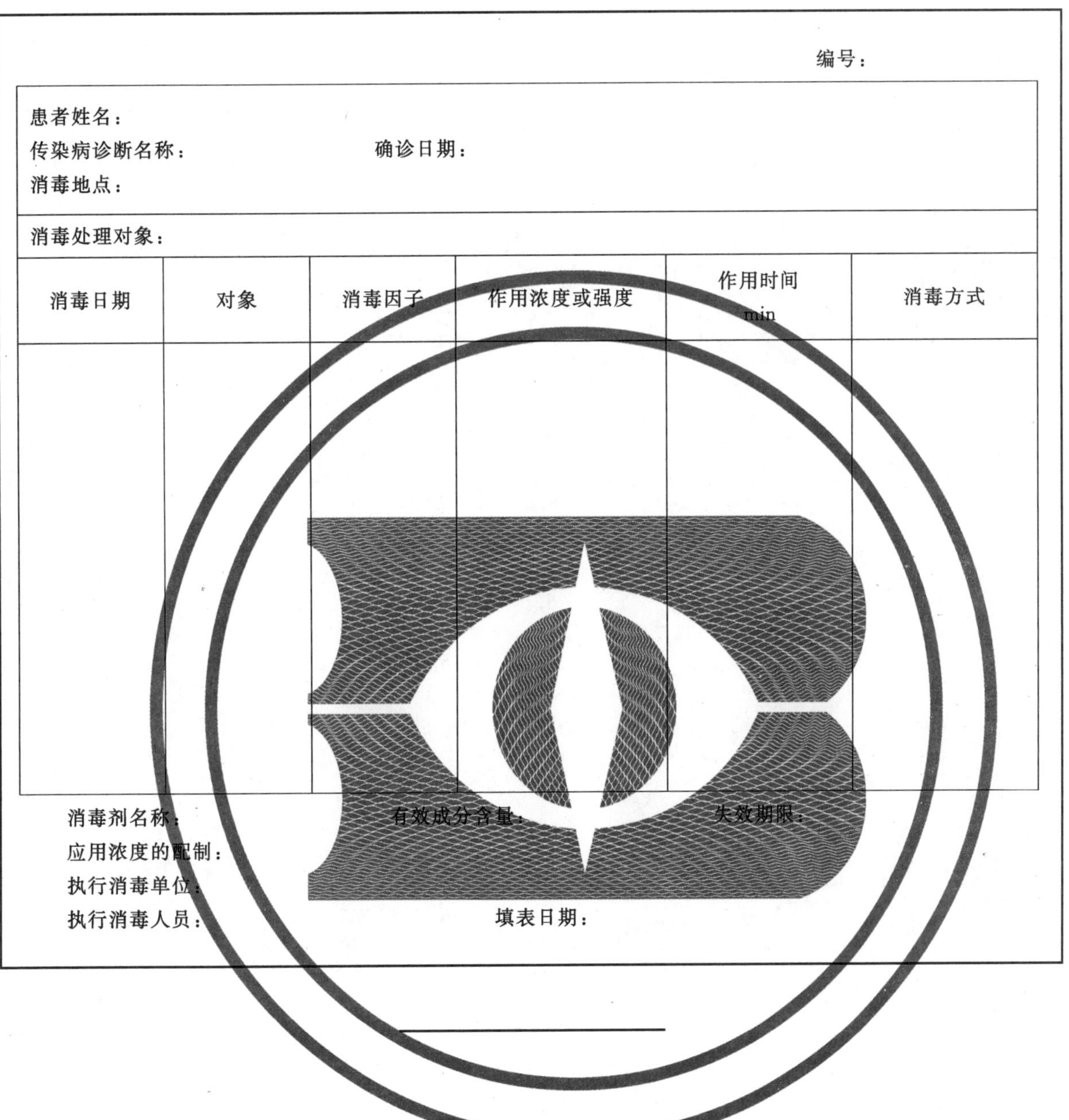

ICS 13.340.10
C 73

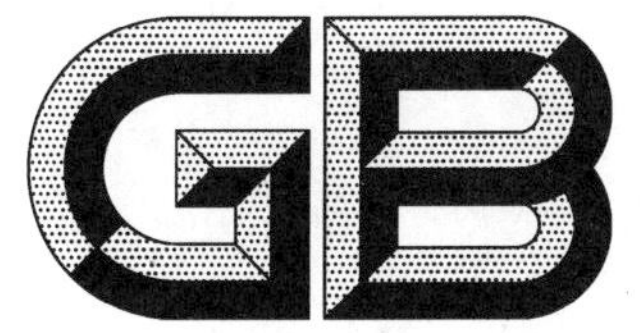

中华人民共和国国家标准

GB/T 20097—2006

防护服　一般要求

Protective clothing—General requirements

(ISO 13688:1998,MOD)

2006-01-12 发布　　2006-09-01 实施

中华人民共和国国家质量监督检验检疫总局
中国国家标准化管理委员会　发布

前言

本标准修改采用国际标准 ISO 13688:1998《防护服　一般要求》。

本标准是指导性标准,供各特定标准参照引用。本标准必须联合特定标准使用,不能单独使用。

本标准与 ISO 13688:1998 的主要差异如下:

——规范性引用文件中加了一个注,说明我国采用 ISO 105 系列标准的情况;

——修改了防护服的定义,采用了我国的个体防护用品术语;

——修改了"人类工效学"部分的注 1;

——修改了防护服的尺寸标注内容,引用 GB/T 13640—1992 的尺寸标注要求;

——删除了 ISO 13688:1998 中的资料性附录 A 防护服尺寸标注示例;

——增加了资料性附录 A 色牢度试验标准目录。

本标准的附录 A、附录 B 为资料性附录。

本标准由国家安全生产监督管理总局提出。

本标准由全国个体防护装备标准化技术委员会(SAC/TC 112)归口。

本标准起草单位:中国安全生产科学研究院,上海锦泽诚工业防护用品有限公司。

本标准主要起草人:邢娟娟、胡福静、陈胜、张矢超。

本标准于 2006 年 1 月首次发布。

防护服 一般要求

1 范围

本标准规定了防护服的人类工效学、老化、尺寸、标识方面的一般要求和建议,并规定了生产厂商应提供的有关信息。

本标准适用于防护服的一般要求。

2 规范性引用文件

下列文件中的条款通过本标准的引用而成为本标准的条款。凡是注日期的引用文件,其随后所有的修改单(不包括勘误的内容)或修订版均不适用于本标准。然而,鼓励根据本标准达成协议的各方研究是否可使用这些文件的最新版本。凡是不注日期的引用文件,其最新版本适用于本标准。

GB/T 8629 纺织品 试验用家庭洗涤和干燥程序(GB/T 8629—2001,eqv ISO 6330:2000)

GB/T 8630 纺织品 洗涤和干燥后尺寸变化的测定(GB/T 8630—2002,ISO 5077:1984,MOD)

GB/T 8685 纺织品和服装使用说明的图形符号(GB/T 8685—1988,neq ISO 3758)

GB/T 13640—1992 劳动防护服号型

ISO 105(所有部分) 纺织品 色牢度试验

注:我国采用 ISO 105 系列标准的标准目录见附录 A。

ISO 3175:1995 纺织品 机械干洗稳定性的评价

3 术语和定义

下列术语和定义适用于本标准。

3.1

伤害 harm

对人体的损伤或对健康的损害。

3.2

危害 hazard

伤害的潜在根源。

注:危害有不同种类,如机械危害、化学危害、低温危害、热和/或火灾危害、生物性危害和放射性危害等。

根据环境来确定这些危害的具体形式。如热危害有接触高温、辐射热等,每一种热危害可以有不同的试验方法。

应设计特种防护服以防止特殊类型工作中遇到的危害,如:防切割围裙、恶劣气候防护服、高可视性防护服、摩托车驾驶员防护服。

3.3

风险 risk

危害发生的可能性和危害的严重度的结合。

3.4

防护服 protective clothing

防御物理、化学和生物等外界因素伤害人体的工作服。

3.5

老化 ageing

防护服材料的一种或多种原始性能随时间的退化。

3.6

性能等级　level of performance

表示某特殊类别或性能范围的数值，用这些数值可以对测试结果分级。

注1：应用适宜方法的试验结果对防护服防止危害的可能效果进行评估。在通常情况下，(通过各种试验方法得到的)试验结果最多分为5个性能等级，且数值越大，性能越高。

特定标准可定义多系列的性能等级，每一系列可根据相应试验结果的分级来确定。

注2：鉴于性能等级以实验室试验结果为依据，它们与工作场所中的实际条件并不存在必然的联系，因此，在选择防护服时，应在充分评价穿戴者作业条件和作业内容的基础上，结合考虑所涉及的风险水平，以及生产厂商提供的防护服防止危害的性能数据。

4　人类工效学

防护服应按下列要求进行设计和生产：

a)　防护服的材料和组件应确保不会对穿戴者产生不良作用。

b)　在满足防护要求的同时，宜使穿戴者尽可能舒适。

c)　防护服与穿戴者身体接触处应避免由粗糙、锐角和突出部分引起的过分刺激或伤害。

d)　考虑到外界因素的影响和穿戴者在工作过程中可能的运动和姿势，防护服的设计应便于其穿戴的位置正确，并确保在预定的使用期间保持其位置。因此，宜采用适当方式使防护服能适应穿戴者的体形，如：适宜的调节结构、适宜的尺寸范围。

e)　在不影响设计强度和效果的情况下，尽量减轻防护服的质量。

f)　防护服设计宜考虑穿戴后与其他系列防护服或装备形成综合防护整体。防护服与其他防护装备连接处，如从袖子到手套、裤脚到鞋、兜帽到呼吸器的连接处，均宜提供同等水平的防护。

如果防护服允许有湿热阻时，其湿热阻应较小。湿热阻的试验方法应在特定标准中明确。

注1：生产厂商应按照国家标准或国际标准中规定的试验方法进行试验。

注2：防护服因防护的要求不能有透气性，宜采取其他措施(如通风)尽可能减轻由于穿戴防护服造成的生理负荷。

5　老化

5.1　概述

老化可能是由一个或多个因素引起的。本标准仅考虑影响性能等级的颜色改变、清洁和尺寸变化引起的损害效果(见5.2～5.4)。

5.2　色牢度

如果特定标准包含对色牢度的要求，防护服应该根据ISO 105的相关部分(我国采用ISO系列标准的目录见附录A)进行试验。

5.3　清洁

如果特定标准要求对清洁的损伤情况进行检测，而没有规定其他要求，试验程序应按如下要求进行。

如果维护标签允许水洗或干洗和/或整理，则防护服应根据GB/T 8629的要求水洗和/或最后整理，根据ISO 3175:1995(条款8和10不适用)要求进行干洗和/或最后整理。

特定标准中应规定适当的清洁次数。

如果水洗和干洗都允许，则一个样品需同时使用以上两种清洁方式时，清洁次数是特定标准中规定次数的一半。

5.4　清洁引起的尺寸变化

水洗引起的尺寸变化测试程序应按GB/T 8630执行，干洗引起的尺寸变化测试程序应按ISO 3175执行。

如果在特定标准中没有其他规定，则防护服材料的长、宽尺寸变化不应超出±3%。

一个样品应能经受 5 次水洗或干洗。如果水洗和干洗都允许,则样品应水洗。

6 尺寸标注

防护服应按 GB/T 13640—1992 进行尺寸标注。

7 标志

7.1 一般标志

每一种防护服都应有标志。

标志应:

——附在产品或产品的标签上;

——固定在清晰易读的地方;

——可以经受适当次数的清洁。

如果产品上的标志会降低防护服的性能等级,不利于保存或妨碍应用,则标志应设在最小的商品包装单元上。

标志和图形符号宜简单易懂,并使用易读的数字。

注:尽量不使用小于 2 mm 的数字,图形符号不小于 10 mm(包括边框)。数字和图形符号宜使用黑色或白色的背景。

7.2 特定标志

标志应包括以下信息:

a) 生产厂名、商标或其他表明生产厂商或经销商的标志。

b) 产品或基本材料的类型以及商品名称或代码。

c) 如条款 6 规定的尺寸标注。

d) 执行的标准号。

e) 图形符号,如果必要,可包括性能等级。

图形符号用于标注危害类型或使用功能时,应按特定标准中关于标志的规定使用(见附录 B)。

生产厂商可采用图形符号式的"使用说明书"(见图 B.2)。

如果防护服有等级要求,应在图形符号旁标注表示性能等级的数字。这些数字往往用特定标准中规定的固定次序来表示。

注:这些数字应在图形符号旁标注,从图形符号的右手边开始,顺时针标注。

f) 如需使用标签,应根据 GB/T 8685 给出相关清洁说明。

如果清洁次数有明确要求,应在紧挨着维护标签处,在"最多(max)"后标明最多清洁次数。

例如:max.25x

要使穿戴者明确使用说明,则 ISO 7000—1641"使用说明书"的图形符号(见图 B.2)应放在 GB/T 8685的维护标签之前。

g) 应充分考虑其他适用的标志,如适当的警告。

8 生产厂商的信息

防护服应向顾客提供以使用国的官方语言表达的有关信息。所有信息应准确。应给出下列信息:

a) 生产厂商和/或经销商的厂名和地址。

b) 如条款 7.2 规定的产品标注。

c) 执行的标准号。

d) 防护服的图形符号、性能、测试方法和相应性能等级的说明,优先采用表格的形式。

e) 使用说明:

——如果需要，在使用之前穿戴者进行试验；

——如果适用，说明如何穿、脱等穿戴方法；

——使用条件；提供其使用的基本信息，如果可获取详尽的信息，则说明信息来源；

——使用时的限制条件（如温度范围等）；

——贮存和保养的说明，包括每两次保养检查之间的最长时间间隔；

——清洁和/或去污的说明；

——如果必要，对可能会遇到问题的适当警告；

——如果必要，应增加插图和部件号。

f) 如果必要，应有附件和备件的说明。

g) 如果必要，应说明适合于运输的包装类型。

附 录 A
（资料性附录）
纺织品色牢度试验标准目录

我国采用了 ISO 105 系列标准，其标准目录见表 A.1。

表 A.1 色牢度试验标准目录

序号	标准代号	标 准 名 称
1	GB 730—1998	纺织品　色牢度试验　耐光和耐气候色牢度蓝色羊毛标准
2	GB/T 420—1990	纺织品耐刷洗色牢度试验方法
3	GB/T 3920—1997	纺织品　色牢度试验　耐摩擦色牢度
4	GB/T 3921.1—1997	纺织品　色牢度试验　耐洗色牢度：试验 1
5	GB/T 3921.2—1997	纺织品　色牢度试验　耐洗色牢度：试验 2
6	GB/T 3921.3—1997	纺织品　色牢度试验　耐洗色牢度：试验 3
7	GB/T 3921.4—1997	纺织品　色牢度试验　耐洗色牢度：试验 4
8	GB/T 3921.5—1997	纺织品　色牢度试验　耐洗色牢度：试验 5
9	GB/T 3922—1995	纺织品耐汗渍色牢度试验方法
10	GB/T 5711—1997	纺织品　色牢度试验　耐干洗色牢度
11	GB/T 5712—1997	纺织品　色牢度试验　耐有机溶剂摩擦色牢度
12	GB/T 5713—1997	纺织品　色牢度试验　耐水色牢度
13	GB/T 5714—1997	纺织品　色牢度试验　耐海水色牢度
14	GB/T 5715—1997	纺织品　色牢度试验　耐酸斑色牢度
15	GB/T 5716—1997	纺织品　色牢度试验　耐碱斑色牢度
16	GB/T 5717—1997	纺织品　色牢度试验　耐水斑色牢度
17	GB/T 5718—1997	纺织品　色牢度试验　耐干热(热压除外)色牢度
18	GB/T 6151—1997	纺织品　色牢度试验　试验通则
19	GB/T 6152—1997	纺织品　色牢度试验　耐热压色牢度
20	GB/T 7065—1997	纺织品　色牢度试验　耐热水色牢度
21	GB/T 7066—1997	纺织品　色牢度试验　耐沸煮色牢度
22	GB/T 7067—1997	纺织品　色牢度试验　耐加压汽蒸色牢度
23	GB/T 7068—1997	纺织品　色牢度试验　耐汽蒸色牢度
24	GB/T 7069—1997	纺织品　色牢度试验　耐次氯酸盐漂白色牢度
25	GB/T 7070—1997	纺织品　色牢度试验　耐过氧化物漂白色牢度
26	GB/T 7071—1997	纺织品　色牢度试验　耐亚氯酸钠轻漂色牢度
27	GB/T 7072—1997	纺织品　色牢度试验　耐亚氯酸钠重漂色牢度
28	GB/T 7073—1997	纺织品　色牢度试验　耐丝光色牢度
29	GB/T 7074—1997	纺织品　色牢度试验　耐有机溶剂色牢度
30	GB/T 7075—1997	纺织品　色牢度试验　耐碱煮色牢度
31	GB/T 7076—1997	纺织品　色牢度试验　耐交染色牢度：羊毛
32	GB/T 7077—1997	纺织品　色牢度试验　耐脱胶色牢度
33	GB/T 7078—1997	纺织品　色牢度试验　耐甲醛色牢度
34	GB/T 8424.1—2001	纺织品　色牢度试验　表面颜色的测定通则

表 A.1(续)

序号	标准代号	标准名称
35	GB/T 8424.2—2001	纺织品　色牢度试验　相对白度的仪器评定方法
36	GB/T 8426—1998	纺织品　色牢度试验　耐光色牢度:日光
37	GB/T 8427—1998	纺织品　色牢度试验　耐人造光色牢度:氙弧
38	GB/T 8428—1987	纺织品耐光色牢度试验方法　碳弧
39	GB/T 8429—1998	纺织品　色牢度试验　耐气候色牢度:室外曝晒
40	GB/T 8430—1998	纺织品　色牢度试验　耐人造气候色牢度:氙弧
41	GB/T 8431—1998	纺织品　色牢度试验　光致变色的检验和评定
42	GB/T 8433—1998	纺织品　色牢度试验　耐氯化水色牢度(游泳池水)
43	GB/T 8434—1998	纺织品　色牢度试验　耐缩呢色牢度:碱性缩呢
44	GB/T 8435—1998	纺织品　色牢度试验　耐酸性毡合色牢度:剧烈的
45	GB/T 8436—1998	纺织品　色牢度试验　耐酸性毡合色牢度:温和的
46	GB/T 8437—1998	纺织品　色牢度试验　耐硫熏色牢度
47	GB/T 8438—1998	纺织品　色牢度试验　耐褶裥色牢度:蒸气褶裥
48	GB/T 8439—1998	纺织品　色牢度试验　耐炭化色牢度:氯化铝
49	GB/T 8440—1998	纺织品　色牢度试验　耐炭化色牢度:硫酸
50	GB/T 8441—1998	纺织品　色牢度试验　耐氯化色牢度
51	GB/T 8443—1998	纺织品　耐染浴中金属铬盐色牢度试验方法
52	GB/T 8444—1998	纺织品　耐染浴中铁和铜金属色牢度试验方法
53	GB/T 11039—1989	纺织品耐氧化氮色牢度试验方法
54	GB/T 11040—1989	纺织品耐烟熏色牢度试验方法
55	GB/T 11041—1989	纺织品耐大气中臭氧色牢度试验方法
56	GB/T 11042—1989	纺织品耐热空气硫化色牢度试验方法
57	GB/T 11043—1989	纺织品耐一氯化硫色牢度试验方法
58	GB/T 11044—1989	纺织品耐直接蒸汽硫化色牢度试验方法
59	GB/T 11045—1989	纺织品羊毛染料耐化学褶皱、褶裥和定型色牢度试验方法
60	GB/T 11046—1989	纺织品耐羊毛酸性氯化色牢度试验方法二氯异氰尿酸钠
61	GB/T 12490—1990	纺织品耐家庭和商业洗涤色牢度试验方法
62	GB/T 13766—1992	纺织品　耐氧化氮和烟熏色牢度试验用控制标样和褪色标准
63	GB/T 14575—1993	纺织品综合色牢度试验方法
64	GB/T 14576—1993	纺织品耐光、汗复合色牢度试验方法
65	GB/T 16990—1997	纺织品　色牢度试验　颜色 1/1 标准深度的仪器测定
66	GB/T 16991—1997	纺织品　色牢度试验　高温耐光色牢度:氙弧
注:在引用色牢度试验方法标准时不仅仅限于表中所列的标准。		

附 录 B
（资料性附录）
图形符号

防护服的图形符号见表 B.1、表 B.2 所示。

表 B.1 表示防护类型的图形符号

图形符号	防 护	图形符号	防 护
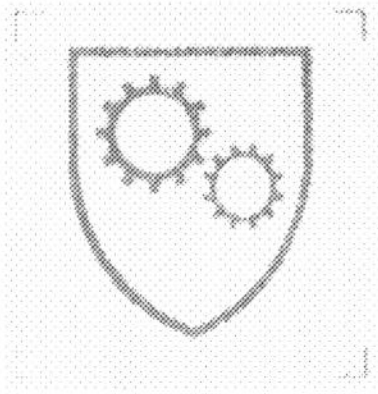	防止转动部件 ISO 7000-2411	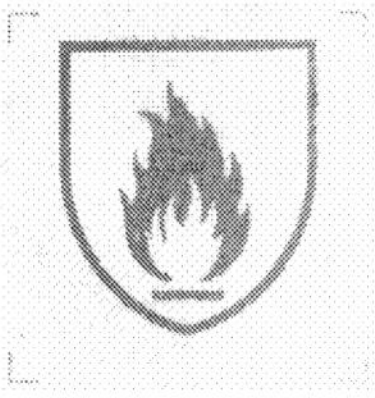	防热防火 ISO 7000-2417
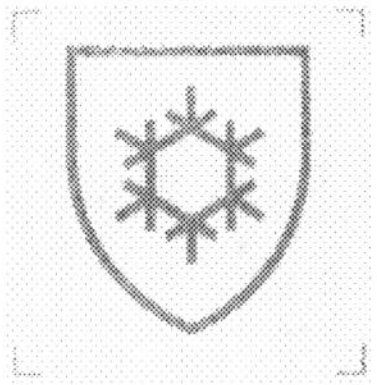	防冻 ISO 7000-2412	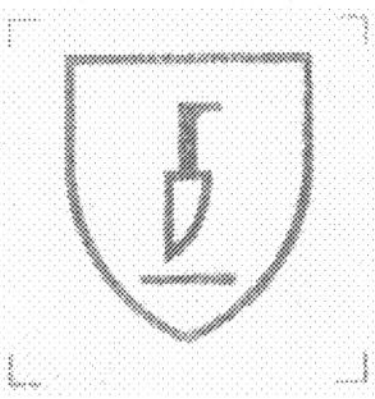	防切割和刺穿 ISO 7000-2483
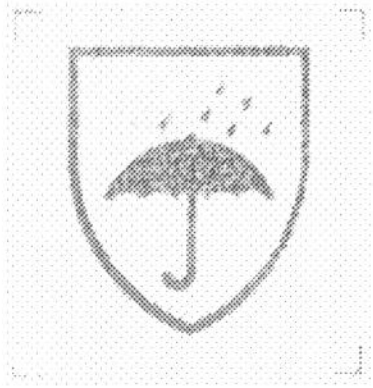	防恶劣天气 ISO 7000-2413	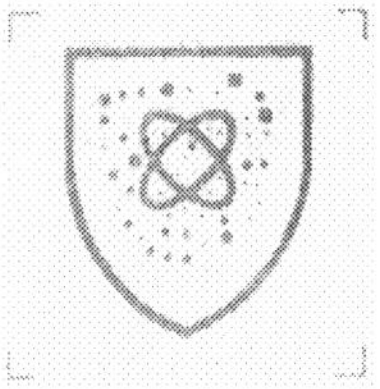	防颗粒辐射污染 ISO 7000-2484
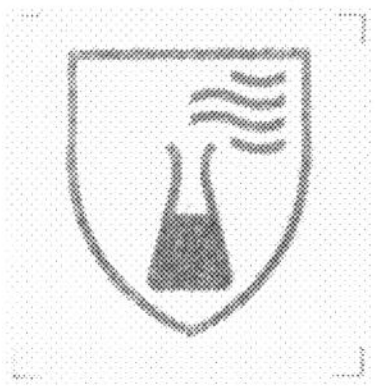	防化学品 ISO 7000-2414	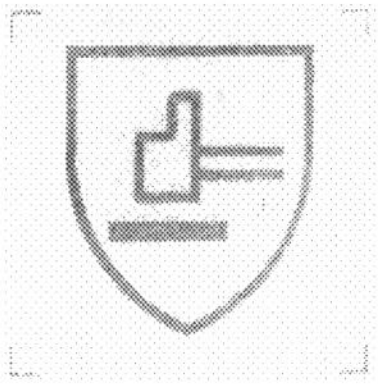	防机械伤害 ISO 7000-2490
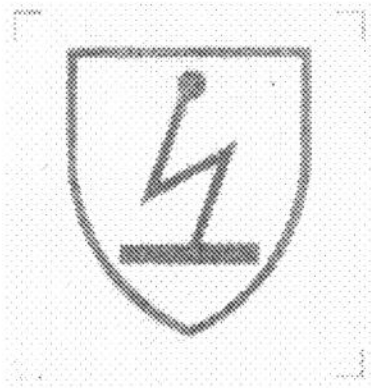	防静电 ISO 7000-2415	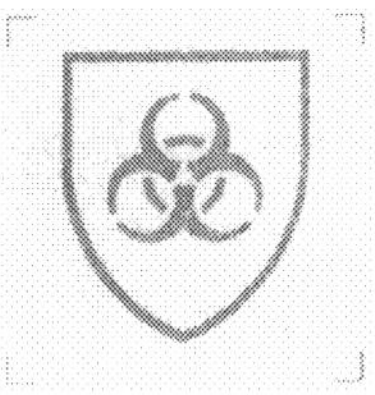	防微生物 ISO 7000-2491
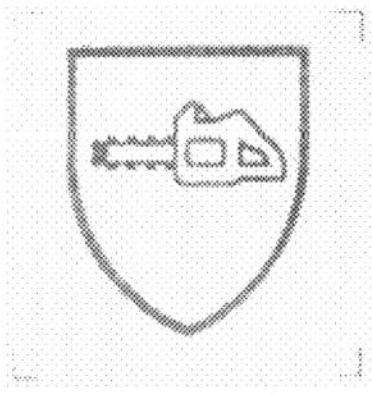	防链锯伤害 ISO 7000-2416		
注：通过盾形框内的图形符号表示防护服防护的危害类型。			

表 B.2　表示防护使用功能的图形符号

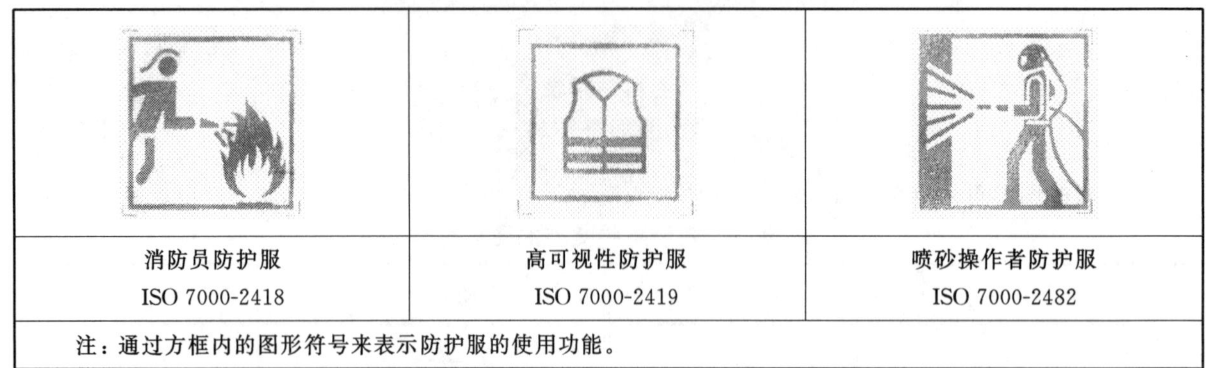		
消防员防护服 ISO 7000-2418	高可视性防护服 ISO 7000-2419	喷砂操作者防护服 ISO 7000-2482
注：通过方框内的图形符号来表示防护服的使用功能。		

防护服的防护基本图形符号比例见图 B.1。

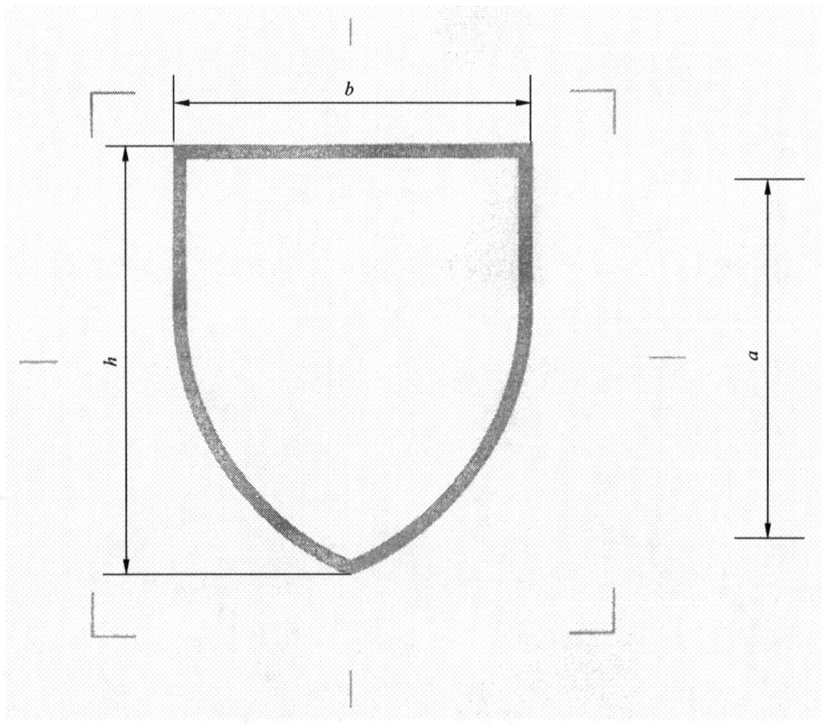

$h=1.20a$

$b=1.04a$

图 B.1　ISO 7000-2410 防护的基本图形符号

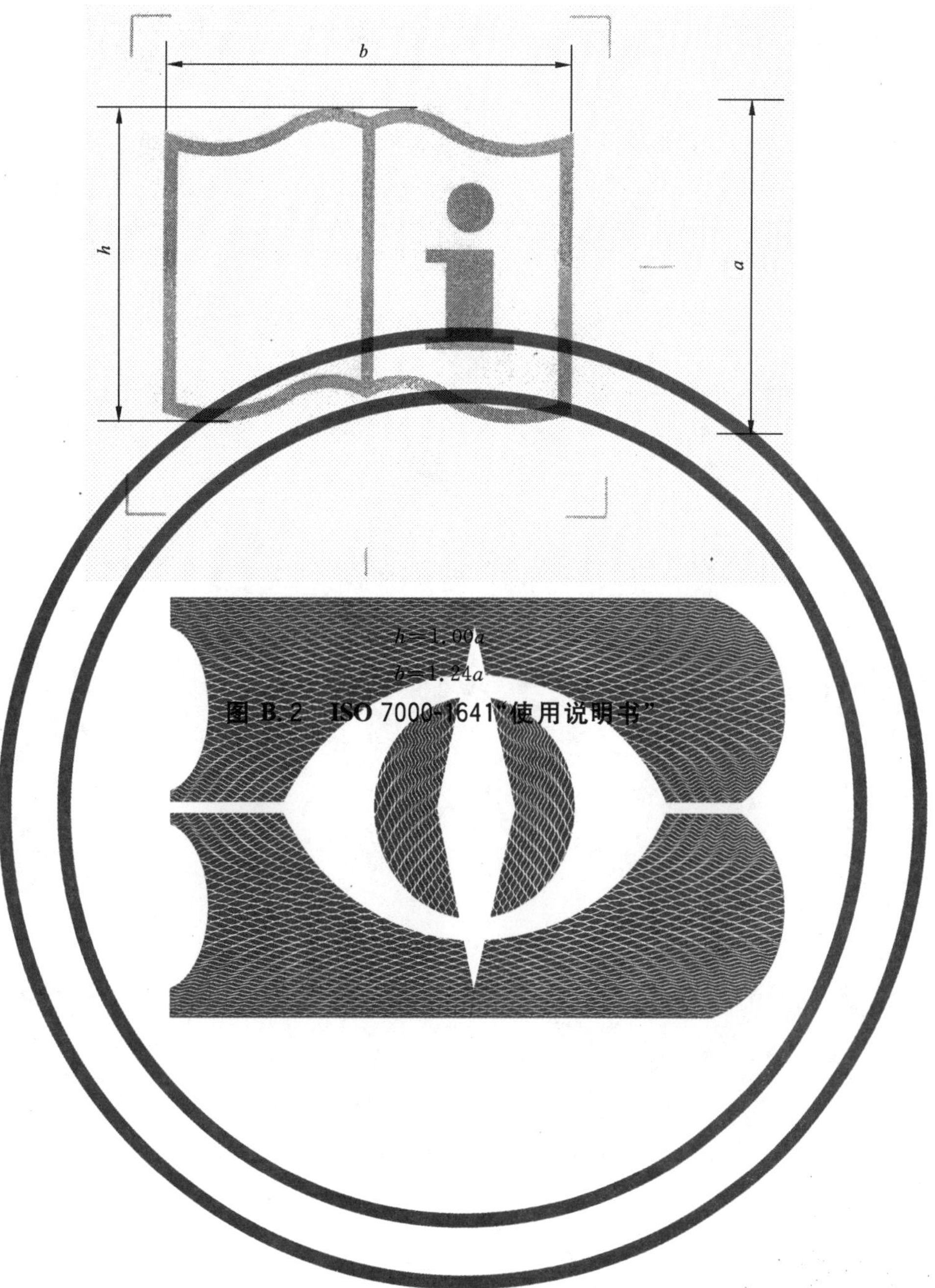

$h = 1.00a$

$b = 1.24a$

图 B.2 ISO 7000-1641"使用说明书"

参 考 文 献

GB/T 5296.4—1998 消费品使用说明 纺织品和服装使用说明
ISO 7000:2004 设备用图形符号 索引和一览表

ICS 11.040.55
C 38

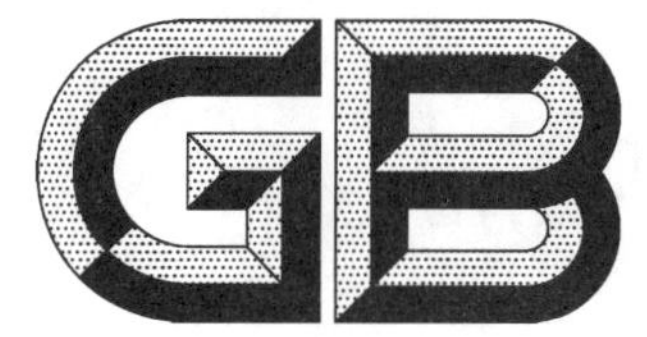

中华人民共和国国家标准

GB/T 21416—2008

医用电子体温计

Clinical electronic thermometer

2008-01-22 发布　　2008-09-01 实施

中华人民共和国国家质量监督检验检疫总局
中国国家标准化管理委员会　发布

前　言

本标准的第 6 章为推荐性，其余全部技术内容为强制性。并应与 GB 9706.1《医用电气设备　第 1 部分：安全通用要求》配套使用。

医用电子体温计是一种间歇监控患者体温的电子仪器。为了规范产品的技术特性，保证产品的有效性和安全性，特制定本标准作为生产和质量监控的依据。

本标准的技术要求非等效采用 EN 1112-00《间歇测量患者体温的医用电子体温计标准规范》。

本标准由国家食品药品监督管理局提出。

本标准由全国医用电器标准化技术委员会(SAC/TC 10)归口。

本标准起草单位：国家食品药品监督管理局广州医疗器械质量监督检验中心、广东省药品监督管理局医疗器械处。

本标准主要起草人：黄秀莲、杨晓玲、卢子分、陈丽华、张扬、颜林。

医用电子体温计

1 范围

本标准规定了医用电子体温计的术语和定义、要求、试验方法、检验规则和标志、使用说明书、包装、运输、贮存。

本标准适用于间歇监控人体体温的数显医用电子体温计(以下简称体温计),该体温计供医疗部门或家庭作测量人体体温使用,可用于人体的腋下、口腔、肛门等不同部位。

2 规范性引用文件

下列文件中的条款通过本标准的引用而成为本标准的条款。凡是注日期的引用文件,其随后所有的修改单(不包括勘误的内容)或修订版均不适用于本标准,然而,鼓励根据本标准达成协议的各方研究是否可使用这些文件的最新版本。凡是不注日期的引用文件,其最新版本适用于本标准。

GB/T 191—2000 包装储运图示标志(eqv ISO 780:1997)

GB/T 2829—2002 周期检验计数抽样程序及表(适用于对过程稳定性的检验)

GB 9706.1 医用电气设备 第1部分:安全通用要求(GB 9706.1—2007,IEC 60601-1:1988,IDT)

GB 9969.1 工业产品使用说明书 总则

GB/T 14233.1—1998 医用输液、输血、注射器具检验方法 第1部分:化学分析方法

GB/T 14710—1993 医用电气设备环境要求及试验方法

GB/T 16886.1—2001 医疗器械生物学评价 第1部分:评价与试验(idt ISO 10993-1:1997)

YY/T 0149—1993 不锈钢医用器械耐腐蚀性能试验方法

3 术语和定义

下列术语和定义适用于本标准。

3.1

电子体温计 clinical electrical thermometer

通过使用传感器或电路将测量到的温度显示出来的电子仪器。

3.2

测量时间 measurement time

从体温计浸入恒温槽开始至体温计在规定的最大允许误差范围内显示温度的时间长短。

3.3

探测器 probe

内含测定温度的传感器的部件,用于将传感器安装在进行温度测量的规定位置。

3.4

传感器 transducer

一个根据可测量的输出量(例如电阻、电动势等),提供温度输出功能的装置。

3.5

恒温槽 constant temperature slot

具有自动控温,提供恒定温度源的一种装置。

4 要求

4.1 正常工作条件

4.1.1 环境温度 5℃～40℃。

4.1.2 相对湿度 ≤85%。

4.1.3 大气压力 70 kPa～106 kPa。

4.1.4 使用电源 直流内部电源 d.c. 额定值(1+5%)V 和 d.c. 额定值(1－10%)V 供电，或由制造商提供。

4.2 外观与结构

4.2.1 体温计外形应端正，表面应光亮整洁，不得有锋棱、毛刺、破损和变形。

4.2.2 体温计的控制面板上文字和标志应准确、清晰、牢固。

4.2.3 显示屏的显示字迹应无乱码、错码和缺笔画现象。

4.2.4 体温计探测器的顶端应平滑、边缘无毛刺。

4.2.5 体温计的控制和调节机构应灵活可靠，紧固件应无松动。

4.3 温度显示

4.3.1 显示范围

温度显示范围不窄于 35.0℃～41.0℃。

4.3.2 分辨力

分辨力应为 0.1℃或更小。

4.3.3 最大允许误差

体温计的最大允许误差见表 1。

表 1 温度显示范围及其最大允许误差 单位为摄氏度

温度显示范围	最大允许误差
低于 35.3	±0.3
35.3～36.9	±0.2
37.0～39.0	±0.1
39.1～41.0	±0.2
高于 41.0	±0.3

4.3.4 重复性

重复性误差 S≤0.2℃。

4.4 提示功能

4.4.1 测量完成提示功能

体温计在测量值达到稳定时，应有提示信号或标记。

4.4.2 低温和超温提示功能

体温计应有低温和超温提示功能，当体温计超出温度显示范围时，应发出提示信号。

4.4.3 低电压提示功能

体温计的电压低于额定值的 90%(或满足制造商提出的低电压值，但不应高于额定值的 90%)时，应出现低电压提示标记。

4.5 测量时间

体温计的测量时间应满足制造商的规定。

4.6 记忆功能

体温计应具有至少记忆一次测量体温数据的功能。

4.7 自动关机功能

体温计应具有自动关机功能。

4.8 消耗电流

4.8.1 静态电流≤10 μA。

4.8.2 动态电流≤100 μA。

4.9 与患者接触的探测器

4.9.1 防水功能

具有防水功能的体温计，通过防水试验后，应能正常工作。

4.9.2 抗拉强度

体温计的探测器应能承受 15 N 的静态轴向拉力，持续 15 s 而不脱离。

4.9.3 耐腐蚀性能

体温计的探测器应有良好的耐腐蚀性能。

4.10 酸碱度

体温计与人体接触的材料的浸提液与同批空白对照液 pH 值之差应不超过 1.5。

4.11 生物学评价

应对体温计进行生物相容性评价，评价结果应表明无生物学危害。

4.12 材料

体温计的传感器、外壳及其不能任意处置的附件(若有)应能承受生物和物理的清洗，并且不应出现功能退化的现象。

4.13 技术说明书

体温计的产品技术说明书至少应包括下列内容：

a) 温度显示范围、温度单位、最大允许误差、测量时间、正常工作和贮存条件；

b) 被测对象的身体部位。

4.14 安全要求

应符合 GB 9706.1 的要求。

4.15 环境试验

体温计应符合 GB/T 14710—1993 中气候环境试验Ⅱ组、机械环境试验Ⅱ组及表 2 的要求。运输试验应符合 GB/T 14710—1993 中第 3 章的要求。电源电压适应能力试验应符合本标准 4.1.4 中直流内部电源供电的要求。

表 2 环境试验项目、试验要求及检测项目

试验项目	试验要求			检测项目		电源适应性试验/V		试验状态
	箱内试验时间/h	箱内持续时间/h	恢复时间/h	中间检验	最后检验	d.c. 额定值(1−10%)	d.c. 额定值(1+5%)	
常温	—	—	—	—	全性能	—	—	—
额定工作低温试验	1	—	—	—	4.3.3	4.3.3	—	通电
低温贮存试验	4	—	4 (或由企业标准规定)	—	4.3.3	—	—	—
额定工作高温试验	1	4	—	4.3.3	4.3.3	—	4.3.3	通电

表 2（续）

试验项目	试验要求			检测项目		电源适应性试验/V		试验状态
	箱内试验时间/h	箱内持续时间/h	恢复时间/h	中间检验	最后检验	d.c. 额定值（1−10%）	d.c. 额定值（1+5%）	
高温贮存试验	4	—	4（或由企业标准规定）	—	4.3.3	—	—	—
额定工作湿热试验	4	—	—	—	4.3.3	—	—	通电
湿热贮存试验	48	—	24（或由企业标准规定）	—	4.3.3	—	—	—
振动试验 碰撞试验	一个试验方向，正常工作位置			—	4.2	—	—	—
运输试验	正常包装状态			—	全性能（4.9～4.14除外）	—	—	—
注：采用液晶显示的体温计，其低温贮存试验温度可由企业自行制定，建议温度为−20℃。								

5 试验方法

5.1 测试条件

5.1.1 测试环境

测试环境应符合 4.1 的要求。

5.1.2 仪器设备

测试用仪器设备应满足以下要求：

a) 恒温槽：应满足 4.1.1 和 4.3 的要求。具有自动控制装置，水温在工作区域内任意两点的温差不大于 0.01℃，恒温时温度波动不大于±0.015℃/15 min；

b) 标准温度探头：最大允许误差±0.03℃；

c) 高精度温度表：最大允许误差±0.03℃；

d) 电子秒表；

e) 直流稳压电源。

5.1.3 恒温槽的温度监控

体温计用恒温槽进行测试，恒温槽的实际温度应由最大允许误差不大于±0.03℃的浸入式温度探头和温度表来监控。

5.2 外观与结构试验

以目力观察和手感检查，应符合 4.2 的要求。

5.3 温度显示与测量试验

5.3.1 温度显示范围与分辨力试验

按制造商提供的使用说明书规定实际操作，将恒温槽设定在制造商规定的温度显示范围的最低点和最高点，待恒温槽温度稳定后，将体温计的探测器插入液体中进行测量。检查其测量范围、分辨力，结果应符合 4.3.1、4.3.2 的要求。

5.3.2 最大允许误差试验

将恒温槽设定在 35.00℃、36.00℃、37.00℃、38.00℃、40.00℃、41.50℃，待恒温槽温度稳定后，将

体温计的探测器插入液体中进行测量。若有需要，可适当增加测试点。每个温度点下测量三次，所获得的数值和测量误差应符合 4.3.3 的要求。对测试结果不符合规定的体温计，可复测两次，两次复测合格，亦可作合格处理。

注 1：每次测量间隔时间应保持一致。

注 2：每次测量时，应充分预热体温计。

注 3：每次测量后应关闭体温计电源。

5.3.3 重复性试验

将恒温槽设定在 37.00℃，待恒温槽温度稳定后，将体温计的探测器插入液体中进行测量，重复测量 10 次，按式(1)计算 S 值，结果应符合 4.3.4 的要求。

$$S=\sqrt{\frac{\sum_{i=1}^{n}(x_i-\bar{x})^2}{n-1}} \qquad \cdots\cdots(1)$$

式中：

$\bar{x}=\frac{1}{n}\sum_{i=1}^{n}x_i$；

n——测量次数(n=10)。

注 1：每次测量间隔时间应保持一致。

注 2：每次测量后应关闭体温计电源。

5.4 提示功能试验

5.4.1 测量完成提示试验

实际操作检查，结果应符合 4.4.1 的要求。

5.4.2 低温和超温提示试验

将恒温槽温度设定在低于体温计测量范围低限－0.4℃和高于测量范围高限＋0.4℃的温度点，待恒温槽温度稳定后进行测量，结果应符合 4.4.2 的要求。

5.4.3 低电压提示功能试验

体温计由直流稳压电源供电，调节直流稳压电源输出电压为体温计额定电压的 90%(或满足制造商提出的报警电压值，但不应高于额定值的 90%)，体温计显示屏应出现低电压提示信号，结果应符合 4.4.3 的要求。

5.5 测量时间试验

启动体温计测量按键，从体温计接触恒温水槽开始用电子秒表计时，至体温计发出提示信号，在规定的最大允许误差范围内显示温度的时间为测量时间，结果应符合 4.5 的要求。

5.6 记忆功能试验

按制造商提供的使用说明书规定，实际操作检查，结果应符合 4.6 的要求。

5.7 自动关机功能试验

按制造商提供的使用说明书规定，实际操作检查，一定时间后不使用应能自动关机，结果应符合 4.7 的要求。

5.8 消耗电流试验

用直流稳压电源串接万用表，并与体温计正负极连接，分别测量体温计关机时(静态)电流、开机时(动态)和工作时的电流(动态)，结果应符合 4.8 的要求。

5.9 与被测对象接触的探测器的试验

5.9.1 防水功能试验

将体温计的探测器端头及其往上 30 mm 处，浸入 37℃±0.1℃的水中 1 h 后，按 5.3.1 进行试验，结果应符合 4.9.1 的要求。

5.9.2 抗拉强度试验

将体温计一端固定，在探测器端施加 15 N 的轴向静态拉力，持续 15 s，结果应符合 4.9.2 的要求。

5.9.3 耐腐蚀性能试验

按 YY/T 0149—1993 中柠檬酸试验法进行，试验结果应为 a 级，即结果符合 4.9.3 的要求。

5.10 酸碱度试验

浸提液按 GB/T 14233.1—1998 中第 4 章表 1 的序号四的规定制备，试验方法按 GB/T 14233.1—1998 中 5.4.1 规定进行，结果应符合 4.10 的要求。

5.11 生物学评价试验

按 GB/T 16886.1—2001 进行生物学评价，结果应符合 4.11 的要求。

5.12 材料试验

体温计的材料应按制造商推荐的生物及物理的清洁程序至少 5 次，其结果应不会对产品造成明显的变色或操作上的损害，也不会造成电气安全性能方面的退化，结果应符合 4.12 的规定。

5.13 体温计产品技术说明书试验

通过对产品技术说明书的查阅来检验，结果应符合 4.13 的要求。

5.14 安全要求试验

按 GB 9706.1 的规定方法进行。

5.15 环境试验

体温计的环境试验按 GB/T 14710—1993 及表 2 的有关规定进行试验，结果应符合 4.15 的规定。

6 检验规则

6.1 体温计应由制造商的技术质量检验部门进行检验，合格后方可提交验收。

6.2 体温计应成批提交验收，验收分为逐批检验(出厂检验)和周期检验(型式检验或例行检验)。

6.3 体温计的逐批检验(出厂检验)按制造商规定程序所批准的文件执行。

6.4 体温计应按照规定进行周期检验(型式检验或例行检验)。

6.4.1 在下列情况下应进行周期检验：

a) 新产品投产前；

b) 连续生产中每年不少于 1 次；

c) 间隔一年以上再投产时；

d) 在设计、工艺或材料有重大改变时；

e) 国家质量监督机构对产品质量进行监督检查时。

6.4.2 周期检验按 GB/T 2829—2002 的规定进行。

6.4.3 周期检验应从逐批检查合格品中抽取样品，样品数为 13 只(除生物学评价试验外)。

6.4.4 周期检验采用判别水平为Ⅰ的一次抽样方案，其不合格分类、检查项目、判定数组和不合格质量水平(RQL)按表 3 的规定。

表 3 周期检验不合格分类、检查分类组、检查项目、判定数组和不合格质量水平

不合格分类	B类		C类
检查分类组	Ⅰ	Ⅱ	Ⅲ
检查项目	4.3～4.8、4.12、4.13、4.15	4.9、4.10	4.2
判定数组	n=3[Ac=0 Re=1]	n=10[Ac=1 Re=2]	n=10[Ac=1 Re=2]
不合格质量水平(RQL)	30	20	20

6.4.5 周期检验合格，应是本周期内所有检验组周期检验均合格，否则就认为周期检验不合格。

6.4.6 在下列任一情况下，应考虑对体温计进行生物学评价或再评价(4.11)，合格后方可投产。

a) 作为新产品投产前；

b) 制造产品所用材料或技术条件改变时；

c) 产品配方、工艺、初级包装或灭菌改变时；

d) 贮存期内最终产品的任何变化时；

e) 产品用途改变时；

f) 有迹象表明产品用于人体会产生不良作用时。

7 标志、使用说明书、包装、运输、贮存

7.1 标志

7.1.1 体温计上的标志

每支体温计在适当的明显位置，应有下列标志：

a) 制造单位名称；

b) 体温计名称和型号；

c) 动态电流；

d) 电源电压；

e) 出厂编号；

f) 执行标准号、产品注册号。

7.1.2 检验合格证上的标志

每支体温计应至少附有检验合格证、使用说明书。检验合格证上应有下列标志：

a) 制造单位名称；

b) 产品名称、型号；

c) 检验日期；

d) 检验员代号。

7.1.3 包装箱上的标志

体温计的包装箱上应有下列标志：

a) 制造单位名称、地址、邮政编码；

b) 产品名称、型号；

c) 出厂日期或批号；

d) 数量；

e) 净重、毛重；

f) 体积(长×宽×高)；

g) 执行标准号、产品注册号；

h) “易碎物品”、“向上”、“怕雨”等字样或标志。标志应符合 GB/T 191—2000 的有关规定。

箱上的字样或标志应能保证不因历时较久而模糊不清。

7.2 使用说明书

使用说明书的编写应符合 GB 9969.1 的有关规定。

7.3 包装

每支体温计应有小包装，若干支体温计装入一个包装箱内，包装箱应有防潮、防压装置，能保证体温计不受自然损坏。

7.4 运输

按合同规定。

7.5 贮存

包装后的体温计应贮存在相对湿度不超过85%,无腐蚀性气体和通风良好的室内。

GB/T 21416—2008《医用电子体温计》国家标准第1号修改单

本修改单经国家标准化管理委员会于2008年8月27日批准,自2008年9月1日起实施。

一、前言中"本标准的第6章为推荐性,其余全部技术内容为强制性。并应与GB 9706.1《医用电气设备 第1部分:安全通用要求》配套使用。"修改为"本标准与GB 9706.1《医用电气设备 第1部分:安全通用要求》配套使用。"

二、前言中"本标准的技术要求非等效采用EN 1112—00《间歇测量患者体温的医用电子体温计标准规范》。"修改为"本标准的技术要求非等效采用ASTM E 1112—00《间歇测量患者体温的医用电子体温计标准规范》。"

三、第二章"规范性引用文件"中,删除"GB/T 14233.1—1998 医用输液、输血、注射器具检验方法 第1部分:化学分析方法"。

四、删除4.8、4.10、5.8、5.10。

ICS 11.040.55
C 38

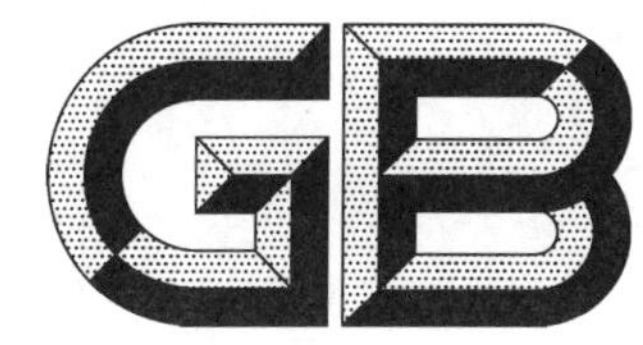

中华人民共和国国家标准

GB/T 21417.1—2008

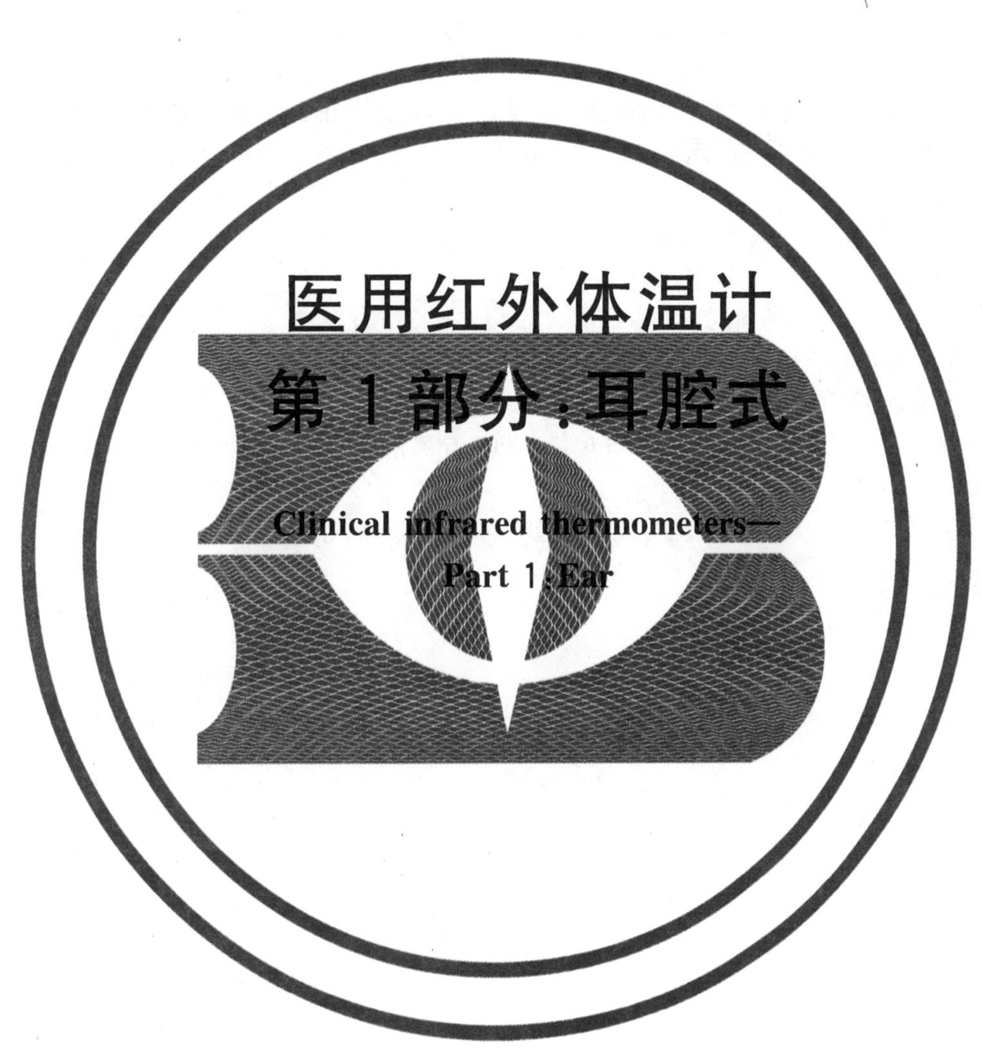

医用红外体温计 第1部分:耳腔式

Clinical infrared thermometers—Part 1:Ear

2008-01-22 发布　　　　2008-09-01 实施

中华人民共和国国家质量监督检验检疫总局
中国国家标准化管理委员会　发布

前　言

GB/T 21417《医用红外体温计》分为两个部分：

——第1部分：耳腔式；

——第2部分：表皮式。

本部分为GB/T 21417的第1部分。

本部分的第6章为推荐性，其余全部技术内容为强制性。并应与GB 9706.1《医用电气设备　第1部分：安全通用要求》配套使用。

医用红外体温计是一种通过探测器测量与被测对象耳腔之间的红外辐射交换和适当的修正值，输出显示身体某部位温度的一种医用光电仪器。该体温计通过测量耳腔的热辐射来显示被测对象的体温。

本部分的技术要求非等效采用BS EN 12470-5:2003《医用温度计　第5部分：红外耳腔温度计的性能(具有最大极限的装置)》。

本部分的附录A为资料性附录。

本部分由国家食品药品监督管理局提出。

本部分由全国医用电器标准化技术委员会(SAC/TC 10)归口。

本部分起草单位：国家食品药品监督管理局广州医疗器械质量监督检验中心、广东省药品监督管理局医疗器械处。

本部分主要起草人：黄秀莲、杨晓玲、卢子分、陈丽华、黄志新、陈嘉晔。

医用红外体温计
第1部分：耳腔式

1 范围

GB/T 21417 的本部分规定了耳腔式医用红外体温计的术语和定义、要求、试验方法、检验规则和标志、使用说明书、包装、运输、贮存。

本部分适用于通过探测器测量与被测对象耳腔之间的红外辐射交换和适当的修正值，输出显示身体某部位温度的耳腔式医用红外体温计(以下简称体温计)。该体温计通过测量耳腔的热辐射来显示被测对象的体温。

2 规范性引用文件

下列文件中的条款通过 GB/T 21417 的本部分的引用而成为本部分的条款。凡是注日期的引用文件，其随后所有的修改单(不包括勘误的内容)或修订版均不适用于本部分，然而，鼓励根据本部分达成协议的各方研究是否可使用这些文件的最新版本。凡是不注日期的引用文件，其最新版本适用于本部分。

GB/T 191—2000　包装储运图示标志(eqv ISO 780:1997)

GB/T 2829—2002　周期检验计数抽样程序及表(适用于对过程稳定性的检验)

GB 9706.1　医用电气设备　第1部分：安全通用要求(GB 9706.1—2007，IEC 60601-1:1988，IDT)

GB 9969.1　工业产品使用说明书　总则

GB/T 14710—1993　医用电气设备环境要求及试验方法

GB/T 16886.1—2001　医疗器械生物学评价　第1部分：评价与试验(idt ISO 10993-1:1997)

3 术语和定义

下列术语和定义适用于 GB/T 21417 的本部分。

3.1

耳腔式红外体温计　infra-red ear thermometer　IR ear thermometer

用于被测对象的耳腔，以非接触、红外方式测量温度的光电仪器。

3.2

黑体　black body

能精确知道孔壁温度和在孔的任意开口处辐射率近似为 1.0 的孔状红外辐射基准源。

3.3

体温　body temperature

在特定的某一人体部位(例如：肺动脉、膀胱、耳腔、口腔、直肠或腋窝)所测得的温度。

3.4

临床准确度　clinical accuracy

体温计读数与其标明要代表的身体某部位温度(由标准体温计测量)的接近程度。

3.5

临床偏差　clinical bias

临床偏差以及它的标准偏差代表了用测试中的体温计估算而得的温度与用标准体温计测量的被测对象温度之间的平均差异。

3.6

临床重复性　clinical repeatability

由同一操作人员使用同一体温计从同一被测对象的同一耳朵内所测量的多个耳腔温度的读数变化的实验的标准偏差。

3.7

模式　modes

体温计的一种特定的工作状态或方式。

3.8

校准模式(非调整模式)　calibration mode

体温计显示从标准黑体处测量所得的温度的模式。

3.9

耳腔模式　ear mode

体温计显示从被测对象的耳腔中测量所得温度的模式。该模式允许对例如环境条件和发射率等的变量进行补偿性地修正。

3.10

估算模式(调整模式)　estimated mode

体温计显示人体某部位的估算温度,并不仅局限于耳腔。

3.11

探测器　probe

在被测对象与传感器之间的传递理想辐射率的体温计的部分。

3.12

部位偏移　site offset

在耳腔模式下测量所得的温度读数与在估算模式下测量所得的温度的数值之差。

3.13

接触式体温计　contact thermometer

当体温计与被测量对象之间的热力传递可以被忽略时,采用通过热交换的方法来测量温度的仪器。

4　要求

4.1　正常工作条件

4.1.1　环境温度 16℃～35℃。

4.1.2　相对湿度≤85%。

4.1.3　大气压力 70 kPa～106 kPa。

4.1.4　使用电源可由以下两种电源供电:

a)　a.c.220(1±10%)V,50(1±2%)Hz;或/和

b)　内部直流电源 d.c.额定值(1+5%)V 和 d.c.额定值(1－10%)V 供电,或由制造商提供。

4.2　通则

若体温计的探测器在使用过程中有保护罩进行保护,体温计及其探测器保护罩(作为完整的体温计)应符合本部分的要求。

4.3　温度显示范围

体温计温度显示范围应不窄于 35.0℃～42.0℃。

注:由于测量仪器的偏差,温度的显示范围可与其测量范围不同。

4.4　最大允许误差

4.4.1　规定的温度显示范围内最大允许误差

体温计在 35.0℃～42.0℃的温度显示范围内,最大允许误差±0.2℃。

4.4.2 规定的温度显示范围外最大允许误差

体温计在35.0℃～42.0℃的温度显示范围外，最大允许误差±0.3℃。

4.4.3 变化环境条件下最大允许误差

变化环境条件下，体温计在35.0℃～42.0℃的温度显示范围内最大允许误差应符合4.4.1的要求。若体温计不具备符合最大允许误差要求的能力，应停止提供温度读数。

注："变化环境条件下"指超出4.1.1或4.1.2规定的环境条件时的环境条件。

4.4.4 最大允许临床重复性

临床重复性不应超过±0.3℃范围。

4.5 抗跌落性

体温计在正常使用时从垂直距离为1 m高处以三次不同起始姿态自由跌落到一个硬质表面上后应符合4.4.1的要求。

若体温计不符合规定的要求，在其受到抗跌落性试验后应停止提供温度读数。

4.6 指示单元

4.6.1 分辨力

体温计指示单元的分辨力应为0.1℃或更小。

4.6.2 显示

体温计显示器上的数值高度至少为4 mm，或通过视觉上的放大效果来达到。

4.6.3 提示/报警功能

当以下一个或多个数据超过制造商规定的限度时，体温计应有声或光的提示/报警信号，或停止提供温度读数：

a) 电源电压；

b) 显示范围；

c) 环境温度的操作范围。

4.6.4 低电压提示功能

由内部直流电源供电的体温计，当电压低于制造商规定的限度时，体温计应提供可识别的指示或警报信号，或是停止显示温度读数。

4.6.5 模式

体温计的测量模式分为以下三种：

a) 体温计应具备耳腔模式；

b) 以校准为目的的校准模式应通过直接将体温计设置到该模式或通过估算模式的变换技术来获得；

注：这与耳腔模式是相同的。

c) 若体温计还具备了估算模式，例如核心式的、直肠式的、或口腔式的，它们应被清晰地标识出来。另外，制造商还应提供有关这些估算值的临床准确度和偏差的信息。这些信息应包括部位偏移，临床偏差以及它的标准偏差(更多信息见附录A)。

4.7 生物相容性

体温计与操作者或被测试对象接触的所有材料均应进行生物相容性评价，评价结果应表明无生物学危害。

4.8 安全要求

体温计应符合GB 9706.1的要求。

4.9 清洁、消毒和/或灭菌

4.9.1 体温计

若制造商指示体温计可以被清洁、消毒和/或灭菌，则应提供有关这些程序的指导说明。

在按照制造商的规定对体温计进行清洁、消毒和/或灭菌之后，体温计应符合 4.4.1 规定的要求，并且其外壳上的标志不应受到影响。

4.9.2 多用途的探测器保护罩

若制造商指示探测器的保护罩是多用途的，在完整的体温计被用于制造商规定的清洁、消毒和/或灭菌程序之后，体温计应符合 4.4.1 规定的要求。

4.10 探测器保护罩

4.10.1 若制造商要求使用体温计的探测器保护罩，当它被放置于探测器或其末端之上时，它应能在温度测量中在被测对象和探测器或其末端之间起到卫生保护屏障的作用。

4.10.2 若制造商要求使用体温计的探测器保护罩，则在没有探测器保护罩的情况下使用时，体温计应停止显示温度读数，或者是在每次测量前有提示信息出现，要求使用全新的探测器保护罩，或由制造商在说明书中提出警告性声明。

4.11 自检功能

体温计应具有自动化的自我检测顺序，并应在有关资料中提供例如如何操作自我检测顺序的相关信息。正常的操作应通过正确的显示表现出来。

4.12 自动关机功能

内部直流电源供电的体温计应具有自动关机功能(具有多功能的体温计除外)。

4.13 外观与结构

4.13.1 体温计外形应端正，表面光亮整洁，不得有明显的划痕、破损和变形。

4.13.2 体温计的控制面板上文字和标志应准确、清晰、牢固。

4.13.3 体温计的控制和调节机构应灵活可靠，紧固件应无松动。

4.13.4 体温计的功能键应有明确的标记、指示。

4.14 技术/使用说明书

体温计产品技术/使用说明书至少应包括下列内容：

a) 温度显示范围、温度单位、最大允许误差、正常工作和贮存条件；

b) 校准模式和估算模式的转换方法，并列出对应部位偏移和用于计算估算模式的相应统计方法；

c) 被测对象的人群、身体部位和体温计的临床准确度或临床偏差；

d) 探测器保护罩(若有)属于一次性或多次性使用，多次性使用时的消毒方法和贮存条件。

4.15 环境试验要求

气候环境试验应符合表 1 的要求，机械环境试验应符合 GB/T 14710—1993 中Ⅱ组的要求。运输试验应符合 GB/T 14710—1993 中第 3 章的要求。电源电压适应能力试验应符合 GB/T 14710—1993 中第 4 章的要求或本部分 4.1.4b)中内部直流电源供电要求。

5 试验方法

5.1 实验室参考条件

实验室参考条件：环境温度应为(23±2)℃，相对湿度应为(50±20)%。

5.2 黑体

在实验室参考条件下，测试中的体温计应通过由不确定度不超过 0.07℃(覆盖因子 $k=2$)校准的黑体温度进行测试。黑体的校准测试应由国家认可的校准实验室进行，并可溯源至国家计量标准。

黑体的操作温度范围应满足本部分中覆盖实验室测试要求所需的全部的温度范围。

表 1　环境试验项目、试验条件、试验要求及检测项目

<table>
<tr><th rowspan="3">试验项目及
试验条件</th><th colspan="3">试验要求</th><th colspan="4">检测项目</th><th rowspan="3">试验
状态</th></tr>
<tr><th rowspan="2">箱内试
验时间/
h</th><th rowspan="2">箱内持
续时间/
h</th><th rowspan="2">箱内恢
复时间/
h</th><th rowspan="2">中间
检验</th><th rowspan="2">最后
检验</th><th colspan="2">电源电压适应能力试验</th></tr>
<tr><th>～198 V 或
d.c.额定值
(1－10%)</th><th>～242 V 或
d.c.额定值
(1＋5%)</th></tr>
<tr><td>常温试验</td><td>—</td><td>—</td><td>—</td><td>—</td><td>全性能</td><td>—</td><td>—</td><td>—</td></tr>
<tr><td>额定工作低温试验
16℃</td><td>1</td><td>—</td><td>—</td><td>—</td><td rowspan="6">4.3、4.4.1</td><td>4.3、4.4.1</td><td>—</td><td>通电</td></tr>
<tr><td>低温贮存试验
－20℃</td><td>4</td><td>—</td><td>4(或由企业
标准规定)</td><td>—</td><td>—</td><td>—</td><td>—</td></tr>
<tr><td>额定工作高温试验
35℃</td><td>1</td><td>4</td><td>—</td><td>4.3、4.4.1</td><td>—</td><td>4.3、4.4.1</td><td>通电</td></tr>
<tr><td>高温贮存试验
55℃</td><td>4</td><td>—</td><td>4(或由企业
标准规定)</td><td>—</td><td>—</td><td>—</td><td>—</td></tr>
<tr><td>额定工作湿热试验
35℃、85%</td><td>4</td><td>—</td><td>—</td><td>—</td><td>—</td><td>—</td><td>通电</td></tr>
<tr><td>湿热贮存试验
40℃、93%</td><td>48</td><td>—</td><td>24(或由企业
标准规定)</td><td>—</td><td>—</td><td>—</td><td>—</td></tr>
<tr><td>振动试验碰撞试验</td><td colspan="3">一个试验方向，正常工作位置</td><td>—</td><td>4.13</td><td>—</td><td>—</td><td>—</td></tr>
<tr><td>运输试验</td><td colspan="3">正常包装状态</td><td>—</td><td>全性能
(4.4.4、4.7、
4.8、4.14、
除外)</td><td>—</td><td>—</td><td>—</td></tr>
</table>

5.3　温度显示范围试验

在实验室参考条件下，黑体温度应根据制造商的建议设定，对体温计按指定的测试步骤进行测量，并提取其读数。

在黑体设定以下的两个温度下重复试验，黑体温度设定的允许误差在±0.2℃之间：

a)　最小显示温度减制造商规定的偏差＋0.5℃；

b)　最大显示温度减制造商规定的偏差－0.5℃。

记录体温计显示的温度读数，结果应符合 4.3 的要求。

5.4　最大允许误差试验

5.4.1　规定的温度显示范围内最大允许误差试验

在实验室参考条件下，黑体温度应根据制造商的建议设定，对体温计按指定的测试步骤进行测量，并提取其读数。

在测试前，体温计应在实验室参考条件下至少稳定 30 min，如果制造商另有规定，稳定时间可以更长。

在 35.0℃～42.0℃温度显示范围内，黑体温度取间隔大致相同的三个温度点。若有需要，可适当增加测试点。体温计应在每个黑体温度下各测量 3 次，每次测试读数后都应更换新的一次性探测器保护罩(若有)。

注：如果没有更换探测器保护罩进行测试，制造商应分别提供体温计和探测器保护罩的测试误差，包括偶尔选择的探测器保护罩，证明整个系统的误差符合 4.4。

在校准模式下执行该程序，每次读数的测量误差应符合 4.4.1 的要求。

若不能够提供校准模式，则在耳腔模式下和/或估算模式下所获得的测量误差值减去制造商提供的修正值，结果应符合 4.4.1 的要求。

5.4.2 规定的温度显示范围外最大允许误差试验

在实验室参考条件下，黑体温度应根据制造商的建议设定，对体温计按指定的测试步骤进行测量，并提取其读数。

在测试前，体温计应在（实验室参考条件下）至少稳定 30 min，如果制造商另有规定，稳定时间可以更长。

在 35.0℃～42.0℃规定的温度显示范围外，黑体温度在低端和高端分别各设两个温度点。体温计应在每个黑体温度下测量 3 次，每次测试读数后都应更换新的一次性探测器保护罩（若有）。

若不能够提供校准模式，则在耳腔模式下和/或估算模式下所获得的测量误差值减去制造商提供的修正值，结果应符合 4.4.1 的要求。

评估得到的最大允许误差结果应符合 4.4.2 的要求。

5.4.3 变化环境条件下最大允许误差试验

设定黑体温度为（37±0.5）℃，在温度稳定后，应读取黑体温度的三个最初读数，计算其平均值作为黑体温度值。

体温计应置于比实验室实际环境温度高（10±0.5）℃和相对湿度范围为 30%～70%的恒温恒湿箱内，放置至少 30 min 后，将体温计从恒温恒湿箱内取出。并在取出 1 min，2 min，3 min，4 min，5 min，10 min，20 min 和 30 min 后读取黑体温度。在每次读数之间，应将体温计放置在实验室参考条件下的桌上。

若不能够提供校准模式，则在耳腔模式下和/或估算模式下所获得的测量误差值减去制造商提供的修正值，结果应符合 4.4.1 的要求。

还应将体温计置于比实验室实际环境温度低（10±0.5）℃和相对湿度范围为 30%～70%的恒温恒湿箱内重复进行以上步骤。

结果应符合 4.4.3 的要求。

5.4.4 最大允许临床重复性试验

临床测试在（21±3）℃和相对湿度（50±20）%环境下进行。

临床重复性应在每种型号的体温计以及由拟用于使用体温计的发热患者组成的每一患者年龄层（新生儿、儿童和成人）中进行单独确定。

要求用同一温度计，对同一个被测对象的同一耳朵连续取 3 次温度读数，这些都要求是同一个操作员完成。每次读数间隔时间需在 1 min 以上，但不得超过 3 min。

使用体温计所进行的温度测试必须遵从各制造商所给出的各项建议。

对不同年龄的分组进行临床测试时需要分别用对应的指定体温计进行。为了减少随机误差，每一年龄组人数必须足够多，例如：最少 50 人。所有被挑选的研究对象的人数不得少于 100 人。每一年龄组的被挑选的研究对象中至少有 30%是正在发热的（37.5℃以上）。

建议被挑选的研究对象：

a) 从 0 岁到 1 岁之间；

b) 从 1 岁到 5 岁之间；

c) 5 岁以上。

临床重复性用式（1）计算。

临床重复性定义为在全部被测对象范围内对每一被测对象三次连续测量的平均值。可以通过下列公式对每一年龄组分别估算：

$$\hat{s}_R = \frac{1}{n}\sum_{i=1}^{n}\hat{s}_{Ri} \qquad \cdots\cdots(1)$$

$$\hat{s}_{Ri} = R_{Ri}/q \qquad \cdots\cdots(2)$$

$$R_{Ri} = \max(t_{ij}) - \min(t_{ij}) \qquad \cdots\cdots(3)$$

其中 $j=1\cdots\cdots I$

式中：

$\hat{s}_{Ri}$——被测对象 i 读数估算的标准偏差；

n——对应年龄组测试对象的总数；

R_{Ri}——被测对象 i 所有读数中最大温度值和最小温度值之间的取值范围；

I——每个被测对象读数的总数($I=3$)；

q——比例因素 $q(I=3)=1.65$；

t_{ij}——被测对象 i 的 j 次读数。

按以上步骤进行试验，或由制造商提供上述临床重复性试验结果，结果应符合 4.4.4 的要求。

5.5 跌落性试验

体温计应在垂直距离为 1 m 高处以三次不同起始姿态自由跌落到一个硬质表面上(采用平放于硬质基础上适当大小的硬木块，其密度大于 700 kg/m³)，三次方向中应该包括一次跌落在体温计探头端上。

跌落试验后，按 5.4.1 进行测试，结果应符合 4.5 的要求。

5.6 指示单元试验

5.6.1 分辨力、显示、提示/报警功能和模式试验

目测和实际操作检查，结果应符合 4.6.1～4.6.3、4.6.5 的要求。

5.6.2 低电压提示功能试验

用一个可调节的直流稳压电源代替体温计的直流内部电源。降低电压直到一个低电量的指示或者警告符号出现，或者显示开始黯淡不清，结果应符合 4.6.4 的要求。

5.7 生物相容性试验

与操作者或测试对象接触的所有材料(包括探测器保护罩)按 GB/T 16886.1—2001 进行生物相容性评价，结果应符合 4.7 的要求。

5.8 安全要求试验

按 GB 9706.1 的规定方法进行，结果应符合 4.8 的要求。

5.9 清洗和消毒试验

5.9.1 体温计试验

按以下步骤进行试验：

a) 清洗和/或消毒的液体和工具由制造商指定；

b) 按制造商指定的程序进行清洗、消毒和/或灭菌至少 20 次；

c) 目视检查对外壳标志的影响；

d) 按 5.4.1 和 5.4.2 的试验方法，在同一环境温度和同一个黑体温度下对体温计进行试验，其结果应符合 4.9.1 的要求。

5.9.2 多用途探测器保护罩试验

按制造商指定的程序进行清洗、消毒和/或灭菌不少于制造商指定的重复使用次数，但不得多于 20 次。

按 5.4.1 和 5.4.2 的试验方法进行测试，结果应符合 4.9.2 的要求。

5.10 探测器保护罩试验

按 5.4.1 和 5.4.2 的试验方法进行测试，结果应符合 4.10 的要求。

5.11 自检功能试验

按制造商提供的自我检测顺序的相关信息,实际操作检查,结果应符合4.11的要求。

5.12 自动关机功能试验

实际操作检查,结果应符合4.12的要求。

5.13 外观与结构试验

目测和实际操作检查,结果应符合4.13的要求。

5.14 体温计产品技术说明书试验

查阅体温计的产品技术说明书,结果应符合4.14的要求。

5.15 环境试验

体温计的环境试验按GB/T 14710—1993及表1的有关规定进行试验,结果应符合4.15的要求。额定工作低温试验、额定工作高温试验、额定工作贮存试验后,应将体温计从试验箱内取出,在实验室参考条件下至少稳定30 min,如果制造商另有规定,稳定时间可以更长,然后再进行试验。

6 检验规则

6.1 体温计应由制造商的技术质量检验部门进行检验,合格后方可提交验收。

6.2 体温计应成批提交验收,验收分为逐批检验(出厂检验)和周期检验(型式检验或例行检验)。

6.3 体温计的逐批检验(出厂检验)按制造商规定程序所批准的文件执行。

6.4 体温计应按照规定进行周期检验(型式检验或例行检验)。

6.4.1 在下列情况下应进行周期检验:

a) 新产品投产前;

b) 连续生产中每年不小于1次;

c) 间隔一年以上再投产时;

d) 在设计、工艺或材料有重大改变时;

e) 国家质量监督机构对产品质量进行监督检查时。

6.4.2 周期检验按GB/T 2829—2002的规定进行。

6.4.3 周期检验应从逐批检验合格品中抽取样机,样机数为2台(除生物性能评价外)。

6.4.4 周期检验采用判别水平为Ⅰ的一次抽样方案,其不合格分类、检查分类组、检查项目、判定数组和不合格质量水平(RQL)按表2的规定。

表2 周期检验不合格分类、检查分类组、检查项目、判定数组和不合格质量水平

不合格分类	B类	C类
检查分类组	Ⅰ	Ⅰ
检查项目	4.3、4.4、4.5、4.6、4.8、4.9～4.12、4.14、4.15	4.13
判定数组	n=2[Ac=0,Re=1]	n=2[Ac=1,Re=2]
不合格质量水平(RQL)	40	80

6.4.5 周期检验合格,应是本周期内所有检验组周期检验均合格,否则就认为周期检验不合格。

6.5 在下列任一情况下,应考虑对与操作者或测试对象接触的所有材料(包括探测器保护罩)(4.7)进行生物学评价或再评价,合格后方可投产。

a) 作为新产品投产前;

b) 制造产品所用材料或技术条件改变时;

c) 产品配方、工艺、初级包装或灭菌改变时;

d) 贮存期内最终产品的任何变化时;

e) 产品用途改变时；

f) 有迹象表明产品用于人体会产生不良作用时。

7 标志、使用说明书、包装、运输、贮存

7.1 标志

7.1.1 体温计上的标志

每只(台)体温计在适当的明显位置，应有下列标志：

a) 制造单位名称；

b) 体温计名称和型号；

c) 输入功率(若适用)；

d) 电源电压、频率(若适用)；

e) 出厂编号；

f) 执行标准号、产品注册号。

7.1.2 检验合格证上的标志

每只(台)体温计应附有检验合格证、使用说明书和装箱单各一份。检验合格证上应有下列标志：

a) 制造单位名称；

b) 产品名称、型号；

c) 检验日期；

d) 检验员代号。

7.1.3 包装箱上的标志

包装箱应有下列标志：

a) 制造单位名称、地址、邮政编码；

b) 产品名称、型号；

c) 出厂日期或批号；

d) 数量；

e) 净重、毛重；

f) 体积(长×宽×高)；

g) 执行标准号、产品注册号；

h) “易碎物品”、“向上”、“怕雨”等字样或标志。标志应符合 GB/T 191—2000 的有关规定。

箱上的字样或标志应能保证不因历时较久而模糊不清。

7.2 使用说明书

使用说明书的编写应符合 GB 9969.1 的有关规定。

7.3 包装

7.3.1 每只(台)体温计应装入包装箱，包装箱应有防潮、防雨装置，能保证设备不受自然损坏。

7.3.2 体温计的附件及工具在箱内必须牢固定位，应防止在运输中松动和互相摩擦。

7.4 运输

按合同规定。

7.5 贮存

包装后的体温计应贮存在相对湿度不超过 85%，无腐蚀性气体和通风良好的室内。

附 录 A
（资料性附录）
为确定临床准确度的临床试验

A.1 简介

本附录是为了提供如下信息：体温计在临床试验下获得临床准确度数据的程序，和如何计算在使用说明书上提供的准确度。

A.2 临床准确度

临床准确度由两个特性决定：具有标准偏差的临床偏差，以及临床重复性。这两个特性都可以从同一组数据中估算出来。

应运用统计学方法进行临床准确度的计算。

A.3 临床试验程序

对每个型号的设备、每个可调节的模式、体温计所适用的所有年龄组及包括所有年龄组中的发热人群，临床准确度都应分别确定。

临床试验应在环境温度(21±3)℃和相对湿度(50±20)%的条件下进行。

临床试验应使用两种体温计：被测试的体温计和参考体温计，适用于被测试者特定部位的非预测。

为了确定临床偏差、临床偏差的标准偏差以及临床重复性，应由一个操作员读取被测试的体温计在同一个耳朵的三个连贯温度和参考体温计在同一个对象的一个温度。每次读取的时间不得超过1 min。

读取被测试体温计和参考体温计温度的方法应完全符合制造商所推荐的方法。

在试验前后，参考体温计的实验室准确度应使用水浴来验证。应使用下列所推荐的方法进行水浴。

[水缸的容量最少应有 3 L，一个小时后温度保持稳定在±0.02℃，空间温度均匀地保持在±0.01℃。水的实际温度通过浸入式接触式体温计(最好为 Pt100 型)感应，不确定度不大于 0.03℃(覆盖因子 $k=2$)。接触式体温计的校准可溯源到温度的国家标准。接触式体温计应放在水中大致靠近黑体洞的地方。]

临床试验应根据其适用范围在各年龄组用对应的指定体温计分别进行。为了减少随机抽样带来的测量误差，每一年龄组人数应足够多，即最少 50 人。所有被挑选的研究对象的人数不得少于 100 人。每一年龄组的被挑选的研究对象中至少有 30%是正在发热的(37.5℃以上)。

定义被挑选的研究对象：

a) 从 0 岁到 1 岁之间；

b) 从 1 岁到 5 岁之间；

c) 5 岁以上。

A.4 临床偏差和临床标准偏差

临床偏差 Δt_b 和临床标准偏差 S_b 规定了被测设备测量的温度和参考体温计测量的对象温度之间的平均偏差。临床偏差是一种对被测体温计使用说明上指定的部位偏移进行验证的方法。

所有年龄组的临床偏差 Δt_b 分别通过下列公式计算：

$$\Delta t_b = \frac{1}{n}\sum_{i=1}^{n}\Delta t_{bi} \qquad \text{(A.1)}$$

$$\Delta t_{bi} = \frac{1}{3}\sum_{j=1}^{3}(t_{ij} - t_{Ri}) \quad \cdots\cdots(\text{A.2})$$

式中：

Δt_{bi}——对象 i 的偏差；

t_{ij}——对象 i 的第 j 次读取温度；

t_{Ri}——读取的对象 i 的参考温度；

n——相应的年龄组中的所有对象数。

临床偏差的标准偏差 S_b 可以由式(A.3)计算：

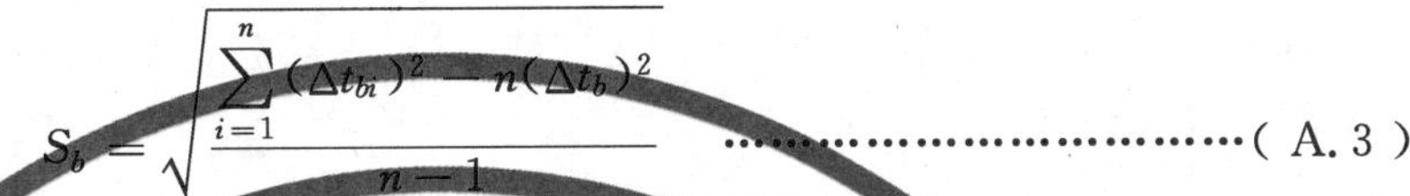

$$S_b = \sqrt{\frac{\sum_{i=1}^{n}(\Delta t_{bi})^2 - n(\Delta t_b)^2}{n-1}} \quad \cdots\cdots(\text{A.3})$$

A.5 临床重复性

临床重复性 $\hat{s}_R$ 表示被测设备在同一个操作者对同一个对象的同一个耳朵测量温度的一致性。重复性测试需要读取在同一个条件下，同一个患者的同一个耳朵的三个连续的温度，并互相比较。

临床重复性定义为在全部被测对象范围内对每一被测对象三次连续测量的平均值。可以通过下列公式对每一年龄组分别估算：

$$\hat{s}_R = \frac{1}{n}\sum_{i=1}^{n}\hat{s}_{Ri} \quad \cdots\cdots(\text{A.4})$$

$$\hat{s}_{Ri} = R_{Ri}/q \quad \cdots\cdots(\text{A.5})$$

$$R_{Ri} = \max(t_{ij}) - \min(t_{ij}) \quad \cdots\cdots(\text{A.6})$$

其中 $j=1\cdots\cdots I$

式中：

$\hat{s}_{Ri}$——是被测对象 i 读数估算的标准偏差；

n——对应年龄组测试对象的总数；

R_{Ri}——被测对象 i 所有读数中最大温度值和最小温度值之间的取值范围；

I——每个被测对象读数的总数($I=3$)；

q——比例因素 $q(I=3)=1.65$；

t_{ij}——被测对象 i 的 j 次读数。

GB/T 21417.1—2008《医用红外体温计　第1部分:耳腔式》国家标准第1号修改单

本修改单经国家标准化管理委员会于2008年8月27日批准,自2008年9月1日起实施。

前言中"本部分的第6章为推荐性,其余全部技术内容为强制性。并应与GB 9706.1《医用电气设备　第1部分:安全通用要求》配套使用。"修改为"本部分与GB 9706.1《医用电气设备　第1部分:安全通用要求》配套使用。"

ICS 11.140
G 45

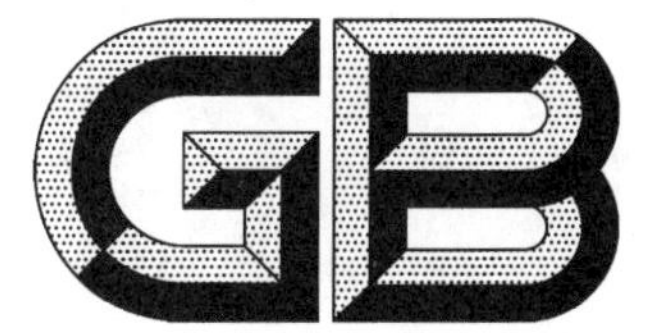

中华人民共和国国家标准

GB/T 21869—2008/ISO 21171:2006

医用手套表面残余粉末的测定

Medical gloves—Determination of removable surface powder

(ISO 21171:2006,IDT)

2008-05-14 发布　　2008-10-01 实施

中华人民共和国国家质量监督检验检疫总局
中国国家标准化管理委员会　发布

前　言

本标准等同采用 ISO 21171:2006《医用手套表面残余粉末的测定》(英文版)。

本标准等同翻译 ISO 21171:2006。

为便于使用,本标准做了下列编辑性修改:

a) “本国际标准”一词改为“本标准”;

b) 用小数点“.”代替作为小数点的逗号“,”。

本标准由中国石油和化学工业协会提出。

本标准由全国橡胶与橡胶制品标准化技术委员会胶乳制品分技术委员会(SAC/TC 35/SC 4)归口。

本标准主要起草单位:江阴嘉乐威胶乳制品有限公司、北京市医疗器械检验所、江阴出入境检验检疫局、中橡集团株洲橡胶塑料工业研究设计院。

本标准主要起草人:徐永平、岳卫华、毛界红、张玉、邓一志。

本标准为首次发布。

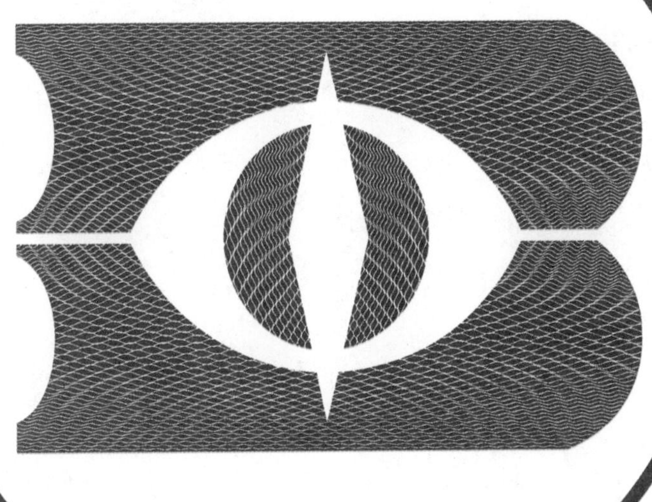

ISO 前言

国际标准化组织(ISO)是各国国家标准团体(ISO 成员团体)的世界性联合机构。制定国际标准的工作通常由 ISO 技术委员会进行,凡对已建立了技术委员会项目感兴趣的成员团体均有权参加该委员会,与 ISO 有联系的政府或非政府的国际组织也可参加此项工作。在电工技术标准化的所有工作中,ISO 与国际电工委员会(IEC)紧密合作。本国际标准是根据 ISO/IEC 导则第 2 部分规定起草的。

技术委员会的主要任务是制定国际标准。技术委员会采纳的国际标准草案应下发到各成员团体投票,作为国际标准发布时,要求至少有 75%的成员团体投赞成票。

应对本文件中的某些部分是专利权主题的可能性引起注意,ISO 没有识别任何或所有专利权的责任。

国际标准 ISO 21171 由橡胶与橡胶制品技术委员会橡胶工业用原材料(包括胶乳)分技术委员会(ISO/TC 45/SC 3)制定。

本国际标准是在 ASTM 允许下,以 ASTM D 6124:2001《医用手套表面残余粉末的测定方法标准》为基础而制定的。

就本国际标准而言,关于达到欧洲委员会规定的 CEN 附录已删除。

医用手套表面残余粉末的测定

警告——本标准使用者应熟悉一般实验室操作。本标准不涉及任何安全性问题,即使是与它有关的也不例外,使用者应建立相应的安全和健康规范,并使之符合国家的规定。

1 范围

本标准规定了医用橡胶手套表面易去除粉末含量的测定方法,方法A适用于“有粉”手套,方法B和方法C适用于“无粉”手套。本标准不涉及与手套表面粉末相关的安全性问题,也不规定手套表面残余粉末的限量。非橡胶制造的医用手套不适用于本标准。

2 原理

先用水清洗手套表面上不溶于水的粉末,然后用过滤、称重的方法进行测定。试验中所用手套数量视其有粉或无粉而定。

3 术语和定义

下列术语和定义适用于本标准。

3.1

粉末 powder

在试验条件下,手套表面上能用水清洗去除的所有水不溶性物质。

3.2

有粉手套 powdered gloves

为便于穿戴,通常在生产过程中增加了涂粉处理工序、制造商标明为“有粉”的手套。

3.3

无粉手套 powder-free gloves

制造商标明为“无粉”的手套。

注:手套通常应清晰标明有粉或无粉(未加标注的手套一般不为消费者所接受),如果手套样品上不含有“有粉”或“无粉”字样,则该手套应视为有粉手套。

4 设备、仪器

实验室常用的玻璃器皿和镊子及下列设备:

4.1 天平:精度0.1 mg

4.2 机械振荡器:最低振荡频率为1.7 Hz(102次/min)

4.3 烘箱:能保持温度在100℃±5℃

4.4 抽滤器:由直径为90 mm和47 mm、孔径为2.7 μm的微孔玻璃纤维滤膜和抽滤装置组成。

4.5 干燥器。

5 试剂

蒸馏水或去离子水。

6 抽样

从每一批待检产品中,随机抽取适当数量样品。测定时有粉手套2只;无粉手套5只,其中外科手术手套 3 副(即 6 只)。

7 方法 A——有粉手套试验步骤

7.1 试验前,用水清洗所有的玻璃器皿和镊子。

7.2 在试验温度为 25℃±5℃条件下,随机抽取 2 只样品进行试验。

7.3 将直径为 90 mm、孔径为 2.7 μm 的微孔玻璃纤维滤膜放置在干燥器内干燥至少 30 min,取出滤膜后,应立即用天平称量,精确到 0.1 mg,以 g 为单位,记录其质量(m_0)。

注:经验表明滤膜从玻璃表面取下时有破损风险,建议使用聚四氟乙烯(PTFE)作衬底。

7.4 将滤膜放置在抽滤器中。

7.5 将手套小心从包装袋中取出并放入容量为 1 L 的锥形瓶或者其他适宜的容器中,瓶中装有 500 mL 的水以使手套袖边高出瓶口 1 cm~3 cm,然后往手套内加入 250 mL 水,用镊子夹持小部分手套袖边使其离开锥形瓶口,让锥形瓶内的空气排出,确保加入的水能够冲洗到手套袖边高出瓶口部分,用裹了一张聚丙烯薄膜的橡胶瓶塞封住锥形瓶口以避免泄漏。将密封后的锥形瓶移至机械振荡器上,以不低于 1.7 Hz 频率振荡 30 s,确保手套整个表面都被完全清洗。

7.6 从振荡器上取下锥形瓶,揭开瓶塞,将手套内的水倒入含有滤膜的抽滤器中,取出手套,将手套内剩余的水和锥形瓶中的水倒入含有滤膜的抽滤器中。

7.7 往锥形瓶中加 500 mL 水,将同一只手套放入锥形瓶中,往手套内加 250 mL 水,按 7.5 和 7.6 进行重复试验。

7.8 重复 7.7 操作两次以上,使每只手套用水洗涤的次数达到 4 次以上,每次都要用水冲洗锥形瓶和瓶塞覆盖膜,确保手套表面上所有附着物都能被转移到滤膜上。

7.9 将另外一只手套按 7.5~7.8 重复进行试验(如果是外科手术手套则用同一副中的另一只)。

7.10 通过抽滤尽量将滤膜中的水分抽干,废弃滤液,小心取出滤膜。将滤膜放置在经洗净并干燥过的表面皿或瓷碟内,放在温度为 100℃±5℃的烘箱内干燥 1 h,然后将其移至干燥器内冷却至少 30 min。为尽量减少吸潮,从干燥器内取出滤膜后,应立即用天平称量,精确至 0.1 mg,以 g 为单位,记录其质量(m_1)。

8 结果计算(方法 A)

两只手套上粉末质量由:$(m_1-m_0)\times 1\,000$ 算式计算得出,以 mg 为单位。

每只手套上粉末质量的平均值(m_A)由式(1)得出,以 mg 为单位。

$$m_A=\frac{(m_1-m_0)\times 1\,000}{2} \quad\cdots\cdots(1)$$

9 方法 B 和方法 C——"无粉"手套试验步骤

9.1 概述

一般情形下,测定无粉手套粉末的试验步骤类似如上所述(见第 7 章)。但测试无粉手套所使用的滤膜尺寸较小,除外科手术手套样品数为 6 只外(见注),手套样品数为 5 只,洗涤每只手套的用水量相同。由于无粉手套表面上仅存少量的粉末,因此有必要进行空白试验。

注:外科手术手套包装时是以副为包装单位,由于一副手套中的左手与右手通常不是同一时间生产的,测定左右手相同数量的手套是很重要的。

9.2 方法 B——非外科手术用"无粉"手套试验步骤

9.2.1 试验前,用水清洗所有玻璃器皿和镊子。

9.2.2 随机抽取 5 只样品在 25℃±5℃环境下进行试验。

9.2.3 将直径为 47 mm、孔径为 2.7 μm 的微孔玻璃纤维滤膜放置在抽滤器中,先用三份 50 mL 的水冲洗滤膜，然后抽干滤膜上的水。将滤膜移至表面皿内后，放入温度为100℃±5℃的烘箱中干燥1 h，之后将其移至干燥器内冷却至少30 min，取出滤膜立即用天平称量，精确至0.1 mg，以g为单位，记录其质量（m_0）。

注：经验表明滤膜从玻璃表面取下时有破损风险，建议使用聚四氟乙烯（PTFE）作衬底。

9.2.4 将称量后的滤膜放置在抽滤器中。

9.2.5 小心将手套从包装袋中取出并放入容量为1 L的锥形瓶或者其他适宜的容器中，瓶中装有500 mL水以使手套袖边高出瓶口1 cm～3 cm，往手套内加入250 mL水，用镊子夹持手套袖边小部分使其离开瓶口，让锥形瓶内的空气排出，确保加入手套的水能够冲洗到手套袖边高出瓶口部分，用裹了一张聚丙烯薄膜的橡胶瓶塞封住锥形瓶口以避免泄漏。将密封后的锥形瓶移至机械振荡器上，以不低于1.7 Hz频率振荡30 s，确保手套整个表面都被完全清洗。

9.2.6 从振荡器上取下锥形瓶，揭开瓶塞，将手套内的水倒入容量为600 mL的烧杯中。从锥形瓶中取出手套，将手套中剩余的水倒入烧杯中。丢弃手套。

如果操作中不小心同时倒出了锥形瓶中的水，向锥形瓶内加水使锥形瓶内的水保持在500 mL左右。

9.2.7 用另外一只手套，按9.2.5和9.2.6重复进行试验。将手套放入存留有500 mL水的锥形瓶中，将600 mL烧杯中的水倒入到手套内。

9.2.8 按9.2.5和9.2.6进行第三只手套试验，直至第五只。

9.2.9 将烧杯中的水倒入已称量的滤膜内。从锥形瓶中取出手套，将手套内剩余的水倒入滤膜，最后倒出锥形瓶中的水，用水冲洗烧杯、锥形瓶和瓶塞覆膜，保证（5只）手套表面上所有遗留粉末都被转移到滤膜上。

9.2.10 用抽滤器尽量将滤膜中的水分抽干，废弃滤液。用镊子小心取出滤膜，将其移至经洗净并烘干的表面皿或瓷碟内，放入温度为100℃±5℃的烘箱中干燥1 h，然后将表面皿移至干燥器内冷却至少30 min，为尽量减少吸潮，将滤膜从干燥器中取出后，应立即用天平称量，精确至0.1 mg，以g为单位，记录其质量（m_1）。

9.3 空白样试验

使用与9.2.3和9.2.4中相同的锥形瓶、瓶塞、聚丙烯薄膜、抽滤器和烧杯，按9.2.3测定滤膜质量（m_F），用750 mL的水，但不用手套，按9.2.4～9.2.6进行试验，将水抽滤后，按9.2.10烘干、称量滤膜，以g为单位，记录其质量（m_B）。过滤后残留在滤膜上的所有物质的质量由m_B-m_F得出。

9.4 结果计算（方法B）

5只手套上的粉末质量由$(m_1-m_0-m_B+m_F)\times1\,000$算式计算得出，以mg为单位。

每只手套粉末质量的平均值由：$m_A=(m_1-m_0-m_B+m_F)\times200$算式计算得出，以mg为单位。

9.5 方法C——“无粉”手术手套试验步骤

除手套数量不同外，该试验步骤与方法B是相同的。

9.5.1 试验前，用水清洗所有玻璃器皿和镊子。

9.5.2 随机抽取3副样品在25℃±5℃环境下进行试验。

9.5.3 将直径为47 mm、孔径为2.7 μm的微孔玻璃纤维滤膜放置在抽滤器中，用3份50 mL的水冲洗滤膜，然后抽干滤膜上的水。将滤膜移至表面皿或瓷碟上后，放入温度为100℃±5℃的烘箱中干燥1 h，之后将其移至干燥器内冷却至少30 min，取出滤膜后，应立即用天平称量，精确至0.1 mg，以g为单位，记录其质量（m_0）。

注：经验表明滤膜从玻璃表面取下时有破损风险，建议使用聚四氟乙烯（PTFE）作衬底。

9.5.4 将称量后的滤膜放置在抽滤器中。

9.5.5 小心将手套从包装袋中取出并插入容量为1 L的锥形瓶或者其他适宜的容器中，瓶中装有500 mL水以使手套袖边高出瓶口1 cm～3 cm，往手套内加入250 mL水，用镊子夹持手套袖边小部分使其离开瓶口，让锥形瓶内的空气排出，确保加入手套的水能够冲洗到手套袖边高出瓶口部分，用裹了一张聚丙烯薄膜的橡胶瓶塞封住锥形瓶口以避免泄漏。将锥形瓶移至机械振荡器上，以不低于 1.7 Hz 频率振荡 30 s，确保手套整个表面都被完全清洗。

9.5.6 从振荡器上取下锥形瓶，揭开瓶塞，将手套内的水倒入容量为 600 mL 的烧杯中。

如果操作中不小心同时倒出了锥形瓶中的水，向锥形瓶加水使锥形瓶内的水保持在 500 mL 左右。

9.5.7 用一双手套中的另外一只手套，按 9.5.5 和 9.5.6 重复进行试验。将手套放入存留有 500 mL 水的锥形瓶中，将 600 mL 烧杯中的水倒入手套内。

9.5.8 用另外 4 只(或 2 双)手套，按 9.5.5 和 9.5.6 重复进行试验，直至第 6 只。

9.5.9 将烧杯中的水倒入已称量的滤膜内，从锥形瓶中取出手套，将手套内剩余的水倒入滤膜，最后倒出锥形瓶中的水，用水冲洗烧杯、锥形瓶和瓶塞覆膜，保证(6 只)手套表面上所有遗留粉末都被转移到滤膜上。

9.5.10 用抽滤器尽量将滤膜中的水分抽干，倒掉滤液。用镊子小心取出滤膜，将其移至经洗净并烘干的表面皿或瓷碟内，放入温度为 100℃±5℃的烘箱中干燥 1 h，将表面皿或瓷碟移至干燥器内冷却至少 30 min，为尽量减少吸潮，将滤膜从干燥器取出后，应立即称量，精确至 0.1 mg，以 g 为单位，记录其质量(m_1)。

9.6 空白试验

使用与 9.5.3 和 9.5.4 中相同的锥形瓶、瓶塞、聚丙烯薄膜、抽滤器和烧杯，按 9.5.3 测定滤膜质量(m_F)，用 750 mL 的水，但不用手套，按 9.5.4～9.5.6 进行试验。将水过滤后，按 9.5.10 烘干、称量滤膜，以 g 为单位，记录其质量(m_B)。过滤后残留在滤膜上的所有物质的质量由 m_B-m_F 得出。

9.7 结果计算(方法 C)

6 只手套上的粉末质量由$(m_1-m_0-m_B+m_F)\times 1\,000$算式计算得出，以 mg 为单位。

每只手套粉末质量的平均值由：$m_A=(m_1-m_0-m_B+m_F)\times 166.7$算式计算得出，以 mg 为单位。

10 精密度

10.1 根据与术语和其他统计学细则有关的技术报告 ISO/TR 9272 已制定了该精密度和偏倚条款。

10.2 在本精密度和偏差条款中的精密度细则给出了如下所述的用于指定实验间项目所用材料的这些试验方法精密度的估算。除了文件提供该精密度参数适用于这些试验方法的特殊材料和指定试验外，精密度参数不能应用于任何材料的接收/拒收试验。

10.3 2005 年就 A 型 1 精密度进行过测定，重复性和再现性试验两者期限短，10 d 内就得出了重复试验结果，试验结果取平均值，如本试验方法所述，得到了该性能或参数两个测试值或测定值。

10.4 四类有粉手套、三类无粉手套和一类无粉手术手套分别用方法 A、方法 B 和方法 C 在 13 个实验室间进行了比对试验。

10.5 对于有粉手套试验方法 A，每种类型用 2 只手套进行 3 组平行试验。

10.6 对于无粉检查手套试验方法 B，每种类型用 5 只手套进行一组平行试验。

10.7 对于无粉手术手套试验方法 C，用 6 只(3 副)手套进行一组平行试验。

10.8 重复性和再现性的精密度计算结果见表 1、表 2 和表 3，按每一类型手套粉末量平均值从大到小排列。

10.9 本试验方法的精密度可以用下面的形式被称为 r、R、(r)、(R)的恰当值来表示，即用该恰当值来判断试验结果(由试验方法来获得)，恰当值是与表 1 和表 2 中的平均值有关的 r 值或 R 值，其考虑了常规试验中任何特定时间和任何给定材料最接近的平均水平。

10.10 重复性。本试验方法中重复性 r 可用表 1 和表 2 的值加以确定，按正常试验方法得到的 2 个单独试验结果与列表中的 r 值差别较大时，则认为是由于不同样本总体所致。

10.11 再现性。本试验方法中再现性 R 可用表 1 和表 2 的值加以确定，按正常试验方法得到的 2 个单独试验结果与列表中的 R 值差别较大时，则认为是由于不同样本总体所致。

10.12 以平均水平的百分数表示的重复性(r)和再现性(R)，与上面的 r 和 R 有等效应用的说法。对于上述(r)和(R)，2 个单独试验结果中的差值是以 2 个试验结果的算术平均值的百分数表示。

10.13 偏倚。在试验方法术语中，偏倚是测试平均值与基准试验特征值(或真实值)之间的差值，由于本试验方法对试验特征值作了专门规定，就本试验而言，不存在基准值，因此，偏倚不能测定。

表 1 方法 A—有粉手套

手套类型	平均值/mg	实验室内			实验室间		
		s_r	r	(r)%	s_R	R	(R)%
1. 有粉天然乳胶检查手套	180	7	19	10	15	43	24
2. 有粉天然乳胶手术手套	117	10	28	24	14	39	34
3. 有粉合成胶乳检查手套	107	11	31	29	33	93	87
4. 有粉聚乙烯基检查手套	26	3	8	30	16	44	165

表 2 方法 B—无粉检查手套

手套类型	平均值/mg	实验室内			实验室间		
		s_r	r	(r)%	s_R	R	(R)%
1. 无粉天然乳胶检查手套	0.67	0.12	0.33	49	0.61	1.72	257
2. 无粉丁腈检查手套	0.47	0.14	0.41	87	0.39	1.10	235
3. 无粉聚乙烯基检查手套	0.18	0.08	0.21	115	0.10	0.258	153

表 3 方法 C—无粉手术手套

手套类型	平均值/mg	实验室内			实验室间		
		s_r	r	(r)%	s_R	R	(R)%
1. 无粉天然乳胶手术手套	0.60	0.10	0.29	49	0.44	1.22	205

表 1、表 2、表 3 中：

s_r——重复性标准偏倚，用测量单位表示；

r——重复性，用测量单位表示，等于 2.8 s_r；

(r)——重复率，用相对或百分比表示；

s_R——再现性标准偏倚，用测量单位表示；

R——再现性，用测量单位表示，等于 2.8 s_R；

(R)——再现率，用相对或百分比表示。

11 试验报告

试验报告应包括以下内容：

a) 本标准号；

b) 被测样品所必需的全部信息；

c) 手套上“有粉”或“无粉”的标识；

d) 采用的测定方法：方法 A、方法 B 或方法 C；

e) 每只手套的平均粉末质量，以 mg 为单位；

f) 测定中观察到的任何异常现象。

ICS 83.040.10
G 45

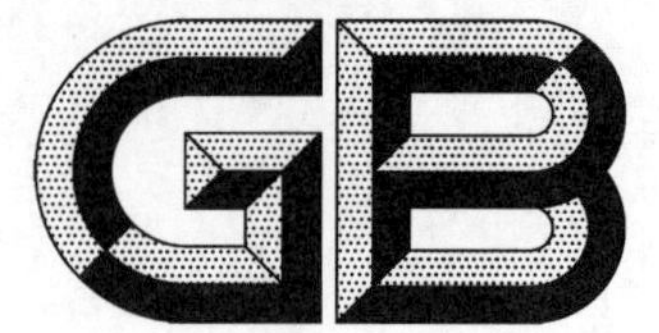

中华人民共和国国家标准

GB/T 21870—2008/ISO 12243:2003

天然胶乳医用手套水抽提蛋白质的测定 改进 Lowry 法

Medical gloves made from natural rubber latex—Determination of water-extractable protein using the modified Lowry method

(ISO 12243:2003, IDT)

2008-05-14 发布　　2008-10-01 实施

中华人民共和国国家质量监督检验检疫总局
中国国家标准化管理委员会　发布

前　言

本标准等同采用 ISO 12243:2003《天然胶乳医用手套水抽提蛋白质的测定　改进 Lowry 法》(英文版)。

本标准等同翻译 ISO 12243:2003。

为便于使用,本标准做了下列编辑性修改:

a) “本国际标准”一词改为“本标准”;

b) 用小数点“.”代替作为小数点的逗号“,”。

附录 A、附录 B 为规范性附录,附录 C、附录 D 为资料性附录。

本标准由中国石油和化学工业协会提出。

本标准由全国橡胶与橡胶制品标准化技术委员会胶乳制品分技术委员会(SAC/TC 35/SC 4)归口。

本标准主要起草单位:江阴嘉乐威胶乳制品有限公司、湛江出入境检验检疫局、湛江嘉力手套制品有限公司、江阴出入境检验检疫局、北京市医疗器械检验所、中橡集团株洲橡胶塑料工业研究设计院。

本标准主要起草人:徐永平、云俊、周松茂、高乃东、岳卫华、康敏静、郭平、李枚辉。

本标准为首次发布。

ISO 前言

国际标准化组织(ISO)是各国国家标准团体(ISO 成员团体)的世界性联合机构。制定国际标准的工作通常由 ISO 技术委员会进行,凡对已建立了技术委员会项目感兴趣的成员团体均有权参加该委员会,与 ISO 有联系的政府或非政府的国际组织也可参加此项工作。在电工技术标准化的所有工作中,ISO 与国际电工委员会(IEC)紧密合作。本国际标准是根据 ISO/IEC 导则第 2 部分起草的。

技术委员会的主要任务是制定国际标准。技术委员会采纳的国际标准草案应下发到各成员团体投票,作为国际标准发布时,要求至少有 75%的成员团体投赞成票。

应对本文件中的某些部分是专利权主题的可能性引起注意,ISO 没有识别任何或所有专利权的责任。

国际标准 ISO 12243 由橡胶与橡胶制品技术委员会橡胶工业用原材料(包括胶乳)分技术委员会(ISO/TC 45/SC 3)制定。

天然胶乳医用手套水抽提蛋白质的测定 改进 Lowry 法

警告——本标准使用者应熟悉一般实验室操作。本标准不涉及任何安全性问题，即使是与它有关的也不例外，使用者应建立相应的安全和健康规范，并使之符合国家的规定。

1 范围

本标准规定了天然胶乳医用手套水抽提蛋白质含量的测定，也适用于其他天然胶乳制品中水抽提蛋白质含量的测定，但抽提过程和次数没有得到证实，会随试验样品类型不同而变化。附录C介绍了医用手套中几种特种蛋白质的其他测定方法，但不具有通用性。

本标准仅涉及分析方法，与取样无关，也不涉及测定结果的安全性或标志要求。

2 规范性引用文件

下列文件中的条款通过本标准的引用而成为本标准的条款。凡是注日期的引用文件，其随后所有的修改单(不包括勘误的内容)或修订版均不适用于本标准，然而，鼓励根据本标准达成协议的各方研究是否可使用这些文件的最新版本。凡是不注日期的引用文件，其最新版本适用于本标准。

GB 7543—2006　一次性使用灭菌橡胶外科手套 (ISO 10282:2002,IDT)

GB 10213—2006　一次性使用医用橡胶检查手套 (ISO 11193-1:2002,IDT)

3 原理

用缓冲溶液抽提水溶性蛋白质，然后通过沉淀、浓缩，将其从有可能干扰测定的其他水溶性物质中分离出来(见附录A和附录D)；再溶解沉淀的蛋白质，以标准蛋白质做参照，用改进Lowry方法进行比色，定量测定蛋白质含量(该方法的概述见参考文献[1])。

4 术语和定义

下列术语和定义适用于本标准。

4.1

浓缩因子 *F*　concentration factor

沉淀蛋白质所用抽提液体积与再溶解蛋白质沉淀所用氢氧化钠溶液的体积比。

注：用4 mL蛋白质抽提液进行沉淀，然后用0.8 mL氢氧化钠溶液再溶解沉淀，则浓缩因子 F 为:4/0.8=5。

4.2

蛋白质　protein

存在于天然胶乳制品中并可用水进行抽提的蛋白质与蛋白质类似物质(如多肽)。

4.3

改进 Lowry 方法　modified Lowry method

原Lowry分析方法的改进，通过对蛋白质进行沉淀和分离，减少了其他可抽提物在测定中可能产生的干扰。

5 设备

除另有说明外，所有的实验室用器皿(如烧瓶、试管等)均为聚丙烯或聚乙烯制造。

注：聚丙烯或聚乙烯器皿比玻璃器皿对蛋白质的吸附量小，蛋白质吸附量的测定方法见附录B。

5.1 无蛋白质手套

由合成胶乳或塑料制造、无粉且不含其他可转移到试样或抽提液中的物质的手套。

5.2 离心机

性能至少达到 60 000 m/s^2(6 000 g)。

注：当离心时间延长时，温度可能会上升，最好用冷冻离心机。

5.3 离心管

容量为 200 mL、50 mL、10 mL、2 mL、1.5 mL 蛋白质吸附量少的聚丙烯或聚乙烯(如果适用)离心管。

5.4 锥形瓶

容量为 250 mL。

5.5 微量移液器。

5.6 试管振动器

振动频率为 3 Hz～6 Hz。

5.7 漩涡混合器或超声波仪。

5.8 一次性使用滤膜

蛋白质吸附量少且孔径为 0.45 μm 或更小的滤膜。

5.9 夹持器

在抽提过程中用来夹持手套并保持不漏水的设备，夹持器可为一对与泡沫橡胶连接的能用螺钉拧在一起的铝条，或者为血液透析用 170 mm 长的塑料夹具。

5.10 分光光度设备

5.10.1 分光光度计

带有一次性使用的聚苯乙烯透明比色皿(可用石英材质但要求十分干净)。

5.10.2 酶标仪

96 孔容量为 0.25 mL～0.5 mL 的聚苯乙烯平底酶标仪。

注：最好使用容量 0.5 mL 的孔板，也可用较小容量的孔板，但会降低分析灵敏度。

5.11 天平

精确到 0.000 1 g。

6 试剂

试验过程中，使用试剂均为分析纯和蒸馏水或去离子水。

6.1 染色剂：溴苯酚蓝(钠盐)，将 0.1 g 溴苯酚蓝溶于 1 L 水中，有效期为 4 周。

6.2 抽提液：在整个抽提过程中 pH 值能保持在 7.4±0.4 范围内的一种缓冲溶液。

注 1：适用的缓冲溶液包括 0.01 mol/L 的磷酸盐缓冲溶液(PBS)和 0.1 mol/L 的 *N*-(羟甲基)-甲基-2-氨基乙磺酸钠盐缓冲溶液(TES)。磷酸盐缓冲溶液的制备是根据产品说明将磷酸盐溶解于蒸馏水中，如果缓冲溶液的 pH 值达不到 7.4±0.4，有必要使用浓度高一点的磷酸盐溶液。TES 缓冲溶液的制备是将 24 g TES 溶于 500 mL 的水中，然后用水稀释至 1 L。

注 2：PBS 和 TES 容易从市场获得。

6.3 改进的 Lowry 蛋白质分析试剂

6.3.1 试剂 A：碱性柠檬酸铜溶液，将 10 份试剂 C 和 0.2 份试剂 D 混匀，在检验的当天配制。

也可使用碱性酒石酸铜，同样应在检验的当天配制。成套试剂中则会含有可能影响检测的未加说明的保护剂。

6.3.2 试剂 B：用 28 mL 水加入 72 mL 2 mol/L 的福林试剂后得到的稀溶液。

注：2 mol/L 的福林试剂可从市场上购买，例如：可从美国西格玛化学公司(Box 14508，St Louis，MO 63178)获得(目录号 F 9252)，有些工业用高浓度的福林试剂可能达不到 2 mol/L。

6.3.3 试剂 C:6 g 碳酸钠溶解在 100 mL 水中的溶液。

6.3.4 试剂 D:1.5 g 硫酸铜和 3 g 柠檬酸钠溶解在 100 mL 水中的溶液。

6.3.5 氢氧化钠溶液:$c(NaOH)=0.2$ mol/L。

6.3.6 脱氧胆酸钠溶液(DOC):用水溶解 0.15 g 脱氧胆酸钠稀释至 100 mL 后的溶液。冷藏贮存,有效期为 4 周。

6.3.7 三氯乙酸(TCA)溶液:用水溶解 72 g 三氯乙酸稀释至 100 mL 并混合均匀的溶液。冷藏贮存,可稳定贮存较长时间。

6.3.8 磷钨酸(PTA)溶液:用水溶解 72 g 磷钨酸至 100 mL 后的溶液。混合均匀,贮存在冷藏室中,有效期为 4 周。为了方便,可将 TCA 和 PTA 溶液按 7.4.2 步骤同时等体积比进行预混合,这种混合溶液缺少贮存期数据,只能在检验的当天混合。

6.4 卵清蛋白贮备液:卵清蛋白是用硫酸铵分馏并在 pH=4.5 时重复结晶所得。例如:可从美国西格玛化学公司 (Box 14508,St Louis, MO 63178)获得(目录号 A 5503)。

将 100 mg 卵清蛋白溶解于 100 mL 的抽提液(6.2)中制备成浓度为 1 mg/mL 的贮备液,将溶液用 0.45 μm(或更小的孔径)低蛋白质吸附量的滤膜 (5.8)过滤,用紫外分光光度计,以光程为 1 cm 的比色皿在 280 nm 波长处测定蛋白质的吸光度,以抽提液(见 6.2)作为空白样,然后将吸光度除以 0.64[1] 得到卵清蛋白贮备液的精确浓度。在不高于 7℃条件下,溶液可稳定贮存 48 h,或在−10℃条件下可冷冻贮存 2 个月;融化时要求加热到 45℃并保温 15 min。

注:冷藏时间为累计时间。为避免反复冷冻和融化,建议将蛋白质贮备液分几份贮存,每份足够制备一条校准曲线,或在验证试验步骤中足够使用(见附录 A)。

7 抽提步骤

7.1 原理

试验步骤包括整只手套的抽提、抽提液的提纯和浓缩。使用按同样方法浓缩的蛋白贮备液(见 6.4 和 7.3)的稀释液绘制标准曲线,对照标准曲线,测定抽提液中的蛋白质浓度。分析人员的操作技能必须按附录 A 进行证实。

在给定批中抽取 3 只或 3 双手套按 3 份进行平行测定,每份抽提液独立进行提纯、浓缩及最后的测定。

7.2 抽提

7.2.1 概述

在(25±5)℃条件下,将手套表面完全展开在抽提液中抽提(120±5)min。可以按“剪碎手套”和“手套套手套”两种抽提方法进行抽提。在检测报告中须注明所用的抽提方法,同类样品均应用同一方法进行抽提。抽提时应进行 3 个平行试验,对每份抽提液应单独进行测定。

抽提过程中穿戴无蛋白质手套(见 5.1)来处理试验手套样品。

注:抽样和手套的左右之分不在本标准范围之内。

7.2.2 方法 A——剪碎手套抽提方法

7.2.2.1 称量手套质量(m)至少精确到 0.001 g。

7.2.2.2 沿边缘将手套剪切,为了便于抽提,允许将手套剪成更小的片(须注意 7.2.2.3)。

7.2.2.3 如果结果以手套每单位面积微克数来表示(如:$\mu g/dm^2$)时,手套表面积按以下步骤测量:在手套背面剪取 0.5 dm×0.5 dm 的正方形小片,准确测量尺寸,计算其面积 A_1。称量正方形小片的质量(m_P)精确到 0.001 g。测试样品手套两面的总面积 A 由下式计算:$A=2A_1\times m/m_P$。

---

1) 卵清蛋白的消光系数精确值是经过证实了的。

7.2.2.4 将手套碎片放入一个合适的锥形瓶(见5.4)中。

7.2.2.5 准确加入适量体积为V的抽提液(见6.2),每克手套抽提液的用量在10 mL~15 mL之间,使之能完全浸泡手套碎片。

7.2.2.6 在(25±5)℃条件下,将手套样品抽提(120±5)min。开始时搅动试片15 s,然后不超过30 min搅动一次,最好连续缓慢搅动。

7.2.2.7 将抽提液移入离心管中,在不低于20 000 m/s^2(2 000 g)的条件下离心15 min,将固体物离心分离。分离出的抽提液最好立即试验,但也可以在不高于7℃条件下贮存48 h,或者在低于-10℃条件下冷冻贮存15 d。

7.2.3 方法B——手套套手套抽提方法

7.2.3.1 取两只手套并准确称量每只手套的质量(m_1和m_2),至少精确到0.001 g,在每只手套从中指顶端沿袖口边方向20 cm处作个标记,取一只手套并将其插入另一只手套里面使它们贴合在一起(为了方便可使用一根杆将大拇指套插入另一个手套的大拇指套里面,其他指套也可用类似方法;然而,这个步骤并不是关键,只要能使两只手套的展开尽可能简化)。使用同一规格另外两双手套重复上述操作。

7.2.3.2 往里层手套中加入足量的染色剂(6.1)充满每个手指为止,在里层手套与外层手套之间加入25 mL的抽提液(6.2),轻缓赶走抽提液里面的气泡,并在20 cm标记处用夹持器(5.9)封住手套。

7.2.3.3 将手套固定在一个振荡器上,在(25±5)℃条件下振动(120±5)min,如外面手套的表面出现小液滴,表明外层手套有孔洞,应丢弃该样品并取另一双手套重新抽提。

7.2.3.4 抽提结束后,移走夹持器并小心地将手套分开,注意不能让里层手套中的染色剂污染抽提液。

7.2.3.5 将外层手套中的抽提液移入离心管(5.3)中,如抽提液被染成蓝色,说明里面手套有针孔或交叉污染。在这种情况下,倒掉溶液用另一双手套重新抽提。将抽提液在不低于20 000 m/s^2(2 000 g)的条件下离心15 min,抽提液可在不高于7℃条件下贮存,并在48 h内进行测定;也可以在-10℃或以下冷冻贮存15 d。

7.2.3.6 在20 cm处剪掉两个手套袖口边,吸掉袖口边多余的液体并室温干燥,测量袖口边质量(m_C)至少精确到0.001 g。由下式计算手套被抽提部分的平均质量(m_S):

$$m_S = (m_1 + m_2 - m_C)/2$$

式中:

m_1和m_2——手套初始质量;

m_C——未被抽提的两只手套袖口边总质量。

7.3 蛋白质标准溶液的制备

蛋白质标准溶液的制备是用抽提液(6.2)将蛋白质贮备液(6.4)稀释,制备下列蛋白质标准溶液:40 μg/mL、20 μg/mL、10 μg/mL、5 μg/mL和2.5 μg/mL,同时用抽提液(6.2)作空白。溶液可稳定冷藏2 d(见注)。

注:将适当浓度的溶液进行双倍逐级稀释可得到更低浓度的溶液,这些标准溶液应有较宽的浓度范围,具体浓度值可通过已知浓度的贮备液(见6.4)得到。这些溶液还要求符合附录A中的验证步骤。

7.4 蛋白质的沉淀与浓缩

7.4.1 总则

在(25±5)℃条件下逐一进行测试。

7.4.2 分别准确移取4 mL抽提液(6.2)(作为一个空白样)、蛋白质标准溶液(见7.3)和3个手套抽提液置于10 mL的离心管(5.3)中,各加入0.4 mL的DOC(6.3.6),混匀并静置10 min,然后各加入0.4 mL的TCA(6.3.7)并混匀,再各加入0.4 mL的PTA(6.3.8),混匀并再静置30 min(见注)。

注:溶液量须满足比色分析的需要,如使用酶标仪测定,则可以适当地减少用量。如样本量大,则特别注意清楚标识每个离心管。

7.4.3 将离心管在不低于 60 000 m/s²(6 000 g)的条件下离心 30 min,确保蛋白质充分沉淀,如有必要可延长离心时间。倾去上层清液,将每个离心管倒置在滤纸上,让水流干。在每个离心管中各加入 0.8 mL 浓度为 0.2 mol/L 的 NaOH 溶液(6.3.5)(包括空白样),用来再溶解蛋白质沉淀,必要时使用漩涡混合器或超声波仪(5.7),使蛋白质沉淀溶解完全。

确保蛋白质完全再溶解至澄清溶液,假如还有蛋白质沉淀,可继续加入定量的不超过 3.2 mL 的 NaOH 溶液(即总量为 4.0 mL),在每一个溶液中加入 NaOH 溶液的量应相同。加入推荐量 0.8 mL 的 NaOH 溶液时,浓缩因子 F 为 5,如果每个样加入 NaOH 溶液的量不相同,那么 F 也不相同:

$$F = \frac{\text{沉淀前抽提液体积}}{\text{溶解蛋白质所用 NaOH 溶液体积}}$$

溶解后的蛋白质溶液最好是当天测定,如测定不能立即进行,则溶液可在不超过 7℃ 的条件下贮存且不超过 24 h。如果加入 4.0 mL 的 NaOH 溶液后沉淀还没完全溶解时,可在 60 000 m/s²(6 000 g)的条件下离心 15 min 直至出现澄清蛋白质溶液为止。

7.5 比色检验

7.5.1 按使用说明打开分光光度计并调零。

7.5.2 分别在 0.8 mL 再溶解蛋白质溶液及空白样(7.4.2)中加入 0.3 mL 的试剂 A(6.3.1)并混匀;加入 0.1 mL 的试剂 B(6.3.2),混匀,在测定吸光度前至少静置 15 min 但不得超过 1 h。

注:只需 0.8 mL 再溶解蛋白质溶液用于显色反应,不考虑再溶解蛋白质溶液的总体积。

如因某些干扰物质的存在导致静置过程中产生沉淀,则应在比色检验前离心至澄清溶液。

7.5.3 分光光度计测定

加入试剂 B 后 1 h 内,移取 7.5.2 准备好的溶液到比色皿中,在 750 nm 波长处(最好)或在规定波长 600 nm~750 nm 范围内对照空白样测定其吸光度。为统一结果,时间范围、仪器和选择波长必须保持一致,测定蛋白质含量时单位为 μg/g(见 8.3)。

7.5.4 酶标仪测定

加入试剂 B 后 1 h 内,移取 0.49 mL 7.5.2 制备的溶液到平底酶标板中(见 5.10.2),在规定波长 600 nm~750 nm 范围内对照空白样测定其吸光度,测定蛋白质含量时单位为 μg/g(见 8.3)。

8 结果计算

8.1 校准曲线

以蛋白质校准溶液(见 7.3)的浓度对应经过沉淀和再溶解(见 7.5.3 或 7.5.4)后吸光度绘制一条校准曲线。

注:在浓缩过程中会损耗一些蛋白质。本方法假设在浓缩过程中试样与标准溶液的蛋白质损耗率是一致。

8.2 浓度计算

3 个抽提样中的每个样品浓度 c 值根据其吸光度直接在校准曲线上读取,单位为 μg/mL,结果取中值。

注:在校准曲线不是线性的情况下,其值可通过多项式回归法来计算,采用商用计算机软件描绘曲线并计算未知浓度更实用些。

8.3 可抽提蛋白质含量的计算

8.3.1 方法 A——剪切手套抽提方法

用下式计算可抽提蛋白质的含量 E,单位为 μg/g。

$$E = \frac{5Vc}{Fm}$$

式中：

V——抽提液体积，单位为毫升(mL)；

c——再溶解蛋白质溶液中蛋白质的浓度，单位为微克每毫升(μg/mL)；

F——浓缩因子；

m——整只被抽提手套的质量，单位为克(g)。

注：除非使用 NaOH 溶液的量不是所推荐的量(见 7.4.3)，否则式中 5/F 为 1。

每只手套中可抽提蛋白质的量可用下式计算，单位为 μg。

$$每只手套中可抽提蛋白质的量 = E \times m$$

8.3.2 方法 B——手套套手套抽提方法

用下式计算每克手套中可抽提蛋白质的含量 E，单位为 μg/g。

$$E = \frac{5\,Vc}{F\,m_s}$$

式中：

V——抽提液体积，单位为毫升(mL)；

c——再溶解蛋白质溶液中蛋白质浓度，单位为微克每毫升(μg/mL)；

F——浓缩因子；

m_s——被抽提手套样品质量(见 7.2.3.6)，单位为克(g)。

注：除非使用 NaOH 溶液的量不是所推荐的量(见 7.4.3)，否则式中 5/F 为 1。

每只手套中可抽提蛋白质含量可用下式计算，单位为 μg。

$$每只手套中可抽提蛋白质的量 = E \times m$$

式中：

m——整个手套的质量[$=(m_1+m_2)/2$]，单位为克(g)；

m_1 和 m_2——一双手套相应的初始质量。

8.3.3 单位表面积质量换算

当结果需要用表面积来表示，例如：μg/单位面积。可用下式进行换算，单位为 μg/dm^2：

$$可抽提蛋白质的含量(\mu g/dm^2) = \frac{5\,Vc}{FA}$$

式中：

A——被抽提手套总表面积(见 7.2.2.3)，单位为平方分米(dm^2)。

9 精密度

9.1 背景

2002 年按 ISO 9272（当时在制定中）中所描述的精密度测定程序和指南进行了一次实验室间比对试验(ITP)来评估本方法的精密度。其他细节和术语可以查阅当时的 ISO/TR 9272。

剪切手套和手套套手套两种抽提方法均通过以下试验进行了评估。为提高测量水平，采用 4 种原材料在 7 个实验室进行 ITP 试验，评估了 1 型精密度。每两组平行试验中，每组做 3 个重复试验取平均值作为试验结果，精密度是依据测试结果来给定的，即：两组试验结果中某组的平均值。

除有本精密度评估结果确实适用于产品或原材料测试的文件规定外，ITP 试验的精密度结果不应作为任何原材料或产品接收或拒绝检验的依据。

9.2 精密度结果

4 个样本的 2 个抽提过程的每一个精密度结果见表 1。这些结果是依据 ISO 9272 中的离群校正和离散删除方法来获得的。下面列举了精密度结果用法的概述，r 和 R 为绝对精密度，(r)和(R)为相对精密度，见下面的附加说明。

表 1　精密度数据

<table>
<tr><td colspan="9">剪切手套抽提方法(方法 A)</td></tr>
<tr><td rowspan="2">原材料</td><td rowspan="2">平均值/(μg/g)</td><td colspan="3">实验室内</td><td colspan="3">实验室间</td><td rowspan="2">实验室数量</td></tr>
<tr><td>s_r</td><td>r</td><td>(r)</td><td>s_R</td><td>R</td><td>(R)</td></tr>
<tr><td>1</td><td>14.3</td><td>3.48</td><td>9.7</td><td>68.3</td><td>7.57</td><td>21.2</td><td>148.5</td><td>5</td></tr>
<tr><td>2</td><td>68.3</td><td>6.46</td><td>18.1</td><td>26.5</td><td>12.6</td><td>35.2</td><td>51.5</td><td>5</td></tr>
<tr><td>3</td><td>162.2</td><td>6.79</td><td>19.0</td><td>11.7</td><td>25.1</td><td>70.3</td><td>43.3</td><td>5</td></tr>
<tr><td>4</td><td>200.6</td><td>13.6</td><td>39.7</td><td>18.9</td><td>28.2</td><td>78.9</td><td>39.3</td><td>5</td></tr>
<tr><td colspan="9">手套套手套抽提方法(方法 B)</td></tr>
<tr><td rowspan="2">原材料</td><td rowspan="2">平均值/(μg/g)</td><td colspan="3">实验室内</td><td colspan="3">实验室间</td><td rowspan="2">实验室数量</td></tr>
<tr><td>s_r</td><td>r</td><td>(r)</td><td>s_R</td><td>R</td><td>(R)</td></tr>
<tr><td>1</td><td>13.8</td><td>1.66</td><td>4.64</td><td>33.6</td><td>4.70</td><td>13.2</td><td>95.2</td><td>6</td></tr>
<tr><td>2</td><td>53.1</td><td>4.97</td><td>13.93</td><td>26.3</td><td>16.3</td><td>45.6</td><td>86.0</td><td>6</td></tr>
<tr><td>3</td><td>140.0</td><td>5.25</td><td>14.70</td><td>10.5</td><td>21.7</td><td>60.9</td><td>43.5</td><td>6</td></tr>
<tr><td>4</td><td>164.2</td><td>11.21</td><td>31.40</td><td>19.1</td><td>32.6</td><td>91.4</td><td>55.6</td><td>6</td></tr>
<tr><td colspan="9">注：
s_r——实验室内标准偏倚(以测量单位计)；
r——重复性，即：实验室内精密度(以测量单位计)；
(r)——重复率(对平均值的百分比)；
s_R——实验室间标准偏倚(各实验室间的差异，以测量单位计)；
R——再现性，即：实验室间精密度(以测量单位计)；
(R)——再现率(对平均值的百分比)；
实验室的数量是去除离散数据的实验室后的数量。</td></tr>
</table>

重复性和再现性表述如下。

重复性：每一种测试方法的重复性或实验室内精密度根据表 1 中的值已经建立，每一种测试水平(原材料)的重复性或实验室内精密度值也列于表中。两个独立试验结果平均值的差(正确运用本标准获得的值)如大于表中对应的 r 和(r)值，r 用测量单位计，(r)用百分数计，则应认为结果不可靠，即：由不同样本数所致；建议进行相应的分析。

再现性：每一种测试方法的再现性或实验室间精密度根据表 1 中的值已经建立，每一种测试水平(原材料)的再现性或实验室间精密度值也列于表中。不同实验室间的两个独立试验结果平均值的差(以本标准的专用方法获得) 如大于表中对应的 R 和(R)值，R 用测量单位计，(R)用百分数计，则应认为结果不可靠，即：由不同样本数所致；建议进行相应的分析。

9.3　附加说明

对剪切手套抽提方法而言，分析表明有两个实验室有明显的离群性，虽然根据 ISO 9272 步骤进行离群校正，但重复性和再现性仍相当差，表 1 中剪切手套抽提方法的结果是删除了两个离群实验室后的数据，也就是 5 个参与实验室的数据。就手套套手套抽提方法而言，同样也有一个实验室数据离群，得到的精密度差。表 1 中手套套手套抽提方法的结果是去除一个离群实验室的数据，也就是 6 个参与实验室的数据。

9.4　偏倚

偏倚是指测试结果的平均值与待测物的基准值或真实值之差，由于这些方法不存在基准值，因此，偏倚是不能估算的。

10 试验报告

试验报告至少包含下列内容：

a) 采用的标准；

b) 充分区分测试样品的详细信息；

c) 试验结果和试验日期；

d) 所用标准蛋白质的来源和类别；

e) 所用缓冲溶液的种类；

f) 抽提方法(方法 A 或方法 B)；

g) 如不是手套制造商的实验室,则注明实验室名称和地址；

h) 注明测定中观察到的任何异常现象。

附 录 A
（规范性附录）
验 证

A.1 概述

在手套生产中往天然胶乳中加入的表面活性剂、促进剂和抗氧剂等化合物，在测试过程中会对比色检验产生干扰，有些可能会减弱显色，而另一些可能会增强显色。

沉淀和再溶解浓缩蛋白质的过程，目的是去除干扰以提纯蛋白质。在这个过程中损耗一定数量蛋白质是不可避免的；为满足检验目的，假定标准溶液的蛋白质损耗率与样品抽提液中的蛋白质损耗率相同。

为了保证操作过程中蛋白质损耗最小，要求按以下步骤通过在沉淀与再溶解蛋白质标准溶液过程中，对实际回收量进行测试，验证初次实验室和(或)新实验员的技术能力。

A.2 原理

通过对蛋白质标准溶液一式两份浓缩，每份溶液分两份进行比色测试，以此来评价操作者工作的一致程度。

A.3 步骤

A.3.1 未沉淀蛋白质标准溶液的制备

用0.2 mol/L的NaOH溶液(6.3.5)将卵清蛋白贮备液(6.4)稀释制备成80 μg/mL、40 μg/mL、20 μg/mL、10 μg/mL、5 μg/mL的蛋白质标准溶液。

A.3.2 沉淀用蛋白质标准溶液的制备

同样地用抽提液(6.2)将卵清蛋白贮备液(6.4)稀释，制备成下列浓度的蛋白质标准溶液：40 μg/mL、20 μg/mL、10 μg/mL、5 μg/mL和2.5 μg/mL。

A.3.3 蛋白质沉淀与浓缩

平行样按7.4步骤，将稀释后蛋白质标准溶液(A.3.2)沉淀处理，然后用0.2 mol/L的NaOH溶液(6.3.5)再溶解蛋白质沉淀，使每份溶液的浓缩因子F都为5。

A.3.4 比色检验与测定

按7.5步骤，测定非沉淀蛋白质系列溶液的平行样(A.3.1)和沉淀再溶解后的蛋白质系列溶液(A.3.3)的平行样。

A.3.5 计算

以未沉淀蛋白质标准溶液的平均吸光度相对应的浓度(见A.3.1)绘制一条校准曲线，利用校准曲线测定沉淀浓缩后蛋白质溶液的浓度(见A.3.3)，浓度c取4个测试值的平均值(每份标准蛋白质溶液分两份沉淀，比色检测前又分两份，共4个检测值)。

A.3.6 回收百分率

回收百分率是蛋白质标准溶液(见A.3.2)沉淀前的浓度c/F，对应其起始浓度所得到的百分数。

例如：起始浓度为50 μg/mL的蛋白质溶液，经沉淀与再溶解至5倍浓度($F=5$)后，浓度c为200 μg/mL，那么$c/F=40$ μg/mL并不等于50 μg/mL，这反映了在过程中有损耗。用真实值的百分数即$(40/50)\times100=80\%$来表示，得出回收百分率。

A.3.7 要求

浓度低于100 μg/mL时其回收百分率应不低于80%。如果达不到要求需重新试验，试验过程中应特别注意操作技能。在测试手套样品前应验证操作员的操作技能。

附 录 B
（规范性附录）
聚丙烯和聚乙烯管对蛋白质的吸附量

B.1 概述

由于聚丙烯和聚乙烯管对蛋白质吸附量小，所以在整个过程中使用聚丙烯和聚乙烯管，本方法适用于实际吸附量的检测。试验应在一天内完成。

B.2 步骤

B.2.1 用抽提液(6.2)稀释卵清蛋白贮备溶液(6.4)，制备 50 mL 浓度为 10 μg/mL 的参比溶液。

B.2.2 分别移取 10 mL B.2.1 制备的卵清蛋白溶液至两个聚丙烯或聚乙烯管(5.3)中，用振动器(5.6)振动，确保整个试管表面被溶液湿润。30 min 后，将溶液转移至另两个管中并振动，重复此步骤直至每组的 10 mL 溶液分别将 5 个管全部浸润，保存剩下的试验溶液。

B.2.3 按 7.5 中给定的方法 3 次测试 B.2.1 制备的参比溶液和 B.2.2 制备的两个试验溶液的蛋白质浓度，每份溶液分 3 个平行样。

B.3 计算

用下式计算每个管吸附卵清蛋白的平均质量，单位为 mg。

$$\text{每个管吸附卵清蛋白的平均质量} = \frac{10 \times (R-T)}{5} = 2 \times (R-T)$$

式中：

R——参比溶液中卵清蛋白含量的 3 次检测结果的平均值；

T——浸润试管后剩余测试溶液中卵清蛋白含量的平均值(即 6 个值的平均值)。

B.4 要求

测得卵清蛋白的吸附量应低于 10 μg/管，如超过此值，则试管不适用于测试。

附 录 C
（资料性附录）
可选用的分析方法

C.1 概述

使用改进 Lowry 方法测定水抽提蛋白质存在自身的难度，此论断得到了认可。表面活性物质和某些促进剂可能对测试有干扰，导致结果假性偏高或偏低。为减少这种干扰，本标准中规定了关于抽提蛋白质的沉淀和再溶解的详细方法，尽管结果不能完全满意，特别是对于某些促进剂[4]更是如此。虽然技术验证这个分析过程有利于弥补这个问题，但在蛋白质沉淀和回收过程中可能还是有潜在损耗。用背景扣除法可降低干扰（见附录 D）。

还有其他分离或测定蛋白质的方法，当对本标准测得的数据有疑问时，这些方法可用于复核。下面简单描述的两种方法，虽然目前还存在一些缺陷，但将来可能会成为很好的分析方法。

C.2 酶联免疫吸附分析法 ELISA（enzyme-linked immuno-sorbent assay）

本方法是依据蛋白质与蛋白质抗体发生过敏反应来测试的。这种方法存在的问题是用时较长且过于专业化。做这个测试最理想的方式是某一特定分子量范围内的蛋白质与单一抗体（如多肽）发生反应。然而，尽管导致过敏反应的几种蛋白质能够从天然浓缩胶乳中分离出来，但并不是所有易过敏者对同种类蛋白质发生过敏反应，也就是说，有些人过敏反应可能较轻微，但有些人则可能较严重。

用相反的方法，即：使用取自混合血清的非均质抗体混合物进行测试，结果也不令人满意。原因是不同分子量的蛋白质间的比率不是恒定的，这个比率可能随着抽提情况不同而变化，也可随着橡胶树品系的不同而不同。这意味着需要结合不同的抗体与不同的抗体和不同分子量的蛋白质之间的反应结果而定。

C.3 高效液相色谱法 HPLC（high-performance liquid chromatography）

本方法是通过凝胶分离蛋白质或者通过蛋白质水解后测定氨基酸来完成，这两种方式速度缓慢且费用昂贵。这种方法可以把与各种分子量范围的蛋白质在一起的所有干扰物彼此分离出来，然而，有必要识别出每种被分离的蛋白质分子量范围，以便将各正确组份集中。如果采用水解蛋白质来检测其氨基酸方法，则分不出检测到的氨基酸由哪种蛋白质所产生的。

附 录 D
（资料性附录）
背景扣除法

D.1 概述

这是一种可以对手套抽提液中存在的干扰予以较好校正的方法。本试验依据 Lowry 等[5]人最初观察，蛋白质和福林试剂的显色反应主要因为有铜的存在；而干扰物与福林试剂并不是因为铜才呈显色反应。本方法也可参照用于测定手套中干扰物质的含量。

D.2 原理

将从手套中抽提出来再溶解沉淀的蛋白质分成平行两份，一份按 7.5 用于比色检验，另一份在显色反应时，试剂 D(6.3.4)中不加硫酸铜，所得吸光度称为“背景”，然后在前一份含铜组分的最终测试结果中减去“背景”。

D.3 试剂

D.3.1 试剂 DA：碱性柠檬酸钠，当天制备，用 10 份试剂 C 与 0.2 份试剂 DD 混合。

D.3.2 试剂 B：见 6.3.2。

D.3.3 试剂 C：见 6.3.3。

D.3.4 试剂 DD：将 3 g 柠檬酸钠溶解在 100 mL 水中的溶液。

D.4 步骤

D.4.1 按本方法与 7.5 所述的测试方法进行平行试验。再溶解蛋白质溶液的用量应足够用于 4 个测量样(两组平行样)。根据仪器情况，可能有必要增加蛋白质抽提液的量，随着沉淀量的加大，再溶解蛋白质沉淀时 NaOH 溶液也要作相应的调整。

D.4.2 按 7.5 中的方法同时用 7.3 中制备的蛋白质标准溶液进行此步骤。

D.4.3 接着用试剂 DA(D.3.1)代替试剂 A(6.3.1)，按 7.5 的步骤测量背景值。1 h 内在 600 nm～750 nm 范围内同一波长测量吸光度，结果取每组平行样的平均值。

D.5 结果表示

D.5.1 校准曲线

以 7.3 中制备的蛋白质标准溶液浓度对应它们已扣除背景的吸光度绘制校准曲线。

D.5.2 计算

用含有铜的试剂时测得的抽提蛋白质溶液的吸光度减去背景值，直接在标准曲线上读取浓度，单位为 μg/mL。用不含有铜的试剂 (D.3.4)测得的蛋白质抽提液的吸光度(即背景)对应于标准曲线，读取浓度，可能获得一个等同于蛋白质的干扰物含量。

参 考 文 献

[1] MARKELL.生物化学.1978,87:.206.

[2] ISO 9272《橡胶与橡胶制品试验方法标准精密度的确定》.

[3] ISO/TR 9272:1986《橡胶与橡胶制品测试方法标准精密度的确定》.

[4] CHEN,S.F,et al,J. Allergy Clin. Immunol,100(3),pp713-4(1997).

[5] Lowry et al,J. Biol. Chem,1951,199:.265.

ICS 11.140
G 45

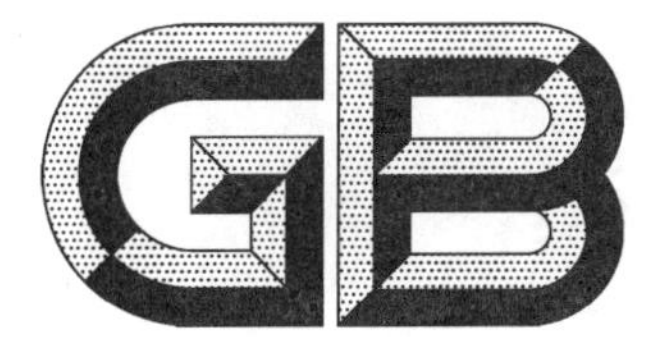

中华人民共和国国家标准

GB 24787—2009

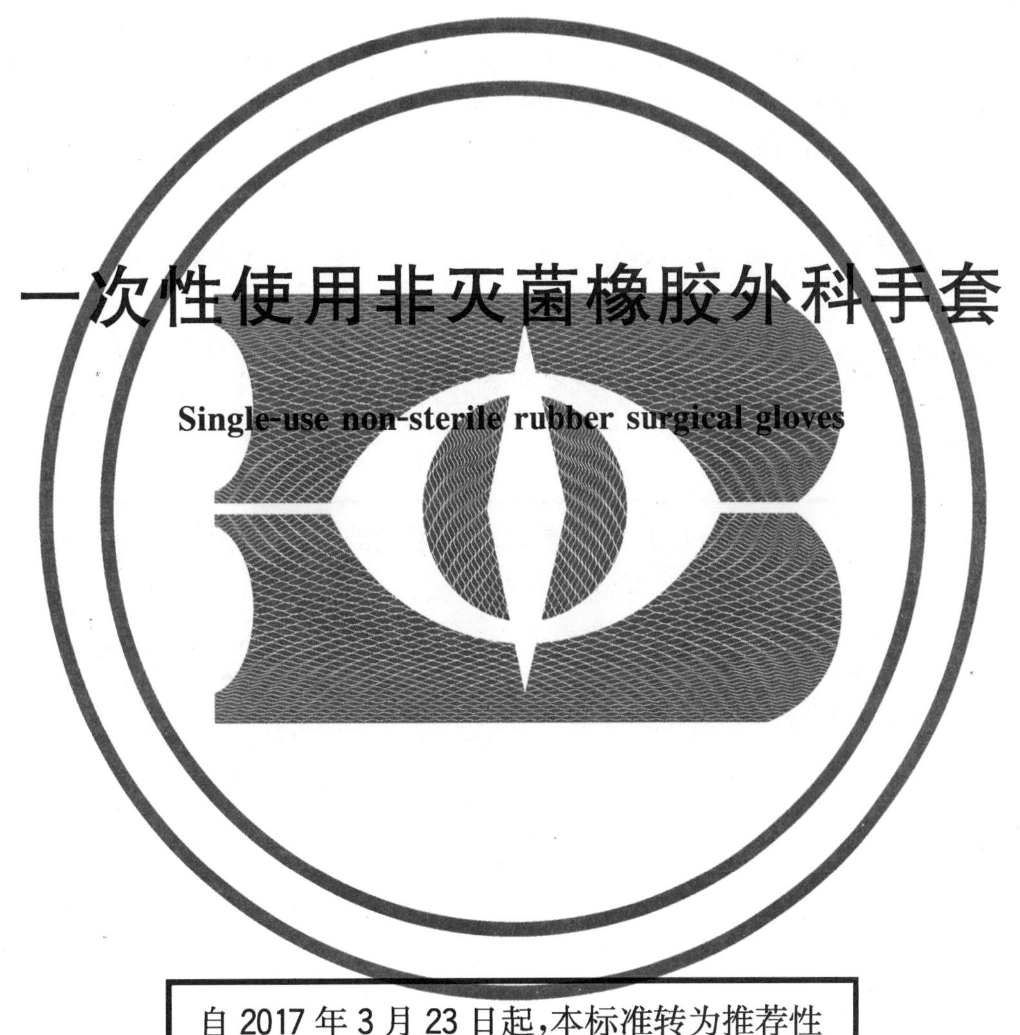

一次性使用非灭菌橡胶外科手套

Single-use non-sterile rubber surgical gloves

自2017年3月23日起，本标准转为推荐性标准，编号改为GB/T 24787—2009。

2009-12-15 发布　　2010-10-01 实施

中华人民共和国国家质量监督检验检疫总局
中国国家标准化管理委员会　发布

前　　言

本标准的6.1、6.2、6.3为强制性的，其余为推荐性的。

本标准的附录A为规范性附录。

本标准由中国石油和化学工业协会提出。

本标准由全国橡胶与橡胶制品标准化技术委员会胶乳制品分技术委员会(SAC/TC 35/SC 4)归口。

本标准主要起草单位：桂林乳胶厂、湛江出入境检验检疫局、中橡集团株洲橡胶塑料工业研究设计院、安思尔健康产品公司、青岛合力乳胶制品有限公司。

本标准主要起草人：刘斌、云俊、邓一志、肖丽安、赵金祥。

根据中华人民共和国国家标准公告(2017年第7号)和强制性标准整合精简结论，本标准自2017年3月23日起，转为推荐性标准，不再强制执行。

一次性使用非灭菌橡胶外科手套

1 范围

本标准规定了一次性使用非灭菌橡胶外科手套的性能、安全性和技术要求。

本标准适用于外科操作中以防止病人和使用者交叉感染的有包装的非灭菌橡胶外科手套。但手套的储存、安全、正确使用、灭菌和随后的处理过程都不适用于本标准。

2 规范性引用文件

下列文件中的条款通过本标准的引用而成为本标准的条款。凡是注日期的引用文件，其随后所有的修改单(不包括勘误的内容)或修订版均不适用于本标准，然而，鼓励根据本标准达成协议的各方研究是否可使用这些文件的最新版本。凡是不注日期的引用文件，其最新版本适用于本标准。

GB/T 528　硫化橡胶或热塑性橡胶拉伸应力应变性能的测定

GB/T 2941　橡胶物理试验方法试样制备和调节通用程序

GB/T 2828.1　计数抽样检验程序　第1部分：按接收质量限(AQL)检索逐批检验抽样计划

GB/T 3512　硫化橡胶或热塑性橡胶　热空气加速老化和耐热试验

GB/T 16886(所有部分)　医疗器械生物学评价

YY 0466—2003　医疗器械　用于医疗器械标签、标记和提供信息的符号

3 分类

3.1 总则

手套以类型、设计、表面型式、附着型式进行分类。

3.2 类型

可分为两种类型：

1型：由天然橡胶胶乳制造的手套。

2型：由氯丁橡胶胶乳、丁苯橡胶溶液或乳液、热塑性弹性体溶液或乳液制造的手套。

注：由1型和2型的材料混合或复合制造的手套为3型手套。

3.3 设计

按设计分为两种类型：

直型(R型)：手套手指全是直立的，除拇指外，其他四指与手掌基本在同一平面。

弯型(C型)：全部或部分手套手指是弯曲的，各手指与手掌不在同一个平面。

手套符合生理结构，即大拇指位于食指所在手掌面的前面而不是在同一平面，分左右手。大拇指和其他手指可以是平直的或是向手掌面弯曲的。

3.4 表面型式

按产品胶膜的表面型式分两种类型：

麻面(T型)：手套表面全部或部分有花纹或粗糙化。

光面(S型)：表面光滑。

3.5 附着型式

按产品内表面附着型式分三种类型：

有粉(P型)：手套内表面有涂粉的。

无粉(F型)：手套内表面采用氯化处理或其他方法至无粉的。

涂层(C型):表面涂覆高分子材料或其他非粉隔离剂及润滑剂的。

注1:有粉手套是在手套的加工制造过程中加入粉剂,通常是为了便于穿戴。无粉手套是在手套制造过程中没有另外加入粉末材料来便于穿戴。

注2:袖口端可以是剪切的或卷边的。

注3:例如,由天然胶乳制造的表面带花纹且手指为直伸形的无粉手套可表示为“1-RTF”。

4 材料

手套是由配合天然橡胶胶乳、配合氯丁橡胶胶乳,或配合丁苯橡胶或热塑性弹性体溶液或乳液,或配合丁苯橡胶乳液制成。为了便于手套穿戴,可使用任何符合GB/T 16886要求的润滑剂、粉末或聚合物涂覆物进行表面处理。

使用的任何颜料应是无毒的。用于表面处理的可移动的物质应是可生物吸收的。

提供给使用者的手套应符合GB/T 16886相关部分的要求。必要时制造者应使购买者易于获得符合这些要求的资料。

注1:其他合适的聚合物材料可能包括在本标准以后的版本中。

注2:手套中的可溶性蛋白质、致敏性蛋白质、残留的化学物质、内毒素和残余粉末的限量在本标准的以后版本中可能加以规定,并符合相关物质的限量标准。

5 抽样和试片选择

5.1 抽样

手套应按GB/T 2828.1进行抽样和检查。检查水平和接收质量限(AQL)应符合表1的规定。

当批量大小不能确定时,应假定批量为35 001~150 000。

表1 检查水平和接收质量限(AQL)

特性	检查水平	AQL
物理尺寸(长度、宽度、厚度)	S-2	4.0
不透水性	I	1.5
扯断力和拉断伸长率(老化前、后)和300%定伸负荷(老化前)	S-2	4.0

5.2 试片选择

试片应从手套的掌部或背部沿手套浸渍方向裁取。

6 要求

6.1 尺寸

按图1所示位置测量时,手套的长度和掌宽应符合表2的规定,检查水平和接收质量限(AQL)按表1的规定。

长度应是从中指的顶端到袖口边缘的最短距离。

注:长度测量也可将手套悬挂于半径为5 mm合适的圆棒上进行测量。

宽度的测量是在食指的根部到拇指的根部的中点位置测量。测量时,应将手套平放。

手套双层厚度的测量应符合GB/T 2941的规定,使用具有22 kPa±5 kPa的测足压力的厚度计,在图2中所示的每一位置测量,即:距中指顶端13 mm±3 mm处,大约掌心位置和距袖口边缘25 mm±5 mm处。所测得的双层厚度的一半计为单层厚度,且应符合表2的尺寸要求。检查水平和接收质量限(AQL)应符合表1的要求。

如果视觉检查发现有薄点存在,单层厚度应在这些薄点部位进行测量。光面部分和麻面部分的单层厚度按该条款测量时,应分别不小于0.10 mm和0.13 mm。

注:按GB/T 5723测量袖口边缘的厚度最好不超过2.50 mm。

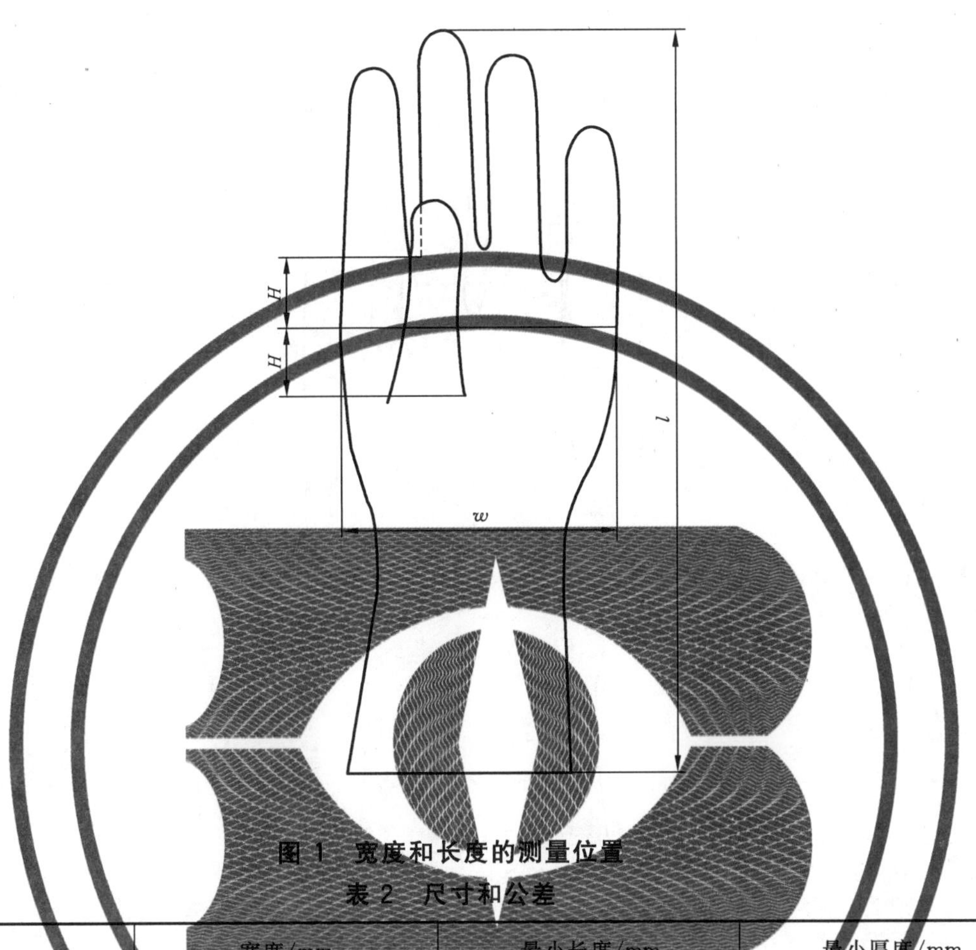

图 1 宽度和长度的测量位置

表 2 尺寸和公差

尺寸代码	宽度/mm (图 1 中尺寸 w)	最小长度/mm (图 1 中尺寸 l)	最小厚度/mm (图 2 中所示位置)
5	67±4	250	对于所有规格： 光面:0.10 麻面:0.13
5.5	72±4	250	
6	77±5	260	
6.5	83±5	260	
7	89±5	270	
7.5	95±5	270	
8	102±6	270	
8.5	108±6	280	
9	114±6	280	
9.5	121±6	280	

单位为毫米

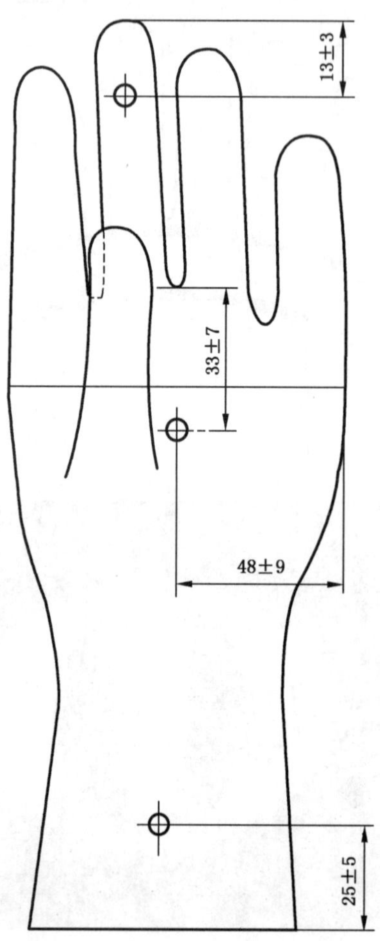

注：对于不同尺寸的手套，48 mm±9 mm 所处位置大约在手掌中心处。

图 2 厚度的测量位置

6.2 不透水性

手套按附录 A 进行不透水性试验时，其样本量大小和允许不合格（渗漏）手套的数量，应根据表 1 中的检查水平和接收质量限（AQL）来确定。

6.3 拉伸性能

6.3.1 概述

拉伸性能按 GB/T 528 进行测定。从每只手套中裁取三个试片，试验结果取中值。试片应从手套的掌部或背部沿手套浸渍方向裁取。

6.3.2 老化前的 300%定伸负荷、扯断力和拉断伸长率

按 GB/T 528 规定的方法测定时，使用 2 型哑铃状试片，扯断力、300%定伸负荷和拉断伸长率应符合表 3 的要求。检查水平和接收质量限（AQL）应符合表 1 的规定。

6.3.3 老化后扯断力和拉断伸长率

老化试验按 GB/T 3512 规定的方法进行。从经过 70 ℃±2 ℃，168 h ±2 h 老化后的手套上裁取的试片，其扯断力和拉断伸长率应符合表 3 的要求，检查水平和接收质量限（AQL）应符合表 1 的规定。

表 3 拉伸性能

性能	要求	
	1 型	2 型
老化前扯断力的最小值/N	12.5	9.0
老化前拉断伸长率的最小值/%	700	600
老化前 300%定伸负荷最大值/N	2.0	3.0
老化后扯断力的最小值/N	9.5	9.0
老化后拉断伸长率的最小值/%	550	500
注：3 型手套参照 1 型手套。		

6.4 合格判定

试验结果不超过表 1 规定的接收质量限(AQL)时，可认为手套符合本标准要求；试验结果若有一项超过表 1 规定的接收质量限(AQL)时，可对不合格项目按 GB/T 2828.1 进行加严检查一次。如仍不合格，则判该批产品不合格。

7 包装

手套应放在合适的包装中。

8 标志

8.1 概述

标志应包括本标准中的条款，YY 0466—2003 中合适的符号可用在标签上。

用于标志的语言应征得相关方的一致同意。

8.2 单位包装

每一单位包装的外部包装应清楚标明以下内容：

a) 制造商或供应商的名称或商标；

b) 使用的材料；

c) “直型”或“弯型”，或表示手套设计内容的类似字样；

d) “麻面”或“光面”，“有粉”或“无粉”，或对手套型式有类似说明的字样；

e) 尺寸；

f) 用于制造者识别的批号；

g) “制造日期”或类似字样，年份(四位数)及制造月份；

h) “非灭菌”的字样；

i) “使用前应按医疗器械灭菌规程灭菌”的字样；

j) “一次性使用”的字样；

k) “橡胶外科手套”的字样；

l) 对 1 型手套，标注产品“由可能引起过敏反应的天然橡胶胶乳制造”的字样或类似说明的字样。

8.3 多单位包装

多单位包装即是预先确定数量的同一尺寸手套的单位包装的一箱产品，目的是便于安全运输和贮存。多单位包装按 8.2 a)～8.2 h)和 8.2 j)加以标注，并标明数量。

附 录 A
（规范性附录）
不透水试验

A.1 装置

A.1.1 圆柱筒

直径最小 60 mm，且具有足够长度来固定手套在上面，并能容纳 1 000 mL 的水，如图 A.1 所示。

注：圆柱筒最好是透明的。

A.1.2 充水装置

充水时能使手套保持垂直。如图 A.2 所示。

A.1.3 圆柱形量杯

容积至少 1 000 mL，或者其他一次性能转移 1 000 mL 水的装置。

A.2 步骤

用合适的装置，如 O 形圈，将手套固定在圆柱筒上，以便手套不超出圆柱筒 40 mm。

导入 1 000 mL±50 mL、不超过 36 ℃的水至装置中，擦去手套上任何溅上的水。如果水不能升至离袖边 40 mm 处，托起手套使整只手套距袖口 40 mm 以外的部分都能充满水。立即注意任何明显的渗漏。如果手套没有立即渗漏，再观察 2 min～4 min。忽略距袖边 40 mm 以内的渗漏。为便于观察，可用水溶性染料进行染色。

单位为毫米

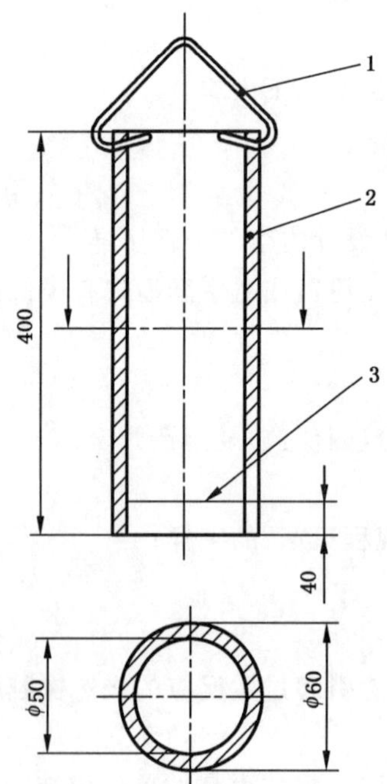

1——挂钩；

2——圆筒；

3——圆筒内侧表面的刻线。

图 A.1 圆柱筒

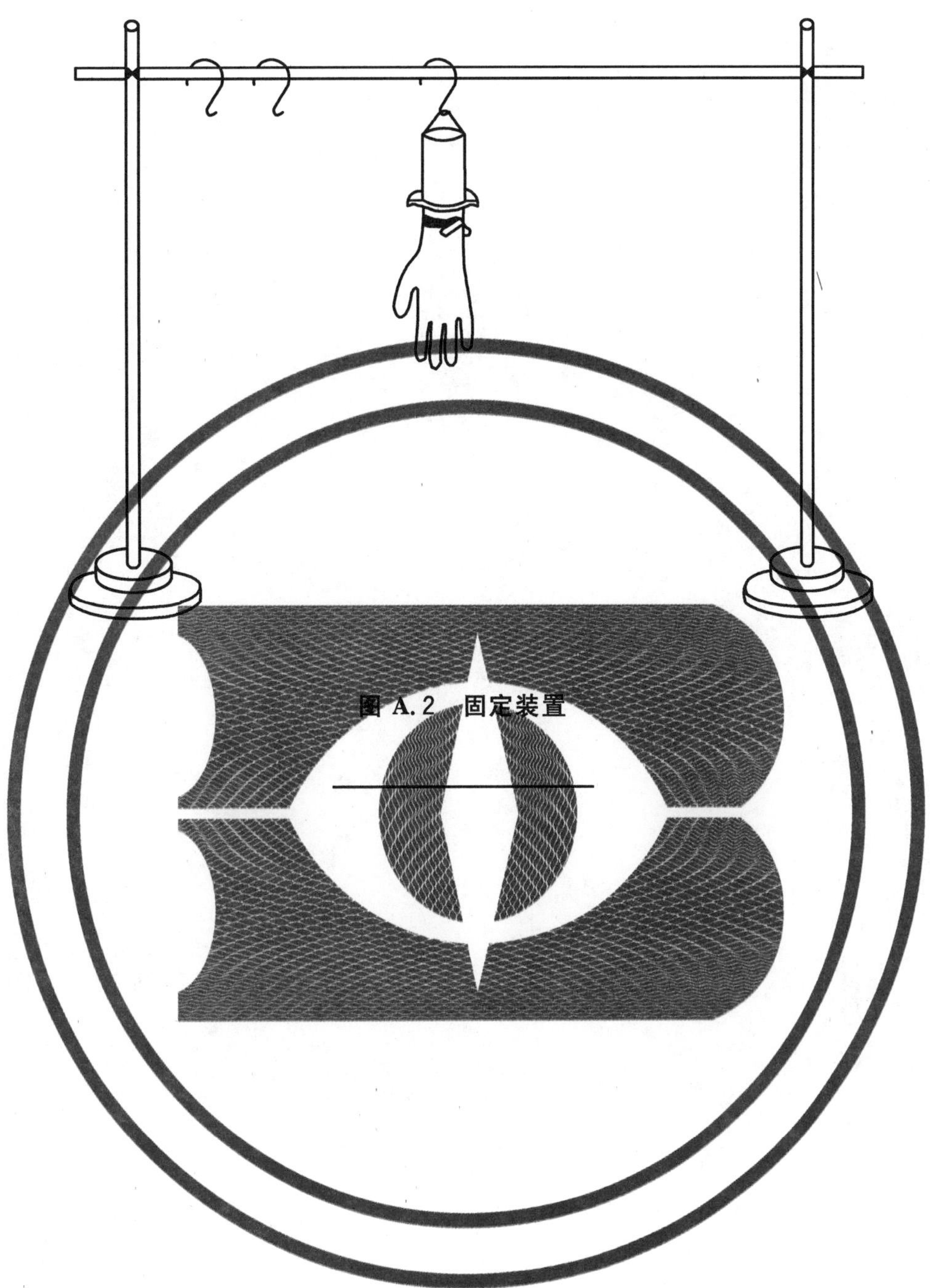

图 A.2　固定装置

ICS 83.140.99
G 45

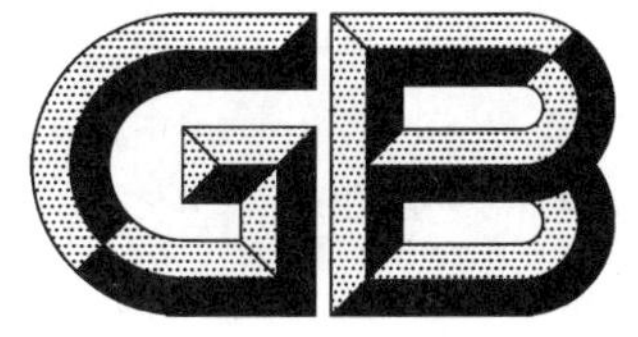

中华人民共和国国家标准

GB 24788—2009

医用手套表面残余粉末、水抽提蛋白质限量

Limit for the removable surface powder and water-extractable protein of medical gloves

2009-12-15 发布 2010-10-01 实施

中华人民共和国国家质量监督检验检疫总局
中国国家标准化管理委员会 发布

前　言

本标准第4.1条、第4.2条为强制性的，其余为推荐性的。

本标准由中国石油和化学工业协会提出。

本标准由全国橡胶与橡胶制品标准化技术委员会胶乳制品分技术委员会(SAC/TC 35/SC 4)归口。

本标准主要起草单位：中橡集团株洲橡胶塑料工业研究设计院、安思尔健康产品公司。

本标准主要起草人：郭平、肖丽安、李枚辉、王金英。

医用手套表面残余粉末、水抽提蛋白质限量

1 范围

本标准规定了医用手套表面残余粉末、水抽提蛋白质的限量。

本标准适用于一次性使用医用橡胶检查手套、一次性使用灭菌橡胶外科手套、一次性使用医用丁腈橡胶检查手套、一次性使用聚氯乙烯医用检查手套和一次性使用非灭菌橡胶外科手套。

2 规范性引用文件

下列文件中的条款通过本标准的引用而成为本标准的条款。凡是注日期的引用文件,其随后所有的修改单(不包括勘误的内容)或修订版均不适用于本标准,然而,鼓励根据本标准达成协议的各方研究是否可使用这些文件的最新版本。凡是不注日期的引用文件,其最新版本适用于本标准。

GB/T 21869—2008 医用手套表面残余粉末的测定(ISO 21171:2006,IDT)

GB/T 21870—2008 天然胶乳医用手套水抽提蛋白质的测定 改进 Lowry 法(ISO 12243:2003,IDT)

3 术语和定义

下列术语和定义适用于本标准。

3.1

粉末 powder

在试验条件下,医用手套表面上能用水清洗去除的所有水不溶性附着物。

3.2

有粉手套 powdered glove

为便于穿戴,通常在制造过程中采用涂粉工序所生产的手套。

3.3

无粉手套 powder-free glove

在手套生产过程中有意识不采用涂粉工序或虽采用涂粉工序但有意识去除粉而生产的手套。

3.4

水抽提蛋白质 water-extractable protein

存在于天然胶乳制品中并可用水进行抽提的蛋白质与蛋白质类似物质(如多肽)。

4 要求

4.1 水抽提蛋白质的限量

由天然橡胶胶乳制造的医用手套水抽提蛋白质含量不大于 200 $\mu g/dm^2$。

4.2 表面残余粉末的限量

有粉医用手套表面残余粉末含量不大于 10 mg/dm^2。无粉医用手套表面残余粉末含量不大于 2.0 mg/只。

5 检验方法

5.1 水抽提蛋白质含量的测定

天然胶乳医用手套水抽提蛋白质含量的测定按 GB/T 21870—2008 中方法 A 进行。

5.2 表面残余粉末含量的测定

医用手套表面残余粉末的测定按 GB/T 21869—2008 进行。

手套表面积按式(1)计算：

$$S = \frac{4 \times W \times L}{1\ 000} \quad \cdots\cdots(1)$$

式中：

S——手套表面积，单位为平方分米(dm^2)；

W——手套宽度，在食指根部到拇指根部的中点位置测量，测量时，应将手套平放，单位为毫米(mm)；

L——手套长度，从手套中指顶端到袖口边缘的最短距离，单位为毫米(mm)。

注：手套表面积包括四个面：手背里、外两面，手心里、外两面。

根据计算出的总面积将测定的结果单位换算为 mg/dm^2。

ICS 11.080
CCS C 59

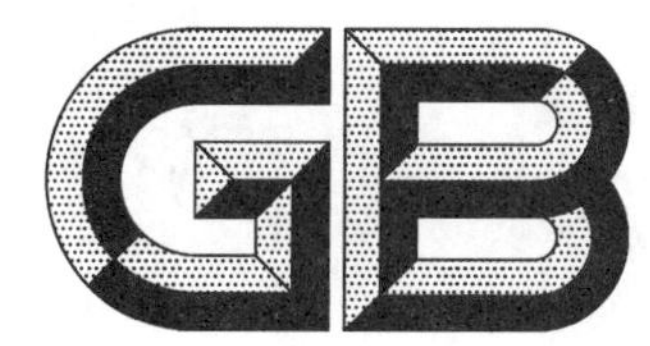

中华人民共和国国家标准

GB/T 26366—2021
代替 GB/T 26366—2010

二氧化氯消毒剂卫生要求

Hygienic requirements for chlorine dioxide disinfectant

2021-08-20 发布　　2022-03-01 实施

国家市场监督管理总局
国家标准化管理委员会　发布

前　言

本文件按照 GB/T 1.1—2020《标准化工作导则　第 1 部分：标准化文件的结构和起草规则》的规定起草。

本文件代替 GB/T 26366—2010《二氧化氯消毒剂卫生标准》，与 GB/T 26366—2010 相比，除结构调整和编辑性改动外，主要技术变化如下：

——适用范围删除了对二氧化氯来源和生产工艺（见第 1 章，2010 年版的第 1 章）；

——修改了规范性引用文件（见第 2 章，2010 年版的第 2 章）；

——修改了术语和定义，修改了二氧化氯消毒剂的定义，删除了二氧化氯活化剂、中水和一般物体表面的定义（见第 3 章，2010 年版的第 3 章）；

——增加了硫酸氢钠要求（见 4.7）；

——修改了理化指标中有效成分含量要求（见 5.1.1，2010 年版的 5.1 和5.3）；

——删除了消毒后水的指标要求（见 2010 年版的 5.2）；

——增加了理化指标中 pH 值、片重误差和崩解时限要求（见 5.1.2、5.1.4 和 5.1.5）；

——修改了杀灭微生物指标（见 5.2，2010 年版的 5.5）；

——修改了应用范围，使用方法，运输、贮存和包装，标签、标识和说明书（见第 6 章、第 7 章、第 9 章、第 10 章，2010 年版的第 6 章、第 7 章、第 9 章、第 10 章、第 11 章、第 12 章）；

——修改了含量测定方法（见附录 A，2010 年版的附录 A）；

——增加了 pH 值、片重误差和崩解时限测定方法（见 8.2、8.4、8.5）。

请注意本文件的某些内容可能涉及专利。本文件的发布机构不承担识别专利的责任。

本文件由中华人民共和国国家卫生健康委员会提出并归口。

本文件起草单位：上海市疾病预防控制中心、上海市消毒品协会、中国疾病预防控制中心环境与健康相关产品安全所、国家卫生健康委卫生健康监督中心、中国人民解放军疾病预防控制所、黑龙江省疾病预防控制中心、深圳市疾病预防控制中心、浙江省疾病预防控制中心、上海市卫生健康委员会监督所、中国检验检疫科学研究院、广州海关技术中心。

本文件主要起草人：田靓、李华、朱仁义、李涛、孙守红、林玲、朱子犁、胡国庆、周晓鹂、帖金凤、任哲、杨艳伟、罗嵩、张卓娜、慈颖、廖如燕、吴予奇、王式鸿、宋恒志、陈小平、龙膺厚、王兴玉、陈海畴、蔡金海、邓金花、毛善军、黄珊珊。

本文件及其所代替标准的历次版本发布情况为：

——2010 年首次发布为 GB 26366—2010；2017 年 3 月 23 日起，转化为 GB/T 26366—2010；

——本次为第一次修订。

二氧化氯消毒剂卫生要求

1 范围

本文件规定了二氧化氯消毒剂的原料要求、技术要求、应用范围、使用方法、检验方法、运输贮存和包装以及标签标识和说明书。

本文件适用于应用时为水溶液的二氧化氯消毒剂。

2 规范性引用文件

下列文件中的内容通过文中的规范性引用而构成本文件必不可少的条款。其中,注日期的引用文件,仅该日期对应的版本适用于本文件;不注日期的引用文件,其最新版本(包括所有的修改单)适用于本文件。

GB/T 191 包装储运图示标志

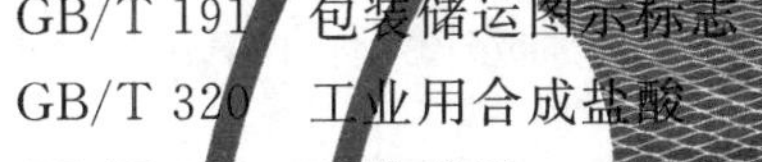

GB/T 320 工业用合成盐酸

GB/T 534 工业硫酸

GB/T 1294 化学试剂 L(+)-酒石酸

GB/T 1618 工业氯酸钠

GB/T 8269 柠檬酸

GB 18466 医疗机构水污染物排放标准

GB 27948 空气消毒剂通用要求

GB 27949 医疗器械消毒剂通用要求

GB 27952 普通物体表面消毒剂通用要求

GB/T 38497 内镜消毒效果评价方法

GB 38598 消毒产品标签说明书通用要求

HG/T 3250 工业亚氯酸钠

HG/T 4516 工业硫酸氢钠

中华人民共和国药典(2020 年版)

生活饮用水消毒剂和消毒设备卫生安全评价规范(试行) 卫监督发〔2005〕336 号

消毒技术规范(2002 年版) 卫法监发〔2002〕282 号

3 术语和定义

下列术语和定义适用于本文件。

3.1

二氧化氯消毒剂 chlorine dioxide disinfectant

以二氧化氯为有效杀菌成分的消毒剂。

注:包括使用前需通过化学作用活化产生二氧化氯的消毒剂和无需通过化学作用活化(免活化)即可产生二氧化氯的消毒剂。

4 原料要求

4.1 亚氯酸钠应按 HG/T 3250 执行。

4.2 氯酸钠应按 GB/T 1618 执行。

4.3 盐酸应按 GB/T 320 执行。

4.4 硫酸应按 GB/T 534 执行。

4.5 柠檬酸应按 GB/T 8269 执行。

4.6 酒石酸应按 GB/T 1294 执行。

4.7 硫酸氢钠应按 HG/T 4516 执行。

4.8 其他原料应符合相应的国家标准、行业标准的质量要求和有关规定。

5 技术要求

5.1 理化指标

5.1.1 有效成分含量

需活化的二氧化氯消毒剂和免活化固体二氧化氯消毒剂的有效成分含量应为标示中位值±10%。免活化液体二氧化氯消毒剂的有效成分含量应为标示中位值±15%。

5.1.2 pH 值

片剂和粉剂的最高使用浓度溶液 pH 值应为标示中位值±1。需活化的液体制剂活化后 pH 值应为标示中位值±1。免活化液体制剂原液 pH 值应为标示中位值±1。

5.1.3 稳定性

有效期 12 个月以上。需活化的二氧化氯消毒剂和免活化固体二氧化氯消毒剂的有效成分含量下降率应小于或等于 10%，免活化液体二氧化氯消毒剂的有效成分含量下降率应小于或等于 15%，且存放后有效成分含量均不应低于产品企业标准规定含量的下限值。

5.1.4 片重误差

片剂的片重误差应符合《中华人民共和国药典》(2020 年版)的要求。

5.1.5 崩解时限

泡腾片的崩解时限应符合《中华人民共和国药典》(2020 年版)的要求。

5.2 杀灭微生物指标

用于水(饮用水、游泳池水和医院污水)消毒应符合《消毒技术规范》(2002 年版)、《生活饮用水消毒剂和消毒设备卫生安全评价规范》(试行)和 GB 18466 的要求。用于普通物体表面消毒应符合 GB 27952的要求。用于医疗器械消毒应符合 GB 27949 的要求。用于内镜消毒应符合 GB/T 38497 的要求。用于空气消毒应符合 GB 27948 的要求。用于其他对象的消毒，应符合相应的国家标准或行业标准要求。

6 应用范围

二氧化氯消毒剂适用于水(饮用水、游泳池水、医院污水)、普通物体表面、医疗器械(含内镜)、空气的消毒处理。

按产品说明书并有实验依据的产品可增加其他应用范围。

7 使用方法

7.1 消毒液的配制与活化

一元包装的粉剂开袋后立即一次性配制成液体,开袋后未使用完的粉剂不可再使用。

粉剂和片剂溶解时使用不透光的非金属广口容器。不可使用温度高于40 ℃的水溶解粉剂。先在容器中加入所需水量,再加入所需粉剂量,不可反向操作。

需活化的二氧化氯消毒剂应按产品说明书规定的方法进行充分活化后方可使用。经活化后使用的消毒液应现用现配。

7.2 消毒方式方法

饮用水、游泳池水和医院污水采用投加的方式消毒。物体表面采用喷洒或擦拭的方式消毒。医疗器械采用浸泡的方式消毒。空气采用气溶胶喷雾或汽化或熏蒸的方式消毒。

使用剂量和作用时间应符合产品说明书的要求。

8 检验方法

8.1 有效成分含量测定

按附录A描述的方法执行。

8.2 pH值测定

按《消毒技术规范》(2002年版)描述的方法执行。

8.3 稳定性测定

按《消毒技术规范》(2002年版)描述的方法执行。

8.4 片重误差测定

按《中华人民共和国药典》(2020年版)描述的方法执行。

8.5 崩解时限测定

按《中华人民共和国药典》(2020年版)描述的方法执行。

8.6 杀灭微生物试验

按《消毒技术规范》(2002年版)描述的方法执行。

9 运输、贮存和包装

9.1 运输

产品在运输时轻装轻卸,不倒放,防止重压、剧烈碰撞和包装破损,避免日晒、雨淋、受潮,不与影响产品质量的物品混装运输。

9.2 贮存

产品贮存于避光、阴凉、干燥、通风处,不与酸类、有机物、易燃物及强还原剂接触或共同存贮。

9.3 包装

产品的包装容器与材料符合相应的标准和有关规定。产品使用避光的容器密封包装,密封可靠不泄漏;塑料包装使用不易老化和破损、气密性好、耐腐蚀、有足够强度的材料;包装规格依用户需要确定。

10 标签、标识和说明书

10.1 包装标识应符合 GB/T 191 的要求。

10.2 产品标签和说明书应符合 GB 38598 的要求。

10.3 产品使用注意事项至少包括以下内容:

a) 外用消毒剂,不可口服,置于儿童不易触及处;

b) 不可与碱性物质混用;不宜与其他消毒剂或有机物混用;

c) 本品有漂白作用;

d) 使用时应戴手套;避免高浓度消毒剂接触皮肤和吸入呼吸道;如消毒剂不慎接触眼睛,应立即用水冲洗,严重者应就医。

附 录 A
（规范性）
二氧化氯含量测定方法

A.1 紫外可见分光光度法

A.1.1 概述

本方法采用紫外可见分光光度法测定消毒剂中二氧化氯的浓度。

A.1.2 原理

使用石英比色皿，采用紫外可见分光光度计在 190 nm～600 nm 波长范围内扫描，观察二氧化氯水溶液特征吸收峰，二氧化氯的最大吸收峰在 360 nm 处，可作为定性依据，但氯气在此也有弱吸收，产生干扰。采用二氧化氯水溶液在 430 nm 处的吸收，吸光度与二氧化氯浓度成正比，且 Cl_2^-、ClO_2^-、ClO_3^-、ClO^- 在此无吸收，可作为定量依据。

A.1.3 试验条件

本方法最低检出浓度为 10 mg/L，适合浓度在 10 mg/L～250 mg/L 二氧化氯的测定，高浓度消毒剂可稀释后测定。

A.1.4 试剂或材料

A.1.4.1 分析中所用试剂均为分析纯，用水为二次蒸馏水。

A.1.4.2 二氧化氯标准贮备溶液：亚氯酸钠溶液与稀硫酸反应，可产生二氧化氯。氯等杂质通过亚氯酸钠溶液除去。用恒定的空气流将所产生的二氧化氯带出，并通入纯水中配成二氧化氯标准贮备溶液，在每次使用前，其浓度以碘量法测定。二氧化氯溶液应避光、密闭，并冷藏保存。

二氧化氯溶液制备方法（见图 A.1）：在 A 瓶（洗气瓶）中放入 300 mL 水，A 瓶封口上有二根玻璃管，一根玻璃管（L_1）下端插至近瓶底，上端与空气压缩机相接，另一根玻璃管（L_2）下端口离开液面 20 mm～30 mm，其另一端插入 B 瓶底部。B 瓶为高强度硼硅玻璃，滴液漏斗（E）下端伸至液面下，玻璃管（L_3）下端离开液面 20 mm～30 mm，另一端插入 C 瓶底部。溶解 10 g 亚氯酸钠于 750 mL 水内并倒入 B 瓶中，在分液漏斗中装有 20 mL 硫酸溶液（1＋9，体积比）。C 瓶结构同 A 瓶一样，瓶内装有亚氯酸钠饱和溶液。玻璃管（L_4）插入 D 瓶底部，D 瓶为 2 L 硼硅玻璃收集瓶，瓶中装有 1 500 mL 水，用以吸收所发生的二氧化氯，余气由排气管排出。D 瓶上的另一根玻璃管（L_5）下端离开液面 20 mm～30 mm，上端与环境空气相通而作为排气管，尾气由排气管排出。整套装置应放在通风橱内。

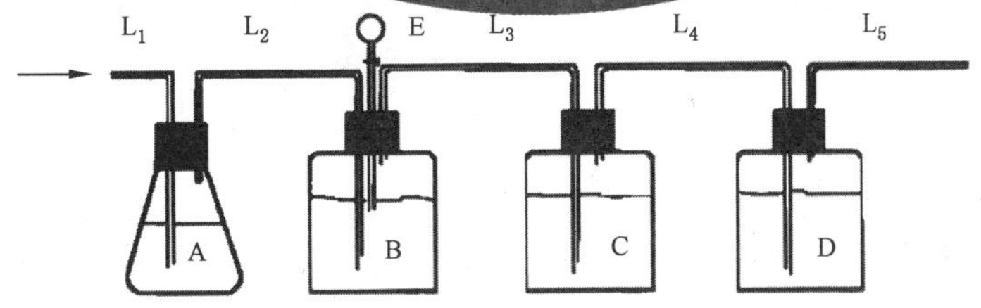

图 A.1 ClO_2 发生吸收装置图

启动空气压缩机，使适量空气均匀通过整个装置。每隔 5 min 由分液漏斗加入 5 mL 硫酸溶液，在全部加完硫酸溶液后，空气流要持续 30 min。将 D 瓶中所获得的黄绿色二氧化氯标准溶液放于棕色玻璃瓶中，密封避光冷藏保存。二氧化氯浓度以碘量法测定，其质量浓度为 250 mg/L～600 mg/L。

A.1.4.3　二氧化氯标准溶液：取一定量新标定的二氧化氯标准贮备溶液，用二次蒸馏水稀释至所需浓度。

A.1.5　仪器设备

A.1.5.1　紫外可见分光光度计。

A.1.5.2　石英比色皿，精度 1 cm。

A.1.5.3　100 mL 容量瓶。

A.1.6　样品

按照样品说明书配制二氧化氯消毒液或其稀释液。

A.1.7　试验步骤

A.1.7.1　标准曲线的绘制

分别取 4.0 mL、10.0 mL、20.0 mL、40.0 mL、80.0 mL、100.0 mL 二氧化氯标准溶液(250 mg/L)于 100 mL 容量瓶中，加水至刻度，配成浓度为 10 mg/L、25 mg/L、50 mg/L、100 mg/L、200 mg/L、250 mg/L的二氧化氯溶液，于 430 nm 处测定吸光度值，以二氧化氯浓度对吸光度值绘制标准曲线。

A.1.7.2　样品测定

配制或稀释后的样品于 430 nm 测定其吸光度值，与标准曲线比较而定量。

A.1.8　试验数据处理

消毒剂中二氧化氯的质量浓度按公式(A.1)计算：

$$\rho=\frac{\rho_1}{V_1/V_2} \qquad \cdots\cdots\cdots\cdots(\text{A.1})$$

式中：

ρ ——消毒剂中二氧化氯的质量浓度，单位为毫克每升(mg/L)；

ρ_1 ——样品测定液中二氧化氯的质量浓度，单位为毫克每升(mg/L)；

V_1 ——所取消毒剂原液体积，单位为毫升(mL)；

V_2 ——定容体积，单位为毫升(mL)。

A.1.9　精密度

在重复性条件下获得的两次独立测定结果的绝对差值不大于算术平均值的 10%。

A.2　五步碘量法

A.2.1　概述

本方法采用五步碘量法测定消毒剂中二氧化氯浓度的方法，可以测定消毒剂中的氯气、亚氯酸根离子、氯酸根离子的浓度。适用于由亚氯酸盐、氯酸盐为原料制成的二氧化氯消毒剂。

A.2.2　原理

该方法是利用不同 pH 条件下 ClO_2、Cl_2、ClO_2^-、ClO_3^- 分别与 I^- 反应来测定各响应物质的浓度。反应方程式如下：

——$Cl_2+2I^-=I_2+2Cl^-$(pH=7,pH≤2,pH<0.1);

——$2ClO_2+2I^-=I_2+2ClO_2^-$(pH=7);

——$2ClO_2+10I^-+8H^+=5I_2+2Cl^-+4H_2O$(pH≤2,pH<0.1);

——$ClO_2^-+4I^-+4H^+=2I_2+Cl^-+2H_2O$(pH≤2,pH<0.1);

——$ClO_3^-+6I^-+6H^+=3I_2+Cl^-+3H_2O$(pH<0.1)。

然后用硫代硫酸钠作滴定剂,分步滴定反应产生的 I_2。

A.2.3 试验条件

A.2.3.1 本方法用于由亚氯酸盐、氯酸盐为原料制成的二氧化氯消毒剂含量测定。

A.2.3.2 本方法最低检出浓度为 0.1 mg/L。滴定过程中氧化性物质的浓度不得高于 3 000 mg/L,可根据需要将样品适当稀释。

A.2.3.3 试验操作应在室温 20 ℃~25 ℃条件下进行。

A.2.4 试剂或材料

A.2.4.1 分析中所用试剂均为分析纯,用水为无氧化性氯二次蒸馏水。

A.2.4.2 无氧化性氯二次蒸馏水:蒸馏水中加入亚硫酸钠,将氧化性氯还原为氯离子[以对氨基-*N*,*N*-二乙基苯胺(DPD)检查不显色],再进行蒸馏,所得的水为无氧化性氯二次蒸馏水。

A.2.4.3 硫代硫酸钠标准溶液(0.1 mol/L)配制:称取 26 g $Na_2S_2O_3\cdot5H_2O$ 于 1 000 mL 棕色容量瓶中,加入 0.2 g 无水碳酸钠,用水定容至刻度,摇匀。置暗处,30 d 后经过滤并标定其浓度。

硫代硫酸钠标准溶液标定:准确称取 120 ℃烘干至恒重的基准重铬酸钾 0.05 g~0.10 g(精确至 0.000 1 g),记录读数为 m,置于 250 mL 碘量瓶中,加蒸馏水 40 mL 溶解。加 2 mol/L 硫酸、15 mL 和 100 g/L 碘化钾溶液 10 mL,盖上盖混匀,加蒸馏水数滴于碘量瓶盖缘,置暗处 10 min 后再加蒸馏水 90 mL。用硫代硫酸钠标准溶液滴定至溶液呈淡黄色,加 5 g/L 淀粉溶液 10 滴(溶液立即变蓝),继续滴定到溶液由蓝色变成亮绿色。记录硫代硫酸钠滴定液总毫升数,同时作空白校正。硫代硫酸钠标准溶液的浓度按公式(A.2)计算:

$$c=\frac{m}{49.03\times(V_2-V_1)\times10^{-3}} \qquad \text{(A.2)}$$

式中:

c ——硫代硫酸钠标准溶液的浓度,单位为摩尔每升(mol/L);

m ——基准重铬酸钾质量数,单位为克(g);

49.03——1/6 $K_2Cr_2O_7$ 的摩尔质量,单位为克每摩尔(g/mol);

V_2 ——重铬酸钾消耗硫代硫酸钠标准溶液的体积数,单位为毫升(mL);

V_1 ——试剂空白消耗硫代硫酸钠标准溶液的体积数,单位为毫升(mL)。

A.2.4.4 硫代硫酸钠标准滴定液(0.01 mol/L):吸取 10.0 mL 硫代硫酸钠标准溶液(见 A.2.4.3)于 100 mL容量瓶中,用水定容至刻度。临用时现配。

A.2.4.5 2.0 mol/L 硫酸溶液。

A.2.4.6 100 g/L 碘化钾溶液:称取 10 g 碘化钾溶于 100 mL 蒸馏水中,储于棕色瓶中,避光保存于冰箱中,若溶液变黄需重新配制。

A.2.4.7 饱和磷酸氢二钠溶液:用十二水合磷酸氢二钠溶液与蒸馏水配成饱和溶液。

A.2.4.8 pH=7 磷酸盐缓冲液:溶解 25.4 g 无水 KH_2PO_4 和 216.7 g $Na_2HPO_4\cdot12H_2O$ 于 800 mL 蒸馏水中,用水稀释成 1 000 mL。

A.2.4.9 50 g/L 溴化钾溶液:溶解 5 g 溴化钾于 100 mL 水中,储于棕色瓶中,每周重配一次。

A.2.4.10 淀粉溶液:5 g/L。

A.2.5 仪器设备

A.2.5.1 酸式滴定管。

A.2.5.2 50 mL、250 mL、500 mL 碘量瓶。

A.2.5.3 高纯氮钢瓶。

A.2.6 样品

按照样品说明书将样品活化后。吸取适量样品溶液用蒸馏水稀释，使其氧化性物质浓度在 2 000 mg/L～3 000 mg/L（活化后氧化性物质浓度在此浓度范围内的样品溶液可直接取样测定）。

A.2.7 试验步骤

A.2.7.1 在 500 mL 的碘量瓶中加 200 mL 蒸馏水，吸取 2.0 mL～5.0 mL 样品溶液或稀释液于碘量瓶中，加入 10.0 mL 磷酸盐缓冲液，摇匀。加入 10 mL 碘化钾溶液，用硫代硫酸钠标准滴定液滴定至淡黄色时，加 1 mL 淀粉溶液，溶液呈蓝色，继续滴至蓝色刚好消失为止，记录读数为 V_1。

A.2.7.2 在 A.2.7.1 滴定后的溶液中加入 10.0 mL 2.0 mol/L 硫酸溶液，置暗处 5 min，用硫代硫酸钠标准滴定液滴定至蓝色消失，记录读数为 V_2。

A.2.7.3 在 500 mL 的碘量瓶中加 200 mL 蒸馏水，吸取 2.0 mL～5.0 mL 样品溶液或稀释液于碘量瓶中，加入 10.0 mL 磷酸盐缓冲液，摇匀，然后通入压力为 0.06 MPa 的高纯氮气，吹气时间 20 min～30 min。吹气完毕后，加入 10 mL 碘化钾溶液、1 mL 淀粉溶液。若样品溶液为无色透明，则进行A.2.7.4 操作；若溶液变为蓝色，则用硫代硫酸钠标准滴定液滴定至蓝色刚好消失为止。

A.2.7.4 在 A.2.7.3 滴定后的溶液中加入 10.0 mL 2.0 mol/L 硫酸溶液，置暗处 5 min，用硫代硫酸钠标准滴定液滴定至蓝色刚好消失为止，记录读数为 V_3。

A.2.7.5 在 50 mL 碘量瓶中加入 1 mL 溴化钾溶液和 20 mL 2.0 mol/L 硫酸溶液，混匀，吸取2.0 mL～5.0 mL 样品溶液于碘量瓶中，立即塞住瓶塞并混匀，置于暗处反应 20 min，然后加入 10 mL 碘化钾溶液，剧烈震荡 5 s，立即转移至装有 25 mL 饱和磷酸氢二钠溶液的 500 mL 碘量瓶中，清洗 50 mL 碘量瓶并将洗液转移至 500 mL 碘量瓶中，使溶液最后体积在 200 mL～300 mL。用硫代硫酸钠标准滴定液滴定至淡黄色时，加 1 mL 淀粉溶液，继续滴至蓝色刚好消失为止。同时用蒸馏水作空白对照，得读数为 V_4＝样品读数－空白读数。

A.2.8 试验数据处理

X_1、X_2、X_3 和 X_4 分别按公式(A.3)、公式(A.4)、公式(A.5)和公式(A.6)计算：

$$X_1=\frac{(V_2-V_3)\times c\times 16\ 863}{V} \qquad \cdots\cdots(A.3)$$

$$X_2=\frac{V_3\times c\times 16\ 863}{V} \qquad \cdots\cdots(A.4)$$

$$X_3=\frac{[V_4-(V_1+V_2)]\times c\times 13\ 908}{V} \qquad \cdots\cdots(A.5)$$

$$X_4=\frac{[V_1-(V_2-V_3)\div 4]\times c\times 35\ 450}{V} \qquad \cdots\cdots(A.6)$$

式中：

X_1 ——ClO_2 的浓度，单位为毫克每升(mg/L)；

X_2 ——ClO_2^- 的浓度，单位为毫克每升(mg/L)；

X_3 ——ClO_3^- 的浓度，单位为毫克每升(mg/L)；

X_4 ——Cl_2 的浓度，单位为毫克每升(mg/L)；

V_1、V_2、V_3、V_4 ——上述各步中硫代硫酸钠标准溶液用量，单位为毫升(mL)；

c ——硫代硫酸钠标准滴定液的浓度，单位为摩尔每升(mol/L)；

V ——二氧化氯溶液的样品体积，单位为毫升(mL)。

A.2.9 精密度

在重复性条件下获得的两次独立测定结果的绝对差值不大于算术平均值的10%。

A.2.10 注意事项

实验操作时要防止阳光直射。准备工作要充分到位，尽可能缩短操作时间，以防止二氧化氯因挥发、分解而影响测定的准确性。

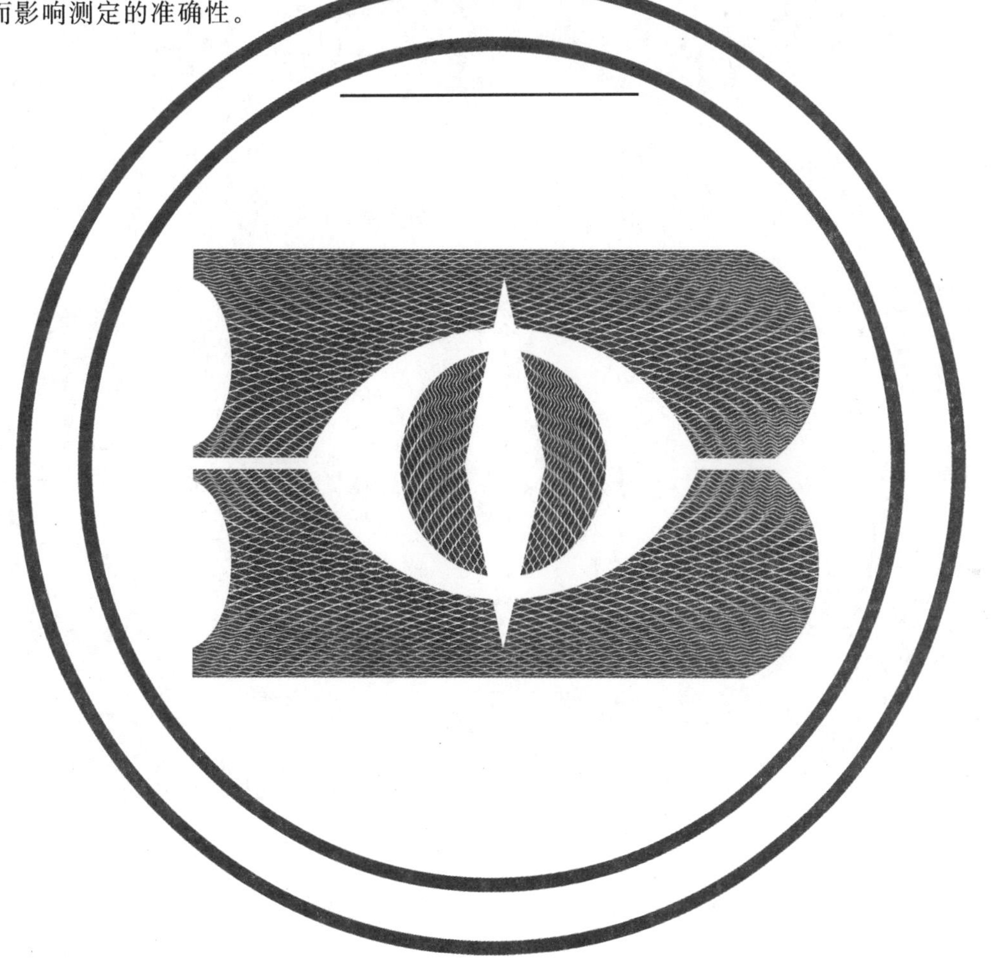

ICS 11.080
C 50

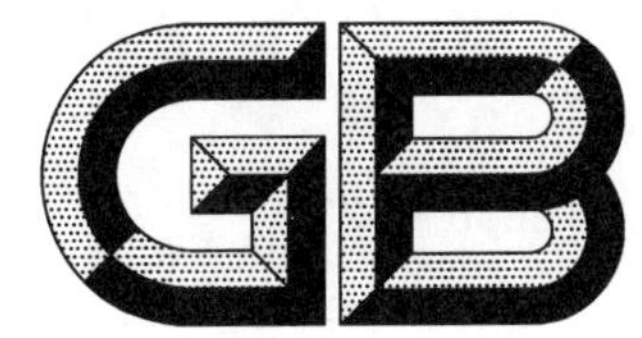

中华人民共和国国家标准

GB/T 26367—2020
代替 GB/T 26367—2010

脈类消毒剂卫生要求

Hygienic requirements for biguanides disinfectants

2020-06-02 发布　　2020-12-01 实施

国家市场监督管理总局
国家标准化管理委员会　发布

前　言

本标准按照 GB/T 1.1—2009 给出的规则起草。

本标准代替 GB/T 26367—2010《胍类消毒剂卫生标准》。本标准与 GB/T 26367—2010 相比，主要技术变化如下：

——标准范围修改为适用于以氯己定、聚六亚甲基胍及其他胍类原料为主要杀菌成分(见第 1 章，2010 年版第 1 章)；

——增加了规范性引用文件(见第 2 章)；

——增加了无包膜病毒的定义(见 3.1)；

——删除了外观要求(见 2010 年版的 4.1)；

——修改了理化指标和微生物指标(见 5.1 和 5.2，2010 年版的 4.2 和 4.3)；

——修改了附录 A 的检测方法(见附录 A，2010 年版的附录 A)；

——增加了附录 B。

本标准由中华人民共和国国家卫生健康委员会提出并归口。

本标准起草单位：江苏省疾病预防控制中心、中国疾病预防控制中心环境与健康相关产品安全所、黑龙江省疾病预防控制中心、北京市疾病预防控制中心、中国人民解放军疾病预防控制中心、山东省精神卫生中心、山东省疾病预防控制中心、广州海关技术中心。

本标准主要起草人：徐燕、谈智、李放、张流波、吴晓松、王嵬、刘运明、戴彦臻、周海林、王玲、魏秋华、陈越英、林玲、崔树玉、丁晓静、孙启华、周春林、刘颋、褚宏亮、陈新、王妍彦、廖如燕。

本标准所代替标准的历次版本发布情况为：

——GB/T 26367—2010。

胍类消毒剂卫生要求

1 范围

本标准规定了胍类消毒剂的原料要求、技术要求、应用范围、使用方法、运输、贮存和包装、标识要求、检验方法。

本标准适用于以氯己定、聚六亚甲基胍及其他胍类原料为主要杀菌成分,乙醇和(或)水为溶剂的消毒剂。

2 规范性引用文件

下列文件对于本文件的应用是必不可少的。凡是注日期的引用文件,仅注日期的版本适用于本文件。凡是不注日期的引用文件,其最新版本(包括所有的修改单)适用于本文件。

GB/T 191 包装储运图示标志

GB/T 6682 分析实验室用水规格和试验方法

GB 27950 手消毒剂通用要求

GB 27951 皮肤消毒剂卫生要求

GB 27954 黏膜消毒剂通用要求

WS 628 消毒产品卫生安全评价技术要求

中华人民共和国药典(二部)

消毒技术规范(2002 年版)[卫生部(卫法监发〔2002〕282 号)]

消毒产品生产企业卫生规范(2009 年版)[卫生部(卫监督发〔2009〕53 号)]

卫生部关于发布皮肤粘膜消毒剂中部分成分限量值规定的通知[卫生部(卫法监发〔2003〕214 号)]

化妆品安全技术规范(2015 年版)(国家食品药品监督管理总局〔2015〕第 268 号公告)

3 术语和定义

下列术语和定义适用于本文件。

3.1

无包膜病毒 non-enveloped virus

病毒的蛋白质衣壳外没有以脂类为主要成分包膜的对脂溶剂不敏感的一类病毒。

4 原料要求

4.1 原材料

4.1.1 氯己定

4.1.1.1 醋酸氯己定

应符合《中华人民共和国药典》(二部)规定,按干燥品计算,纯度不低于 97.5%。

4.1.1.2 葡萄糖酸氯己定

应符合《中华人民共和国药典》(二部)规定。含量应为19.0%～21.0%(g/mL)。

4.1.1.3 盐酸氯己定

应符合产品的企业质量标准要求。

4.1.2 聚六亚甲基胍类

4.1.2.1 聚六亚甲基单胍

应符合产品的企业质量标准要求。

4.1.2.2 聚六亚甲基双胍

应符合产品的企业质量标准要求。

4.1.3 乙醇

应符合《中华人民共和国药典》(二部)规定。

4.2 生产用水

生产用水应符合《消毒产品生产企业卫生规范》(2009年版)中第三十条的规定。

5 技术要求

5.1 理化指标

5.1.1 有效成分含量

消毒剂有效成分含量应符合标识量。应用于手、皮肤消毒的氯己定类消毒剂应符合GB 27950、GB 27951与《卫生部关于发布皮肤粘膜消毒剂中部分成分限量值规定的通知》规定的要求,葡萄糖酸氯己定或醋酸氯己定使用浓度应小于或等于45 g/L;应用于黏膜消毒的氯己定类消毒剂应符合GB 27954与《卫生部关于发布皮肤粘膜消毒剂中部分成分限量值规定的通知》规定的要求,葡萄糖酸氯己定或醋酸氯己定使用浓度应小于或等于5 g/L,聚六亚甲基胍类消毒剂的使用浓度应小于或等于3 g/L。

5.1.2 稳定性

有效期12个月以上。消毒剂有效成分含量下降率应小于或等于10%,且存放后有效成分含量均不应低于产品企业标准规定含量的下限值。

有效期24个月以上。消毒剂有效成分含量下降率应小于或等于10%,且存放后有效成分含量均不应低于产品企业标准规定含量的下限值。

5.1.3 铅、汞、砷限量

用于手、皮肤、黏膜的消毒剂要求铅应小于或等于10 mg/kg、汞应小于或等于1 mg/kg、砷应小于或等于2 mg/kg。

5.1.4 pH值

pH值应符合产品质量标准。

5.2 杀灭微生物指标

杀灭微生物检测项目应符合 WS 628 的要求，按产品说明书的要求，稀释至说明书中规定的使用剂量，按《消毒技术规范》(2002 年版)中的定量杀菌试验方法进行试验，其杀菌效果应符合表 1 的要求。

表 1　对微生物的杀灭效果

应用范围	指示菌株	杀灭对数值	
		悬液法	载体法
手消毒	大肠杆菌(8099)	≥5.00	≥3.00
	金黄色葡萄球菌(ATCC6538)	≥5.00	≥3.00
	白色念珠菌(ATCC10231)	≥4.00	≥3.00
皮肤、黏膜消毒	金黄色葡萄球菌(ATCC6538)	≥5.00	≥3.00
	铜绿假单胞菌(ATCC15442)	≥5.00	≥3.00
	白色念珠菌(ATCC10231)	≥4.00	≥3.00
一般物体表面消毒	大肠杆菌(8099)	≥5.00	≥3.00
	金黄色葡萄球菌(ATCC6538)	≥5.00	≥3.00
模拟现场试验(适用于物体表面消毒剂)	抗力较强的试验菌	≥3.00	
现场试验(适用于手、皮肤或一般物体表面消毒剂)	自然菌	≥1.00	
杀灭微生物的最长有效时间应符合与消毒剂使用方法相关标准的限制时间，标明有特定微生物杀灭效果时，需进行该种微生物杀灭实验，模拟现场或现场试验应根据消毒剂用途选择。			

6　应用范围

6.1　胍类消毒剂适用于外科手消毒、卫生手消毒、皮肤消毒、黏膜消毒，一般物体表面消毒。

6.2　胍类消毒剂不适用于分枝杆菌、细菌芽孢等污染物品的消毒；单方胍类消毒剂不适用于无包膜病毒污染物品的消毒。

7　使用方法

采用擦拭、浸泡、冲洗、泡沫滞留等方法进行消毒。

8　检验方法

8.1　有效成分含量

8.1.1　醋酸氯己定、葡萄糖酸氯己定、盐酸氯己定含量测定见附录 A。

8.1.2　聚六亚甲基双胍、聚六亚甲基单胍含量测定见附录 B。

8.2 稳定性试验

按照《消毒技术规范》(2002年版)中消毒产品稳定性测定方法进行存放,有效成分含量测定按附录A或附录B进行。

8.3 铅、汞、砷限量测定

按《化妆品安全技术规范》(2015年版)相关方法进行测定。

8.4 杀灭微生物试验

应符合《消毒技术规范》(2002年版)的规定。

9 运输、贮存和包装

9.1 运输

运输时应密闭,装运容器要求防腐,装卸应轻拿轻放,严禁抛掷。运输时应防晒、防雨、防潮。

9.2 贮存

室温干燥避光处保存,包装应严密,防止潮湿。堆垛要垫离地面10 cm以上,垛高不超过12箱,与墙面距离保持20 cm以上。

9.3 包装

应符合GB/T 191规定的要求。

10 标识要求

应符合消毒产品标签说明书有关规范和标准的要求。

附 录 A
（规范性附录）
醋酸氯己定、葡萄糖酸氯己定、盐酸氯己定测定方法

A.1 方法一：高效液相色谱法

A.1.1 概述

本方法适用于含醋酸氯己定、葡萄糖酸氯己定、盐酸氯己定的单方和复方消毒剂。

A.1.2 原理

样品经流动相超声波提取，采用高效液相色谱-二极管阵列检测器测定，峰面积外标法定量。

A.1.3 试剂或材料

除非另有说明，本方法所用试剂均为分析纯，实验用水为 GB/T 6682 规定的一级水。

A.1.3.1 醋酸氯己定($C_{22}H_{30}Cl_2N_{10}\cdot 2C_2H_4O_2$，CAS 号：56-95-1)标准品。

A.1.3.2 磷酸二氢钾(KH_2PO_4)。

A.1.3.3 85%磷酸(H_3PO_4)。

A.1.3.4 乙腈(CH_3CN)：色谱纯。

A.1.4 仪器设备

A.1.4.1 高效液相色谱仪，具二极管阵列检测器。

A.1.4.2 电子天平，感量为 0.1 mg。

A.1.4.3 超声波清洗器。

A.1.5 试验步骤

A.1.5.1 流动相、提取液的制备

称取 2.7 g 磷酸二氢钾，放入 1 000 mL 量筒中，加入约 950 mL 水溶解后，加入 1.5 mL 85%磷酸，然后加水定容至 1 000 mL，混匀，得到流动相 A 相(pH=2.5)，B 相为乙腈。

量取流动相 A 相 325 mL，加乙腈 175 mL，混合均匀，得到提取液。

A.1.5.2 标准溶液的制备

精密称取醋酸氯己定标准品 20 mg，用流动相稀释至 50 mL，得到 400 mg/L 标准溶液。

A.1.5.3 标准曲线的制备

将标准溶液用流动相稀释成 10 mg/L、20 mg/L、40 mg/L、80 mg/L、100 mg/L、200 mg/L 的标准系列，10 μL 进样测定。

A.1.5.4 色谱参考条件

色谱柱：C_{18} 柱(4.6 mm×250 mm，5 μm)；流动相：A 相+B 相=65+35；流速：1.0 mL/min；进样量：10 μL；柱温：30 ℃；波长扫描 200 nm～400 nm；测定波长：260 nm；以保留时间和紫外光谱图谱定

性，以峰面积外标法定量。

A.1.5.5 样品测定

称取或量取样品适量于 50 mL 容量瓶中，加提取液 40 mL，超声波提取 20 min，定容至 50 mL，过 0.45 μm 滤膜后，进样测定。色谱图见图 A.1。

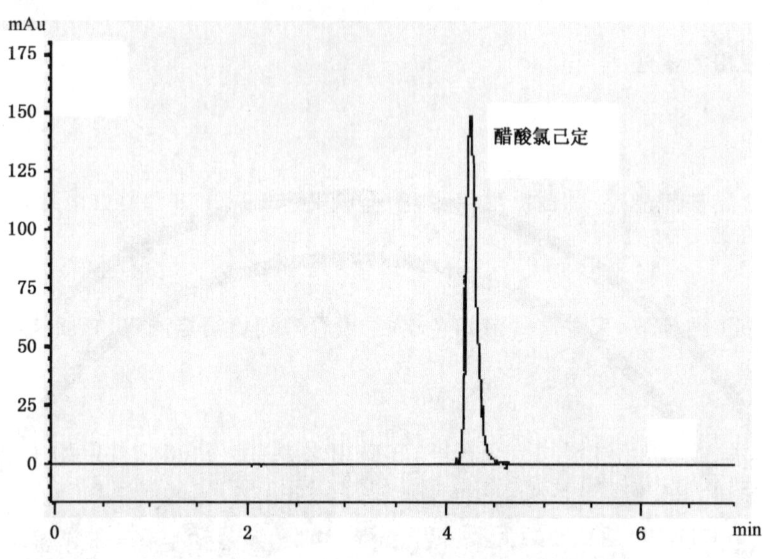

图 A.1 醋酸氯己定的高效液相色谱图

A.1.6 试验数据处理

根据标准曲线，计算样品中醋酸氯己定含量，计算见式(A.1)：

$$X=\frac{\rho\times V}{m\times 1\ 000} \qquad \text{(A.1)}$$

式中：

X ——样品中醋酸氯己定的含量，单位为克每千克(g/kg)或克每升(g/L)；

ρ ——由标准曲线得到样品溶液的醋酸氯己定的质量浓度，单位为毫克每升(mg/L)；

V ——定容体积，单位为毫升(mL)；

m ——样品量，单位为克(g)或毫升(mL)。

注：葡萄糖酸氯己定含量测定可以用醋酸氯己定作标准品，并将结果乘以 1.435 2。

盐酸氯己定含量测定可以用醋酸氯己定作标准品，并将结果乘以 0.924 6。

A.1.7 精密度

在重复性条件下获得的两次独立测试结果的绝对差值不大于算术平均值的 10%。

A.2 方法二：滴定法

A.2.1 概述

本方法依据《中华人民共和国药典》(二部)中醋酸氯己定的测定方法，适用于含醋酸氯己定的单方消毒剂。

A.2.2 原理

样品用丙酮和冰醋酸溶解，加甲基橙饱和丙酮溶液，用高氯酸滴定液滴定，甲基橙指示液显橙色时停止滴定，通过高氯酸滴定液使用量，计算醋酸氯己定含量。

A.2.3 试剂或材料

除非另有说明，本方法所用试剂均为分析纯，实验用水为 GB/T 6682 规定的一级水。

A.2.3.1 高氯酸($HClO_4$)标准滴定溶液(0.1 mol/L)。

A.2.3.2 丙酮(CH_3COCH_3)。

A.2.3.3 冰醋酸(CH_3COOH)。

A.2.3.4 甲基橙($C_{14}H_{14}N_3NaO_3S$)。

A.2.4 仪器设备

电子天平，感量为 0.1 mg。

A.2.5 样品测定

精密称取或量取样品适量，加丙酮 30 mL 与冰醋酸 2 mL，振摇使溶解后，加甲基橙的饱和丙酮溶液 0.5 mL～1 mL，用高氯酸滴定液(0.1 mol/L)滴定至溶液显橙色，并将滴定的结果用空白试验校正。

每 1 mL 高氯酸滴定液(0.1 mol/L)相当于 31.28 mg 的 $C_{22}H_{30}Cl_2N_{10} \cdot 2C_2H_4O_2$。

A.2.6 试验数据处理

样品中醋酸氯己定含量，计算见式(A.2)：

$$X=\frac{c\times(V-V_0)\times 31.28}{m} \qquad \text{(A.2)}$$

式中：

X ——样品中醋酸氯己定的含量，单位为克每千克(g/kg)或克每升(g/L)；

c ——标准滴定溶液的浓度，单位为摩尔每升(mol/L)；

V ——试样测定所消耗的标准滴定溶液的体积，单位为毫升(mL)；

V_0——相应的空白测定所消耗的标准滴定溶液的体积，单位为毫升(mL)；

m ——样品量，单位为克(g)或毫升(mL)。

A.2.7 精密度

在重复性条件下获得的两次独立测定结果的绝对差值不大于算术平均值的 10%。

A.3 方法三：紫外分光光度法

A.3.1 概述

本方法依据《中华人民共和国药典》(二部)中醋酸氯己定软膏的测定方法，适用于软膏型或液体制剂型含氯己定类(包括醋酸氯己定、葡萄糖酸氯己定、盐酸氯己定)的单方消毒剂。

A.3.2 原理

样品中的醋酸氯己定经氯仿溶解基质，再用 1.5 mol/L 的醋酸溶液提取，在波长 260 nm 处测定吸光度值定量。

A.3.3 试剂或材料

除非另有说明，本方法所用试剂均为分析纯，实验用水为GB/T 6682规定的一级水。

A.3.3.1 醋酸氯己定($C_{22}H_{30}Cl_2N_{10} \cdot 2C_2H_4O_2$，CAS号：56-95-1)标准品。

A.3.3.2 氯仿($CHCl_3$)。

A.3.3.3 冰醋酸(CH_3COOH)。

A.3.4 仪器设备

A.3.4.1 紫外分光光度计。

A.3.4.2 电子天平，感量为0.1 mg。

A.3.5 试验步骤

A.3.5.1 标准溶液测定

精密称取醋酸氯己定标准品约10 mg，置100 mL容量瓶中，加1.5 mol/L醋酸溶液溶解并稀释至刻度，摇匀，精密量取5 mL，置50 mL量瓶中，用乙醇稀释至刻度，在260 nm的波长处测定吸光度。

A.3.5.2 样品测定

精密称取样品适量(约相当于醋酸氯己定10 mg)，置分液漏斗中，加微温氯仿30 mL，振摇使基质溶解，用1.5 mol/L醋酸溶液提取5次(20 mL、20 mL、15 mL、15 mL、15 mL)，合并酸液于100 mL量瓶中，用1.5 mol/L醋酸溶液稀释至刻度，摇匀，精密量取5 mL，置50 mL量瓶中，用乙醇稀释至刻度，摇匀，在260 nm的波长处测定吸光度。

液体剂型醋酸氯己定消毒液，直接用1.5 mol/L醋酸溶液稀释后，再用乙醇稀释，测定吸光度。

A.3.6 试验数据处理

样品中醋酸氯己定含量，计算见式(A.3)：

$$X = \frac{A_2 \times m}{A_1 \times m_0} \qquad \text{(A.3)}$$

式中：

X ——样品中醋酸氯己定的含量，单位为克每千克(g/kg)或克每升(g/L)；

m ——醋酸氯己定标准品的质量，单位为毫克(mg)；

A_1——醋酸氯己定标准溶液的吸收值；

A_2——样品溶液的吸收值；

m_0——样品量，单位为克(g)或毫升(mL)。

注：葡萄糖酸氯己定含量测定可以用醋酸氯己定作标准品，并将结果乘以1.435 2。
盐酸氯己定含量测定可以用醋酸氯己定作标准品，并将结果乘以0.924 6。

A.3.7 精密度

在重复性条件下获得的两次独立测定结果的绝对差值不大于算术平均值的10%。

附 录 B
（规范性附录）
聚六亚甲基单胍、聚六亚甲基双胍测定方法

B.1 方法一：可见分光光度法

B.1.1 概述

本方法适用于含聚六亚甲基单胍、聚六亚甲基双胍的单方消毒剂。

B.1.2 原理

聚六亚甲基单胍(PHMG)、聚六亚甲基双胍(PHMB)能够与曙红 Y(Eosin Y)反应，颜色由橙色变为粉红色，在波长 545 nm 处测量吸光度值，吸光度值与 PHMG、PHMB 含量成正比。

B.1.3 试剂或材料

除非另有说明，本方法所用试剂均为分析纯，实验用水为 GB/T 6682 规定的一级水。

B.1.3.1 聚六亚甲基双胍盐酸盐[PHMB，$(C_8H_{17}N_5)_n \cdot x HCl$]标准品，聚六亚甲基单胍盐酸盐标准品[PHMG，$(C_7H_{16}N_3)_n \cdot x HCl$，可采用纯度大于 95%的原料]。

B.1.3.2 曙红 Y($C_{20}H_6Br_4Na_2O_5$)。

B.1.3.3 三水合醋酸钠($CH_3COONa \cdot 3H_2O$)。

B.1.4 仪器设备

B.1.4.1 可见光分光光度计，5 cm 比色杯。

B.1.4.2 电子天平，感量为 0.1 mg。

B.1.5 试验步骤

B.1.5.1 指示液的制备

称取 0.6 g 曙红 Y，放入 100 mL 烧杯中，以大约 50 mL 温水溶解并冷却，转移至 100 mL 容量瓶中，用水定容到 100 mL，充分混匀。用移液管吸取 10 mL 至 250 mL 容量瓶中，以水定容，得到指示液。

B.1.5.2 醋酸钠溶液的制备

将 10 g 三水合醋酸钠溶解于 100 mL 水中。

B.1.5.3 PHMG、PHMB 标准溶液的制备

精密称取 PHMG、PHMB 标准品 10 mg，用水稀释至 100 mL，得到 100 mg/L 的标准溶液。

B.1.5.4 标准曲线的制备

将 PHMG、PHMB 标准溶液用水稀释成 2 mg/L、4 mg/L、6 mg/L、8 mg/L、10 mg/L 的标准系列，分别吸取 10 mL 至 25 mL 容量瓶中，加 1 mL 醋酸钠溶液和 2.5 mL 指示液，用水定容至 25 mL，用力振摇，充分混匀，分光光度计 545 nm 处测定吸光值，绘制标准曲线，同时以水做空白实验。

B.1.5.5 样品测定

称取或量取样品适量，用水稀释至标准曲线浓度范围内，取 10 mL 样品溶液，按照上述方法测定。

B.1.6 试验数据处理

根据标准曲线，计算样品的 PHMG、PHMB 含量，计算见式(B.1)：

$$X=\frac{\rho \times V}{m \times 1\ 000} \qquad \cdots\cdots(B.1)$$

式中：

X ——样品中 PHMG、PHMB 的含量，单位为克每千克(g/kg)或克每升(g/L)；

ρ ——由标准曲线得到样品溶液的 PHMG、PHMB 的质量浓度，单位为毫克每升(mg/L)；

V ——样品溶液体积，单位为毫升(mL)；

m ——样品量，单位为克(g)或毫升(mL)。

B.1.7 精密度

在重复性条件下获得的两次独立测定结果的绝对差值不大于算术平均值的 10%。

B.2 方法二：紫外分光光度法

B.2.1 概述

本方法适用于含聚六亚甲基双胍的单方消毒剂。

B.2.2 原理

聚六亚甲基双胍在 234 nm 处有紫外吸收，一定浓度范围内吸光度值与 PHMB 含量成正比。

B.2.3 试剂或材料

除非另有说明，实验用水为 GB/T 6682 规定的一级水。

聚六亚甲基双胍盐酸盐[PHMB，$(C_8H_{17}N_5)_n \cdot x HCl$]标准品。

B.2.4 仪器设备

B.2.4.1 紫外分光光度计，1 cm 石英比色杯。

B.2.4.2 电子天平，感量为 0.1 mg。

B.2.5 试验步骤

B.2.5.1 PHMB 标准溶液的制备

精密称取 PHMB 标准品 10 mg，用水稀释至 100 mL，得到 100 mg/L 标准溶液。

B.2.5.2 标准曲线的制备

将标准溶液用水稀释成 2 mg/L、4 mg/L、6 mg/L、8 mg/L、10 mg/L、12 mg/L、16 mg/L 的标准系列，用 1 cm 石英比色杯在紫外分光光度计 234 nm 处，测定吸光值，并绘制标准曲线。

B.2.5.3 样品测定

称取或量取样品适量，用水稀释至标准曲线浓度范围内，按照上述方法测定。

B.2.5.4　注意事项

对检测时有干扰的样品，需生产企业同时提供不含 PHMB 的空白对照样品。

B.2.6　试验数据处理

根据标准曲线，计算样品的 PHMB 含量，计算见式(B.2)：

$$X=\frac{\rho \times V}{m \times 1\,000} \tag{B.2}$$

式中：

X ——样品中 PHMB 的含量，单位为克每千克(g/kg)或克每升(g/L)；

ρ ——由标准曲线得到样品溶液的 PHMB 的质量浓度，单位为毫克每升(mg/L)；

V ——样品溶液体积，单位为毫升(mL)；

m ——样品量，单位为克(g)或毫升(mL)。

B.2.7　精密度

在重复性条件下获得的两次独立测定结果的绝对差值不大于算术平均值的 10%。

B.3　方法三：毛细管电泳法

B.3.1　概述

本方法适用于含聚六亚甲基单胍、聚六亚甲基双胍的单方和复方消毒剂，也可以用于鉴别聚六亚甲基单胍和聚六亚甲基双胍。

B.3.2　原理

利用混合胶束电动毛细管色谱(MEKC)可同时分离测定消毒剂中有效成分聚六亚甲基单胍(PHMG)、聚六亚甲基双胍(PHMB)、醋酸氯己定(CHA)，以校正峰面积外标法定量。

B.3.3　试剂或材料

除非另有说明，本方法所用试剂均为分析纯，实验用水为 GB/T 6682 规定的一级水。

B.3.3.1　聚六亚甲基双胍盐酸盐[PHMB，$(C_8H_{17}N_5)_n \cdot xHCl$]标准品，聚六亚甲基单胍盐酸盐标准品[PHMG，$(C_7H_{16}N_3)_n \cdot xHCl$，可采用纯度大于 95%的原料]，醋酸氯己定(CHA，$C_{22}H_{30}Cl_2N_{10} \cdot 2C_2H_4O_2$)标准品。

B.3.3.2　四硼酸钠($Na_2B_4O_7 \cdot 10H_2O$，>99.5%)。

B.3.3.3　氢氧化钠(NaOH)：优级纯。

B.3.3.4　十二烷基硫酸钠(SDS，99%)。

B.3.3.5　脱氧胆酸钠(SD，98%)。

B.3.3.6　聚乙二醇 20 000 (PEG 20 000)。

B.3.4　仪器设备

B.3.4.1　毛细管电泳仪，具二极管阵列检测器(PDA)。

B.3.4.2　电子天平，感量为 0.1 mg。

B.3.5 试验步骤

B.3.5.1 标准溶液的制备

准确称取 PHMG、CHA 及 PHMB 各 50 mg，分别置于 15 mL 塑料离心管中，用移液器加入水 10 mL，涡旋混匀，制得质量浓度均为 5 g/L 的标准储备液，于 4 ℃冰箱冷藏保存。

B.3.5.2 标准曲线的制备

分别将 PHMG、PHMB、CHA 的标准储备液用样品溶液逐级稀释，分别配制成 7.5 mg/L、15 mg/L、30 mg/L、60 mg/L 和 120 mg/L 的 PHMG 的工作液、PHMB 和 CHA 混合工作液。

B.3.5.3 分离缓冲溶液

20 mmol/L $Na_2B_4O_7$ +30 mmol/L SDS+5 mmol/L SD+0.8 g/L PEG 20 000。

B.3.5.4 样品提取液

将分离缓冲溶液用水稀释 10 倍。

B.3.5.5 电泳参考条件

毛细管：50.2 cm（有效长度：40 cm）×50 μm（内径）；分离电压：24 kV；检测波长：214 nm（测定 PHMG 和 CHA）和 235 nm（测定 PHMB）；进样压力及时间：3.448 kPa，12 s；操作温度：25 ℃。

新毛细管在使用前分别用 1 mol/L NaOH 冲洗 20 min，水冲洗 5 min，分离缓冲液冲洗 5 min。每次进样前依次用 1 mol/L NaOH 冲洗 2 min，水冲洗 2 min，分离缓冲液冲洗 2 min，以保证迁移时间和校正峰面积的重现性。

B.3.5.6 样品测定

液体样品用样品提取液稀释后直接进样；卫生湿巾挤出液用提取液稀释，即可进样分析。见图 B.1。

B.3.6 试验数据处理

根据标准曲线，计算样品的 PHMB、PHMG、CHA 含量，计算见式（B.3）：

$$X=\frac{\rho \times V}{m \times 1\ 000} \qquad \cdots\cdots（B.3）$$

式中：

X ——样品中 PHMB、PHMG、CHA 的含量，单位为克每千克（g/kg）或克每升（g/L）；

ρ ——由标准曲线得到样品溶液的 PHMB、PHMG、CHA 的质量浓度，单位为毫克每升（mg/L）；

V ——样品溶液体积，单位为毫升（mL）；

m ——样品量，单位为克（g）或毫升（mL）。

B.3.7 精密度

在重复性条件下获得的两次独立测定结果的绝对差值不大于算术平均值的 10%。

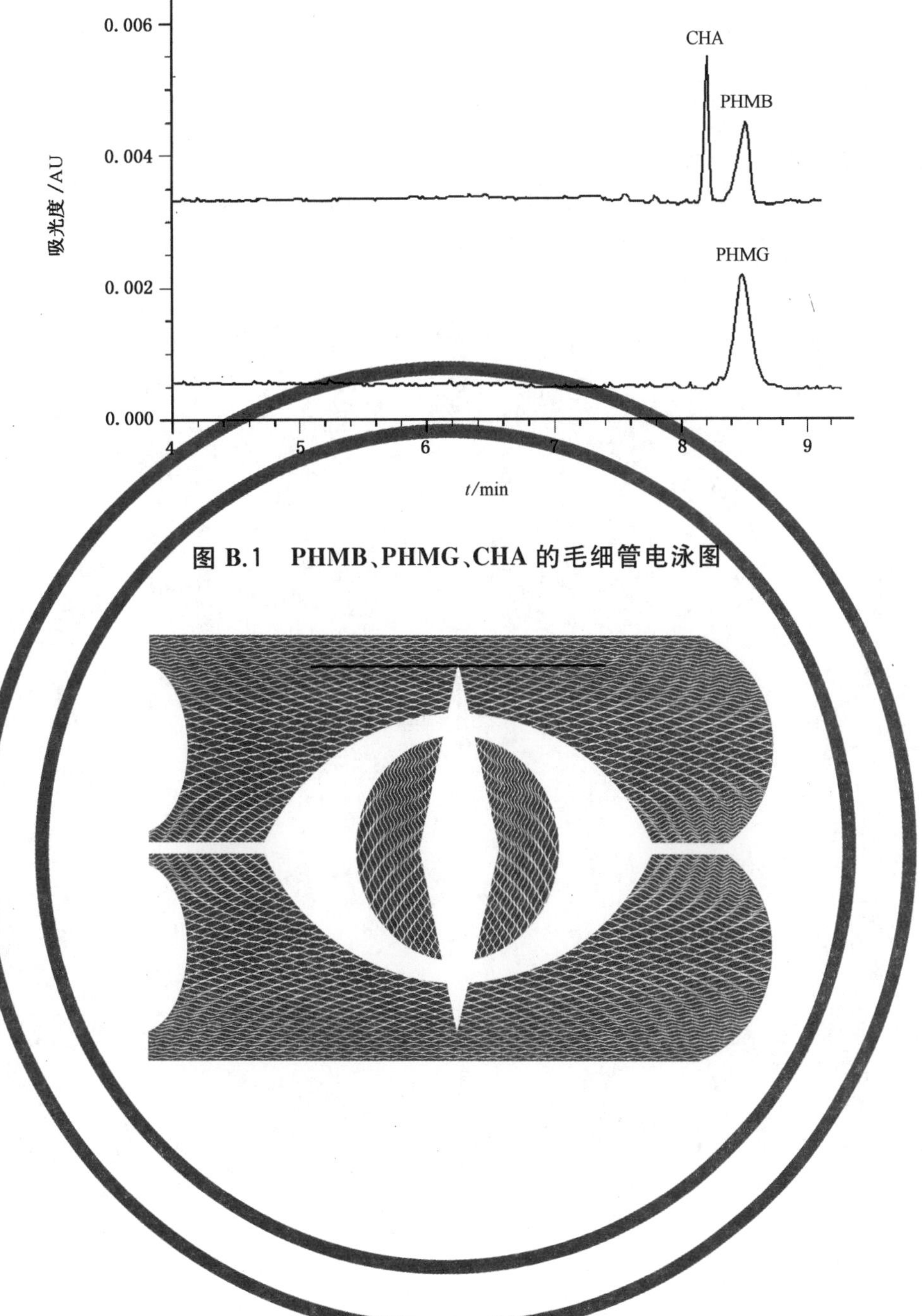

图 B.1 PHMB、PHMG、CHA 的毛细管电泳图

ICS 11.080
C 50

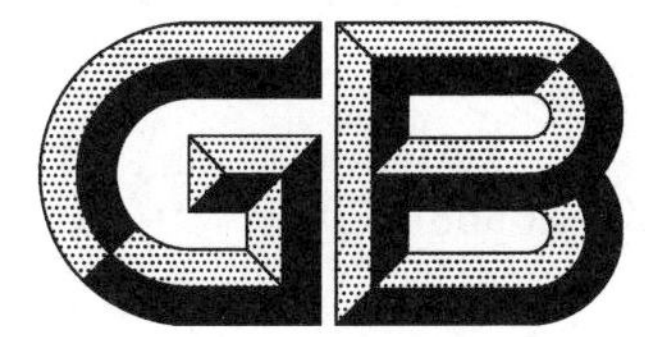

中华人民共和国国家标准

GB/T 26368—2020
代替 GB/T 26368—2010

含碘消毒剂卫生要求

Hygienic requirements for iodine disinfectants

2020-06-02 发布

2020-12-01 实施

国家市场监督管理总局
国家标准化管理委员会 发布

前　言

本标准按照 GB/T 1.1—2009 给出的规则起草。

本标准代替 GB/T 26368—2010《含碘消毒剂卫生标准》。本标准与 GB/T 26368—2010 相比，主要技术变化如下：

——修改了标准的范围(见第 1 章，2010 年版的第 1 章)；

——增加了规范性引用文件(见第 2 章)；

——术语和定义中修改了含碘消毒剂、碘伏、复合含碘消毒剂的定义(见 3.1、3.3、3.4，2010 年版的第 3 章)；

——技术要求中修改了有效碘含量范围(见第 5 章，2010 年版的第 5 章)；

——技术要求中理化指标增加了铅砷汞的限量要求(见 5.2)；

——应用范围中增加了复合含碘消毒剂(见第 6 章)；

——使用方法中增加了复合含碘消毒剂和聚维酮碘粉末(见 7.2、7.3)；

——修改了检验方法(见第 7 章，2010 年版的第 8 章)；

——修改了运输、贮存和包装(见第 8 章，2010 年版的第 10 章)；

——修改了标识要求(见第 9 章，2010 版的第 9 章)；

——增加了有效碘含量的测定方法和碘伏络合剂的测定和鉴别方法(见附录 A、附录 B、附录 C、附录 D)。

本标准由中华人民共和国国家卫生健康委员会提出并归口。

本标准起草单位：中国人民解放军疾病预防控制中心、广州海关技术中心、广东省疾病预防控制中心、中国疾病预防控制中心环境与健康相关产品安全所。

本标准主要起草人：饶林、帖金凤、杨华明、魏秋华、金虹、张文福、韩杰、周海林、陈会军、朱汉泉、廖如燕、钟昱文、苏裕心、任哲、孙惠惠。

本标准所代替标准的历次版本发布情况为：

——GB/T 26368—2010。

含碘消毒剂卫生要求

1 范围

本标准规定了含碘消毒剂(碘酊、碘伏)和复合含碘消毒剂的原料要求、技术要求、应用范围、使用方法、包装、运输及贮存、标识要求和检验方法。

本标准适用于以有效碘为主要杀菌成分,用于皮肤、黏膜及手消毒的碘酊、碘伏和复合含碘消毒剂。

2 规范性引用文件

下列文件对于本文件的应用是必不可少的。凡是注日期的引用文件,仅注日期的版本适用于本文件。凡是不注日期的引用文件,其最新版本(包括所有的修改单)适用于本文件。

GB/T 191 包装储运图示标志

GB 27950 手消毒剂卫生要求

GB 27951 皮肤消毒剂卫生要求

GB 27954 黏膜消毒剂通用要求

中华人民共和国药典(2015 年版,二部)

中华人民共和国药典(2015 年版,四部)

消毒技术规范(2002 年版) [卫生部(卫法监发〔2002〕282 号)]

化妆品安全技术规范(2015 年版)(国家食品药品监督管理总局〔2015〕第 268 号公告)

3 术语和定义

下列术语和定义适用于本文件。

3.1

含碘消毒剂 iodine disinfectants

以碘为主要杀菌成分的消毒剂。

3.2

碘酊 iodine tincture

碘和碘化钾的乙醇溶液。

3.3

碘伏 iodophor

由碘、聚氧乙烯脂肪醇醚、烷基酚聚氧乙烯醚、聚乙烯吡咯烷酮、碘化钾等组分制成的络合碘消毒剂。

注:包括聚醇醚碘和聚维酮碘。碘与聚氧乙烯脂肪醇醚、烷基酚聚氧乙烯醚络合形成的碘络合物,称为聚醇醚碘。碘与聚乙烯吡咯烷酮形成的络合物,称为聚维酮碘。

3.4

复合含碘消毒剂 compound iodine disinfectants

以有效碘和氯己定类、季铵盐类、乙醇为主要杀菌成分的复合消毒剂。

4 原料要求

4.1 碘:应符合《中华人民共和国药典》(2015 年版,二部)药用原料规定,含碘(按 I 计)不少于 99.5%(质量分数)。

4.2 碘化钾:应符合《中华人民共和国药典》(2015 年版,二部)药用原料规定,按干燥品计算,含碘化钾(KI)不少于 99.0%(质量分数)。

4.3 乙醇:应符合《中华人民共和国药典》(2015 年版,二部)药用原料规定,相对密度不大于 0.812 9,相当于含 C_2H_6O 不少于 95.0%(体积分数)。

4.4 聚氧乙烯脂肪醇醚、烷基酚聚氧乙烯醚和聚乙烯吡咯烷酮:应符合《中华人民共和国药典》(2015 年版,四部)0251 药用辅料规定。

4.5 生产用水:应使用纯化水。

5 技术要求

5.1 外观

5.1.1 碘酊为红棕色的澄清液,无沉淀,有碘和乙醇气味。

5.1.2 碘伏为黄棕色至红棕色澄清或黏稠状液体,无沉淀,有碘气味。

5.1.3 复合含碘消毒剂为红棕色澄清液体,无沉淀,有碘气味。

5.2 理化指标

5.2.1 碘酊的理化指标应符合表 1 的要求。

5.2.2 碘伏和复合含碘消毒剂的理化指标应符合表 2 的要求。

5.2.3 稳定性:有效期≥12 个月。加速试验或室温留样法,有效碘含量允许下降率≤10%,但不得低于产品标示值的下限。

表 1 碘酊理化指标

项目	指标
有效碘含量范围/(g/L)	18~22
乙醇含量(体积分数)范围/%	45~55
pH 值	4.0~5.0
铅/(mg/kg)	≤10
砷(mg/kg)	≤2
汞/(mg/kg)	≤1

表 2 碘伏和复合含碘消毒剂理化指标

项目	指标
有效碘含量范围/(g/L)	1~10(上下限范围不超过产品说明书标示值均值的 90%~110%)
pH 值	2.0~4.0(标示值±1.0)

表 2（续）

项目	指标
铅/(mg/kg)	≤10
砷/(mg/kg)	≤2
汞/(mg/kg)	≤1
复合含碘消毒剂中其他杀菌成分的含量，应符合产品说明书标示值均值 90%～110%的要求，按照相关标准的方法进行测定。 三种络合物应符合产品说明书组分要求，按照相关标准的方法进行测定和(或)鉴别。 聚维酮碘如为固体粉末，有效碘质量分数应为 9.0%～12.0%。	

5.3 杀灭微生物指标

杀灭微生物指标应符合表 3 的要求。

表 3 杀灭微生物技术要求

微生物名称	试验方法	作用时间 min	杀灭对数值
细菌繁殖体[a]	悬液定量法	≤5	≥5.00
	载体定量法	≤5	≥3.00
白色念珠菌 (ATCC 10231)	悬液定量法	≤5	≥4.00
	载体定量法	≤5	≥3.00
试验所用消毒剂量(浓度与时间)应为产品说明书中的标示剂量。杀灭试验首选悬液定量法，不能使用悬液定量法者(如消毒剂原液直接使用、黏稠状液体)可用载体定量法。 用于卫生手消毒时，作用时间应为≤1 min。			
[a] 细菌繁殖体包括金黄色葡萄球菌(ATCC 6538)、大肠杆菌(8099)、铜绿假单胞菌(ATCC 15442)。			

6 应用范围

6.1 碘酊

适用于手术部位、注射和穿刺部位皮肤以及新生儿脐带部位皮肤消毒。

不适用于黏膜、对醇类刺激敏感部位和破损皮肤消毒。

6.2 碘伏和复合含碘消毒剂

适用于外科手及皮肤消毒；手术切口部位、注射及穿刺部位皮肤以及新生儿脐带部位皮肤消毒；黏膜冲洗消毒；卫生手消毒。

7 使用方法

7.1 碘酊

用无菌棉拭蘸取本品，在消毒部位皮肤进行擦拭，再用棉拭蘸取 75%医用乙醇擦拭脱碘。作用时间应符合 GB 27950 和 GB 27951 的要求。

7.2 碘伏和复合含碘消毒剂

按碘伏或复合含碘消毒剂说明书要求的使用浓度直接对消毒部位冲洗或擦拭。作用时间应符合 GB 27950、GB 27951 和 GB 27954 的要求。

7.3 聚维酮碘粉末

按产品说明书要求的稀释方法,用纯化水稀释后,对消毒部位进行冲洗或擦拭。作用时间应符合 GB 27950、GB 27951 和 GB 27954 的要求。

8 包装、运输及贮存

8.1 包装材质应符合无毒级包装材料要求。外包装采用瓦楞纸包装箱,应捆扎牢固,正常运输、装卸时不得松散。

8.2 按包装要求常规运输。如储存、包装、运输中有特殊要求,需在产品说明书中或包装箱上注明。

8.3 本品宜贮存在室温下阴凉避光处。

9 标识要求

9.1 标志、标签和说明书

标志标识应符合 GB/T 191 的规定,标签和说明书应符合消毒产品标签说明书有关规范和标准的要求,标明产品名称、厂名和厂址、商标、规格、数量、有效期、贮存条件等。

9.2 说明书注意事项

9.2.1 外用消毒液,禁止口服。

9.2.2 置于儿童不易触及处。

9.2.3 对碘过敏者慎用。

9.2.4 密封,避光,置于阴凉、通风处保存。

10 检验方法

10.1 外观检验

将样品置于无色透明玻璃瓶或玻璃杯内,迎亮光目测样品,符合本标准对各产品外观要求规定。

10.2 有效成分含量测定

见附录 A。

10.3 pH 值测定

按《消毒技术规范》(2002 年版)的方法进行。

10.4 稳定性试验

按附录 A 及《消毒技术规范》(2002 年版)的方法进行。

10.5 铅含量测定

按《化妆品安全技术规范》(2015 年版)的理化检验方法进行。

10.6 砷含量测定

按《化妆品安全技术规范》(2015 年版)的理化检验方法进行。

10.7 汞含量测定

按《化妆品安全技术规范》(2015 年版)的理化检验方法进行。

10.8 聚乙烯吡咯烷酮测定方法

见附录 B。

10.9 聚氧乙烯脂肪醇醚鉴别方法

见附录 C。

10.10 烷基酚聚氧乙烯醚鉴别方法

见附录 D。

10.11 微生物杀灭试验

按《消毒技术规范》(2002 年版)的方法进行。

附 录 A
（规范性附录）
有效碘含量的测定方法

A.1 方法一：化学滴定法（仲裁方法）

A.1.1 试验原理

在酸性溶液中，用硫代硫酸钠滴定液直接滴定游离碘。根据硫代硫酸钠的用量，计算消毒剂中有效碘的含量。其反应方程式为：

$$I_2 + 2Na_2S_2O_3 = 2NaI + Na_2S_4O_6$$

A.1.2 试验试剂和器材

A.1.2.1 试验试剂

硫代硫酸钠滴定液、36% 醋酸溶液、5 g/L 淀粉溶液（现用现配）。

A.1.2.2 试验器材

移液管、酸式滴定管、碘量瓶、电子天平（感量 0.000 1 g）。

A.1.3 试验方法

精确称取或吸取含碘消毒剂适量，使其相当于有效碘为 0.25 g，置于 250 mL 碘量瓶中加入醋酸 5 滴。用硫代硫酸钠滴定液滴定，边滴边摇匀。待溶液呈淡黄色时加入 5 g/L 淀粉溶液 10 滴（溶液立即变蓝色），继续滴定至蓝色消失，记录用去的硫代硫酸钠滴定液总量，并将滴定结果用空白试验校正。样品重复测 2 次，取两次平均值进行计算。

因 1 mol/L 硫代硫酸钠滴定液 1 mL 相当于 0.126 9 g 有效碘，故可按式（A.1）和式（A.2）计算有效碘含量：

$$\rho = \frac{c \times V_{st} \times 0.1269}{V} \times 1\,000 \qquad \cdots\cdots\cdots\cdots(A.1)$$

$$w = \frac{c \times V_{st} \times 0.1269}{m} \times 100 \qquad \cdots\cdots\cdots\cdots(A.2)$$

式中：

ρ ——液体样品中有效碘含量，单位为克每升（g/L）；

w ——固体样品中有效碘含量，%；

c ——硫代硫酸钠滴定液浓度，单位为摩尔每升（mol/L）；

V_{st} ——滴定用去硫代硫酸钠滴定液体积，单位为毫升（mL）；

V ——碘量瓶中所含液体消毒剂原液体积，单位为毫升（mL）；

m ——碘量瓶中所含消毒剂原药的质量，单位为克（g）。

A.1.4 注意事项

A.1.4.1 滴定液与被测溶液在配制时称量要精确到 0.001 g；液体的量取体积的准确度应符合国家相关标准中对该体积量器的精密度要求，且每次液量不少于量器的 2/3，一般使用移液管、吸量管或滴定管，绝不能使用量筒或量杯。

A.1.4.2 量器不能随意加热，容量瓶严禁加热。

A.1.4.3 由于硫代硫酸钠在酸性溶液中会分解为硫酸和硫，所以操作者要注意滴定速度，一定要逐滴滴入，不要使滴入速度快于硫代硫酸钠在酸性溶液中的分解速度而造成局部硫代硫酸钠过量。

A.1.4.4 要在接近滴定终点时加淀粉指示剂。

A.2 方法二：电位滴定法

见《中华人民共和国药典》(2015 年版，四部)通则 0701。

附 录 B
（规范性附录）
聚乙烯吡咯烷酮含量的测定方法

B.1 试验原理

聚乙烯吡咯烷酮在 C_{18} 反相色谱柱上有保留行为，可与样品中的其他组分进行分离。其在 205 nm 波长处有较明显紫外吸收，故采用紫外吸收检测器进行检测，依据峰面积和浓度之间的定量关系测定消毒剂中该物质的含量。

B.2 试验试剂和器材

B.2.1 试验试剂

乙腈（色谱级）、超纯水。

B.2.2 试验器材

高效液相色谱仪、电子天平（感量 0.000 1 g）、移液管、容量瓶。

B.3 色谱条件

B.3.1 色谱柱：C_{18} 柱（4.6 mm×150 mm，5 μm）。
B.3.2 流动相：乙腈∶水＝5∶95（体积比）。
B.3.3 流速：1.0 mL/min。
B.3.4 紫外检测波长：205 nm。
B.3.5 柱温：20 ℃。
B.3.6 进样量：20 μL。

B.4 试验步骤

B.4.1 对照品溶液的配制

精密称取聚乙烯吡咯烷酮 K30 对照品 0.1 g 于 100 mL 容量瓶中，加水溶解，定容至刻度，摇匀，得浓度为 1.0 mg/mL 标准溶液。再用超纯水将 K30 标准溶液进行系列稀释，配制成浓度为 0.05 mg/mL、0.1 mg/mL、0.2 mg/mL、0.4 mg/mL 和 0.8 mg/mL 的标准系列。

B.4.2 绘制标准曲线

在设定色谱条件下，分别取 20 μL 进行分析。以标准系列质量浓度为横坐标 X，峰面积为纵坐标 Y，绘制标准曲线，进行线性回归处理，得到线性方程。

B.4.3 供试品溶液的配制及检测

精密量取本品聚维酮碘溶液 2 mL 于 100 mL 容量瓶中，加水溶解，定容至刻度，摇匀，稀释 50 倍作为供试样品。按上述步骤测其峰面积,代入标准线性方程,根据取样量和稀释倍数计算出供试品中聚乙烯吡咯烷酮 K30 的含量。

B.5 结果计算

聚乙烯吡咯烷酮含量按(B.1)计算:

$$X = \frac{\rho \times V_2}{V_1 \times 1\ 000} \times 100 \qquad \cdots\cdots(\text{B.1})$$

式中:

X ——聚乙烯吡咯烷酮含量,%;

ρ ——通过标准曲线计算的稀释液中聚乙烯吡咯烷酮的质量浓度,单位为克每升(g/L);

V_2 ——样品定容体积,单位为毫升(mL);

V_1 ——取样体积,单位为毫升(mL)。

B.6 精密度

为了考察方法间的重现性,在重复性条件下获得的两次独立测定结果的绝对差值不得超过算数平均值的 5%。

B.7 注意事项

B.7.1 量器不能随意加热,容量瓶严禁加热。

B.7.2 该色谱条件下聚乙烯吡咯烷酮保留时间较短。

B.7.3 聚乙烯吡咯烷酮溶解时不能用力振荡,以免产生气泡影响定容。

B.7.4 色谱图中检出的物质,应与聚乙烯吡咯烷酮标准溶液的保留时间和紫外光谱图进行比较确证。如遇到有基体干扰的特殊样品,可通过调整流动相比例使之满足分离度。

附 录 C
（规范性附录）
聚氧乙烯脂肪醇醚的鉴别方法

C.1 方法原理

用红外照射有机物分子时，分子中的化学键或官能团可发生振动吸收，不同的化学键或官能团吸收频率不同，在红外光谱上将处于不同位置，从而可获得分子中含有何种化学键或官能团的信息。

C.2 仪器设备

傅里叶变换红外光谱仪、旋转蒸发仪、茄形瓶、减压泵、水浴锅。

C.3 样品预处理及制样

取适量样品于茄形瓶中，减压蒸馏除去水分得到待测样品，取 1.0 mg 左右干燥待测样品用 KBr 液膜法压片测定红外图谱，并与聚氧乙烯脂肪醇醚-8 对照图谱比对。

C.4 谱图分析

图 C.1 为聚氧乙烯脂肪醇醚-8 为代表的红外光谱。图中的 2 924 cm^{-1}、2 856 cm^{-1}、1 466 cm^{-1}和 1 378 cm^{-1} 显示烷基吸收，—OH 出现在 3 476 cm^{-1}，聚氧乙烯醚的特征吸收峰有 1 350 cm^{-1}（—CH_2—非平面摇摆振动，中等强度尖峰）、1 116 cm^{-1}（C—O—C 不对称伸缩，最强峰）、947 cm^{-1}（对称伸缩振动，较弱）、885 cm^{-1}（端基—CH_2CH_2OH 的—CH_2—平面摇摆振动）、844 cm^{-1}（中间的聚氧乙烯平面摇摆振动）。

不同环氧乙烷加成数（EO 数）的聚氧乙烯脂肪醇醚的红外光谱出现有规律的变化，较明显的是 C—O—C 不对称伸缩谱带为强峰，随 EO 数增大而增强，位置稍向低波数位移（从 EO 数 3 的 1 121 cm^{-1}移至 EO 数 11 的 1 116 cm^{-1}），对称伸缩谱带强度也增大，波数稳定在 949 cm^{-1}附近。烷基中，1 378 cm^{-1}峰波数稳定，末端的平面摇摆由 888 cm^{-1}低移至 884 cm^{-1}，此 2 峰强度随 EO 数增大而减弱，而中间的 EO 数稳定在 843 cm^{-1}，强度增大，以上有关峰的强度变化可用于计算这类化合物的 EO 数。

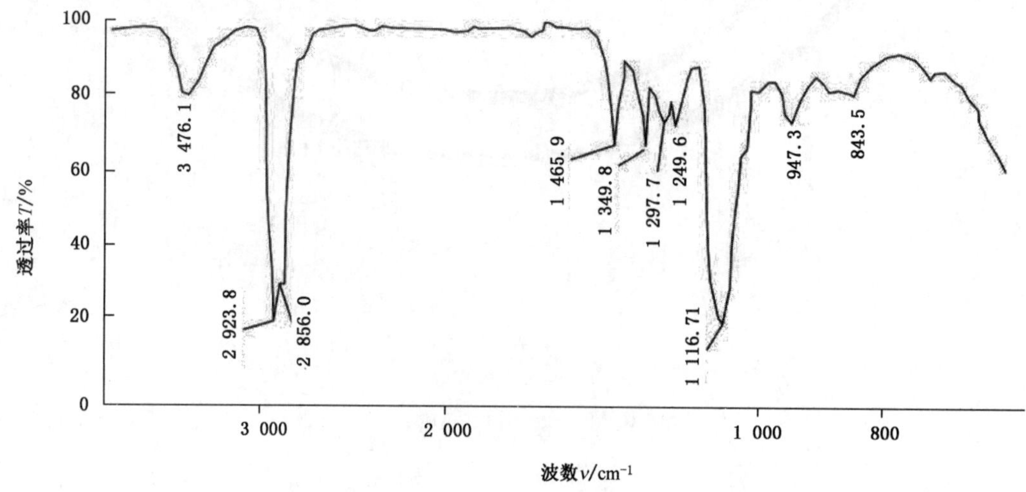

图 C.1 聚氧乙烯脂肪醇醚-8 的红外光谱图

附　录　D
（规范性附录）
红外光谱法鉴别烷基酚聚氧乙烯醚

D.1　方法原理

用红外照射有机物分子时，分子中的化学键或官能团可发生振动吸收，不同的化学键或官能团吸收频率不同，在红外光谱上将处于不同位置，从而可获得分子中含有何种化学键或官能团的信息。

D.2　仪器设备与试剂

傅里叶变换红外光谱仪、旋转蒸发仪、茄形瓶、减压泵、水浴锅。

D.3　样品预处理及制样

取适量样品于茄形瓶中，减压蒸馏除去水分得到待测样品，取 1.0 mg 左右干燥待测样品用 KBr 液膜法压片测定红外图谱，并与壬基酚聚氧乙烯醚-10 对照图谱比对。

D.4　谱图分析

图 D.1 为壬基酚聚氧乙烯醚-10(NP-10)的红外光谱。除了显示聚氧乙烯的特征吸收峰外，还有苯环振动峰 1 609 cm^{-1} 和 1 512 cm^{-1} 尖峰，对位取代 832 cm^{-1} 峰，芳醚 C—O—C 1 249 cm^{-1} 特征峰，EO 中 C—O—C 强吸收峰出现在 1 116 cm^{-1}。不同 EO 数的 NP，在 1 640 cm^{-1}～ 600 cm^{-1} 范围内，相关峰的吸收强度发生变化，可用于定量计算其 EO 数。

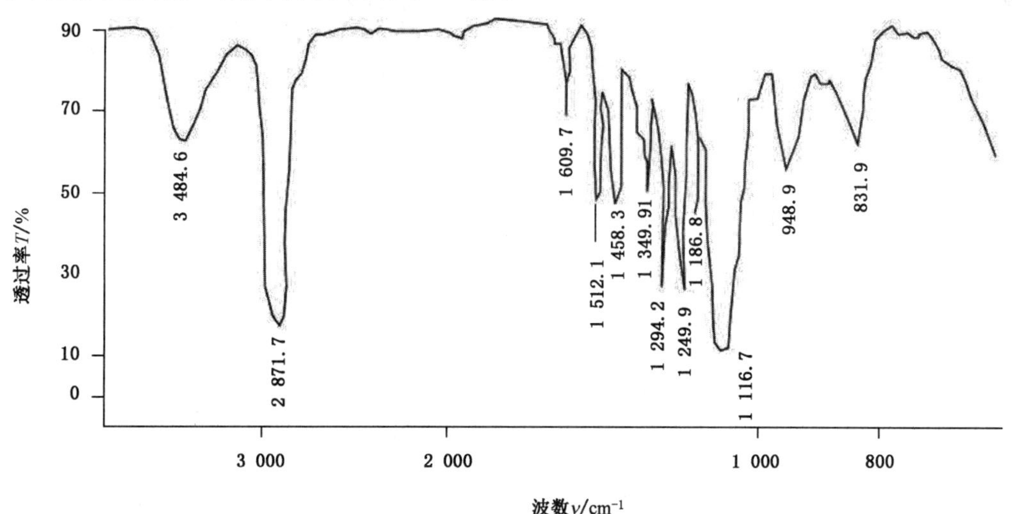

图 D.1　NP-10 的红外光谱图

ICS 11.080
C 50

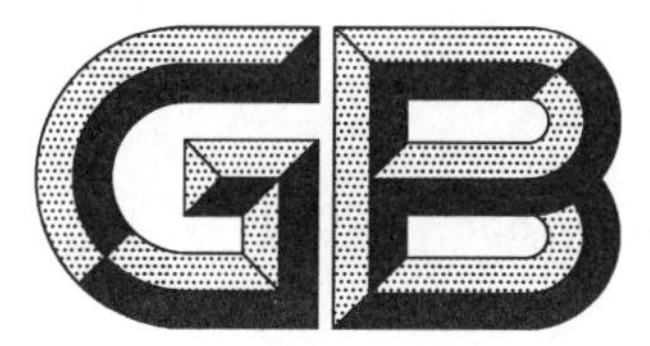

中华人民共和国国家标准

GB/T 26369—2020
代替 GB/T 26369—2010

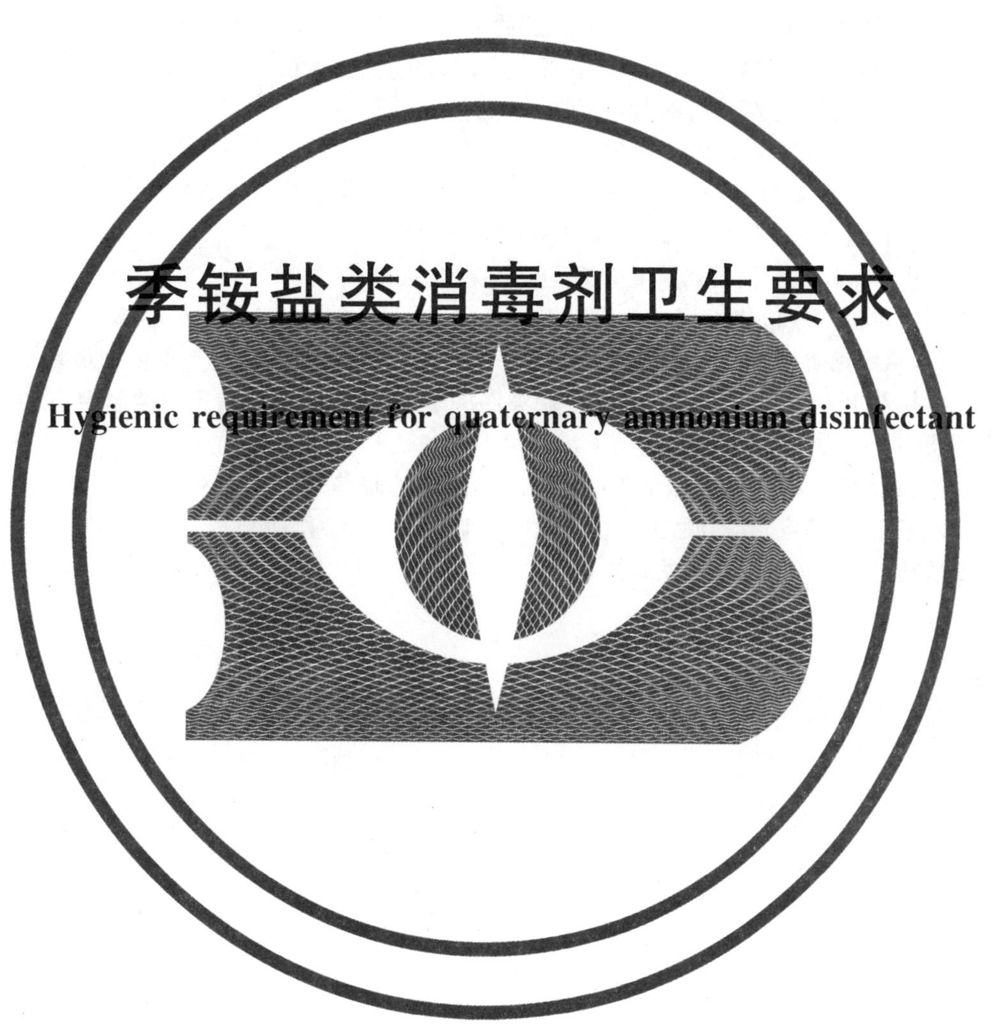

季铵盐类消毒剂卫生要求

Hygienic requirement for quaternary ammonium disinfectant

2020-06-02 发布　　2020-12-01 实施

国家市场监督管理总局
国家标准化管理委员会　发布

前　　言

本标准按照 GB/T 1.1—2009 给出的规则起草。

本标准代替 GB/T 26369—2010《季铵盐类消毒剂卫生标准》。本标准与 GB/T 26369—2010 相比，主要技术变化如下：

——修改了规范性引用文件(见第 2 章,2010 年版的第 2 章)；

——修改了“季铵盐类消毒剂”“氯型季铵盐”的定义(见 3.1、3.2,2010 年版的 3.1、3.2)；

——删除了“清洁对象”“污染对象”“清洁条件”和“污染条件”术语和定义(见 2010 年版的第 3 章)；

——修改了原料要求(见第 4 章,2010 年版的第 4 章)；

——删除了性状要求(见 2010 年版的 5.1)；

——修改了理化指标和杀灭微生物指标(见 5.1、5.2,2010 年版的 5.2、5.4)；

——修改了检验方法(见第 10 章,2010 年版的第 8 章)。

本标准由中华人民共和国国家卫生健康委员会提出并归口。

本标准起草单位:中国人民解放军空军特色医学中心、中国疾病预防控制中心环境与健康相关产品安全所、江苏省疾病预防控制中心、中国人民解放军总医院第一医学中心、北京市疾病预防控制中心、浙江省疾病预防控制中心、中国人民解放军总医院第四医学中心、深圳市疾病预防控制中心、中国人民解放军疾病预防控制中心。

本标准主要起草人:曹晋桂、张流波、徐燕、刘运喜、丁晓静、胡国庆、蒋伟、朱子犁、李炎、沈瑾、何晓锋、崔霞、帖金凤、郭春林、刘颋、王忠权、王洪波、骆艳燕、周海林、王巧燕。

本标准所代替标准的历次版本发布情况为：

——GB/T 26369—2010。

季铵盐类消毒剂卫生要求

1 范围

本标准规定了季铵盐类消毒剂的原料要求、技术要求、应用范围、使用方法、包装、运输和贮存、标识要求和检验方法。

本标准适用于以氯型季铵盐或溴型季铵盐为主要杀菌有效成分的季铵盐类消毒剂。

2 规范性引用文件

下列文件对于本文件的应用是必不可少的。凡是注日期的引用文件，仅注日期的版本适用于本文件。凡是不注日期的引用文件，其最新版本(包括所有的修改单)适用于本文件。

GB/T 191 包装储运图示标志

GB/T 6368 表面活性剂 水溶液 pH 值的测定 电位法

GB/T 6682—2008 分析实验室用水规格和试验方法

中华人民共和国药典 (二部、四部，2015 年版)

消毒技术规范(2002 年版)[卫生部(卫法监发〔2002〕282 号)]

消毒产品生产企业卫生规范(2009 年版)[卫生部(卫监督发〔2009〕53 号)]

化妆品安全技术规范 (2015 年版)(国家食品药品监督管理总局〔2015〕268 号公告)

3 术语和定义

下列术语和定义适用于本文件。

3.1

季铵盐类消毒剂 quaternary ammonium disinfectant

以氯型季铵盐或溴型季铵盐为主要杀菌有效成分的消毒剂，包括单一季铵盐组分的消毒剂以及由季铵盐组分为主要杀菌成分的复配消毒剂。

3.2

氯型季铵盐 quaternary ammonium chloride

由 C_8～C_{18}的脂肪链(单链或双链)、甲基(或苄基、乙基苄基)组成的氯化季铵盐及由松宁基、二甲基、苄基组成的氯化苄铵松宁(又称苄索氯铵或氯化苄乙氧铵)。

3.3

溴型季铵盐 quaternary ammonium bromide

由 C_8～C_{18}的脂肪链(单链或双链)、甲基(或苄基、乙基苄基)组成的溴化季铵盐。

4 原料要求

4.1 医药级，季铵盐含量≥70%，游离胺含量≤2.0%。

4.2 配方中其他原料应有相应的质量控制标准，并符合《消毒产品生产企业卫生规范》(2009 年版)的要求。

4.3 生产用水应符合《消毒产品生产企业卫生规范》(2009 年版)的要求。

5 技术要求

5.1 理化指标

5.1.1 理化指标

理化指标应符合表 1 的规定。

表 1 理化指标

项目		指标
pH 值		4～12,标识中心值±1
有效成分含量		标识中心值±10%
铅(以 Pb 计)、砷(以 As 计)	食品加工设备与器皿消毒	铅≤30 mg/kg,砷含磷酸盐≤5 mg/kg,不含磷酸盐≤3 mg/kg
铅(以 Pb 计)、汞(以 Hg 计)、砷(以 As 计)	手、皮肤、黏膜消毒	铅≤10 mg/kg,汞≤1 mg/kg,砷≤2 mg/kg

5.1.2 稳定性

有效期≥12 个月。储存期间有效成分含量下降率≤10%,且有效含量应不低于标签说明书中标识量的下限值。

5.2 杀灭微生物指标

根据标签说明书标注的使用剂量、杀灭微生物类别和使用范围进行相应的指示微生物试验,具体定量杀菌试验方法按照《消毒技术规范》(2002 年版),其杀菌效果应符合表 2 要求。

表 2 杀灭微生物指标

指示菌(毒)株	杀灭对数值	
	悬液法	载体法
大肠杆菌(8099)	≥5.00	≥3.00
金黄色葡萄球菌(ATCC6538)	≥5.00	≥3.00
铜绿假单胞菌(ATCC15442)	≥5.00	≥3.00
白色念珠菌(ATCC10231)	≥4.00	≥3.00
模拟现场试验和现场试验二者选一,模拟试验选择所用指示微生物应按适用范围选择抗力最强指示微生物进行试验,杀灭对数值≥3.00;现场试验自然菌杀灭对数值≥1.00。		

具有持续消毒效果的产品应开展持续杀菌试验,持续杀菌试验的指示菌应选用金黄色葡萄球菌和大肠杆菌,满足标签说明书标称的持续杀菌时间内符合相应的杀灭对数值的要求。

6 应用范围

季铵盐类消毒剂适用于：

——一般物体表面与医疗器械表面的消毒；

——织物的消毒；

——外科手消毒、卫生手消毒、皮肤与黏膜的消毒；

——食品加工设备与器皿的消毒，但不适用于瓜果蔬菜的消毒。

7 使用方法

采用擦拭、浸泡、冲洗、喷洒、泡沫滞留等方法进行消毒。

8 包装、运输和贮存

8.1 包装

包装标志应符合 GB/T 191 的要求。

8.2 运输

运输产品时应防晒、防雨、防潮。装卸要轻拿轻放，严禁抛掷。不应与有毒、有害、有异味或影响产品质量的物品混装运输。

8.3 贮存

室温干燥避光保存。

9 标识要求

9.1 标识应符合消毒产品标签说明书有关规范和标准的要求。

9.2 外用消毒剂，不得口服。置于儿童不易触及处。

9.3 避免接触有机物和拮抗物。不能与肥皂或其他阴离子洗涤剂同用，也不能与过氧化物(如过氧化氢)、高锰酸钾、磺胺粉等同用。

9.4 用于织物的消毒时应注意吸附作用的影响。

10 检验方法

10.1 游离胺的检验方法

按照《中华人民共和国药典》(二部，2015 年版)执行。

10.2 pH 的检验方法

按照 GB/T6368 执行。

10.3 有效成分含量的检验方法

10.3.1 仪器分析法

当原料、单方或复方化学消毒剂中季铵盐种类不明确或复方化学消毒剂中存在基体干扰时，应采用基于先分离后定量的色谱法，以获得准确可靠的定量分析结果，见附录A中A.1～A.3。

10.3.2 滴定法

单方化学消毒剂中季铵盐含量大于1%时应采用滴定法，见A.4。

10.4 铅、汞、砷限量的检验方法

按照《化妆品安全技术规范》(2015年版)的检验方法。

10.5 稳定性的检验方法

按照《消毒技术规范》(2002年版)的检验方法。

10.6 杀灭微生物效果的检验方法

按照《消毒技术规范》(2002年版)的检验方法。

附 录 A
（规范性附录）
季铵盐类消毒剂有效成分含量检测方法

A.1 方法一:高效液相色谱法测定氯化苄铵松宁(苄索氯铵)

A.1.1 方法原理

苄索氯铵在水溶液中带正电,在 270 nm～277 nm 波长处有特征紫外吸收。在常用 C_{18}反相色谱柱有保留行为,并与样品中的其余组分进行分离。采用二极管阵列检测器对其进行检测,峰面积与组分质量浓度成正比,采用峰面积外标法定量。

A.1.2 适用范围

本方法适用于原料、单方及复方化学消毒剂中苄索氯铵的测定。方法检出限:2 mg/L。

A.1.3 仪器设备

高效液相色谱仪配备二极管阵列检测器;分析天平;涡旋振荡器。

A.1.4 试剂

除特殊说明外,所用试剂均为分析纯;实验用水符合 GB/T 6682—2008 三级水的规格(蒸馏水或去离子水或相当纯度的水)。乙腈(色谱纯)、乙酸铵、冰乙酸(17.4 mol/L,≥99.8%)。

A.1.5 标准品

苄索氯铵(99%)。

A.1.6 色谱条件

色谱条件包括:

——色谱柱:C_{18}(4.6 mm×250 mm, 5 μm);

——流动相:V(乙腈):V[20 mmol/L NH_4Ac(冰乙酸 pH 4.16)]=70∶30;

——流速:1.0 mL/min;

——检测波长:270 nm;

——柱温:30 ℃;

——进样量:10 μL。

A.1.7 操作步骤

A.1.7.1 流动相的配制:称 0.771 g NH_4Ac,置于 500 mL 具塞量筒中,加入少量水溶解后再加入 2 mL 冰乙酸,混匀,用水稀释定容至 500 mL 刻度,混匀。此溶液 pH 为 4.16。

A.1.7.2 标准储备液的配制:称取在 105 ℃干燥 2 h 的苄索氯铵标准品 20 mg,用水溶解,再用水稀释定容至 10 mL,得 2.0 g/L 标准储备液。

A.1.7.3 标准系列的配制:分别移取 0.2 mL、0.4 mL、0.6 mL、0.8 mL 和 1.0 mL 储备液,置于 10 mL 容量瓶中,用水稀释、定容至刻度,摇匀后备用,则相应工作液质量浓度分别为 40 mg/L、80 mg/L、

120 mg/L、160 mg/L、200 mg/L。

A.1.7.4　标准曲线的制作：将苄索氯铵标准系列按质量浓度由低至高的顺序，在规定的液相色谱仪器条件下，测定其响应值。以工作液质量浓度为横坐标，相应峰面积为纵坐标制作标准曲线。

A.1.7.5　样品处理：移取适量液体（或称取适量黏稠液体）样品，置于 10 mL 容量瓶中，用水稀释定容，经 0.45 μm 滤膜过滤。

A.1.7.6　待仪器稳定后，在给定的仪器条件下，将处理好的样品依次注入色谱柱。

A.1.8　含量计算

苄索氯铵含量按式（A.1）计算：

$$X=\frac{\rho \times V}{m \times 1\ 000} \qquad \cdots\cdots(\text{A.1})$$

式中：

X ——苄索氯铵含量，单位为克每千克（g/kg）或克每升（g/L）；

V ——样品定容体积，单位为毫升（mL）；

ρ ——通过标准曲线计算的上样液中苄索氯铵的质量浓度，单位为毫克每升（mg/L）；

m ——取或称样量，单位为毫升（mL）或克（g）。

A.1.9　精密度

在重复性条件下获得的两次独立测定结果的绝对差值不大于算术平均值的 5%。

A.1.10　注意事项

遇到有基体干扰的样品，可换用分离柱效比高效液相色谱高 2～3 个数量级的 A.4 高效毛细管电泳法。

A.1.11　色谱图和紫外吸收光谱图

色谱图和紫外吸收光谱图见图 A.1 和图 A.2。

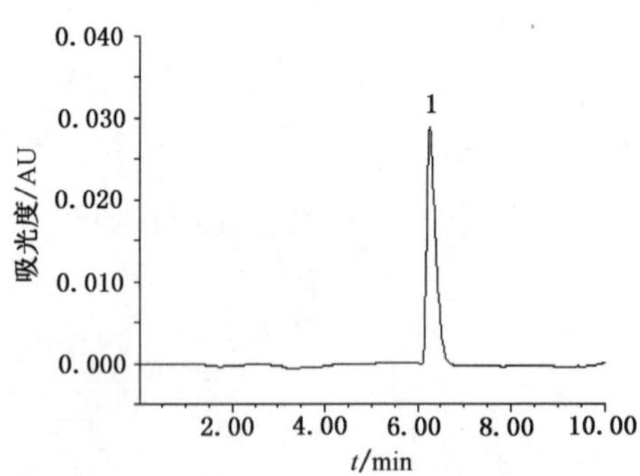

说明：

1——200 mg/L 苄索氯铵。

图 A.1　苄索氯铵标准溶液色谱图

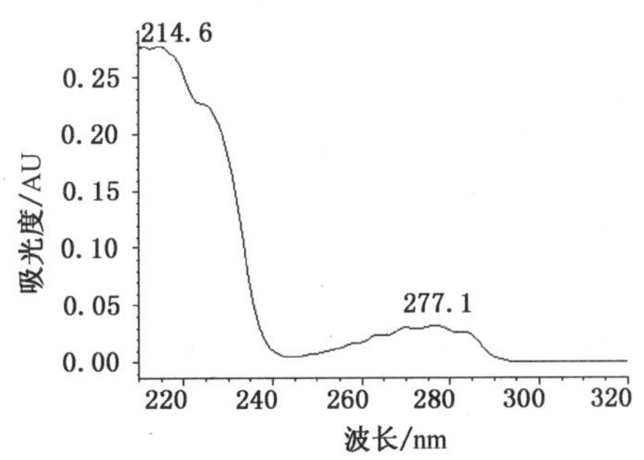

图 A.2 苄索氯铵的紫外吸收光谱图

A.2 方法二:高效毛细管电泳法测定苯扎氯铵(洁尔灭)

A.2.1 方法原理

苯扎氯(或溴)铵属阳离子表面活性剂,分别在 214 nm 和 262 nm 有紫外吸收。样品从正极进样后,以高压直流电场为驱动力、石英毛细管为分离通道,在 pH 2.1 的分离缓冲溶液中,苯扎氯铵带正电,三种同系物(十二烷基二甲基苄基氯化铵、十四烷基二甲基苄基氯化铵、十六烷基二甲基苄基氯化铵)因淌度差异,相互分离且与样品基体分离,并迁移至负极进行紫外检测。校正峰面积与组分质量浓度成正比,采用校正峰面积外标法定量。

A.2.2 适用范围

苯扎氯铵和苯扎溴铵的阳离子部分是相同的,本方法适用于原料、单方和复方化学消毒剂中苯扎氯铵含量的测定,也适用于苯扎溴铵含量的测定,还适用于醋酸洗必泰与苯扎氯铵或苯扎溴铵复配的复方化学消毒剂中这些物质的同时测定。三种同系物的检出限均为 0.5 mg/L。醋酸洗必泰的检出限为0.3 mg/L。

A.2.3 仪器设备

毛细管电泳仪,配备紫外(UV)或二极管阵列(PDA)检测器;分析天平;涡旋振荡器。

A.2.4 试剂与材料

A.2.4.1 除特殊说明外,所用试剂均为分析纯。实验用水符合 GB/T 6682—2008 三级水的规格(蒸馏水或去离子水或相当纯度的水)。无水磷酸二氢钠、磷酸(14.6 mol/L,85%)、冰乙酸(17.4 mol/L,≥99.8%)、氢氧化钠(优级纯)、乙腈(色谱纯)、甲醇(色谱纯)。

A.2.4.2 标准品:十二烷基二甲基苄基氯化铵(C_{12}-BAC,≥99%)、十四烷基二甲基苄基氯化铵(C_{14}-BAC,99%)、十六烷基二甲基苄基氯化铵(C_{16}-BAC,≥97%)。

A.2.4.3 石英毛细管:内径 50 μm,外径 365 μm。

A.2.5 毛细管电泳条件

A.2.5.1 石英毛细管:30.2 cm(有效长度 20 cm)×50 μm (内径);分离电压:11 kV;检测波长:214 nm;进样压力:3.448 kPa;操作温度:25 ℃;压力进样,时间为 5 s。

A.2.5.2 分离缓冲溶液:62.5 mmol/L 磷酸二氢钠+62.5 mmol/L 磷酸 (pH 2.1),含 40%乙腈。

A.2.5.3 样品提取或稀释液:V(50 mmol/L 乙酸) : V(乙腈)=1 : 1。

A.2.5.4 50 mmol/L 乙酸:吸取 144 μL 冰乙酸,置于 50 mL 具塞带刻度塑料离心管中,用水稀释定容至 50 mL 刻度，摇匀。

A.2.5.5 新石英毛细管的预处理：新的石英毛细管依次用 1 mol/L 氢氧化钠冲洗 20 min、水冲洗 5 min、分离缓冲溶液冲洗 5 min。每次进样前分别用 1 mol/L 氢氧化钠、水及分离缓冲溶液冲洗 2 min、2 min、2 min。为得到较好的数据，应弃去最初几针的数据，待得到较稳定的迁移时间后，方能进样测定。

A.2.5.6 1 mol/L 氢氧化钠水溶液配制：称取 2.0 g NaOH 固体，置于已加少量水的 50 mL 具塞带刻度塑料离心管中，振摇溶解，加水至 50 mL 刻度。

A.2.6 分离缓冲溶液配制方法

A.2.6.1 储备液的配制：0.5 mol/L 磷酸：1.71 mL 磷酸于 50 mL 具塞带刻度塑料离心管中，用水稀释定容至 50 mL 刻度，摇匀；0.5 mmol/L NaH_2PO_4：称取 3.0g 无水磷酸二氢钠置于 50 mL 具塞带刻度塑料离心管中，加入 50 mL 水溶解、摇匀。

A.2.6.2 分别移取 1250 μL 0.5 mol/L 磷酸、1250 μL 0.5 mol/L 磷酸二氢钠，置于 15 mL 具塞带刻度塑料离心管中，加水至 6 mL 刻度，混匀，加入 4 mL 乙腈混匀后备用。

A.2.6.3 用移液器将分离缓冲溶液分装于 3 个 1.5 mL 试样瓶中，其中两瓶用于分离，另一瓶用于清洗。

A.2.7 环境条件

室内温度：15 ℃～26 ℃；相对湿度：＜60％。

A.2.8 操作步骤

A.2.8.1 标准溶液配制：准确称取折算纯度后的三种同系物标准品，分别置于 15 mL 具塞带刻度塑料离心管中，用甲醇溶解，配制成质量浓度均为 10 g/L 的三种同系物的储备液。

A.2.8.2 工作液的配制：分别移取 1.6 mL 三种同系物储备液，均置于同一 10 mL 容量瓶中，用样品稀释液稀释、定容至刻度，则三种同系物的工作液质量浓度均为 1 600 mg/L。

A.2.8.3 标准系列的配制：用样品稀释液将工作液以倍比稀释法逐级稀释，配制成三种同系物质量浓度均分别为 10 mg/L、20 mg/L、40 mg/L、80 mg/L。

A.2.8.4 标准曲线的制作：将标准系列在规定的电泳条件下，测定其响应值。以工作液质量浓度为横坐标，相应校正峰面积为纵坐标制作标准曲线。

A.2.8.5 样品处理：液体样品用样品提取液稀释后，置于 1.5 mL 试样瓶中。

A.2.8.6 待仪器稳定后，在给定的仪器条件下，将处理好的样品依次注入毛细管。

A.2.9 含量计算

三种同系物含量按式(A.2)计算：

$$X=\frac{\rho \times V}{m \times 1\ 000} \qquad \cdots\cdots\cdots (A.2)$$

式中：

X ——三种同系物的含量，单位为克每千克(g/kg)或克每升(g/L)；

V ——样品定容体积，单位为毫升(mL)；

ρ ——通过标准曲线计算的上样液中三种同系物的质量浓度，单位为毫克每升(mg/L)；

m ——称或取样量，单位为克(g)或毫升(mL)。

苯扎氯铵的含量为三种同系物含量之和。

A.2.10 精密度

在重复性条件下获得的两次独立测定结果的绝对差值不应超过算术平均值的10%。

A.2.11 注意事项

A.2.11.1 遇到有基体干扰的样品，可通过增加石英毛细管的长度实现与基体的分离，达到去除干扰的目的。

A.2.11.2 考虑到苄索氯铵与苯扎氯铵不复配在一起，故本法也同样适用于原料、单方和复方化学消毒剂中苄索氯铵的测定。

A.2.11.3 苯扎溴铵含量测定可以用十二烷基二甲基苄基氯化铵作为标准品，并将结果乘以换算系数1.13。

A.2.11.4 对于无样品温度控制的设备，可用200 μL 移液器滴加2～3滴矿物油于盛装分离缓冲溶液的试样瓶中，以防止样品溶液中有机溶剂的挥发。

A.2.11.5 对季铵盐含量高的样品，可将样品稀释液中50 mmol/L HAC与乙腈比例由1∶1改为1∶4。

A.2.11.6 醋酸洗必泰的迁移时间在3.7 min左右。

A.2.12 电泳图

见图A.3。

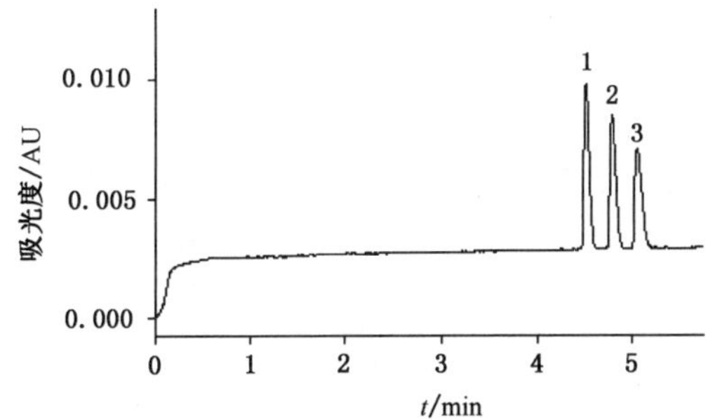

说明：

1——C_{12}-BAC (80)；

2——C_{14}-BAC (80)；

3——C_{16}-BAC (80)。

括号内为质量浓度(mg/L)。

图 A.3 3种消毒有效成分混合标准溶液电泳图

A.3 方法三：毛细管电泳法测定苄索氯铵

A.3.1 方法原理

苄索氯铵属阳离子表面活性剂，分别在214 nm及270 nm有最大吸收。在十二烷基硫酸钠与脱氧胆酸钠的混合胶束分离缓冲溶液中，实现与样品基体的分离，利于其准确定量。

A.3.2 适用范围

本方法适用于原料、单方及复方化学消毒剂中苄索氯铵的含量测定、单方和复方化学消毒剂中苄索氯铵与聚六亚甲基双胍的同时测定、复方化学消毒剂中苄索氯铵与醋酸洗必泰的同时测定。本方法中这三种物质的检出限均为 1 mg/L。

A.3.3 仪器设备

毛细管电泳仪配备二极管阵列检测器;分析天平;涡旋振荡器。

A.3.4 试剂与材料

A.3.4.1 除特殊说明外,所用试剂均为分析纯。实验用水符合 GB/T 6682—2008 三级水的规格(蒸馏水或去离子水或相当纯度的水)。十水合四硼酸钠(硼砂,$Na_2B_4O_7 \cdot 10H_2O$,>99.5%)、硼酸(H_3BO_3,优级纯)、十二烷基硫酸钠(SDS,≥99%)脱氧胆酸钠(SD,≥98%)、聚乙二醇 20 000(PEG 20 000)、氢氧化钠(优级纯)。

A.3.4.2 标准品:苄索氯铵(≥99.9%)。

A.3.4.3 石英毛细管:内径 50 μm,外径 365 μm。

A.3.5 毛细管电泳条件

A.3.5.1 毛细管电泳条件包括:

——石英毛细管:50 μm (内径)×50.2 cm(有效长度:40 cm);

——分离电压:24 kV;

——检测波长:214 nm;

——进样压力:3.448 kPa;

——进样时间:12 s;

——操作温度:25 ℃。

A.3.5.2 分离缓冲溶液:20 mmol/L 硼砂(无需调 pH)+30 mmol/L SDS+5 mmol/L SD+0.8 g/L PEG 20 000;样品提取(或稀释)液:将分离缓冲溶液用水稀释 10 倍。

A.3.5.3 新毛细管的预处理:

a) 新的毛细管分别用 1 mol/L 氢氧化钠冲洗 20 min、水冲洗 5 min 及分离缓冲溶液冲洗 5 min;

b) 每次进样前分别用 1 mol/L 氢氧化钠冲洗 2 min、水冲洗 2 min 及分离缓冲溶液冲洗 2 min;

c) 为得到较好的数据,弃去最初几针的数据,待得到稳定的迁移时间,方能进行定量测定。

A.3.5.4 1 mol/L 氢氧化钠水溶液配制:称取 2.0 g NaOH 固体,置于已加少量水的 50 mL 具塞带刻度塑料离心管中,振摇溶解,加水至 50 mL 刻度。

A.3.6 分离缓冲溶液配制方法

A.3.6.1 储备液的制备方法包括:

a) 80 mmol/L 硼砂储备液:称取 1.525 g 硼砂,置于 50 mL 具塞带刻度塑料离心管,加入水溶解并稀释到 50 mL 刻度;

b) 200 mmol/L SDS 储备液:称取 2.884 g SDS 于 50 mL 具塞带刻度塑料离心管,加入水溶解并稀释到 50 mL 刻度;

c) 100 mmol/L SD 储备液:称取 2.073 g SD 于 50 mL 具塞带刻度塑料离心管,加入水溶解并稀释到 50 mL 刻度;

d) 100 g/L PEG 20000 储备液:称取 5 g PEG 20 000,置于 50 mL 具塞带刻度塑料离心管,加入水溶解并稀释到 50 mL 刻度。

A.3.6.2 分离缓冲溶液的配制:分别移取 2.5 mL 80 mmol/L 硼砂、1.5 mL 200 mmol/L SDS、0.5 mL 100 mmol/L SD 和 0.08 mL 100 g/L PEG 20 000,置于 15 mL 具塞带刻度塑料离心管中,加水至10 mL 刻度,混匀后即为分离缓冲溶液。

A.3.6.3 用移液器将分离缓冲溶液分装于 3 个试样瓶中，其中两瓶用于分离，另一瓶用于冲洗。

A.3.7 环境条件

室内温度：15 ℃～26 ℃；相对湿度：<60%。

A.3.8 操作步骤

A.3.8.1 苄索氯铵标准储备液的配制：称取在 105 ℃干燥 2 h 的苄索氯铵标准品 10 mg，置于 10 mL 容量瓶中，加入水溶解、稀释、定容，涡旋混匀，制得质量浓度为 1 g/L 的标准储备液，于 4 ℃冰箱冷藏保存。

A.3.8.2 工作液的配制：分别移取 1.2 mL 苄索氯铵储备液，置于 10 mL 容量瓶中，用样品稀释液稀释、定容至刻度，则工作液质量浓度为 120 mg/L。

A.3.8.3 标准系列的配制：用样品提取液将工作液以倍比稀释法逐级稀释，配制成质量浓度分别为 7.5 mg/L、15 mg/L、30 mg/L 和 60 mg/L 的标准系列。

A.3.8.4 标准曲线的制作：将标准系列按质量浓度由低至高的顺序，在规定的电泳条件下，测定其响应值。以工作液质量浓度为横坐标，相应校正峰面积为纵坐标制作标准曲线。

A.3.8.5 样品处理：液体样品用样品提取液稀释后装入 1.5 mL 样品瓶中直接进样。

A.3.8.6 待仪器稳定后，在给定的仪器条件下，将处理好的样品依次注入毛细管。

A.3.9 含量计算

苄索氯铵含量按式(A.3)计算：

$$X=\frac{\rho\times V}{m\times 1\,000} \qquad \cdots\cdots(A.3)$$

式中：

X ——苄索氯铵含量，单位为克每千克(g/kg)或克每升(g/L)；

V ——样品定容体积，单位为毫升(mL)；

ρ ——通过标准曲线计算的上样液中苄索氯铵的质量浓度，单位为毫克每升(mg/L)；

m ——称或取样量，单位为克或毫升(g 或 mL)。

A.3.10 精密度

在重复性条件下获得的两次独立测定结果的绝对差值不应超过算术平均值的 10%。

A.3.11 注意事项

A.3.11.1 遇到有基体干扰的样品，可通过增加石英毛细管的长度实现与基体的分离，达到去除干扰的目的。

A.3.11.2 对无基体干扰的样品，可通过减少石英毛细管的长度，减少分离时间，达到快速分离的目的。

A.3.12 电泳图

见图 A.4。

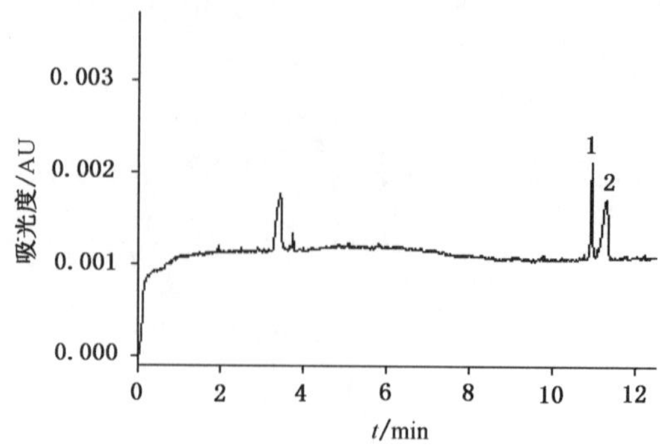

说明：

1——苄索氯铵(5 mg/L)；

2——聚六亚甲基双胍(5 mg/L)。

图 A.4 苄索氯铵和聚六亚甲基双胍混合标准溶液电泳图

A.4 方法四:四苯硼钠滴定法

A.4.1 方法原理

通过直接测定季铵盐中的阳离子(杀菌活性成分)来测定季铵盐的含量。在碱性水溶液中,带正电的季铵盐与带负电的溴酚蓝酸性染料指示剂相互作用而形成蓝色离子对化合物,该蓝色化合物易溶于与水不互溶的氯仿中。由于此蓝色化合物不如四苯硼钠与季铵盐间形成的化合物更稳定,故利用此性质将溴酚蓝作为以四苯硼钠滴定季铵盐的指示剂。滴定开始时,季铵盐与溴酚蓝结合,生成蓝色化合物。滴定至近终点时,溴酚蓝指示剂则逐渐从蓝色化合物中被四苯硼钠置换而游离出来,因其不溶于氯仿而转入碱性水层,在剧烈振摇下,氯仿层的蓝色消退而碱性水层呈淡紫色,即为终点。

A.4.2 适用范围

苯扎溴铵、苯扎氯铵或其他阴离子取代的季铵盐的阳离子部分是相同的,本方法适用于原料或单方化学消毒剂中苯扎溴铵含量的测定,也适用于原料或单方化学消毒剂中苯扎氯铵或其他阴离子取代的季铵盐含量的测定。本方法检出限为 0.9 g/L。

A.4.3 材料与方法

A.4.3.1 试剂:除特殊说明外,所用试剂均为分析纯。实验用水符合 GB/T 6682—2008 三级水的规格(蒸馏水或去离子水或相当纯度的水)。氢氧化钠、溴酚蓝、四苯硼钠(≥99%);氯仿。

A.4.3.2 1 mol/L 氢氧化钠溶液:4.0 g 氢氧化钠,加水溶解成 100 mL 溶液。

A.4.3.3 0.05% 溴酚蓝指示剂:称取 0.1 g 溴酚蓝,加入 3 mL 1 mol/L 氢氧化钠溶液,溶解,再加水至 200 mL。

A.4.3.4 0.02 mol/L 四苯硼钠滴定液:按照《中华人民共和国药典》(四部,2015 年版)328、333 的方法进行配制和标定。

A.4.3.5 操作步骤:

a) 取适量体积液体样品,使其相当于苯扎溴铵约 0.25 g,置于 250 mL 碘量瓶中。

b) 分别加水 50 mL 和 1 mol/L 氢氧化钠溶液 1 mL,摇匀,加入 0.05% 溴酚蓝指示剂 0.4 mL,则水层为蓝色澄清液体,加入氯仿 10 mL,氯仿层为无色澄清液体,振摇混匀,静置,水层变浑且颜色逐渐变浅,氯仿层则变为蓝色澄清液体。

c) 用0.02 mol/L四苯硼钠滴定液开始滴定，边滴边摇匀，水层颜色逐渐变浅，变为乳白色即接近终点，接近终点时须强力振摇。待氯仿层的蓝色消失，水层呈淡紫色，即为终点，记录四苯硼钠标准溶液用量。重复测定两次，取两次平均值进行计算。同时做空白实验。

空白试验将水代替样品重复上述步骤。

A.4.4 含量计算

若化学消毒剂中有效成分为苯扎溴铵，则其含量按式(A.4)计算：

$$X=\frac{c\times V_{stp}\times M}{V\times 1\ 000} \qquad \cdots\cdots(A.4)$$

式中：

X ——苯扎溴铵含量，单位为克每千克(g/kg)或克每升(g/L)，或者用%表示；

c ——四苯硼钠滴定液的浓度，单位为摩尔每升(mol/L)；

V_{stp} ——四苯硼钠滴定液样品与空白体积差，单位为毫升(mL)；

M ——苯扎溴铵相对分子质量384.4；

V ——取(液体)或称(固体或黏稠液体)样量，单位为毫升(mL)或克(g)。

若化学消毒剂中有效成分为苯扎氯铵，则式(A.1)中 M 取苯扎氯铵平均相对分子质量353.5。

A.4.5 精密度

在重复性条件下获得的两次独立测定结果的绝对差值不应超过算术平均值的3%。

A.4.6 注意事项

A.4.6.1 滴定液应在有效期内使用。在常温(15 ℃～25 ℃)下保存时间一般不超过2个月，当溶液出现浑浊、沉淀、颜色变化等现象时，应重新制备。

A.4.6.2 滴定液的消耗体积控制在35 mL～40 mL为宜。滴定液用量不应超过滴定管所标示的量。若所测化学消毒剂中季铵盐含量过高，可适当减少取样量或经稀释后测定，以减少测定误差；若化学消毒剂中季铵盐含量过低，可增加取样量或采用灵敏度更高的方法进行测定。

A.4.6.3 滴定速度一般保持在6 mL/min～8 mL/min。滴定终点以氯仿层的蓝色消退而水层呈淡紫色来指示，不易判断，故临近终点时要逐滴滴加、强烈振摇、静置分层后再仔细观察，若滴定过程中振摇不充分，可能使含量测定结果偏低。用白纸衬底观察，以便于正确地判断终点。

A.4.6.4 与酒精或异丙醇等复配的消毒液，应预先对样品进行醇类加热挥发处理，冷却至室温补水后再测定。

A.4.6.5 化学消毒剂中的一些成分可使氯仿层和水层乳化，即有机相和水相不分层，使得实验无法进行。此时应采用A.1～A.3的方法。

A.4.6.6 该法测定的是季铵盐总量，若需测定每种季铵盐成分，应采用A.1～A.3的方法。

A.4.6.7 氯仿属于高毒物质，实验废液严禁倒入下水道，应由专门机构妥善处理。

ICS 11.080
C 50

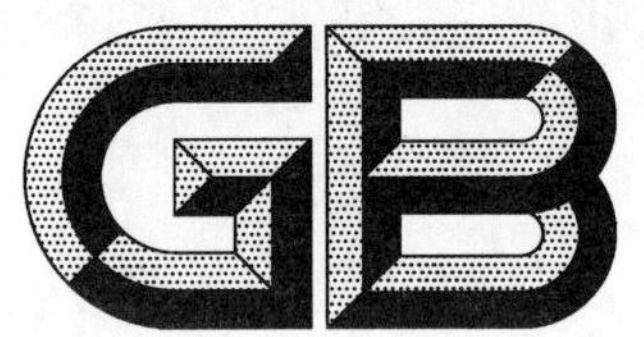

中华人民共和国国家标准

GB/T 26370—2020
代替 GB/T 26370—2010

含溴消毒剂卫生要求

Hygienic requirements for disinfectant containing bromine

2020-06-02 发布 2020-12-01 实施

国家市场监督管理总局
国家标准化管理委员会 发布

前　言

本标准按照 GB/T 1.1—2009 给出的规则起草。

本标准代替 GB/T 26370—2010《含溴消毒剂卫生标准》。本标准与 GB/T 26370—2010 相比，主要技术变化如下：

——标准范围删除了"注意事项"和"本标准不适用于溴氯-5,5-二甲基乙内酰脲或 1,3-二溴-5,5-二甲基乙内酰脲与其他消毒有效成分复配的消毒剂"(见 2010 年版的第 1 章)；

——增加了规范性引用文件(见第 2 章)；

——修改了含溴消毒剂的术语和定义(见 3.1,2010 年版的 3.1)；

——删除了一般物体表面的术语和定义(见 2010 年版的 3.4)；

——修改了原料要求(见第 4 章,2010 年版的第 4 章)；

——删除了感官性状要求(见 2010 年版的 5.1)；

——增加了溴和氯的质量分数要求(见表 1)；

——修改了溴氯-5,5-二甲基乙内酰脲、有效卤素(以 Cl 计)的质量分数和干燥失重的要求(见表 1,2010 年版的表 1)；

——删除了有效期内有效卤素下降率指标要求(见 2010 年版的表 1)；

——修改了 1,3-二溴-5,5-二甲基乙内酰脲、有效溴(以 Br 计)的质量分数和干燥失重的要求(见表 2,2010 年版的表 2)；

——删除了有效期内有效溴下降率指标要求(见 2010 年版的表 2)；

——增加了由溴氯-5,5-二甲基乙内酰脲消毒剂或 1,3-二溴-5,5-二甲基乙内酰脲消毒剂与其他非消毒因子(辅料)制成的消毒产品片剂的重量差异和泡腾片剂的崩解时限要求(见 5.1.1 和 5.1.2)；

——修改了由溴氯-5,5-二甲基乙内酰脲消毒剂或 1,3-二溴-5,5-二甲基乙内酰脲消毒剂与其他非消毒因子制成的消毒产品溶解度要求(见 5.1.1 和 5.1.2,2010 年版的 5.2.1 和 5.2.2)；

——增加了有效卤素或有效溴含量下降率应小于或等于 10%的要求(见 5.1.3)；

——增加了现场试验和模拟现场试验杀灭微生物指标要求(见表 3)；

——增加了疫源地消毒(见第 6 章)；

——删除了不适用于手、皮肤黏膜和空气的消毒(见 2010 年版的第 6 章)；

——修改了使用方法,采用喷洒、擦拭、浸泡、冲洗、直接投加等消毒方法(见第 7 章,2010 年版的第 7 章)；

——删除了游泳池水、污水和一般物体表面的具体消毒方法和消毒剂量(见 2010 年版的 7.1～7.3)；

——增加了溴氯-5,5-二甲基乙内酰脲的溴含量、氯含量、片剂的重量差异、泡腾片剂的崩解时限的测定方法(见 8.1.2、8.4 和 8.5)；

——修改了干燥失重的检测方法(见 8.3,2010 年版的 8.3)；

——删除了资料性附录"干燥失重测定方法"(见 2010 年版的附录 C)。

本标准由中华人民共和国国家卫生健康委员会提出并归口。

本标准起草单位：河北省疾病预防控制中心、中国疾病预防控制中心环境与健康相关产品安全所、山东省疾病预防控制中心、广州海关技术中心。

本标准主要起草人:韩艳淑、陈素良、张流波、崔玉杰、班海群、孙克勤、崔树玉、王茜、孙印旗、邵长银、李炎、孙惠惠、廖如燕、张海霞、黎春晖。

本标准所代替标准的历次版本发布情况为:

——GB/T 26370—2010。

含溴消毒剂卫生要求

1 范围

本标准规定了含溴消毒剂的原料要求，技术要求，应用范围，使用方法，检验方法，包装、运输和贮存，标识、标签与说明书。

本标准适用于以溴氯-5,5-二甲基乙内酰脲或1,3-二溴-5,5-二甲基乙内酰脲为杀菌成分的消毒剂。

2 规范性引用文件

下列文件对于本文件的应用是必不可少的。凡是注日期的引用文件，仅注日期的版本适用于本文件。凡是不注日期的引用文件，其最新版本(包括所有的修改单)适用于本文件。

GB/T 191 包装储运图示标志

GB/T 601 化学试剂 标准滴定溶液的制备

GB/T 603 化学试剂 试验方法中所用制剂及制品的制备

GB/T 6682 分析实验室用水规格和试验方法

GB/T 21845 化学品 水溶解度试验

GB/T 23849 二溴海因

GB/T 23854 溴氯海因

中华人民共和国药典(2015年版，四部)

消毒技术规范(2002年版)[卫生部(卫法监发〔2002〕282号]

3 术语和定义

下列术语和定义适用于本文件。

3.1

含溴消毒剂 disinfectant containing bromine

溶于水后，能水解生成次溴酸并具有杀菌作用的消毒剂。

3.2

有效溴 available bromine

衡量含溴消毒剂氧化能力的、与含溴消毒剂氧化能力相当的溴量。

注：其含量用质量浓度(mg/L)或质量分数(%)表示。

3.3

有效卤素 available halogen

衡量含卤素消毒剂氧化能力的、与含卤素消毒剂氧化能力相当的总卤素量。

注：其含量用质量浓度(mg/L)或质量分数(%)表示。

4 原料要求

4.1 溴氯-5,5-二甲基乙内酰脲应符合GB/T 23854合格品技术指标要求。如果加入辅料，其辅料应符合有关标准和规定。

4.2 1,3-二溴-5,5-二甲基乙内酰脲应符合 GB/T 23849 合格品技术指标要求。如果加入辅料,其辅料应符合有关标准和规定。

5 技术要求

5.1 理化指标

5.1.1 溴氯-5,5-二甲基乙内酰脲消毒剂

质量要求应符合表 1 的规定。

表 1 溴氯-5,5-二甲基乙内酰脲消毒剂质量要求

项目	指标
溴氯-5,5-二甲基乙内酰脲的质量分数/%	≥96.0
有效卤素(以 Cl 计) 的质量分数/%	≥56.0
氯的质量分数/%	13.0～17.0
溴的质量分数/%	31.0～35.0
干燥失重(60 ℃,2 h)/%	≤0.8
溶解度(水,20 ℃)/(g/L)	2.0～2.5

溴氯-5,5-二甲基乙内酰脲消毒剂与其他非消毒因子(辅料)制成的消毒产品,其产品的溴氯-5,5-二甲基乙内酰脲含量和有效卤素含量的波动范围应小于或等于 10%,溶解度不低于 2.0 g/L,片剂的重量差异和泡腾片剂的崩解时限符合《中华人民共和国药典》(2015 年版,四部)的要求。

5.1.2 1,3-二溴-5,5-二甲基乙内酰脲消毒剂

质量要求符合表 2 的规定。

表 2 1,3-二溴-5,5-二甲基乙内酰脲消毒剂质量要求

项目	指标
1,3-二溴-5,5-二甲基乙内酰脲质量分数/%	≥97.0
有效溴(以 Br 计)质量分数/%	≥108
干燥失重(60 ℃,2 h) /%	≤0.5
溶解度(水,20 ℃)/(g/L)	2.2

1,3-二溴-5,5-二甲基乙内酰脲消毒剂与其他非消毒因子(辅料)制成的消毒产品,其产品的 1,3-二溴-5,5-二甲基乙内酰脲含量和有效溴含量的波动范围应小于或等于 10%,溶解度不低于 2.2 g/L;片剂的重量差异和泡腾片剂的崩解时限符合《中华人民共和国药典》(2015 年版,四部)的要求。

5.1.3 稳定性要求

完整包装的消毒剂在产品规定的储存条件下有效期应大于或等于 12 个月,有效卤素或有效溴含量下降率应小于或等于 10%。

5.2 杀灭微生物指标

根据产品说明书规定的使用剂量,按《消毒技术规范》(2002 年版)中的定量杀菌试验、模拟现场试验或现场试验方法进行试验,其杀菌效果符合表 3 的要求。

表 3 杀灭微生物指标

指示菌株	杀灭对数值		
	悬液法	载体法	模拟现场试验
大肠杆菌(8099)	≥5.00	≥3.00	≥3.00
金黄色葡萄球菌(ATCC 6538)	≥5.00	≥3.00	≥3.00
白色念珠菌(ATCC 10231)	≥4.00	≥3.00	≥3.00
枯草杆菌黑色变种芽孢(ATCC 9372)	≥5.00	≥3.00	≥3.00
自然菌	≥1.00(现场试验)		

6 应用范围

含溴消毒剂适用于游泳池水、污水、普通物体表面和疫源地消毒。

7 使用方法

采用喷洒、擦拭、浸泡、冲洗、直接投加等消毒方法。

8 检验方法

8.1 含量测定

8.1.1 溴氯-5,5-二甲基乙内酰脲含量及有效卤素含量测定

按附录 A 进行。

8.1.2 溴氯-5,5-二甲基乙内酰脲的溴含量、氯含量测定

按 GB/T 23854 规定的方法进行。

8.1.3 1,3-二溴-5,5-二甲基乙内酰脲含量及有效溴含量测定

按附录 B 进行。

8.2 溶解度测定

按照 GB/T 21845 进行。

8.3 干燥失重测定

8.3.1 1,3-二溴-5,5-二甲基乙内酰脲消毒剂按 GB/T 23849 规定的方法进行。

8.3.2 溴氯-5,5-二甲基乙内酰脲消毒剂按 GB/T 23854 规定的方法进行。

8.4 片剂的重量差异测定

按《中华人民共和国药典》(2015 年版,四部)规定的方法进行。

8.5 泡腾片剂的崩解时限测定

按《中华人民共和国药典》(2015 年版,四部)规定的方法进行。

8.6 消毒效果测定

按《消毒技术规范》(2002 年版)进行。

9 包装、运输和贮存

9.1 包装

应符合 GB/T 23849 或 GB/T 23854 的要求。

9.2 运输

在运输过程中,不得与其他货物混装,禁止与酸或碱及易氧化的有机物、还原物共运。应有遮盖物,防止日晒、雨淋、受潮,并保持包装完整,标志清晰。

9.3 贮存

应贮存在阴凉、干燥处,防止日晒、雨淋、受潮,禁止与酸或碱及易氧化的有机物和还原物共贮。

10 标识、标签与说明书

10.1 包装标识应符合 GB/T 191 的规定。

10.2 标签和说明书应符合消毒产品标签说明书有关规范和标准的要求。

10.3 产品注意事项宜标注以下内容:

- a) 含溴消毒剂为外用品,不得口服;
- b) 含溴消毒剂属强氧化剂,与易燃物接触可能引发无明火自燃,应远离易燃物及火源;
- c) 含溴消毒剂对织物有漂白褪色作用,对金属有腐蚀性;
- d) 含溴消毒剂有刺激性气味,对眼睛、黏膜、皮肤等有灼伤危险,避免与人体直接接触;
- e) 操作人员应佩戴防护眼镜、口罩、工作服、橡胶手套等防护用品。

附 录 A
(规范性附录)
溴氯-5,5-二甲基乙内酰脲及其有效卤素(以 Cl 计)含量测定

A.1 原理

在酸性溶液中,含溴消毒剂可以将碘化钾氧化生成碘。以淀粉溶液为指示剂,用硫代硫酸钠溶液滴定生成的碘,根据消耗的硫代硫酸钠溶液的量,计算出有效卤素(以 Cl 计)的含量。

A.2 试剂或材料

安全提示:硫酸属强酸,具有腐蚀性,使用时应注意。溅到身上时,用大量水冲洗,避免吸入或接触皮肤。

除非另有说明,本方法所用试剂均为分析纯,试验用水为 GB/T 6682 规定的一级水。

A.2.1 碘化钾溶液:300 g/L 碘化钾(分析纯)溶液。

A.2.2 硫酸溶液:1 份 95%～98%的分析纯硫酸加 5 份去离子水配制而成。

A.2.3 淀粉指示剂:10 g/L 淀粉溶液,按 GB/T 603 配制。

A.2.4 硫代硫酸钠溶液:0.1 mol/L 硫代硫酸钠滴定液,按 GB/T 601 制备并标定。

A.3 仪器设备

A.3.1 电子分析天平:精度 0.1 mg。

A.3.2 磁力搅拌器。

A.4 试验步骤

A.4.1 粉剂、颗粒剂可直接称量,片剂用干燥的研钵研磨后称量。

A.4.2 称取样品 0.15 g(精确至 0.000 1 g),加入干燥洁净的 250 mL 碘量瓶中,再放入一根磁力搅拌棒于碘量瓶中,然后顺序加入去离子水 120 mL、碘化钾溶液 10 mL 和硫酸溶液 20 mL,迅速盖好碘量瓶盖,加少量去离子以密封瓶口,放在暗处的磁力搅拌器上,避光搅拌至样品溶解。

A.4.3 取下搅拌器上的碘量瓶,用蒸馏水冲洗瓶塞和瓶内壁,立刻用硫代硫酸钠滴定液滴定,至浅黄色时,加 2 mL 淀粉指示剂,溶液立即变为蓝色,继续用硫代硫酸钠滴定液滴定至蓝色刚好消失,放置 30 s 不变色为终点,记录消耗硫代硫酸钠滴定液的体积。

A.4.4 按上述步骤进行空白对照试验。

A.4.5 平行测定 2 次,取其含量平均值作为样品的有效卤素(以 Cl 计)含量。

A.5 试验数据处理

A.5.1 溴氯-5,5-二甲基乙内酰脲含量以质量分数 w_1 计,数值以%表示,按式(A.1)计算:

$$w_1 = \frac{(V/1\,000 - V_0/1\,000)\,cM/4}{m} \times 100 \qquad \text{(A.1)}$$

式中：

w_1——溴氯-5,5-二甲基乙内酰脲含量,%；

V ——试样消耗硫代硫酸钠滴定液的体积的数值,单位为毫升(mL)；

V_0——空白消耗硫代硫酸钠滴定液的体积的数值,单位为毫升(mL)；

c ——硫代硫酸钠滴定液浓度的准确数值,单位为摩尔每升(mol/L)；

M ——溴氯-5,5-二甲基乙内酰脲的摩尔质量的数值,单位为克每摩尔(g/mol)(M=241.5)；

m ——称取样品的质量的数值,单位为克(g)。

A.5.2 有效卤素(以 Cl 计)含量以质量分数 w_2 计,数值以%表示,按式(A.2)计算：

$$w_2=\frac{(V/1\,000-V_0/1\,000)\,cM}{m}\times 100 \qquad \text{(A.2)}$$

式中：

w_2——有效卤素(以 Cl 计)含量,%；

V ——试样消耗硫代硫酸钠滴定液的体积的数值,单位为毫升(mL)；

V_0——空白消耗硫代硫酸钠滴定液的体积的数值,单位为毫升(mL)；

c ——硫代硫酸钠滴定液浓度的准确数值,单位为摩尔每升(mol/L)；

M ——有效卤素(以 Cl 计)摩尔质量的数值,单位为克每摩尔(g/mol)(M=35.45)；

m ——称取样品的质量的数值,单位为克(g)。

A.5.3 最终计算结果保留三位有效数字。

A.6 精密度

两次平行测试结果的绝对差值不大于两个测定值的算术平均值的 0.5%。

附 录 B
（规范性附录）
1,3-二溴-5,5-二甲基乙内酰脲和有效溴（以 Br 计）含量测定

B.1 原理

在酸性溶液中，含溴消毒剂可以将碘化钾氧化生成碘。以淀粉溶液为指示剂，用硫代硫酸钠溶液滴定生成的碘，根据消耗的硫代硫酸钠溶液的量，计算出有效溴及 1,3-二溴-5,5-二甲基乙内酰脲的含量。

B.2 试剂或材料

安全提示：硫酸属强酸，具有腐蚀性，使用时应注意。溅到身上时，用大量水冲洗，避免吸入或接触皮肤。

除非另有说明，本方法所用试剂均为分析纯，试验用水为 GB/T 6682 规定的一级水。

B.2.1 碘化钾：为分析纯。

B.2.2 硫酸溶液：1 份 95%～98%的分析纯硫酸加 8 份去离子水配制而成。

B.2.3 淀粉指示剂：为 5 g/L 淀粉溶液，按 GB/T 603 配制。

B.2.4 硫代硫酸钠溶液：为 0.1 mol/L 硫代硫酸钠滴定液，按 GB/T 601 制备并标定。

B.3 仪器设备

B.3.1 电子分析天平：精度 0.1 mg。

B.3.2 磁力搅拌器。

B.4 试验步骤

B.4.1 粉剂、颗粒剂可直接称量，片剂用干燥的研钵研磨后称量。

B.4.2 量取 125 mL 去离子水置于 250 mL 碘量瓶中，再加入 2 g 碘化钾，放入一根磁力搅拌棒。

B.4.3 称取样品 0.15 g(精确至 0.000 1 g)，置于上述碘量瓶中，在电磁搅拌器上充分搅拌，使样品完全溶解，加硫酸溶液 20 mL，盖上盖并振摇混匀后加去离子水数滴于碘量瓶盖缘，置暗处 5 min。

B.4.4 打开盖，让盖缘去离子水流入瓶内。用硫代硫酸钠滴定液滴定游离碘，边滴边摇匀。待溶液呈淡黄色时，加入淀粉指示剂 10 滴，溶液立即变为蓝色。继续用硫代硫酸钠滴定液滴定至蓝色消失，放置 30 s 不变色为终点，记录消耗硫代硫酸钠滴定液的体积。

B.4.5 按上述步骤进行空白试验。

B.4.6 平行测定 2 次，取其含量平均值作为样品的有效溴含量。

B.5 试验数据处理

B.5.1 1,3-二溴-5,5-二甲基乙内酰脲的含量以质量分数 w_3 计，数值以%表示，按式(B.1)计算：

$$w_3=\frac{(V/1\,000-V_0/1\,000)\,cM/4}{m}\times 100 \qquad (B.1)$$

式中：

w_3——1,3-二溴-5,5-二甲基乙内酰脲的含量,%；

V——试样消耗硫代硫酸钠滴定液的体积的数值,单位为毫升(mL)；

V_0——空白消耗硫代硫酸钠滴定液的体积的数值,单位为毫升(mL)；

c——硫代硫酸钠滴定液浓度的准确数值,单位为摩尔每升(mol/L)；

M——1,3-二溴-5,5-二甲基乙内酰脲摩尔质量的数值,单位为克每摩尔(g/mol)(M=285.94)；

m——称取样品的质量的数值,单位为克(g)。

B.5.2 有效溴(以 Br 计)含量以质量分数 w_4 计,数值以%表示,按式(B.2)计算：

$$w_4 = \frac{(V/1\,000 - V_0/1\,000)\,cM}{m} \times 100 \qquad \text{(B.2)}$$

式中：

w_4——有效溴(以 Br 计)含量,%；

V——试样消耗硫代硫酸钠滴定液的体积的数值,单位为毫升(mL)；

V_0——空白消耗硫代硫酸钠滴定液的体积的数值,单位为毫升(mL)；

c——硫代硫酸钠滴定液浓度的准确数值,单位为摩尔每升(mol/L)；

M——有效溴(以 Br 计)摩尔质量的数值, 单位为克每摩尔(g/mol)(M=79.90)；

m——称取样品的质量的数值,单位为克(g)。

B.5.3 最终计算结果保留三位有效数字。

B.6 精密度

两次平行测试结果的绝对差值不大于两个测定值的算术平均值的 0.5%。

ICS 11.080
C 50

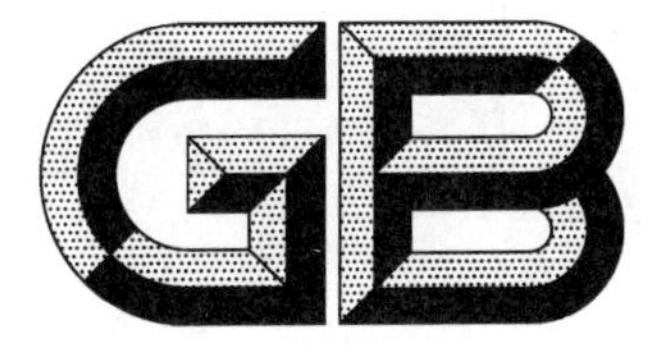

中华人民共和国国家标准

GB/T 26371—2020
代替 GB/T 26371—2010

过氧化物类消毒液卫生要求

Hygienic requirements for peroxide disinfectants

2020-06-02 发布 2020-12-01 实施

国家市场监督管理总局
国家标准化管理委员会 发布

前 言

本标准按照 GB/T 1.1—2009 给出的规则起草。

本标准代替 GB/T 26371—2010《过氧化物类消毒剂卫生标准》。本标准与 GB/T 26371—2010 相比，主要技术变化如下：

——修改了标准的范围(见第 1 章，2010 年版的第 1 章)；

——修改了规范性引用文件(见第 2 章，2010 年版的第 2 章)；

——修改了部分术语和定义(见第 3 章，2010 年版的第 3 章)；

——修改了原料冰乙酸的要求(见第 4 章，2010 年版的第 4 章)；

——修改了产品有效成分含量指标、产品稳定性指标(见第 5 章，2010 年版的 5.2)；

——增加了产品 pH 值指标、过氧化氢作为黏膜消毒时，铅、砷、汞的指标要求(见 5.2)；

——增加了医疗器械灭菌时杀灭微生物指标(见 5.3)；

——修改了空气消毒杀灭微生物技术要求(见第 5 章，2010 年版的 5.3)；

——修改了应用范围的规定(见第 6 章，2010 年版的第 6 章)；

——增加了使用方法的内容(见第 7 章)；

——增加了标识要求(见第 9 章)。

本标准由中华人民共和国国家卫生健康委员会提出并归口。

本标准起草单位：中国人民解放军疾病预防控制中心、黑龙江省疾病预防控制中心、广东省疾病预防控制中心。

本标准主要起草人：张文福、帖金凤、林玲、林锦炎、魏秋华、任哲、骆艳燕、王洪敏、朱汉泉、于暝雪、吴鸣、杜武华、王金强、吴刚。

本标准所代替标准的历次版本发布情况为：

——GB/T 26371—2010。

过氧化物类消毒液卫生要求

1 范围

本标准规定了过氧化物类消毒液的原料要求、技术要求、应用范围、使用方法、包装、运输及贮存、标识要求和检验方法。

本标准适用于过氧化氢、过氧乙酸为主要有效成分的液体消毒剂。

本标准不适用于需要加热、加压、汽化等设备或与器械配套使用的过氧化物类消毒液。

2 规范性引用文件

下列文件对于本文件的应用是必不可少的。凡是注日期的引用文件，仅注日期的版本适用于本文件。凡是不注日期的引用文件，其最新版本(包括所有的修改单)适用于本文件。

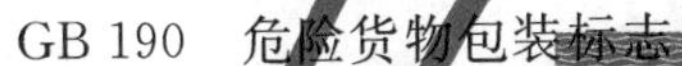

GB 190 危险货物包装标志

GB/T 191 包装储运图示标志

GB/T 610 化学试剂 砷测定通用方法

GB/T 1616 工业过氧化氢

GB/T 9728 化学试剂 硫酸盐测定通用方法

GB/T 9735 化学试剂 重金属测定通用方法

GB 15258 化学品安全标签编写规定

GB 15603 常用化学危险品贮存通则

GB 15981 消毒与灭菌效果的评价方法与标准

GB/T 19104 过氧乙酸溶液

GB 19105 过氧乙酸包装要求

GB 19193 疫源地消毒总则

GB 27948 空气消毒剂卫生要求

GB/T 27949 医疗器械消毒剂卫生要求

GB 27952 普通物体表面消毒剂的卫生要求

GB 27953 疫源地消毒剂卫生要求

GB 27954 黏膜消毒剂通用要求

WS/T 367 医疗机构消毒技术规范

WS/T 368 医院空气净化管理规范

中华人民共和国药典(2015 年版)

消毒技术规范(2002 年版)[卫生部(卫法监发〔2002〕282 号)]

消毒产品生产企业卫生规范(2009 年版)[卫生部 (卫监督发〔2009〕53 号)]

危险化学品目录

3 术语和定义

GB/T 19104、GB 15981 界定的以及下列术语和定义适用于本文件。

3.1

过氧化物类消毒液　peroxide disinfectants

化学分子结构中含有二价基“—O—O—”的强氧化液。

3.2

食品用工具、设备　food processing tools and devices

食品生产、经营过程中接触的机械、管道、传送带、容器、用具和餐具等的总称。

3.3

普通物体表面　common subject surface

各类公共场所及家庭等的用具、物品及设施的表面。

注：公共场所包括学校、托幼机构、医疗卫生机构等。

4　原料要求

4.1　冰乙酸：普通物体表面消毒、空气消毒、工业消毒、疫源地消毒等应符合工业级规定；医疗器械消毒应符合《中华人民共和国药典》(2015 年版)的规定。

4.2　过氧化氢应符合 GB/T 1616 的规定。

4.3　过氧乙酸应符合 GB/T 19104 的规定。

4.4　生产用水应符合《中华人民共和国药典》(2015 年版)中纯化水要求，或符合《消毒产品生产企业卫生规范》(2009 年版)等相关标准或规范规定。

5　技术要求

5.1　外观

无色或浅黄色液体，不分层，无沉淀。含过氧乙酸的产品有刺激性气味，并带有乙酸味。

5.2　理化指标

过氧化氢消毒液应符合表 1 的规定。过氧化氢与过氧乙酸复合消毒液，按过氧乙酸计。过氧乙酸消毒液应符合表 2 的规定。

稳定性：有效期≥12 个月。加速试验或自然存放试验，有效成分含量下降率≤15%，并不得低于本标准中标示值的下限。

表 1　过氧化氢消毒液理化指标

项目	指标
过氧化氢(以 H_2O_2 计)	标示值的 85%～115%
重金属(以 Pb 计)	≤5 mg/kg
砷 (As)	≤3 mg/kg
pH 值	标示值±1.0
用于黏膜消毒时应测定铅、砷、汞指标，含量应符合 GB 27954 要求。	

表 2 过氧乙酸消毒液理化指标

项目	指标
过氧乙酸(以 $C_2H_4O_3$ 计)	标示值的 85%～115%
硫酸盐(以 SO_4^{2-} 计)	符合 GB/T 19104 要求
重金属(以 Pb 计)	≤5 mg/kg
砷(As)	≤3 mg/kg
pH 值	标示值±1.0

5.3 杀灭微生物指标

按产品说明书的消毒要求，稀释至说明书中规定的使用浓度，按《消毒技术规范》(2002 年版)中的定量杀菌试验方法进行试验，其杀灭微生物效果应符合表 3 的规定。

用于医疗器械灭菌时，杀灭微生物指标应符合表 4 的规定。

表 3 消毒用途杀灭微生物效果

应用范围	微生物种类	杀灭对数值	
		悬液试验法	载体试验法
普通物体表面消毒	大肠杆菌 8099 金黄色葡萄球菌 ATCC 6538	≥5.00 ≥5.00	≥3.00 ≥3.00
皮肤、黏膜消毒	金黄色葡萄球菌 ATCC 6538 铜绿假单胞菌 ATCC 15442 白色念珠菌 ATCC 10231	≥5.00 ≥5.00 ≥4.00	≥3.00 ≥3.00 ≥3.00
医疗器械高水平消毒	枯草杆菌黑色变种芽孢 ATCC 9372	≥5.00	≥3.00
空气消毒	白色葡萄球菌 8032 自然菌	≥3.00(实验室模拟试验) ≥1.00(现场试验)	
试验所用消毒剂量(浓度与时间)应为产品说明书中的标示剂量。 杀灭试验首选悬液试验法，不能使用悬液试验法者(如消毒剂原液直接使用)可用载体试验法。 皮肤伤口冲洗悬液定量杀灭试验应选用 0.3%有机干扰物质。			

表 4 医疗器械灭菌杀灭微生物指标

微生物种类	试验项目	指标
枯草杆菌黑色变种芽孢(ATCC 9372)	实验室定性灭菌试验 模拟现场灭菌试验	合格 合格

6 应用范围

过氧化氢适用于普通物体表面消毒、食品用工具和设备、空气消毒、皮肤伤口冲洗消毒、黏膜消毒、耐腐蚀医疗器械消毒、传染病疫源地消毒。

过氧乙酸适用于普通物体表面消毒、食品用工具和设备、空气消毒、耐腐蚀医疗器械消毒(如:透析机管路清洗消毒、透析器灭菌、内镜消毒与灭菌等)、传染病疫源地消毒。

7 使用方法

7.1 普通物体表面消毒

使用浸泡、喷洒、擦拭或气雾方法,具体按照 GB 27952 等相关消毒标准或规范执行。

7.2 空气消毒

使用气溶胶喷雾、熏蒸方法,具体按照 GB 27948、WS/T 368 等相关消毒标准或规范执行。

7.3 皮肤伤口冲洗消毒

1.5%~3.0%过氧化氢消毒液,直接冲洗伤口部位皮肤表面,作用 3 min~5 min。

7.4 黏膜消毒

使用冲洗、擦拭方法,具体按照 GB 27954 等相关消毒标准或规范执行。

7.5 食品用工具、设备消毒

按照《消毒技术规范》(2002 年版)等相关消毒标准或规范执行。

7.6 医疗器械消毒、透析机管路清洗消毒、透析器灭菌、内镜消毒与灭菌

按照 GB/T 27949、WS/T 367 等国家相关标准或规范、产品说明书规定的方法进行。

7.7 疫源地消毒

按照 GB 19193、GB 27953 等规定进行。

8 包装、运输及贮存

8.1 过氧乙酸包装应符合危险货物的包装规定,并符合 GB 19105 的规定。采用深色(或不透光)聚乙烯塑料桶包装或内衬塑料的槽车包装;包装容器的盖上应有透气但不漏液体的排气孔。

8.2 过氧化物类消毒液应按照《危险化学品目录》归类运输车辆要求运输。在运输过程中应防止日光照射或受热,不能与易燃品和还原剂混运。

8.3 过氧化物类消毒液应符合 GB 15603 中的有关规定。应贮存于通风、避光和阴凉的库房中,按照相应的化学品储存法规存放。

9 标识要求

9.1 产品标签与说明书

应符合消毒产品标签说明书有关规范和标准的规定。

9.2 过氧化物类消毒液包装上的标识

应符合 GB 15258 的规定,并符合 GB 190 规定的"有机过氧化物"标志、"腐蚀品"标志,符合 GB/T 191

中规定的“向上”标志。

9.3 说明书注意事项

9.3.1 过氧化物类消毒液有腐蚀性，对眼、黏膜或皮肤有刺激性，有烧伤危险；若不慎接触，应使用大量水冲洗并及时就医。

9.3.2 在实施消毒作业时，应佩戴个人防护用具。

9.3.3 如出现容器破裂或渗漏现象，应用大量水冲洗，或用沙子、惰性吸收剂吸收残液，并采取相应的安全防护措施。

9.3.4 过氧化物类消毒液易燃易爆，遇明火、高热会引起燃烧爆炸；与还原剂接触、遇金属粉末有燃烧爆炸危险。

10 检验方法

10.1 过氧乙酸(以 $C_2H_4O_3$ 计)含量的测定

按 GB/T 19104 或《消毒技术规范》(2002 年版)的规定进行。

10.2 过氧化氢(以 H_2O_2 计)含量的测定

按 GB/T 1616 或《消毒技术规范》(2002 年版)的规定进行。

10.3 硫酸盐(以 SO_4^{2-} 计)含量的测定

按 GB/T 9728 的规定进行。

10.4 重金属(以 Pb 计)、砷、汞含量的测定

按 GB 27954、GB/T 9735、GB/T 610 的规定进行。

10.5 消毒与灭菌效果测定

按《消毒技术规范》(2002 年版)的规定进行。

ICS 11.080
C 50

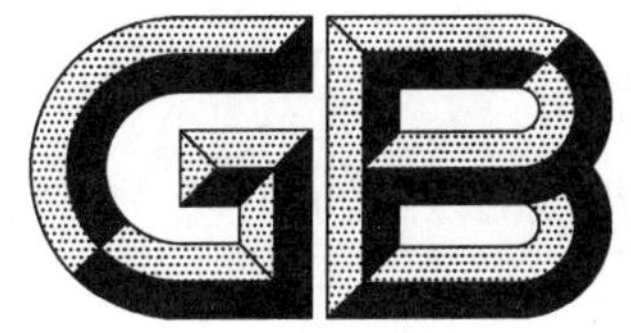

中华人民共和国国家标准

GB/T 26372—2020
代替 GB/T 26372—2010

戊二醛消毒剂卫生要求

Hygienic requirements for glutaraldehyde disinfectant

2020-06-02 发布　　2020-12-01 实施

国家市场监督管理总局
国家标准化管理委员会　发布

前　言

本标准按照 GB/T 1.1—2009 给出的规则起草。

本标准代替 GB/T 26372—2010《戊二醛消毒剂卫生标准》。本标准与 GB/T 26372—2010 相比，主要技术变化如下：

——修改了标准的范围(见第 1 章，2010 年版的第 1 章)；

——修改了规范性引用文件(见第 2 章，2010 年版的第 2 章)；

——明确了原料要求(见第 4 章，2010 年版的第 3 章)；

——修改了部分技术要求(见 5.1 和 5.2，2010 年版的 4.1 和 4.2)；

——增加了规范性附录“戊二醛含量测定”(见附录 A)。

本标准由中华人民共和国国家卫生健康委员会提出并归口。

本标准起草单位：中国人民解放军疾病预防控制中心、上海市疾病预防控制中心、广州海关技术中心、江苏省疾病预防控制中心、北京市疾病预防控制中心、中国疾病预防控制中心环境与健康相关产品安全所。

本标准主要起草人：魏秋华、朱仁义、廖如燕、姚楚水、徐燕、袁国刚、佟颖、王长德、武雪冰、王金强、于暝雪、朱汉泉、宋迎红、孙惠惠。

本标准所代替标准的历次版本发布情况为：

——GB/T 26372—2010。

戊二醛消毒剂卫生要求

1 范围

本标准规定了戊二醛消毒剂的原料要求、技术要求、应用范围、使用方法、包装、运输及贮存、标识要求和检验方法。

本标准适用于以戊二醛，和以戊二醛加增效剂为主要成分的戊二醛消毒剂。

2 规范性引用文件

下列文件对于本文件的应用是必不可少的。凡是注日期的引用文件，仅注日期的版本适用于本文件。凡是不注日期的引用文件，其最新版本(包括所有的修改单)适用于本文件。

GB/T 191 包装储运图示标志

GB 27949 医疗器械消毒剂通用要求

GB 30689 内镜自动清洗消毒机卫生要求

WS 507—2016 软式内镜清洗消毒技术规范

中华人民共和国药典(2015 年版，二部)

消毒技术规范(2002 年版)[卫生部(卫法监发〔2002〕282 号)]

3 术语和定义

下列术语和定义适用于本文件。

3.1

增效剂 synergistic agent

本身不具备某种特定活性或活性较低，但在与具备此种活性的物质混用时，能大幅度提高活性物质的性能的一类物质。

注：本标准规定的增效剂是指与戊二醛配伍使用时，以特定的机制增强戊二醛杀菌活性的化学物质，如脂肪醇聚氧乙烯醚、十二烷基二甲基苄基氯化铵、十二烷基二甲基苄基溴化铵等。

3.2

pH 调节剂 pH regulator

用以维持或改变溶液酸碱度所需的酸化剂、碱剂以及具有缓冲作用的盐类。

4 原料要求

4.1 戊二醛：应符合医药用原料规定，含量大于或等于 50.0%。

4.2 增效剂：应符合医药用原料规定。

4.3 pH 调节剂：应符合医药用原料规定。

4.4 防锈剂：应符合医药用原料规定。

4.5 生产用水：应符合《中华人民共和国药典》(2015 年版，二部)中纯化水的规定。

5 技术要求

5.1 外观

戊二醛消毒液为无色至微黄色的透明液体，无沉淀物，有醛刺激性气味。

5.2 理化指标

5.2.1 戊二醛含量与 pH 值

戊二醛含量及 pH 值应符合表 1 的规定。

表 1 戊二醛含量与 pH 值

用　途	戊二醛含量 %	pH 值[a]
医疗器械灭菌	2.0～2.5	7.5～8.5
医疗器械消毒	标示量的 90.0～110.0	标示值±1.0
与机器配套加温使用	标示量的 90.0～110.0	标示值±1.0
[a] 如配方中有 pH 调节剂，表中应为加入 pH 调节剂后的 pH 值要求。		

5.2.2 稳定性

按照《消毒技术规范》(2002 年版)评价，有效期不低于 2 年。

5.2.3 连续使用稳定性

室温条件下，用于医疗器械浸泡消毒或灭菌，连续使用不超过 14 d；灭菌连续使用期间戊二醛含量应≥1.8%。

5.3 杀灭微生物指标

5.3.1 实验室杀菌试验

戊二醛消毒液对污染枯草杆菌黑色变种芽孢(ATCC 9372)菌片作用时间≤60 min，杀灭对数值应≥3.0，达到消毒合格要求；作用时间≤4 h，应无菌生长，达到灭菌合格要求。

5.3.2 医疗器械消毒模拟现场试验

戊二醛消毒液对人工污染于医疗器械(通常为截断的医用止血钳，取其由轴至齿端部分)上的枯草杆菌黑色变种芽孢(ATCC 9372)作用时间≤60 min，杀灭对数值应≥3.00，达到消毒合格要求；作用时间≤5 h，应无菌生长，达到灭菌合格要求。

6 应用范围

6.1 适用于医疗器械的浸泡消毒与灭菌，但不能用于注射针头、手术缝合线及棉线类物品的消毒或灭菌。

6.2 适用于内镜清洗消毒机和手工内镜消毒。

7 使用方法

7.1 医疗器械的浸泡消毒

使用方法见 GB 27949。将清洗后的器械放入戊二醛消毒液浸泡，使其完全淹没，再将消毒容器加盖，按使用说明书要求，常温下作用一定时间(≤60 min)。使用前用无菌水冲洗干净。

7.2 医疗器械的浸泡灭菌

使用方法见 GB 27949。将清洗后的器械放入 2.0%～2.5%戊二醛浸泡，使其完全淹没，再将消毒容器加盖，常温下作用 10 h。使用前用无菌水冲洗干净。

7.3 内镜消毒

7.3.1 用于内镜自动清洗消毒机消毒，按 GB 30689 及产品使用说明书要求进行。

7.3.2 用于手工内镜消毒处理，按 WS 507—2016、《消毒技术规范》(2002 年版)及产品使用说明书要求进行。

8 包装、运输和贮存

8.1 包装

包装应防尘、防潮、密封。包装材质应符合无毒级包装材料要求。外包装应捆扎牢固，正常运输，装卸时不得松散。

8.2 运输

运输中不得倒置，防压、防撞、防挤，防止暴晒、雨淋，车辆应经常保持干燥。

8.3 贮存

产品应贮存在阴凉、干燥、通风处。不得露天存放，不得与其他有毒物品混贮。

9 标识要求

9.1 包装标识应符合 GB/T 191 的规定。

9.2 标签与产品说明书应符合消毒产品标签说明书有关规范和标准的规定。

9.3 说明书应标明以下注意事项：

——外用消毒液，禁止口服；

——对醛过敏者禁用；

——应在通风良好处配制、使用，注意个人防护，戴防护口罩、防护手套和防护眼镜。如不慎接触，应立即用生活饮用水连续冲洗，如伤及眼睛应及早就医；

——用于浸泡器械的容器，应洁净、加盖，使用前先经消毒或灭菌处理；

——连续使用过程中，应确保戊二醛浓度符合产品使用说明的要求；

——经消毒或灭菌后的器械，使用前以无菌方式取出，用无菌水反复冲洗去除残留戊二醛，用无菌纱布等擦干后再使用；

——不适用于室内物体表面的擦拭或喷雾消毒、室内空气消毒、手、皮肤黏膜消毒。

10 检验方法

10.1 外观检验按《消毒技术规范》(2002 年版) 2.2.3.1 中相关方法进行试验。

10.2 理化检验按《消毒技术规范》(2002 年版)2.2.1、2.2.3 中相关方法进行试验,含量测定见附录 A。

10.3 实验室定量(定性)杀菌试验按《消毒技术规范》(2002 年版)2.1.1 中相关方法进行试验。

10.4 连续使用稳定性试验按《消毒技术规范》(2002 年版)2.1.2 中相关方法进行试验。

10.5 医疗器械消毒模拟现场试验按《消毒技术规范》(2002 年版)中 2.1.2 相关方法进行试验。

附 录 A
（规范性附录）
戊二醛含量测定

A.1 戊二醛($C_5H_8O_2$)含量的测定

A.1.1 原理

戊二醛与三乙醇胺溶液反应，以盐酸羟胺中性溶液作指示剂，用硫酸标准溶液滴定剩余三乙醇胺溶液，根据硫酸标准溶液的用量计算戊二醛的含量。

A.1.2 试剂配制

65 g/L 三乙醇胺溶液、1%盐酸溶液、10 g/L 氢氧化钠溶液、0.4 g/L 溴酚蓝乙醇溶液与盐酸羟胺中性溶液(17.5 g 盐酸羟胺加蒸馏水 75 mL 溶解，并加异丙醇稀释至 500 mL，摇匀。加 0.4 g/L 溴酚蓝乙醇溶液 15 mL，用 65 g/L 三乙醇胺溶液滴定至溶液显蓝绿色)。配制并标定 0.25 mol/L 硫酸滴定液(见 A.2)。

A.1.3 样品测定

精密吸取样品适量，使其相当于戊二醛约 0.2 g，置 250 mL 碘量瓶中，精确加 65 g/L 三乙醇胺溶液 20.0 mL 与盐酸羟胺中性溶液 25 mL，摇匀。静置反应 1 h 后，用 0.25 mol/L 硫酸滴定液(装于 25 mL 滴定管中)滴定。待溶液显蓝绿色，记录硫酸滴定液用量。同时，以不含戊二醛的三乙醇胺、盐酸羟胺中性溶液重复上述操作(空白对照)。重复测 2 次，取 2 次的平均值进行以下计算。

A.1.4 计算公式

因 1 mol/L 硫酸滴定液 1 mL 相当于 0.100 1 g 戊二醛，戊二醛含量按式(A.1)计算：

$$X=\frac{c\times(V_2-V_1)\times 0.100\ 1}{V}\times 1\ 000 \qquad \text{(A.1)}$$

式中：

X ——样品中戊二醛含量，单位为克每升(g/L)；

c ——硫酸滴定液浓度，单位为摩尔每升(mol/L)；

V_2——空白对照滴定中用去的硫酸滴定液体积，单位为毫升(mL)；

V_1——样品滴定中用去的硫酸滴定液体积，单位为毫升(mL)；

V ——戊二醛样品体积，单位为毫升(mL)。

A.1.5 注意事项

本方法适用于测定醛类消毒剂中戊二醛有效成分的含量。方法的关键是配制盐酸羟胺中性溶液时，应看准蓝绿色。对于高浓度的戊二醛，应预先稀释至质量分数为 2%左右稀溶液后再进行测定。对于碱性或酸性戊二醛样品，应先用 1%盐酸或 10 g/L 氢氧化钠溶液调 pH 至 7.0，再用上述方法进行含量测定。

A.2 硫酸(H_2SO_4)滴定液

A.2.1 滴定液配制

配制 0.25 mol/L 硫酸滴定液时,取硫酸 15 mL,沿盛有蒸馏水的烧杯壁缓缓注入水中。待溶液温度降至室温,再加蒸馏水稀释至 1 000 mL,摇匀。

A.2.2 浓度标定

标定浓度时,称取经 270 ℃～300 ℃烘干至恒重的基准无水碳酸钠 0.4 g(精确至 0.000 1 g),置 250 mL 碘量瓶中,加蒸馏水 50 mL 使溶解。加甲基红-溴甲酚绿混合指示液(1 g/L 甲基红乙醇溶液 20 mL 与 2 g/L 溴甲酚绿乙醇溶液 30 mL 混匀)10 滴,用配制的硫酸滴定液(装入 50 mL 滴定管中)滴定。待溶液由绿色转变为紫红色时,煮沸 2 min。冷却至室温后,继续滴定至溶液由绿色变为暗紫色,记录用去的硫酸滴定液总毫升数。

A.2.3 浓度计算

因 1 mol/L 硫酸滴定液 1 mL 相当于 0.106 0 g 无水碳酸钠,硫酸滴定液浓度按式(A.2)计算:

$$c=\frac{m}{0.106\,0\times V} \qquad \text{(A.2)}$$

式中:

c ——硫酸滴定液浓度,单位为摩尔每升(mol/L);

m ——无水碳酸钠质量,单位为克(g);

V ——硫酸滴定液体积,单位为毫升(mL)。

ICS 11.080
C 50

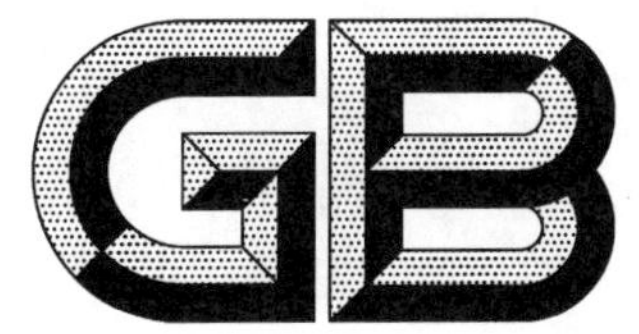

中华人民共和国国家标准

GB/T 26373—2020
代替 GB/T 26373—2010

醇类消毒剂卫生要求

Hygienic requirements for alcohol-based disinfectant

2020-06-02 发布　　2020-12-01 实施

国家市场监督管理总局
国家标准化管理委员会　发布

前　言

本标准按照 GB/T 1.1—2009 给出的规则起草。

本标准代替 GB/T 26373—2010《乙醇消毒剂卫生标准》。本标准与 GB/T 26373—2010 相比，主要技术变化如下：

——修改了标准的适用范围(见第 1 章，2010 年版的第 1 章)；

——修改了规范性引用文件(见第 2 章，2010 年版的第 2 章)；

——增加了术语“醇类消毒剂”及定义(见 3.1)；

——修改了原料要求(见第 4 章，2010 年版的第 3 章)；

——增加了异(正)丙醇的原料要求(见 4.2)；

——删除了“感官性状”(见 2010 年版的 4.1)；

——增加了 pH 指标(见 5.1.1)；

——修改了乙醇消毒剂的乙醇含量范围(见 5.1.2.1，2010 年版的 4.2.1)；

——增加了异(正)丙醇消毒剂和复合醇消毒剂的总醇含量要求(见 5.1.2.2 和 5.1.2.3)；

——修改了杀灭微生物指标，根据产品的用途参照相应标准的要求确定(见 5.2，2010 年版的 4.3)；

——修改了应用范围、使用方法、注意事项、包装、运输、贮存和标识等内容的描述(见第 6 章、第 7 章、第 8 章、第 9 章，2010 年版的第 5 章、第 6 章、第 8 章、第 9 章、第 10 章、第 11 章)；

——删除了稳定性检测方法(见 2010 年版的 A.1)；

——修改了乙醇含量的检测方法(见 A.1，2010 年版的 A.2)；

——增加了异(正)丙醇含量检测方法(见 A.2)。

本标准由中华人民共和国国家卫生健康委员会提出并归口。

本标准起草单位：浙江省疾病预防控制中心、中国疾病预防控制中心环境与健康相关产品安全所、国家卫生健康委卫生健康监督中心、上海市疾病预防控制中心、上海市卫生健康委员会监督所、湖南省疾病预防控制中心、黑龙江省疾病预防控制中心、深圳市疾病预防控制中心、广州海关技术中心。

本标准主要起草人：胡国庆、李炎、陆烨、孙守红、段亚波、朱仁义、孙玉卿、陈贵秋、林玲、朱子犁、李晔、陆龙喜、林军明、史雯、蔡冉、廖如燕、孙建生、吴岗、王国阳、孙文胜、王金强、沈星、史绍毅、周晓琴。

本标准所代替标准的历次版本发布情况为：

——GB/T 26373—2010。

醇类消毒剂卫生要求

1 范围

本标准规定了醇类消毒剂的原料要求、技术要求、应用范围、使用方法,包装、运输和贮存、标识、标签和说明书及检验方法。

本标准适用于以乙醇和/或异(正)丙醇为杀菌成分制成的含醇类消毒剂、乙醇和/或异(正)丙醇与表面活性剂、护肤成分等配伍的消毒剂。

本标准不适用于乙醇或异(正)丙醇与其他杀菌成分复配的消毒剂、以乙醇或异(正)丙醇为溶剂的消毒剂。

2 规范性引用文件

下列文件对于本文件的应用是必不可少的。凡是注日期的引用文件,仅注日期的版本适用于本文件。凡是不注日期的引用文件,其最新版本(包括所有的修改单)适用于本文件。

GB/T 191 包装储运图示标志

GB/T 27949 医疗器械消毒剂卫生要求

GB 27950 手消毒剂卫生要求

GB 27951 皮肤消毒剂卫生要求

GB 27952 普通物体表面消毒剂的卫生要求

GB 31640 食品安全国家标准 食用酒精

GB/T 38499 消毒剂稳定性评价方法

WS 310.2 医院消毒供应中心 第2部分:清洗消毒及灭菌技术操作规范

WS/T 535 医疗卫生机构常用消毒剂现场快速检测方法

中华人民共和国药典(2015年版)

消毒技术规范(2002年版)[卫生部(卫法监发〔2002〕282号)]

消毒产品生产企业卫生规范(2009年版)[卫生部(卫监督发〔2009〕53号)]

3 术语和定义

下列术语和定义适用于本文件。

3.1

醇类消毒剂 alcohol-based disinfectant

以乙醇和/或异(正)丙醇为杀菌成分的消毒剂。

4 原料要求

4.1 乙醇

乙醇应符合《中华人民共和国药典》(2015年版)中“乙醇”的规定。以食用酒精为原料的乙醇应符合 GB 31640 的规定。

4.2 丙醇

异丙醇应符合《中华人民共和国药典》(2015年版)中“异丙醇”的要求。正丙醇应符合产品的企业质量标准要求。

4.3 生产用水

生产用水应符合《消毒产品生产企业卫生规范》(2009年版)第三十条的规定。

4.4 配方中的其他组分

用于手消毒、皮肤消毒的,不宜使用工业级原料;使用工业级原料的,应有原材料理化指标检测报告或原材料毒副成分检测报告或原材料毒理学检测报告等安全性证明材料。

5 技术要求

5.1 理化指标

5.1.1 pH值

pH值应符合产品质量标准的规定。

5.1.2 有效成分含量

5.1.2.1 乙醇消毒剂

乙醇含量不低于60%(体积分数)或52%(质量分数);有效成分含量的±10%应符合标识量。

5.1.2.2 异(正)丙醇消毒剂

异(正)丙醇含量不低于60%(体积分数)或50%(质量分数);有效成分含量的±10%应符合标识量。

5.1.2.3 复合醇消毒剂

复合醇的总含量不低于60%(体积分数)或50%(质量分数);有效成分含量的±10%应符合标识量。

5.1.3 稳定性

产品有效期应≥12个月。

5.2 杀灭微生物指标

5.2.1 用于卫生手消毒和外科手消毒的,杀灭微生物指标应符合GB 27950的规定。
5.2.2 用于皮肤消毒的,杀灭微生物指标应符合GB 27951的规定。
5.2.3 用于普通物体表面消毒的,杀灭微生物指标应符合GB 27952的规定。
5.2.4 用于医疗器械消毒的,杀灭微生物指标应符合GB/T 27949的规定。

6 应用范围

醇类消毒剂应用于:

——卫生手消毒和外科手消毒；
——皮肤消毒；
——普通物体表面消毒；
——医疗器械消毒。

7 使用方法

7.1 卫生手消毒

手上无肉眼可见污染物时，取适量消毒剂原液进行擦拭或揉搓至手部干燥。

7.2 外科手消毒

在外科洗手基础上，取适量消毒剂原液进行擦拭或揉搓至干燥，作用时间不应少于 2 min。

7.3 皮肤消毒

消毒剂原液擦拭，作用 1 min～3 min。注射部位皮肤消毒时间不应超过 1 min。

7.4 普通物体表面消毒

消毒剂原液进行擦拭消毒，作用 3 min。

7.5 医疗器械消毒

7.5.1 复用医疗器械、器具、物品的中、低水平消毒：按 WS 310.2 要求清洗、干燥后，取消毒剂原液进行擦拭或浸泡消毒，作用 3 min。

7.5.2 复用医疗器械清洗后灭菌前的消毒：取消毒剂原液进行擦拭或浸泡消毒，作用 3 min。

8 包装、运输和贮存

8.1 包装应密封。

8.2 运输时应有防晒、防雨淋、防燃防爆等措施；不得与有毒、有害、易燃易爆或影响产品质量的物品混装运输。装卸时应避免倒置。

8.3 贮存应避光，置于阴凉、干燥、通风处。

9 标识、标签和说明书

9.1 包装标识应符合 GB/T 191 的规定。

9.2 标签和说明书应符合消毒产品标签说明书有关规范和标准的要求。

9.3 产品注意事项宜标注以下内容：

a） 对含醇制剂过敏者慎用；
b） 外用消毒液，不得口服，置于儿童不易触及处；
c） 易燃，远离火源；
d） 不宜用于空气消毒；
e） 不宜用于脂溶性物体表面的消毒；
f） 原液使用，不宜稀释后使用。

10 检验方法

10.1 pH 值

按照《消毒技术规范》(2002 年版)进行检测。

10.2 有效成分含量

能采用比重法的乙醇含量按 WS/T 535 进行检测。不能采用比重法的乙醇含量和异(正)丙醇含量按附录 A 进行检测。

10.3 稳定性

按照《消毒技术规范》(2002 年版)进行检测。

10.4 杀灭微生物效果

按照《消毒技术规范》(2002 年版)进行检测。

附 录 A
（规范性附录）
乙醇和异(正)丙醇含量检测方法

A.1 乙醇含量检测方法

A.1.1 概述

本方法检出限0.03%，方法线性范围0.3%～2.0%，六次加标回收率为98%～101%，平均加标回收率99.5%。

A.1.2 色谱参考条件

A.1.2.1 色谱柱

2.0 m×4 mm 玻璃柱；固定相：GDX-102 0.2 mm～0.3 mm(60 目～80 目)；柱温 180 ℃；进样口温度和检测器温度 230 ℃；载气(N_2)流速 45 mL/min；氢气流速 45 mL/min；空气流速 450 mL/min。

A.1.2.2 毛细管柱

DW-WAX：30 m×0.32 mm×0.25 μm；柱温 60 ℃，保持 10 min；进柱口 230 ℃，检测器温度 230 ℃，载气(N_2)流速 1.0 mL/min；氢气流速 40 mL/min；空气流速 400 mL/min；分流比为 60：1。

A.1.3 标准溶液的配制

A.1.3.1 体积分数标准溶液：配制乙醇浓度(以体积分数计)分别为0.1%、0.2%、0.3%、0.5%、1.0%及2.0%的乙醇标准系列。

A.1.3.2 质量浓度标准溶液：配制乙醇质量浓度分别为 1 g/L、2 g/L、3 g/L、5 g/L、10 g/L 及 20 g/L 的乙醇标准系列。

A.1.4 含量测定

A.1.4.1 根据需要进行样品检测前处理。

A.1.4.2 低黏度溶液样品可量取一定体积，用纯水直接稀释后检测。其他样品应称取一定质量，用纯水定容后检测。

A.1.4.3 取 1 μL 样品溶液或标准应用液进入气相色谱仪测其峰面积。以乙醇标准应用液的峰面积(或峰高)对其含量绘制标准曲线，待测样品的峰面积(或峰高)与标准曲线比较而定量。

A.1.5 计算

A.1.5.1 对于吸取一定体积并用纯水直接稀释的低黏度溶液样品，样品中乙醇含量按式(A.1)计算：

$$\varphi = \varphi_1 \times f \qquad \text{(A.1)}$$

式中：

φ ——样品中乙醇的体积分数，%；

φ_1 ——根据体积分数标准曲线计算出的样品测定溶液中乙醇的体积分数，%；

f ——样品稀释倍数。

A.1.5.2 对于称取一定质量并用纯水定容的样品，样品中乙醇含量按式(A.2)计算：

$$w = \rho \times V / m \times 100 \quad \cdots\cdots\cdots\cdots\cdots\cdots (A.2)$$

式中：

w ——样品中乙醇的质量分数，%；

ρ ——根据质量浓度标准曲线计算出的样品测定溶液中乙醇的质量浓度，单位为克每升(g/L)；

V ——样品定容体积，单位为升(L)；

m ——样品取样量，单位为克(g)。

A.1.6 精密度

在重复性条件下获得的两次独立测定结果的绝对差值不得超过算术平均值的5%。

A.2 异(正)丙醇含量检测方法

可参照A.1步骤进行检测。

A.3 复合醇含量检测方法

参照上述方法对消毒剂中的各种醇类含量分别进行检测，计算总醇含量。

A.4 结果判定

消毒剂有效含量的检测结果应不低于产品标准规定含量的下限值。按GB/T 38499存放规定期限的消毒剂，有效含量的下降率应≤10%。

ICS 11.080
C 50

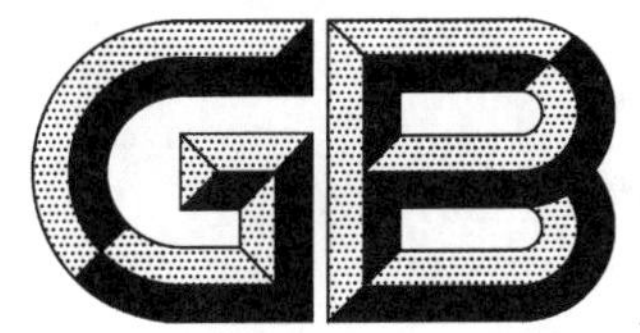

中华人民共和国国家标准

GB/T 27947—2020
代替 GB/T 27947—2011

酚类消毒剂卫生要求

Hygienic requirements for phenol disinfectant

2020-06-02 发布　　2020-12-01 实施

国家市场监督管理总局
国家标准化管理委员会　发布

前　言

本标准按照 GB/T 1.1—2009 给出的规则起草。

本标准代替 GB/T 27947—2011《酚类消毒剂卫生要求》。本标准与 GB/T 27947—2011 相比，主要技术变化如下：

——范围中主要原料增加了二甲酚(见第 1 章，2011 年版的第 1 章)；

——修改了不适用范围为“本标准不适用于以其他酚类化合物为主要杀菌成分的单方或复方消毒剂”(见第 1 章，2011 年版的第 1 章)；

——增加了规范性引用文件 GB 27950、GB 27951、GB 27952 和 GB 27954(见第 2 章)；

——删除了术语“酚类化合物”；修改了术语“酚类消毒剂”的定义(见第 3 章，2011 年版的第 3 章)；

——删除了产品感官要求(见 2011 年版的 5.1)；

——增加了产品有效成分含量要求为“应符合标示值的要求”(见 5.1)；

——修改了产品 pH 值范围要求为“应符合产品企业标准或质量标准要求”(见 5.2，2011 年版的 5.2)；

——修改了产品的 pH 值要求 (见 5.2，2011 年版的 5.2)；

——删除了无现行国标、规范等规定的应用液中成分的限值要求(见 2011 年版的 5.2)；

——增加了铅、砷、汞杂质限量及禁、限用物质要求(见 5.3)；

——修改稳定性要求为 “有效期不应低于 24 个月，储存期间有效成分含量下降率应≤10%且不低于产品标示值的下限”(见 5.5，2011 年版的 5.3)；

——删除了“安全性指标”即卫生毒理学相关的指标，实际应用时可参考其他应用类消毒剂标准的要求(见 2011 年版的 5.5)；

——修改了应用范围(见第 6 章，2011 年版的第 6 章)；

——修改了附录 A 中硫代硫酸钠、溴标准溶液的配制、标定方法，与 GB/T 601《化学试剂　标准滴定溶液的配制》的配制及标定方法一致(见附录 A，2011 年版的附录 A)；

——修改了附录 B 中的计算公式，增加了校准因子 f_1、f_2 的计算方法，修改了样品中甲酚异构体的含量计算公式(见附录 B，2011 年版的附录 B)。

本标准由中华人民共和国国家卫生健康委员会提出并归口。

本标准起草单位：浙江省疾病预防控制中心、中国疾病预防控制中心环境与健康相关产品安全所、江苏省疾病预防控制中心、浙江大学医学院附属第二医院、中国人民解放军总医院、中国人民解放军空军特色医学中心、浙江省卫生健康监测与评价中心、杭州市疾病预防控制中心、广州海关技术中心。

本标准主要起草人：魏兰芬、李涛、陆烨、陆龙喜、林军明、张流波、胡国庆、徐燕、廖如燕、陆群、刘运喜、曹晋桂、朱仁义、徐浩行、孙建荣、傅剑云、孙文胜、苗大娟、朱汉泉、马明洁、王裕荣、戴彦榛、刘俊峰、王忠权、俞致健。

本标准所代替标准的历次版本发布情况为：

——GB/T 27947—2011。

酚类消毒剂卫生要求

1 范围

本标准规定了酚类消毒剂的原料和技术要求、应用范围、使用方法、运输、贮存和包装、标识要求、检验方法。

本标准适用于以苯酚、甲酚、二甲酚、对氯间二甲苯酚、三氯羟基二苯醚等酚类化合物为主要原料，采用适当表面活性剂作增溶剂，以乙醇、异丙醇、水作为溶剂、不添加其他具有杀菌成分的消毒剂。

本标准不适用于以其他酚类化合物为主要杀菌成分的单方或复方消毒剂。

2 规范性引用文件

下列文件对于本文件的应用是必不可少的。凡是注日期的引用文件，仅注日期的版本适用于本文件。凡是不注日期的引用文件，其最新版本(包括所有的修改单)适用于本文件。

GB/T 191 包装储运图示标志

GB/T 2600 焦化二甲酚

GB 27950 手消毒剂通用要求

GB 27951 皮肤消毒剂卫生要求

GB 27952 普通物体表面消毒剂通用要求

GB 27954 黏膜消毒剂通用要求

中华人民共和国药典(二部、四部，2015 年版)

消毒产品生产企业卫生规范(2009 年版)[卫生部(卫监督发〔2009〕53 号)]

消毒技术规范 (2002 年版)[卫生部(卫法监发〔2002〕282 号)]

3 术语和定义

下列术语和定义适用于本文件。

3.1

酚类消毒剂 phenol disinfectant

苯酚、甲酚、二甲酚、对氯间二甲苯酚、三氯羟基二苯醚酚类化合物为主要原料，采用适当表面活性剂作增溶剂，以乙醇、异丙醇、水作为溶剂、不添加其他杀菌成分的消毒剂。

4 原料要求

4.1 苯酚(C_6H_6O)

苯酚应符合《中华人民共和国药典》(二部，2015 年版)的要求，含量≥99.0%。

4.2 甲酚(C_7H_8O)

甲酚应符合《中华人民共和国药典》(二部，2015 年版)的要求，在 190 ℃～205 ℃馏出的量≥85%(mL/mL)。

4.3 二甲酚($C_8H_{10}O$)

二甲酚应符合 GB/T 2600 的要求,纯度≥95%。

4.4 对氯间二甲苯酚(C_8H_9OCl)

对氯间二甲苯酚的纯度≥98%,硫化灰分≤1%。

4.5 三氯羟基二苯醚($C_{12}H_2Cl_3O_2$)

原料纯度应在 97%～103%(以不含结晶水计),2,4-二氯酚含量应≤10 mg/kg、3-氯酚及 4-氯酚含量应≤10 mg/kg、2,3,7,8-四氯代二并苯-*p*-二噁英<1.0 ng/kg、2,3,7,8-四氯呋喃<1.0 ng/kg、2,8 二氯代二并苯-*p*-二噁英≤0.5 mg/kg、1,3,7 三氯代二并苯-*p*-二噁英≤0.25 mg/kg、2,8 二氯呋喃≤0.25 mg/kg、2,4,8 三氯呋喃≤0.5 mg/kg。

4.6 乙醇、异丙醇

用于手、皮肤、黏膜消毒用消毒剂的乙醇、异丙醇应符合《中华人民共和国药典》(二部,2015 年版)的要求。

4.7 生产用水

生产用水应符合《消毒产品生产企业卫生规范》(2009 年版)的生产用水要求。

4.8 其他原辅料

其他原辅料应符合相应的卫生标准、规范及其他有关规定,并有相应的合格证明材料。

5 技术要求

5.1 有效成分含量

有效成分含量应符合标示值的要求。

5.2 pH 值

pH 值应符合产品企业标准或质量标准要求。

5.3 铅、砷、汞杂质限量及禁、限用物质

用于皮肤、黏膜消毒用的消毒剂,其铅、砷、汞杂质限量及禁、限用物质应符合 GB 27950、GB 27951、GB 27954 的要求。

5.4 杀灭微生物指标

5.4.1 实验室杀灭微生物效果

按照产品消毒对象选择相应的微生物,依据相应的 GB 27950、GB 27951、GB 27952、GB 27954 以及规范及产品说明书等规定的使用浓度和作用时间,对微生物的杀灭效果应符合表 1 要求。

表 1 杀灭微生物要求

受试微生物	杀灭或灭活微生物对数值	
	悬液法[a]	载体法[b]
金黄色葡萄球菌(ATCC6538)	≥5.00	≥3.00
大肠杆菌(8099)	≥5.00	≥3.00
铜绿假单胞菌(ATCC15442)	≥5.00	≥3.00
白色念珠菌(ATCC10231)	≥4.00	≥3.00

[a] 试样稀薄状或稀释后使用者宜采用悬液法进行实验室定量杀菌试验。

[b] 试样黏状或原液使用及冲洗消毒者宜采用载体法进行实验室定量杀菌试验。

5.4.2 模拟或现场消毒效果

按照产品消毒对象,选择表 1 中抗力较强的微生物,进行模拟现场消毒效果测试。在使用说明书规定的作用剂量下,对微生物的杀灭或灭除对数值不应低于 3.00;或根据说明书要求,对不同的处理对象进行现场消毒效果测试,在使用说明书规定的作用剂量下,对自然菌的杀灭或灭除对数值不应低于 1.00。

5.5 稳定性

有效期不应低于 24 个月,储存期间有效成分含量下降率应≤10%,且不应低于产品标示值的下限。

6 应用范围

6.1 苯酚、甲酚为主要杀菌成分的消毒剂应用于物体表面和织物等消毒,不宜用于皮肤、黏膜消毒。

6.2 对氯间二甲苯酚为主要杀菌成分的消毒剂应用于卫生手、皮肤、黏膜、物体表面和织物等消毒,其中黏膜消毒仅限于医疗机构诊疗处理前后使用。

6.3 三氯羟基二苯醚为主要杀菌成分的消毒剂应用于外科手、卫生手、皮肤、黏膜、物品表面等消毒,其中黏膜消毒仅用于医疗机构诊疗处理前后使用。

6.4 产品应仅用于低水平消毒,不能用于医疗器械的高、中水平消毒。

7 使用方法

7.1 总则

按照产品标签、说明书标注的使用方法使用。

7.2 含苯酚、甲酚的消毒剂

对物体表面、织物的消毒擦拭后作用时间不应超过 15 min,浸泡消毒作用时间不应超过 30 min。

7.3 含对氯间二甲苯酚的消毒剂

7.3.1 卫生手消毒:对手涂抹或擦拭消毒,作用时间不应超过 1 min。

7.3.2 皮肤消毒:擦拭消毒,作用时间不应超过 5 min。

7.3.3 物体表面消毒:擦拭后作用时间不应超过 15 min,浸泡消毒作用时间不应超过 30 min。

7.3.4 黏膜消毒:擦拭或冲洗消毒,作用时间不应超过 5 min。

7.4 含三氯羟基二苯醚的消毒剂

7.4.1 卫生手消毒:涂抹或擦拭消毒,作用时间不应超过 1 min。

7.4.2 外科手消毒:涂抹或擦拭消毒,作用时间不应超过 5 min。

7.4.3 皮肤消毒:涂抹或擦拭消毒,作用时间不应超过 5 min。

7.4.4 黏膜消毒:擦拭或冲洗消毒,作用时间不应超过 5 min。

7.4.5 物体表面消毒:擦拭或喷洒后作用时间不应超过 15 min,浸泡消毒作用时间不应超过 30 min。

8 运输、贮存和包装

8.1 产品的包装储运标志应符合 GB/T 191 的要求。产品装卸应轻搬轻放,运输过程中不得倒置,应防压、防撞、防挤,防止暴晒、雨淋,防止外包装破损,车辆应保持干燥。

8.2 产品贮存应符合有关国家标准要求,应贮存在阴凉干燥、通风良好的室内。不得露天存放,不得与其他有毒物品混贮。

8.3 所采用的小包装材料应与消毒剂理化性质相符合,不应与消毒剂发生化学反应产生毒副产物或导致包装破损。

9 标识要求

9.1 产品标识符合 GB/T 191、消毒产品标签说明书有关规范和标准的要求。

9.2 对金属具有腐蚀性的消毒剂,在使用说明书中应明确标明,并注明相应的注意事项。

9.3 在使用说明书中应明确标明消毒剂的拮抗物质,并注明相应的注意事项。

9.4 黏膜用消毒剂,应标明仅限于医疗卫生机构的诊疗过程中使用。

9.5 苯酚、甲酚类消毒剂,在对环境和物体表面进行消毒处理时,应标明做好个人防护,使用过程中避免高浓度溶液接触到皮肤,不慎接触时,应标明采用乙醇擦去或大量清水冲洗等处理方式。

9.6 皮肤消毒用的产品使用说明书中应标明消毒前应先清洁皮肤。带污垢的物体表面消毒前也应做好清洁去污工作。

10 检验方法

10.1 理化指标

按照附录 A、附录 B、附录 C、附录 D 或者按《消毒技术规范》(2002 年版)、《中华人民共和国药典》(二部、四部,2015 年版)的试验方法检测理化指标,采用液相色谱或其他适用方法测试产品中有效成分含量。

10.2 杀灭微生物效果

按照《消毒技术规范》(2002 年版)的试验方法进行测定。

10.3 毒理学指标

按照《消毒技术规范》(2002 年版)的试验方法进行测定。

10.4 稳定性

按照《消毒技术规范》(2002 年版)的试验方法进行测定。

附 录 A
（规范性附录）
消毒剂中苯酚含量的测定方法

A.1 原理

采用容量分析法。$KBrO_3$ 与 KBr 在酸性介质中产生 Br_2，Br_2 与苯酚发生取代反应，生成稳定的三溴苯酚，剩余的 Br_2 与 KI 反应产生 I_2，可以 $Na_2S_2O_3$ 标准滴定液，根据空白（以纯化水代替试样）与试样消耗 $Na_2S_2O_3$ 标准滴定液的差值，计算消毒剂中苯酚的含量。

A.2 方法

A.2.1 硫代硫酸钠标准滴定液（0.1 mol/L）配制与标定

A.2.1.1 配制

称取 26 g 五水合硫代硫酸钠（或 16 g 无水硫代硫酸钠），加无水碳酸钠 0.20 g，溶于 1 000 mL 水，缓缓煮沸 10 min，冷却。

放置 2 周后用 4 号玻璃滤锅过滤。

A.2.1.2 标定

称取 0.18 g 已于 120 ℃±2 ℃干燥至恒量的工作基准试剂重铬酸钾，置于碘量瓶中，溶于 25 mL 水，加 2 g 碘化钾及 20 mL 硫酸溶液（20%），摇匀，于暗处放置 10 min。加 150 mL 水（15 ℃～20 ℃），用配制的硫代硫酸钠溶液滴定，近终点时加 2 mL 淀粉指示液（10 g/L），继续滴定至溶液由蓝色变为亮绿色。同时做空白试验。

按式（A.1）计算硫代硫酸钠标准滴定液浓度：

$$c=\frac{m\times 1\ 000}{(V_1-V_2)\times M} \qquad \cdots\cdots(A.1)$$

式中：

c ——硫代硫酸钠标准滴定液的浓度，单位为摩尔每升（mol/L）；

m ——重铬酸钾质量，单位为克（g）；

V_1——试样消耗硫代硫酸钠标准滴定液体积，单位为毫升（mL）；

V_2——空白试验消耗硫代硫酸钠标准滴定液体积，单位为毫升（mL）；

M——重铬酸钾的摩尔质量，单位为克每摩尔（g/mol）[M $(1/6K_2Cr_2O_7)=49.031$]。

A.2.2 溴标准滴定液[$c(1/2Br_2)=0.1$ mol/L][溴标准滴定液（0.05 mol/L）]配制与标定

A.2.2.1 配制

取溴酸钾 3.0 g 与溴化钾 25 g，溶于 1 000 mL 水中，摇匀。

A.2.2.2 标定

量取 35.00 mL～40.00 mL 配制的溴溶液，置于碘量瓶中，加 2 g 碘化钾及 5 mL 盐酸溶液（20%），摇匀，于暗处放置 5 min。加 150 mL 水（15 ℃～20 ℃），用硫代硫酸钠标准滴定液[$c(Na_2S_2O_3)=$

0.1 mol/L]滴定，近终点时加 2 mL 淀粉指示液(10 g/L)，继续滴定至溶液蓝色消失。同时做空白试验。溴标准滴定液的浓度[$c(1/2Br_2)$]，按式(A.2)计算：

$$c(1/2Br_2)=\frac{(V_1-V_2)\times c}{V} \qquad\cdots\cdots(A.2)$$

式中：

$c(1/2Br_2)$——溴标准滴定液的浓度，单位为摩尔每升(mol/L)；

V_1 ——试样消耗硫代硫酸钠标准滴定液体积，单位为毫升(mL)；

V_2 ——空白试验消耗硫代硫酸钠标准滴定液体积，单位为毫升(mL)；

c ——硫代硫酸钠标准滴定液浓度，单位为摩尔每升(mol/L)；

V ——溴标准滴定液体积，单位为毫升(mL)。

A.2.3 消毒剂中苯酚含量的测定

取适量消毒剂(使含苯酚约 0.75 g)置于 500 mL 容量瓶中，加水适量使溶解并稀释至刻度，充分混匀；精确吸取 25 mL 置碘量瓶中，精确加溴标准滴定液 30 mL，再加盐酸 5 mL，立即密塞，振摇 30 min，静置 15 min 后，注意微开瓶塞，加碘化钾(100 g/L)试液 6 mL，立即密塞，充分振摇后，加三氯甲烷 1 mL，以硫代硫酸钠标准滴定液(0.1 mol/L)滴定，至近终点时，加 0.5%淀粉指示液 1 mL，继续滴定至蓝色消失，并将滴定结果以空白试验校正。按式(A.3)、式(A.4)计算消毒剂中苯酚的含量：

$$X_1=\frac{(V_3-V_1)\times c\times 0.015\ 68}{m}\times 20\times 100 \qquad\cdots\cdots(A.3)$$

$$X_2=\frac{(V_3-V_1)\times c\times 0.015\ 68}{V'}\times 20\times 1\ 000 \qquad\cdots\cdots(A.4)$$

式中：

X_1 ——试样中苯酚的含量(质量分数)，%；

X_2 ——试样中苯酚的含量，单位为克每升(g/L)；

V_1 ——试样消耗硫代硫酸钠标准滴定液体积，单位为毫升(mL)；

V_3 ——空白试验消耗硫代硫酸钠标准滴定液体积，单位为毫升(mL)；

c ——硫代硫酸钠标准滴定液浓度，单位为摩尔每升(mol/L)；

0.015 68——1/6 苯酚(C_6H_5OH)的摩尔质量，单位为克每毫摩尔(g/mmol)；

20 ——试样稀释倍数(500/25)；

m ——试样取样量，单位为克(g)；

V' ——试样取样量，单位为毫升(mL)。

附 录 B
（规范性附录）
消毒剂中甲酚异构体含量的测试方法

B.1 原理

采用色谱柱分离,氢火焰离子化检测器检测,根据保留时间定性,峰高或峰面积定量。

B.2 色谱参考条件与系统适用性试验

以含2%磷酸的己二酸乙二醇聚酯为固定相,涂布浓度为4%～10%,氢火焰检测器,柱温为145 ℃,进样口和检测器温度为200 ℃。

B.3 校正因子测定

精密称取水杨醛1.3 g,置50 mL容量瓶中,加乙醚使溶解并稀释至刻度,摇匀,作为内标溶液。另精密称取邻位甲酚对照品0.65g,置25 mL容量瓶中,加乙醚使溶解并稀释至刻度,摇匀,作为对照品溶液。精密量取对照品溶液和内标溶液各5 mL,置具塞试管中,密塞,摇匀。取1 μL注入气相色谱仪,计算邻位甲酚的校正因子,再乘以1.042,即间、对位甲酚的校正因子。

B.4 样品测定

精密称取本品1.0 g置分液漏斗中,加浓盐酸0.1 mL,摇匀,加水3 mL,摇匀,精密加入乙醚20 mL,轻轻振摇,静置分层,弃去水层,加水5 mL,轻轻振摇,分层,弃去水层。精密量取乙醚提取液5 mL和内标溶液5 mL,置具塞试管中,摇匀,取1 μL注入气相色谱仪,测定。

B.5 计算公式

B.5.1 邻甲酚校正因子计算

邻甲酚校正因子 f_1 计算见式(B.1):

$$f_1=\frac{A_{标}\times m_{内}}{A_{内}\times m_{标}} \qquad \cdots\cdots(B.1)$$

式中:

f_1 ——邻甲酚校正因子;

$A_{标}$——邻甲酚峰面积(pA×s);

$A_{内}$——内标物质峰面积(pA×s);

$m_{内}$——注入气相色谱仪中所分析的内标物的质量,单位为克(g);

$m_{标}$——注入气相色谱仪中所测试的邻甲酚标准的质量,单位为克(g)。

B.5.2 间、对位甲酚校正因子的计算

间、对位甲酚校正因子 f_2 的计算见式(B.2):

$$f_2 = 1.042 f_1 \qquad \text{(B.2)}$$

B.5.3 样品中甲酚异构体含量计算

甲酚异构体含量 X 计算见式(B.3)：

$$X = \frac{(A_1 \times f_1 + A_2 \times f_2) \times m_1 \times b}{A \times m} \times 100 \qquad \text{(B.3)}$$

式中：

X ——甲酚异构体含量(质量分数)，%；

A ——内标物质峰面积(pA×s)；

A_1 ——邻位甲酚峰面积(pA×s)；

A_2 ——间、对位甲酚峰面积；

f_1 ——邻甲酚校正因子；

f_2 ——间、对位甲酚校正因子；

m_1 ——内标物质质量，单位为克(g)；

m ——样品实际取样量，单位为克(g)；

b ——样品定容所用乙醚体积与内标标准定容所用乙醚体积之比。

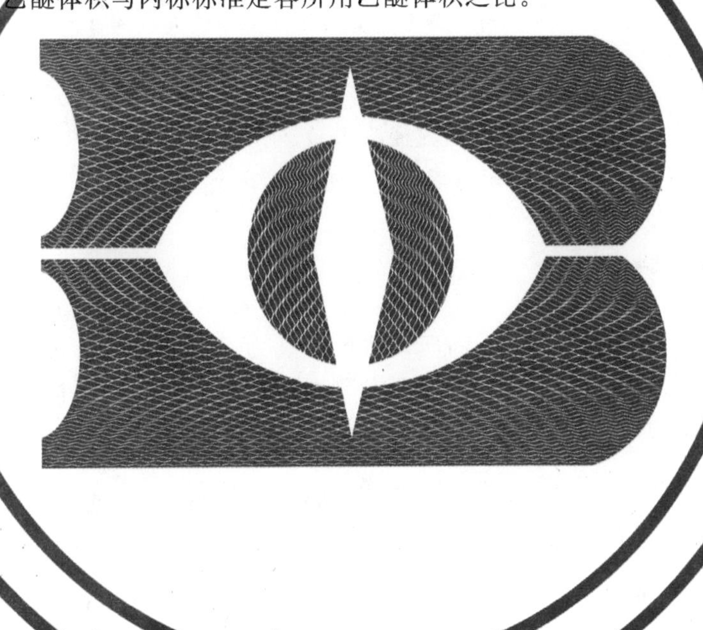

附 录 C
（规范性附录）
消毒剂中对氯间二甲苯酚含量的测定

C.1 原理

对氯间二甲苯酚在 280 nm 波长处有紫外吸收，可用反相高效液相色谱（HPLC）分离，并根据保留时间定性，峰面积定量。本方法适用于测定消毒剂中的对氯间二甲苯酚有效含量。

C.2 试剂配制

甲醇（色谱纯）；对氯间二甲苯酚标准溶液：称取对氯间二甲苯酚标准品 0.1 g，用少量甲醇溶解后并定容至 100 mL，此溶液每 1L 含对氯间二甲苯酚 1 g。

C.3 色谱参考条件

色谱柱：C_{18}柱（150 mm×4.6 mm，内径 5 μm）；流动相：甲醇/水（70/30），分析前，经 0.45 μm 滤膜过滤及真空脱气；流量：1.00 mL/min；紫外检测波长：220 nm；柱温：25 ℃。

C.4 标准曲线的绘制

用对氯间二甲苯酚标准溶液配制质量浓度分别为 0 mg/L、200 mg/L、400 mg/L、600 mg/L 和 800 mg/L的标准系列。在设定色谱条件下，分别取 5 μL 进行分析。以标准系列质量浓度为横坐标 X，峰面积为纵坐标 Y，进行线性回归处理，得到线性方程。

C.5 样品测定

若消毒剂中对氯间二甲苯酚的标示浓度过高，需适当稀释，使其稀释后浓度在标准曲线线性范围内。对于膏体样品应先用流动相配制成水溶液。经 0.45 μm 滤膜过滤备用。在设定的色谱条件下，进 5 μL 样品溶液进行分析。根据峰面积，从线性方程计算出相应的对氯间二甲苯酚浓度。根据取样量和稀释倍数，换算出样品中对氯间二甲苯酚的最终浓度。

C.6 注意事项

消毒剂中如存在着干扰物质，可适当调整流动相或在流动相中加入适当的添加剂，以达到最佳分离效果。

附 录 D
（规范性附录）
消毒剂中 2,4,4′-三氯-2′-羟基二苯醚含量的测定

D.1 原理

2,4,4′-三氯-2′-羟基二苯醚在 280 nm 处有紫外吸收，可用反相高效液相色谱（HPLC）分离，并根据保留时间定性，峰面积定量。

D.2 试剂配制

甲醇（色谱纯）；2,4,4′-三氯-2′-羟基二苯醚标准溶液：称取 2,4,4′-三氯-2′-羟基二苯醚标准品 0.1 g，用少量甲醇溶解后并定容至 100 mL，此溶液每 1L 含 2,4,4′-三氯-2′-羟基二苯醚 1 g。

D.3 色谱参考条件

色谱参考条件如下：

a） 色谱柱：C_{18}柱（150 mm×4.6 mm，内径 5 μm）；
b） 流动相：甲醇/水（80/20），分析前，经 0.45 μm 滤膜过滤及真空脱气；
c） 流量：1.5 mL/min；
d） 紫外检测波长：280 nm；
e） 柱温：25 ℃。

D.4 标准曲线的绘制

用 2,4,4′-三氯-2′-羟基二苯醚标准溶液配制质量浓度分别为 0 mg/L、200 mg/L、400 mg/L、600 mg/L和 800 mg/L 的标准系列。

在设定色谱条件下，分别取 5 μL 进行分析。以标准系列质量浓度为横坐标 X，峰面积为纵坐标 Y，进行线性回归处理，得到线性方程。

D.5 样品测定

若消毒剂中 2,4,4′-三氯-2′-羟基二苯醚的标示浓度过高，需适当稀释，使其稀释后浓度在标准曲线线性范围内。

对于膏体样品应先用流动相配制成水溶液。经 0.45 μm 滤膜过滤备用。在设定的色谱条件下，进 5 μL 样品溶液进行分析。根据峰面积，从线性方程计算出相应的 2,4,4′-三氯-2′-羟基二苯醚浓度。根据取样量和稀释倍数，换算出样品中 2,4,4′-三氯-2′-羟基二苯醚的最终浓度。

ICS 11.080
C 50

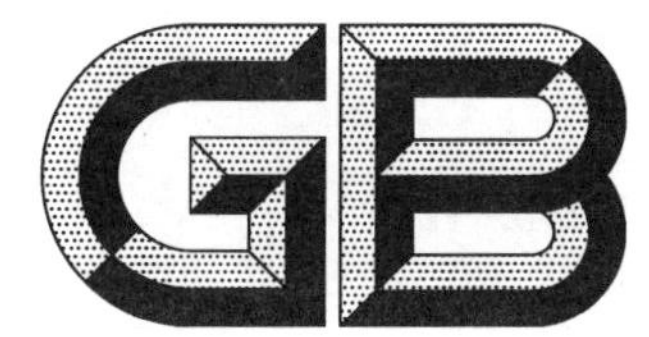

中华人民共和国国家标准

GB 27948—2020
代替 GB 27948—2011

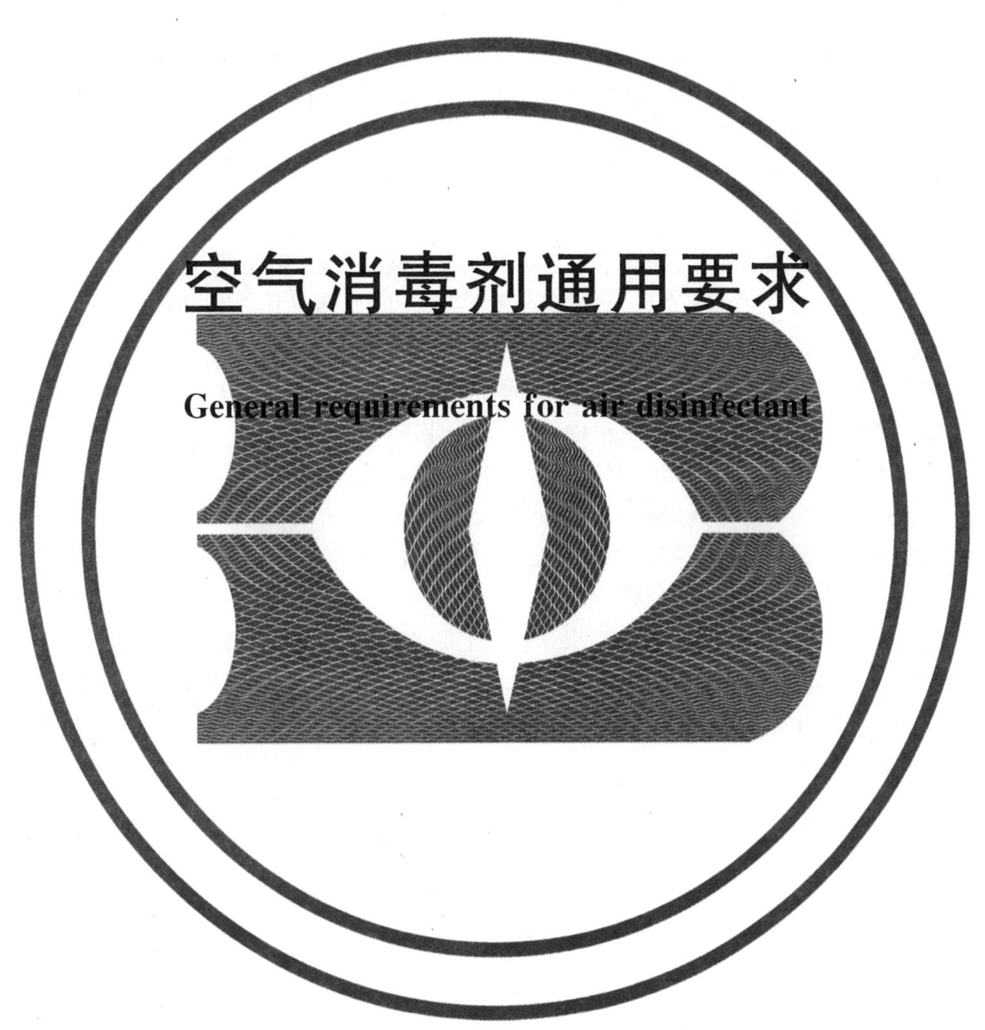

空气消毒剂通用要求

General requirements for air disinfectant

2020-04-09 发布　　　　2020-11-01 实施

国家市场监督管理总局
国家标准化管理委员会　发布

前　言

本标准的全部技术内容为强制性。

本标准按照 GB/T 1.1—2009 给出的规则起草。

本标准代替 GB 27948—2011《空气消毒剂卫生要求》。

本标准与 GB 27948—2011 相比，主要技术变化如下：

——增加了“原料要求”的内容(见第 4 章)；

——修改了“理化指标”的要求(见 5.1,2011 年版的 4.1)；

——修改了“杀灭微生物要求”的文字表述(见 5.2,2011 年版的 4.2)；

——增加了“金属腐蚀性”的要求(见 5.3.2)；

——修改了“消毒效果评价方法”(见 6.2,2011 年版的 5.2)；

——增加了“金属腐蚀性检验方法”要求(见 6.3.2)；

——删除了“使用方法”中详细操作方法和步骤，改为概括性表述(见第 7 章，2011 年版的第 6 章)；

——将“标签说明书”和“注意事项”合并(见第 8 章，2011 年版的第 7 章和第 8 章)；

——增加了附录 A“空气消毒剂中和剂鉴定试验”(见附录 A)；

——增加了附录 B“金属腐蚀性试验”(见附录 B)。

本标准由中华人民共和国国家卫生健康委员会提出并归口。

本标准起草单位：中国疾病预防控制中心环境与健康相关产品安全所、湖南省疾病预防控制中心、浙江省疾病预防控制中心、中国人民解放军疾病预防控制中心、中国人民解放军总医院、上海市疾病预防控制中心、中国人民解放军空军特色医学中心、新疆维吾尔自治区疾病预防控制中心、湖南省卫生健康委综合监督局、深圳市疾病预防控制中心。

本标准主要起草人：张流波、王妍彦、陈贵秋、胡国庆、李炎、姚楚水、李新武、刘运喜、朱仁义、曹晋桂、杨洪彩、李爱斌、朱子犁、张伟、武雪冰、孔丽娜、宋恒志、黄晔晖、夏信群、俞云表、李德峰。

本标准所代替标准的历次版本发布情况为：

——GB 27948—2011。

空气消毒剂通用要求

1 范围

本标准规定了用于室内空气消毒的消毒剂的原料要求、技术要求、检验方法、使用方法、标签说明书和注意事项。

本标准适用于以杀灭空气中微生物为主要目的,并能达到消毒要求的室内空气消毒剂。

2 规范性引用文件

下列文件对于本文件的应用是必不可少的。凡是注日期的引用文件,仅注日期的版本适用于本文件。凡是不注日期的引用文件,其最新版本(包括所有的修改单)适用于本文件。

GB/T 26366 二氧化氯消毒剂卫生标准

GB/T 26371 过氧化物类消毒剂卫生标准

消毒技术规范(2002 年版)[卫生部 (卫法监发〔2002〕282 号)]

3 术语和定义

下列术语和定义适用于本文件。

3.1

空气消毒 air disinfection

杀灭密闭空间内空气中悬浮的微生物,使其达到无害化的处理。

3.2

空气消毒剂 air disinfectant

用于空气消毒的消毒剂。

3.3

气溶胶喷雾 aerosol spray

可发生雾粒直径范围在 50 μm 以下,其中雾粒直径小于 20 μm 的粒子占 90%以上,喷雾流量 100 mL/min 以上的喷雾方法。

3.4

熏蒸消毒 fumigation disinfection

利用加热方法使消毒液汽化进行空气消毒的方法。

3.5

气体消毒 gas disinfection

化学因子以气体状态进行空气消毒的方法。

4 原料要求

过氧化物类消毒剂应符合 GB/T 26371 的要求;二氧化氯消毒剂应符合 GB/T 26366 的要求;其他成分的消毒剂应符合相应标准的要求。

5 技术要求

5.1 理化指标

消毒剂有效成分含量、pH 值和稳定性等理化指标应符合相关产品标准的要求。

5.2 杀灭微生物要求

5.2.1 实验室杀菌试验:在 20 ℃～25 ℃、相对湿度 50%～70%条件下,消毒剂作用≤1 h,对空气中白色葡萄球菌(8032)的杀灭率应≥99.90%。使用气溶胶喷雾法消毒时,消毒剂用量应≤10 mL/m^3。

5.2.2 现场试验:在自然条件下,消毒剂作用≤1 h,对空气中自然菌的消亡率应≥90.0%。使用气溶胶喷雾法消毒时,消毒剂用量应≤10 mL/m^3。

5.3 安全性要求

5.3.1 毒理安全性

5.3.1.1 急性经口毒性属实际无毒。

5.3.1.2 急性吸入毒性属实际无毒。

5.3.1.3 致突变试验为阴性。

5.3.2 金属腐蚀性

应进行金属腐蚀性试验,并在产品说明书中注明腐蚀性等级。

6 检验方法

6.1 理化指标检测

按照相关标准规定进行测定。

6.2 消毒效果评价方法

按《消毒技术规范》(2002 年版)有关规定进行测定,其中空气消毒剂中和剂鉴定试验方法见附录 A。

6.3 安全性检验方法

6.3.1 毒理学指标检验方法

按《消毒技术规范》(2002 年版)有关规定进行测定。

6.3.2 金属腐蚀性检验方法

按附录 B 进行检验。

7 使用方法

可采用气溶胶喷雾、加热汽化熏蒸或气体熏蒸方式进行消毒。

8 标签说明书和注意事项

8.1 产品标签和说明书应符合消毒产品标签说明书有关规范和标准的要求，并应注明只能用于无人条件下进行空气消毒。

8.2 配制和使用空气消毒剂时应注意个人防护，包括戴好防护口罩、防护眼镜及防护手套；必要时使用全面型呼吸防护器。如不慎接触，应立即用大量清水连续冲洗，严重时应及早就医。

8.3 消毒时，应密闭门窗；消毒操作完成后，操作人员应尽快离开；消毒结束后应待室内消毒剂降低至对人无影响时，方可进入，情况允许时可开窗通风。

8.4 过氧乙酸、过氧化氢和二氧化氯等消毒剂对金属物品有腐蚀性，对织物有漂白作用，臭氧对橡胶制品有损坏，消毒时应尽量避免消毒剂直接作用于物体表面。

8.5 熏蒸消毒时，应注意防火、防止烫伤。

8.6 稀释液应现用现配。

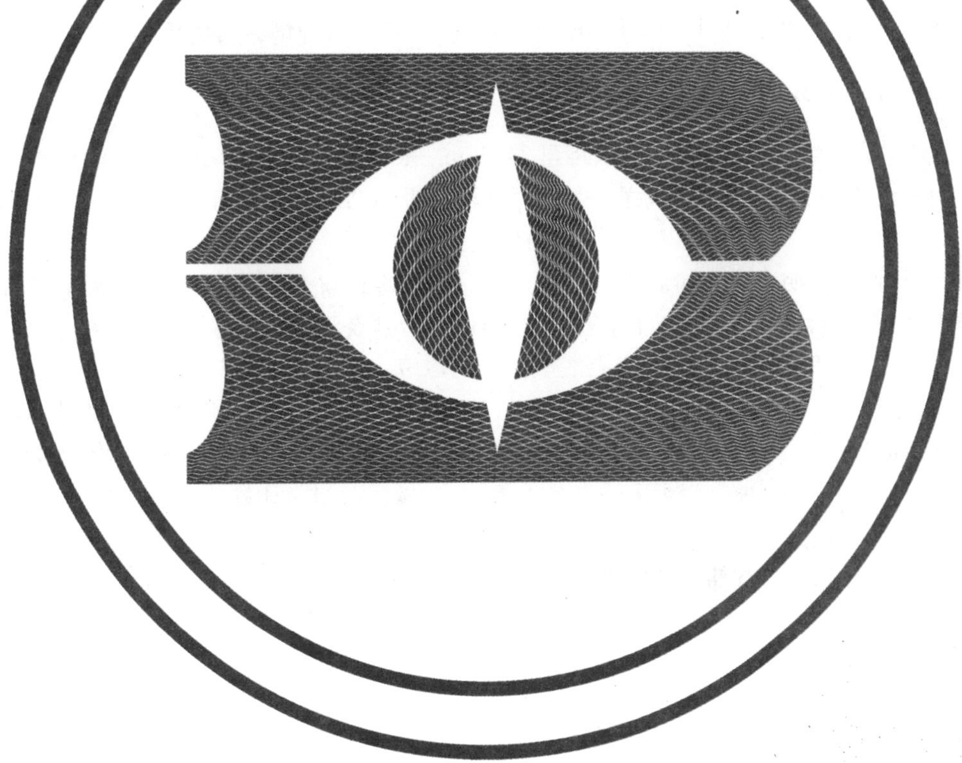

附 录 A
（规范性附录）
空气消毒剂中和剂鉴定试验

A.1 液体冲击式采样方法的中和剂试验

A.1.1 适用范围

本方法适用于 1 m^3 气雾柜消毒效果评价试验，采样器为液体冲击式采样器。

A.1.2 配制菌悬液

取白色葡萄球菌(8032)(第 3 代～第 8 代)的营养琼脂培养基斜面新鲜培养物(18 h～24 h)，用 5.0 mL 吸管吸取 3.0 mL～5.0 mL 营养肉汤加入斜面试管内，反复吹吸，洗下菌苔，用无菌脱脂棉过滤后，用营养肉汤稀释成浓度为 5×10^3 CFU/mL～3×10^4 CFU/mL 的试验用菌悬液。

A.1.3 中和剂鉴定试验分三组进行

A.1.3.1 第 1 组：按照说明书要求的消毒剂用量，在 1 m^3 气雾柜喷硬水，作用到消毒时间后，立即用含 10 mL 中和剂的液体冲击式采样器采样(采样体积与预设消毒效果鉴定试验采样体积相同)，作用 10 min。吸取 0.1 mL 试验用菌悬液于上述中和剂溶液内，做活菌培养计数。

A.1.3.2 第 2 组：按照说明书要求的消毒剂用量，在 1 m^3 气雾柜喷空气消毒剂，作用到消毒时间后，立即用含 10 mL 中和剂的液体冲击式采样器采样(采样体积与预设消毒效果鉴定试验采样体积相同)，作用 10 min。吸取 0.1 mL 试验用菌悬液于上述中和产物溶液内，做活菌培养计数。

A.1.3.3 第 3 组：按照说明书要求的消毒剂用量，在 1 m^3 气雾柜喷硬水，作用到消毒时间后，立即用含 10 mL 采样液的液体冲击式采样器采样(采样体积与预设消毒效果鉴定试验采样体积相同)，作用 10 min。吸取 0.1 mL 试验用菌悬液于上述采样器溶液内，做活菌培养计数。

A.2 六级筛孔空气撞击式采样器方法的中和剂试验

A.2.1 适用范围

本方法适用于 20 m^3～30 m^3 气雾室的消毒效果评价试验，采样器为六级筛孔空气撞击式采样器。

A.2.2 配制菌悬液

菌悬液配制方法与 A.1.2 相同，用营养肉汤稀释成浓度为 5×10^2 CFU/mL～3×10^3 CFU/mL 的试验用菌悬液。

A.2.3 中和剂鉴定试验分三组进行

A.2.3.1 第 1 组：分别吸取试验用菌悬液 0.1 mL，均匀涂抹于两块含中和剂的营养琼脂平板，做活菌培养计数。观察中和剂对试验菌生长有无抑制作用。

A.2.3.2 第 2 组：按照说明书要求的消毒剂用量，在 20 m^3～30 m^3 的气雾室中进行喷雾，喷雾完作用至消毒预定时间后，立即用含中和剂营养琼脂平板的六级空气筛孔撞击式采样器采样(空气采样体积与空气消毒鉴定试验预设消毒后采样体积相同)，作用 10 min。分别吸取 0.1 mL 试验用菌悬液涂抹于六块已采消毒剂的平板，做活菌培养计数(结果计算取六块平板菌落数的平均值)。

A.2.3.3 第3组：分别吸取试验用菌悬液0.1 mL，均匀涂抹于两块普通营养琼脂平板表面，做活菌培养计数。

A.3 结果判定

A.3.1 第1、2、3组有相似量试验菌生长，结果以50 CFU/平皿～300 CFU/平皿为宜。其组间菌落数误差率应不超过15%。第1、2、3组间菌落数误差率计算公式如下：

$$\text{组间菌落数误差率}=\frac{\text{(三组间菌落平均数－各组菌落平均数)的绝对值之和}}{\text{三组菌落数平均数之和}}\times 100\%$$

A.3.2 连续3次试验取得合格评价。

附 录 B
（规范性附录）
金属腐蚀性试验

B.1 金属腐蚀性试验方法选择

B.1.1 应根据消毒剂或消毒器械消毒的对象及环境选择相应的金属或合金进行腐蚀性试验。无特定使用对象的，应对常用的碳钢、铝、铜和不锈钢材料进行测试。

B.1.2 根据化学消毒方式不同选择相应的金属腐蚀性试验方法，见表 B.1。

表 B.1 金属腐蚀性试验方法

<table>
<tr><th colspan="2">试验方法</th><th colspan="2">适用消毒方式</th></tr>
<tr><td rowspan="2">气雾腐蚀性试验</td><td>气雾柜（1 m^3）</td><td rowspan="2">气溶胶喷雾、超声雾化、汽化或气体消毒</td><td>气溶胶喷雾的化学消毒剂</td></tr>
<tr><td>气雾室（20 m^3）</td><td>a) 气溶胶喷雾的化学消毒剂
b) 消毒器械和采用超声雾化、汽化（干雾）或气体消毒的化学消毒剂[a]</td></tr>
<tr><td colspan="4">[a] 配合超声雾化、汽化（干雾）或气体器械进行消毒的化学消毒剂，应选择与空气消毒效果鉴定试验相同的器械，相应设备由厂家提供。</td></tr>
</table>

B.2 试验器材

试验器材要求参照《消毒技术规范》（2002 年版）。

B.3 试样的处理、测量

试样（金属片）的前处理、腐蚀试样清洗和称重测量方法参照《消毒技术规范》（2002 年版）。

B.4 气雾腐蚀性试验

B.4.1 试验设备

相邻的一对气雾柜（1 m^3）或气雾室（20 m^3），一个用于试验，一个用于对照。一对气雾柜或气雾室所处环境（包括温度、湿度、光照、密闭性和通风条件等）应一致。柜（或室）宜以不锈钢或铝合金和玻璃构建。应安装温度和湿度调节装置以及通风机装置和相应管道。

B.4.2 试样放置

B.4.2.1 3 片试样沿气雾柜或气雾室一条对角边的内、中、外等距离依次悬挂，在气雾柜内的悬挂高度为试样在气雾柜高度中央位置，在气雾室内的悬挂高度为试样离地 0.8 m～1.2 m 位置。试验组和对照组的摆放方式和位置应相同。

B.4.2.2 试样放置的位置其测试表面不应直接受到喷雾。

B.4.2.3 试样的支架应由惰性非金属材料制成，如玻璃、塑料或有涂层的木制品。悬挂试样的材料应使用人造纤维、棉纤维或其他惰性绝缘材料。

B.4.3 试验步骤

B.4.3.1 同时调节两个气雾柜（或室）的温度、相对湿度至试验要求的温度（20 ℃～25 ℃）和相对湿度（70%～80%）。

B.4.3.2 按 B.4.2 的要求放置试验组和对照组的试样。

B.4.3.3 试验组根据气雾柜（或室）的体积按照消毒剂产品使用说明书（浓度和使用量）和循环次数配制所需消毒液，根据喷雾装置流量计算喷雾时间；消毒机器按照使用说明书和循环次数调节参数，设定开机时间。如使用配制消毒液不稳定的消毒剂如氧化类等，应当天使用当天配制。

B.4.3.4 将喷雾装置或消毒机器和通风装置连接至智能定时插座或开关，根据每个循环时间（循环时间为喷雾或开机时间、消毒时间和消毒后 30 min 通风时间总和）和 45 次循环设定智能定时插座或开关。开启开关，进行循环处理试样。

B.4.3.5 循环结束后，取出金属片，按《消毒技术规范》（2002 年版）的要求分别进行试样清洗和称重。

B.4.3.6 在整个试验期间，试验不得中断。当必需中断试验时间较长时，应同时将试验组和对照组的被测试样从气雾柜（或室）中取出，并按照试验完成后处理试样的相同方式进行试样处理，处理完毕后保存在干燥器中直至试验恢复。

B.4.4 试验对照

对照组除用试验用水（电导率应≤5.1 μS/cm，25 ℃）代替消毒液或消毒机关闭消毒因子外，其余试验步骤和过程均与试验组相同。循环结束后，取出金属片，随同试验组试样用相同方法进行清洗、化学处理、水冲洗、干燥、称重，并计算其平均失重值。

B.4.5 金属腐蚀速率计算

B.4.5.1 本标准采用腐蚀速率作为试验结果的表达形式。

B.4.5.2 腐蚀速率的计算公式如下：

$$R=\frac{8.76\times10^{7}\times(M-M_{t}-M_{k})}{S\times T\times D}$$

式中：

R ——腐蚀速率，单位为毫米每年（mm/a）；

M ——试验前金属片平均质量，单位为克（g）；

M_t ——试验后金属片平均质量，单位为克（g）；

M_k ——对照组试样平均失重值，单位为克（g）；

S ——金属片的表面积总值，单位为平方厘米（cm^2）；

T ——试验时间，单位为小时（h）；

D ——金属材料密度，单位为千克每立方米（kg/m^3）。

B.4.6 腐蚀速率评价

腐蚀速率用所试验的全部平行试样的平均值进行评价；当某个平行试样的腐蚀速率与平均值之相对偏差超过 10%时，应取新的试样做重复试验，用第二次试验结果进行计算与评价。当再次不符合要求时，则应以两次试验全部试样的平均值进行评价。

B.4.7 腐蚀性分级标准

根据金属腐蚀速率将消毒剂金属腐蚀性划分为 4 个腐蚀等级，见表 B.2。

表 B.2　消毒剂金属腐蚀性分级

腐蚀速率 R/(mm/a)	级别
R<0.010 0	基本无腐蚀
0.010 0≤R<0.100 0	轻度腐蚀
0.100 0≤R<1.000 0	中度腐蚀
R≥1.000 0	重度腐蚀

ICS 11.080
C 50

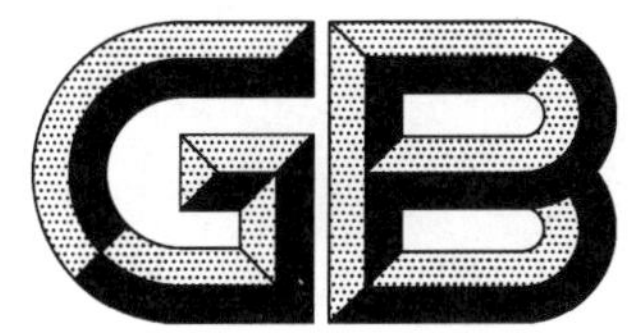

中华人民共和国国家标准

GB 27949—2020
代替 GB/T 27949—2011

医疗器械消毒剂通用要求

General requirements of disinfectant of medical instruments

2020-04-09 发布 2020-11-01 实施

国家市场监督管理总局
国家标准化管理委员会 发布

前　　言

本标准的全部技术内容为强制性。

本标准按照 GB/T 1.1—2009 给出的规则起草。

本标准代替 GB/T 27949—2011《医疗器械消毒剂卫生要求》。与 GB/T 27949—2011 相比，主要技术变化如下：

——修改了“范围”中的不适用范围为“不适用于带消毒因子发生装置的消毒器械及气体类或在特定条件下气(汽)化后发挥作用的消毒、灭菌产品”(见第 1 章)；

——修改了规范性引用文件；

——删除了部分术语；

——修改了原料要求；

——删除了对消毒剂的感官性状要求，相关要求在 5.2 中体现；

——修改了有效期要求(见 5.2)；

——增加了“消毒剂与器械的相容性”(见 5.4)。

——技术要求增加了实验微生物的菌株号或病毒株要求(见 5.5)；

——增加了“与消毒器械配套用消毒剂的要求”(见 5.6)；

——将“连续使用稳定性”单独列出(见 5.7)；

——检验方法中增加了《内镜清洗消毒机消毒效果检验技术规范(试行)》等测试依据；

——对使用方法进行了修订；

——增加了标识部分，并注明了相应的要求(见第 8 章)；

本标准由中华人民共和国国家卫生健康委员会提出并归口。

本标准起草单位：浙江省疾病预防控制中心、中国疾病预防控制中心环境与健康相关产品安全所、江苏省疾病预防控制中心、上海市疾病预防控制中心、浙江大学医学院附属第二医院、中国人民解放军总医院、中国人民解放军空军特色医学中心、浙江省卫生健康监测与评价中心、杭州市疾病预防控制中心、广州海关技术中心。

本标准主要起草人：魏兰芬、李涛、陆烨、陆龙喜、林军明、张流波、胡国庆、徐燕、廖如燕、陆群、刘运喜、曹晋桂、朱仁义、徐浩行、孙建荣、傅剑云、孙文胜、苗大娟、朱汉泉、马明洁、王裕荣、戴彦榛、刘俊峰、王忠权、俞致健。

本标准所代替标准的历次版本发布情况为：

——GB/T 27949—2011。

医疗器械消毒剂通用要求

1 范围

本标准规定了医疗器械消毒、灭菌用化学消毒剂的原料要求、技术要求、检验方法、使用方法、标识、包装、储存及运输要求。

本标准适用于医疗器械用消毒剂。

本标准不适用于带消毒因子发生装置的消毒器械及气体类或在特定条件下气(汽)化后发挥作用的消毒、灭菌产品。

2 规范性引用文件

下列文件对于本文件的应用是必不可少的。凡是注日期的引用文件,仅注日期的版本适用于本文件。凡是不注日期的引用文件,其最新版本(包括所有的修改单)适用于本文件。

GB/T 191 包装储运图示标志

GB 30689 内镜自动清洗消毒机卫生要求

GBZ 2(所有部分) 工作场所有害因素职业接触限值

WS 507 软式内镜清洗消毒技术规范

消毒技术规范(2002 年版)[卫生部(卫法监发[2002]282 号)]

内镜清洗消毒机消毒效果检验技术规范(试行)[卫生部(卫法监发[2003]330 号)]

中华人民共和国药典(2015 年版,四部)

3 术语和定义

下列术语和定义适用于本文件。

3.1

医疗器械 medical instruments

单独或组合使用于人体的仪器、设备、器具、材料或其他物品。

注:根据使用中造成感染的危险程度,分为高度危险性医疗器械、中度危险性医疗器械、低度危险性医疗器械。

3.2

医疗器械消毒剂 disinfectant of medical instruments

用于医疗器械处理,使其达到消毒或灭菌要求的化学制剂。

4 原料要求

4.1 消毒剂原料应符合《中华人民共和国药典》(2015 年版,四部)、相应的国家标准或行业标准等有关规定,并有相应的合格证明材料。

4.2 生产用水应为纯化水。

5 技术要求

5.1 理化指标

产品有效成分含量、pH 值等应符合相关国家标准、规范及产品质量的要求。

5.2 有效期

包装完好的产品有效期应不低于 12 个月，且储存期间产品感官指标、pH 值等应无明显改变。

5.3 对金属腐蚀性

消毒剂用于金属器械的消毒、灭菌时，在使用剂量下对不锈钢应基本无腐蚀性，对碳钢、铝、铜等金属应基本无腐蚀性或仅具轻度腐蚀。

5.4 消毒剂与器械的相容性

5.4.1 长期使用的消毒剂，对医疗器械整机及各元器件宜具有良好的相容性，无明显腐蚀性。
5.4.2 特殊医疗器械用消毒剂对各元器件无明显损害，医疗器械对其应具有耐受性。

5.5 杀灭微生物指标

5.5.1 实验室杀灭微生物要求

根据产品标签、使用说明书标注的杀灭微生物类别和使用范围，进行相应的指示微生物消毒试验。在产品使用说明书规定的作用剂量下，杀菌效果应符合表 1 要求。其中灭菌剂的测试条件为使用说明书规定的最低作用浓度及 50% 最短作用时间，消毒剂的作用浓度及作用时间按照使用说明书规定进行。

表 1 消毒剂实验室杀灭微生物要求

实验微生物	灭菌剂	不同水平消毒剂杀灭或灭活微生物对数值要求					
		高水平		中水平		低水平	
		悬液法	载体法	悬液法	载体法	悬液法	载体法
枯草杆菌黑色变种(ATCC9372)芽孢	实验室定性灭菌试验合格(无活菌生长)	≥5.00	≥3.00	—	—	—	—
金黄色葡萄球菌(ATCC6538)	—	—	—	≥5.00	≥3.00	≥5.00	≥3.00
铜绿假单胞菌(ATCC15422)	—	—	—	≥5.00	≥3.00	≥5.00	≥3.00
白色念珠菌(ATCC10231)	—	—	—	—	—	≥4.00	≥3.00
分枝杆菌(ATCC19977)	—	—	—	≥4.00	≥3.00	—	—

表 1（续）

实验微生物	灭菌剂	不同水平消毒剂杀灭或灭活微生物对数值要求					
		高水平		中水平		低水平	
		悬液法	载体法	悬液法	载体法	悬液法	载体法
脊髓灰质炎病毒（Ⅰ型疫苗株）	—	—	—	≥4.00	≥4.00	—	—

注 1：试样稀薄状或稀释后使用者宜采用悬液法进行实验室定量杀菌试验。
注 2：试样黏稠状或原液使用及冲洗消毒者宜采用载体法进行实验室定量杀菌试验。
注 3："—"可不设该项目。

5.5.2 模拟现场试验要求

5.5.2.1 灭菌剂

在使用说明书规定的最低作用浓度及 50%最短作用时间的剂量下，所试模拟医疗器械上应无活菌[枯草杆菌黑色变种（ATCC9372）芽孢]生长，判为医疗器械的模拟现场灭菌试验合格。

5.5.2.2 高水平消毒剂

在使用说明书规定的最低作用浓度及最短作用时间的剂量下，对所试模拟医疗器械上枯草杆菌黑色变种（ATCC9372）芽孢的杀灭或灭除对数值应不低于 3.00，判为医疗器械的模拟现场消毒试验合格。

5.5.2.3 中水平消毒剂

在使用说明书规定的最低作用浓度及最短作用时间的剂量下，对所试模拟医疗器械上的分枝杆菌（ATCC19977）杀灭或灭除对数值应不低于 3.00，判为医疗器械的模拟现场消毒试验合格。

5.5.2.4 低水平消毒剂

在金黄色葡萄球菌（ATCC6538）、铜绿假单胞菌（ATCC15422）、白色念珠菌（ATCC10231）中选择对所试消毒剂抵抗力最强的微生物作为实验微生物，在使用说明书规定的最低作用浓度及最短作用时间的剂量下，对模拟医疗器械上的所试微生物的杀灭或灭除对数值应不低于 3.00，判为医疗器械的模拟现场消毒试验合格。

5.6 与消毒器械配套用消毒剂的要求

与相关消毒灭菌装置配套使用的特定用途消毒剂，如内镜用消毒剂、透析机管路消毒剂等，应符合 WS 507、GB 30689 等相应消毒灭菌装置及国家相关标准的要求，并应验证与相关设备配套使用的模拟消毒、灭菌效果。

5.7 连续使用稳定性

连续使用的消毒剂，在使用期间对医疗器械的模拟现场灭菌或消毒效果应符合上述各分类要求，有效成分的含量应符合相应国家标准、规范规定。

5.8 毒理学安全性要求

消毒剂或最高应用浓度 5 倍溶液应呈实际无毒或低毒级，无致突变性。

6 检验方法

6.1 理化指标、有效期

按《消毒技术规范》(2002年版)或其他相应的国家标准或产品质量标准规定的方法进行测定。

6.2 杀灭微生物效果

按《消毒技术规范》(2002年版)、《内镜清洗消毒机消毒效果检验技术规范(试行)》等规范、标准或其他相应的国家标准或产品质量标准规定的方法进行测定。

6.3 对金属腐蚀性

按《消毒技术规范》(2002年版)或其他相应的国家标准或产品质量标准规定的方法进行测定。

6.4 消毒剂与器械相容性

按相应的国家标准、规范或产品质量标准规定的方法进行测定。

6.5 连续使用稳定性

按《消毒技术规范》(2002年版)或其他相应的国家标准或产品质量标准规定的方法进行测定。

6.6 毒理学安全性指标

按《消毒技术规范》(2002年版)中相关试验方法进行测定。

7 使用方法

7.1 总则

7.1.1 医疗器械首选热力消毒与灭菌的方式进行处理。

7.1.2 使用方法应符合各类别消毒剂的标准、规范要求。

7.1.3 新启用的医疗器械消毒或灭菌前应先除去油污及保护膜,再用洗涤剂清洗去除油脂,干燥。

7.1.4 使用后污染的医疗器械消毒或灭菌处理前,应充分清洗干净、干燥,处理时应打开轴节,使其充分暴露于消毒剂中。

7.1.5 需稀释后使用的灭菌剂及高、中水平消毒剂,应采用纯化水稀释,以避免钙、镁等其他杂质对消毒效果的影响。

7.2 浸泡消毒

7.2.1 将待处理的医疗器械放入消毒剂中浸泡,使其完全浸没,再将消毒容器加盖,作用至规定时间。

7.2.2 高度、中度危险性医疗器械,消毒、灭菌结束后、使用前应以无菌水冲洗干净或采用其他方法清除残留消毒剂。

7.2.3 浸泡灭菌后的医疗器械在冲洗、转运、储存等环节中应避免二次污染。其中高度危险性医疗器械灭菌后应无菌保存;中度危险性医疗器械经灭菌或高水平消毒处理后,应清洁保存;低度危险性医疗器械经低、中度水平消毒后,应清洁保存。

7.3 擦拭消毒

7.3.1 按消毒剂说明书规定要求,对医疗器械进行擦拭消毒处理后,视情况采用适当的方法去除残留的消毒剂。

7.3.2 低水平消毒剂用于污染明显的医疗器械的擦拭消毒时，应反复多次擦拭。

8 标识

8.1 应符合 GB/T 191、消毒产品标签说明书有关规范和标准的要求。

8.2 产品使用说明书应标注以下注意事项：

a) 对金属具有腐蚀性、对织物具有漂白性的消毒剂，在使用说明书中应明确标明，并注明相应的注意事项。

b) 应明确标明消毒剂的拮抗物质，并注明相应的注意事项。

c) 应注明使用场所注意通风，并做好个人安全防护工作等内容，使用现场消毒剂允许浓度应符合 GBZ 2 等规定。

9 包装、储存及运输

9.1 所采用的小包装材料应与消毒剂理化性质相符合，不应与消毒剂发生化学反应产生毒副产物或导致包装破损。

9.2 消毒剂储存应符合有关国家标准的要求，产品应密封，避光、置于阴凉、干燥、通风处保存，特殊要求者，如过氧乙酸溶液，应在最小包装上留置有排气孔。不得露天存放，不得与其他有毒物品混储。

9.3 消毒剂的运输应符合有关国家标准要求。装卸应轻搬轻放，运输过程中不得倒置，防压、防撞、防挤，防止暴晒、雨淋；防止外包装破损；车辆应保持干燥。

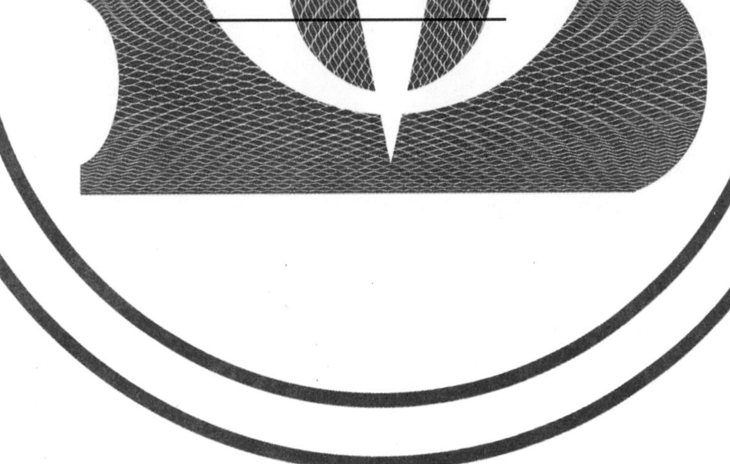

ICS 11.080
C 50

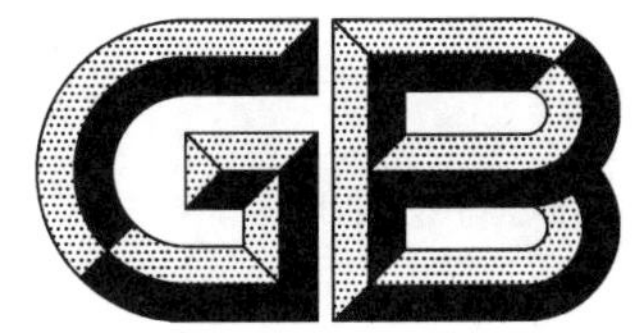

中华人民共和国国家标准

GB 27950—2020
代替 GB 27950—2011

手消毒剂通用要求

General requirements for hand disinfectant

2020-04-09 发布

2020-11-01 实施

国家市场监督管理总局
国家标准化管理委员会 发布

前　言

本标准的全部技术内容为强制性。

本标准按照 GB/T 1.1—2009 给出的规则起草。

本标准代替 GB 27950—2011《手消毒剂卫生要求》。本标准与 GB 27950—2011 相比，主要技术变化如下：

——增加了规范性引用文件；

——在术语和定义中增加了“速干手消毒剂”“免洗手消毒剂”；

——修改了原料要求；

——修改了技术要求；

——修改了检验方法；

——将外科手消毒方法修改为按照 WS/T 313 执行。

——增加了规范性附录 A“产品启用后使用有效期检测方法”。

本标准由中华人民共和国国家卫生健康委员会提出并归口。

本标准起草单位：湖南省疾病预防控制中心、中南大学湘雅医院、湖南省卫生健康委综合监督局、安徽省医学科学研究院、中国疾病预防控制中心环境与健康相关产品安全所、浙江省疾病预防控制中心、中国人民解放军空军特色医学中心、深圳市疾病预防控制中心、新疆维吾尔自治区疾病预防控制中心、吐鲁番市疾病预防控制中心、北京大学第一医院、长沙市第一医院、中国人民解放军总医院、韶山市人民医院、韶山卫生院。

本标准主要起草人：陈贵秋、徐庆华、吴安华、李爱斌、陈培厚、班海群、胡国庆、曹晋桂、朱子犁、尹进、宋江南、高琼、李世康、易亮、杨洪彩、宋燕、关晓冬、李六亿、潘慧琼、郭小敏、赵志红、聂新章、黄晔晖、刘爱兵、史绍毅、宋恒志、莫吉卫、刘学军、郭继光、张智超、方惟正、周海林。

本标准所代替标准的历次版本发布情况为：

——GB 27950—2011。

手消毒剂通用要求

1 范围

本标准规定了手消毒剂的原料要求、技术要求、检验方法、使用方法、标识。

本标准适用于卫生手消毒和外科手消毒的消毒剂。

2 规范性引用文件

下列文件对于本文件的应用是必不可少的。凡是注日期的引用文件，仅注日期的版本适用于本文件。凡是不注日期的引用文件，其最新版本(包括所有的修改单)适用于本文件。

GB/T 191 包装储运图示标志

GB 15982 医院消毒卫生标准

WS/T 313 医务人员手卫生规范

中华人民共和国药典(2015 年版)

化妆品安全技术规范(2015 年版)

消毒技术规范(2002 年版)[卫生部(卫法监发〔2002〕282 号)]

消毒产品生产企业卫生规范(2009 年版)[卫生部(卫监督发〔2009〕53 号)]

3 术语和定义

下列术语和定义适用于本文件。

3.1

手消毒 hand antisepsis

杀灭或清除手部微生物并达到无害化的处理过程。

注：可分为卫生手消毒和外科手消毒。

3.2

手消毒剂 hand disinfectant

应用于手消毒的化学制剂。

3.3

速干手消毒剂 alcohol-based hand rub

含有醇类和护肤成分的手消毒剂。

注：剂型包括水剂、凝胶和泡沫型。

3.4

免洗手消毒剂 waterless antiseptic agent

主要用于外科手消毒，消毒后不需用水冲洗的手消毒剂。

注：剂型包括水剂、凝胶和泡沫型。

3.5

卫生手消毒 hygienic hand antisepsis

用手消毒剂揉搓双手，以减少手部暂居菌的过程。

3.6

外科手消毒 surgical hand antisepsis

外科手术前医护人员用流动水和洗手液揉搓冲洗双手，再用手消毒剂清除或者杀灭手部暂居菌和减少常居菌的过程。

4 原料要求

4.1 原料应符合《中华人民共和国药典》(2015 年版)或医用级或食品级或其他相应标准的质量要求。

4.2 生产用水应符合《消毒产品生产企业卫生规范》(2009 年版)要求。

5 技术要求

5.1 有效成分含量

有效成分含量应符合相应产品的国家标准或质量标准要求。

5.2 pH 值

手消毒剂的 pH 值应在标识值±1 的范围之内。

5.3 有效期

5.3.1 产品有效期应不低于 12 个月。

5.3.2 产品启用后的使用有效期应符合使用说明书的要求。

5.4 杀灭微生物指标

依据手消毒剂产品特性杀灭微生物指标的效果应符合表 1 要求。

表 1 杀灭微生物指标

微生物种类	作用时间/min		杀灭对数值	
	卫生手消毒	外科手消毒	悬液法	载体法
大肠杆菌(8099)	≤1.0	≤3.0	≥5.00	≥3.00
金黄色葡萄球菌(ATCC6538)	≤1.0	≤3.0	≥5.00	≥3.00
白色念珠菌(ATCC10231)	≤1.0	≤3.0	≥4.00	≥3.00
脊髓灰质炎病毒(Ⅰ型疫苗株)[a]	≤1.0	—	≥4.00	≥4.00
模拟现场试验[b]	≤1.0	≤3.0	≥3.00	
现场试验	≤1.0	≤3.0	≥1.00	

[a] 使用说明书标明对病毒有灭活作用，需做脊髓灰质炎(Ⅰ型疫苗株)病毒灭活试验；标明对其他微生物有杀灭作用需做相应的微生物杀灭试验。

[b] 模拟现场试验和现场试验可选做一项。

5.5 安全性指标

5.5.1 毒理学要求

毒理学指标见表 2。

表 2 毒理学指标

项 目	判定标准
急性经口毒性试验	实际无毒或低毒
多次完整皮肤刺激试验	无刺激或轻度刺激
1 项致突变试验	阴性

5.5.2 铅、砷、汞限量要求

铅＜10 mg/kg、砷＜2 mg/kg、汞＜1 mg/kg。

5.5.3 禁用物质要求

手消毒剂配方中不得添加激素、抗生素、抗真菌药物及其同名原料成分[《中华人民共和国药典》(2015 年版)中列入消毒防腐类药品除外]和国家卫生健康主管部门规定的禁用物质。

6 检验方法

6.1 有效成分含量

按《消毒技术规范》(2002 年版) 及国家标准等有关方法进行测定。

6.2 pH 值

按《消毒技术规范》(2002 年版)方法进行测定。

6.3 有效期

6.3.1 产品有效期按《消毒技术规范》(2002 年版)测定。

6.3.2 产品启用后使用有效期按附录 A 检测。

6.4 杀灭微生物试验

按《消毒技术规范》(2002 年版)进行试验。

6.5 安全性指标检测

6.5.1 毒理学安全性试验

按《消毒技术规范》(2002 年版)进行试验。

6.5.2 铅、砷、汞含量测定

6.5.2.1 铅

按《化妆品安全技术规范》(2015 年版)试验方法进行检测。

6.5.2.2 砷

按《化妆品安全技术规范》(2015年版)试验方法进行检测。

6.5.2.3 汞

按《化妆品安全技术规范》(2015年版)试验方法进行检测。

7 使用方法

7.1 卫生手消毒方法

取适量(2.0 mL左右)的手消毒剂于掌心,双手互搓使其均匀涂布每个部位,揉搓消毒1.0 min。

7.2 外科手消毒方法

外科手消毒方法按WS/T 313的要求执行。

8 标识

8.1 标志应符合GB/T 191的规定。

8.2 标签和说明书应标注产品有效期和产品启用后使用的有效期,并符合消毒产品标签说明书有关规范和标准的规定。

8.3 同时,产品说明书应注明注意事项:

a) 外用消毒剂,不得口服,置于儿童不易触及处;
b) 避免与拮抗剂同用;
c) 过敏者慎用;
d) 应避光、密封、防潮,置于阴凉、干燥处保存;
e) 易燃者,远离火源;
f) 应在有效期内使用手消毒剂;
g) 手消毒后应符合GB 15982要求。

附　录　A
（规范性附录）
产品启用后使用有效期检测方法

A.1　目的

观察手消毒剂产品启用后的使用有效期。

A.2　适用范围

本检测方法适用于手消毒剂产品启用后使用有效期的检测。

A.3　试验器材

生物安全柜或洁净实验室（洁净度 1 000 级以上）、刻度吸管（1.0 mL、2.0 mL、5.0 mL）、稀释液、营养琼脂培养基、平皿、中和剂、电动混合器、含量检测仪器见相应的标准方法或《消毒技术规范》（2002 年版）。

A.4　试验方法

A.4.1　选择有代表性房间（在医院或模拟医院条件）为试验房间。取 3 批次、每批 3 瓶共 9 瓶定型包装的消毒剂，置于试验房间内。每天按 5 个时间段使用 5 次手消毒剂，每次时间间隔为 1 h 左右，使用量与使用方法按产品使用说明书（当消毒剂余量不到 10%时，停止采取样品），在 0 天、（$T-30$）天和 T 天（T 为使用说明书的最长启用后的使用有效期）分别用 2 支灭菌试管进行无菌操作采取 2 mL，编号并填写采样记录，在 4 h 内送实验室检测。1 支样品用于检测细菌总数，另一支样品检测消毒剂有效成分含量。

A.4.2　在生物安全柜或洁净实验室内按 GB 15982 规定检测细菌总数，结果取平均值；按消毒产品相应的标准或《消毒技术规范》（2002 年版）检测有效成分含量，结果取平均值，计算有效成分下降率。

A.5　评价标准

A.5.1　手消毒剂启用后在使用有效期内有效成分含量下降率≤10%，且有效成分含量不低于说明书标示量的下限值，细菌总数≤100 CFU/mL，符合 GB 15982 要求。

A.5.2　符合 A.5.1 者为手消毒剂启用使用有效期合格，但在 T 天时段以内任何一瓶样品的有效成分含量低于标示量的下限值或细菌总数＞100 CFU/mL 时，即终止试验并判定使用有效期不合格，T 天不合格而（$T-30$）天合格，该产品启用后使用有效期为（$T-30$）天。

A.6　注意事项

A.6.1　当试验样品余量少于 10%时，不再采取样品检测。

A.6.2　采样要注意无菌操作；试验应使用经检定和校准的仪器设备及灭菌合格的试剂和器材。

A.6.3　应避免样品暴晒；使用时应避免手触摸消毒剂出液口处、拧开消毒剂出液头和暴露消毒液。

ICS 11.080
CCS C 50

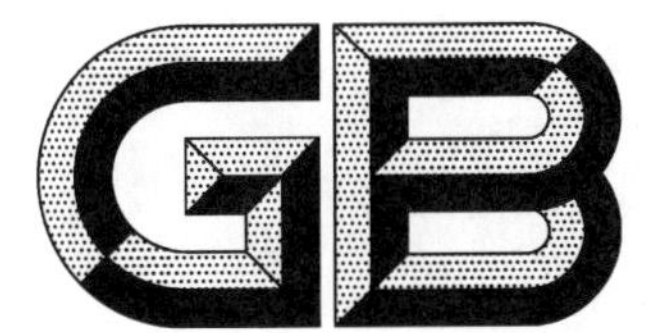

中华人民共和国国家标准

GB 27951—2021
代替 GB 27951—2011

皮肤消毒剂通用要求

General requirements for skin disinfectant

2021-10-11 发布　　2022-11-01 实施

国家市场监督管理总局
国家标准化管理委员会　发布

前　言

本文件按照GB/T 1.1—2020《标准化工作导则　第1部分:标准化文件的结构和起草规则》的规定起草。

本文件代替GB 27951—2011《皮肤消毒剂卫生要求》,与GB 27951—2011相比,除结构调整和编辑性改动外,主要技术变化如下:

——增加和删除了部分规范性引用文件(见第2章,2011年版的第2章);

——更改了完整皮肤的定义(见3.3);

——增加了原料要求(见第4章);

——删除了完整皮肤和破损皮肤常用消毒剂种类(见2011年版的4.1.1、4.1.2);

——删除了感官指标(见2011年版的4.3.1);

——修订产品质量要求为技术要求(见第5章);

——增加了毒理学指标表2中的多次皮肤刺激性试验,删除了表2中的急性眼刺激试验、皮肤变态试验(见5.3.1,2011年版的4.3.4);

——调整了限用物质、禁用物质在标准中的位置(见5.3.2、5.3.3、8.2);

——增加了抗生素、抗真菌、抗病毒药物等测定要求(见6.3.3);

——标签和说明书、注意事项合并为标识(见第8章)。

请注意本文件的某些内容可能涉及专利。本文件的发布机构不承担识别专利的责任。

本文件由中华人民共和国国家卫生健康委员会提出并归口。

本文件及其所代替文件的历次版本发布情况为:

——2011年首次发布为GB 27951—2011;

——本次为第一次修订。

皮肤消毒剂通用要求

1 范围

本文件规定了皮肤消毒剂的原料要求、技术要求、检验方法、使用方法、标识。

本文件适用于完整皮肤和破损皮肤消毒的消毒剂。

2 规范性引用文件

下列文件中的内容通过文中的规范性引用而构成本文件必不可少的条款。其中,注日期的引用文件,仅该日期对应的版本适用于本文件;不注日期的引用文件,其最新版本(包括所有的修改单)适用于本文件。

GB/T 26367 胍类消毒剂卫生要求

GB/T 26368 含碘消毒剂卫生要求

GB/T 26369 季铵盐类消毒剂卫生要求

GB/T 26371 过氧化物类消毒液卫生要求

GB/T 26373 醇类消毒剂卫生要求

GB/T 27947 酚类消毒剂卫生要求

GB 28234 酸性电解水生成器卫生要求

GB/T 36758 含氯消毒剂卫生要求

GB 38598 消毒产品标签说明书通用要求

WS 628 消毒产品卫生安全评价技术要求

WS/T 684 消毒剂与抗抑菌剂中抗菌药物检测方法与评价要求

WS/T 685 消毒剂与抗抑菌剂中抗真菌药物检测方法与评价要求

WS/T 686 消毒剂与抗抑菌剂中抗病毒药物检测方法与评价要求

消毒技术规范(2002年版) 卫生部

中华人民共和国药典(2020年版) 国家药典委员会

化妆品安全技术规范(2015年版) 国家食品药品监督管理总局

3 术语和定义

下列术语和定义适用于本文件。

3.1

皮肤消毒 skin disinfection

杀灭或清除人体皮肤上的病原微生物,并达到消毒要求。

3.2

皮肤消毒剂 skin disinfectant

用于人体皮肤上消毒的制剂。

3.3

完整皮肤 intact skin

人体表面无损伤的皮肤。

3.4

破损皮肤　damaged skin

人体表面有损伤的皮肤。

4　原料要求

4.1　有效成分

用于皮肤消毒的胍类消毒剂应符合 GB/T 26367 的要求；含碘消毒剂应符合 GB/T 26368 的要求；季铵盐类消毒剂应符合 GB/T 26369 的要求；过氧化物类消毒剂应符合 GB/T 26371 的要求；醇类消毒剂应符合 GB/T 26373 的要求；酚类消毒剂应符合 GB/T 27947 的要求；酸性电解水应符合 GB 28234 的要求；次氯酸消毒液应符合 GB/T 36758 的要求，以及其他符合有关规定的有效成分。

4.2　其他辅料或非消毒成分

应符合《中华人民共和国药典》及消毒产品相关标准和规范要求。

4.3　生产用水

应符合《中华人民共和国药典》中纯化水的要求。

5　技术要求

5.1　理化指标

有效成分含量、pH 值、稳定性等理化指标应符合产品质量标准和相关国家标准，有效期在 12 个月以上。

5.2　微生物指标

5.2.1　微生物污染指标

完整包装产品菌落总数≤10 CFU/mL(g)，霉菌和酵母菌≤10 CFU/mL(g)，不得检出溶血性链球菌、金黄色葡萄球菌、铜绿假单胞菌等致病性化脓菌；破损皮肤使用的消毒剂应无菌。

5.2.2　杀灭微生物指标

依据产品说明书按最低使用浓度和最短作用时间设计微生物杀灭试验，结果应符合表 1 的要求。

表 1　杀灭微生物指标

项目	指标		
	作用时间[a]/min	悬液定量杀灭对数值	载体定量杀灭对数值
金黄色葡萄球菌(ATCC6538)杀灭试验	≤5.0	≥5.00	≥3.00
铜绿假单胞菌(ATCC5442)杀灭试验	≤5.0	≥5.00	≥3.00
白色念珠菌(ATCC10231)杀灭试验	≤5.0	≥4.00	≥3.00
皮肤现场试验(自然菌)	≤5.0	≥1.0[b]	

[a] 注射或穿刺部位皮肤消毒时间≤1 min。

[b] 皮肤现场试验术前皮肤消毒后残留菌数≤5.0 CFU/cm^2。

5.3 安全性要求

5.3.1 毒理学指标

依据 WS 628 和产品说明书进行毒理学试验，结果应符合表 2 的要求。

表 2 毒理学指标

项 目	判定指标
急性经口毒性试验	实际无毒或低毒
一次破损皮肤刺激试验(破损皮肤消毒剂，应进行该试验)	无刺激或轻度刺激
一次皮肤刺激性试验(偶尔用)	无刺激或轻度刺激
多次皮肤刺激性试验(反复用)	无刺激或轻度刺激
一项致突变试验	阴性
注：偶尔用指偶尔使用或间隔数日使用；反复用指每日使用或连续数日使用。	

5.3.2 铅、汞、砷限量

铅的含量≤10 mg/L(kg)、汞的含量≤1 mg/L(kg)、砷的含量≤2 mg/L(kg)。

5.3.3 禁用物质

包括各种处方药成分如抗生素、抗真菌、抗病毒药物、激素等以及同名原料和卫生行政部门规定的禁用物质。

6 检验方法

6.1 理化指标的测定

6.1.1 有效成分含量

有效成分含量按相应的标准进行测定。

6.1.2 pH 值的测定

按《消毒技术规范》(2002 年版)的方法进行测定。

6.1.3 稳定性试验

按《消毒技术规范》(2002 年版)的方法进行测定。

6.2 微生物指标的检验

6.2.1 微生物污染指标检验

菌落总数、霉菌和酵母菌、致病菌及无菌检验按附录 A 执行。

6.2.2 杀灭微生物试验

按《消毒技术规范》(2002 年版)、相应的标准方法进行测定。

6.3 安全性要求检验

6.3.1 毒理学试验

按《消毒技术规范》(2002 年版)、相应的标准方法进行测定。

6.3.2 铅、汞、砷的测定

按《化妆品安全技术规范》(2015 年版)的方法进行测定。

6.3.3 抗生素、抗真菌、抗病毒药物等测定

按 WS/T 684、WS/T 685、WS/T 686 等方法进行测定。

7 使用方法

使用中皮肤消毒剂菌落总数≤50 CFU/mL(g),霉菌和酵母菌≤10 CFU/mL(g),不得检出溶血性链球菌、金黄色葡萄球菌、铜绿假单胞菌;使用中破损皮肤消毒剂应符合出厂要求;怀疑感染与皮肤消毒剂有关时,应进行目标微生物检验,有污染时不得使用。适用于皮肤擦拭、冲洗、喷洒,常用皮肤消毒剂推荐使用剂量与方法见附录 B。

8 标识

8.1 标签说明书应符合 GB 38598 的要求。

8.2 皮肤消毒剂应用液葡萄糖酸氯己定或醋酸氯己定含量≤45 g/L,三氯羟基二苯醚消毒剂有效含量≤20 g/L,苯扎溴铵或苯扎氯铵消毒剂有效含量≤5 g/L。

8.3 避免与拮抗药物同用。

8.4 过敏者慎用。

8.5 有效期内使用。

8.6 使用碘酊消毒后,应脱碘。

8.7 外用消毒剂,不得口服,置于儿童不易触及处。

8.8 避光、密封、防潮,置于阴凉、干燥处保存。

8.9 储存应符合 GB/T 26371、GB/T 26373 要求,易燃易爆者,远离火源。

附 录 A
（规范性）
微生物污染指标检验方法

A.1 菌落总数检测方法

A.1.1 试验器材

A.1.1.1 压力蒸汽灭菌器、洁净工作台、36 ℃±1 ℃恒温培养箱。

A.1.1.2 三角瓶、量筒、试管、无菌平皿、无菌刻度吸管。

A.1.1.3 天平、酒精灯、放大镜、振荡器。

A.1.1.4 胰蛋白冻大豆肉汤培养基(TPS)、普通营养琼脂培养基、经中和剂鉴定试验合格的中和剂。

A.1.2 试验步骤

A.1.2.1 样品处理：取消毒剂 5.0 mL(g)，加入到 45.0 mL 经中和剂鉴定试验合格的中和剂的无菌 TPS 中，震荡 20 s 或振打 80 次，制成 1∶10 稀释液。

A.1.2.2 操作步骤：用无菌吸管吸取 1∶10 稀释液 2 mL，分别注入两个无菌平皿内，每皿 1 mL。另取 1 mL注入 9 mL 无菌 TPS 试管中，并震荡 20 s 或振打 80 次，充分混匀，制成 1∶100 稀释液。吸取 2 mL，分别注入两个无菌平皿内，每皿 1 mL。如样品含菌量高，还可再继续稀释，每种稀释度应换 1 支吸管。将融化并冷至 45 ℃～50 ℃的普通营养琼脂培养基倾注到平皿内，每皿约 15 mL，随即转动平板，使样品与培养基充分混合均匀，待琼脂凝固后，翻转平板，置 36 ℃±1 ℃培养箱内培养 48 h±2 h。另取一个不加样品的无菌平皿，加入约 15 mL 普通营养琼脂培养基，待琼脂凝固后，翻转平板，置 36 ℃±1 ℃培养箱内培养 48 h±2 h，为空白对照。

A.1.2.3 结果报告：先用肉眼观察，点数菌落数，然后再用放大 5 倍～10 倍的放大镜检查，以防遗漏。记下各平板的菌落数后，求出同一稀释度各平板生长的平均菌落数。判定结果时，应选取菌落数在 30 个～300 个范围之内的平板计数，乘以稀释度报告 1 mL(g)消毒剂中所含菌落的总数(CFU)，以 CFU/mL(g)表示。若所有的稀释度均无菌生长，报告数为＜10 CFU/mL(g)。

A.2 霉菌和酵母菌检测方法

A.2.1 试验器材

A.2.1.1 压力蒸汽灭菌器、洁净工作台、28 ℃±1 ℃恒温培养箱。

A.2.1.2 三角瓶、量筒、试管、无菌平皿、无菌刻度吸管。

A.2.1.3 天平、酒精灯、放大镜、振荡器。

A.2.1.4 胰蛋白冻大豆肉汤培养基(TPS)、沙堡罗琼脂培养基、经中和剂鉴定试验合格的中和剂。

A.2.2 试验步骤

A.2.2.1 样品处理：见 A.1.2.1。

A.2.2.2 操作步骤：取 1∶10、1∶100、1∶1 000 的稀释液各 1 mL 分别注入无菌平皿内，每个稀释度接种2 个平皿，注入融化并冷至 45 ℃～50 ℃的沙堡罗琼脂培养基，充分摇匀。凝固后，翻转平板，置 28 ℃±1 ℃培养 72 h±2 h，计数平板内生长的霉菌和酵母菌数。若有霉菌蔓延生长，为避免影响其他霉菌和酵母菌的计数时，于 48 h±2 h 应及时将此平板取出计数。另取一个不加样品的无菌平皿，加入约15 mL沙堡罗琼。

A.2.2.3 脂培养基，待琼脂凝固后，翻转平板，置 28 ℃±1 ℃培养 72 h±2 h，为空白对照。

A.2.2.4 结果报告：先点数每个平板上生长的霉菌和酵母菌菌落数，求出每个稀释度的平均菌落数。判定结果时，应选取菌落数在 10 CFU～150 CFU 的平板计数，乘以稀释倍数即为每毫升(或每克)消毒剂中所含的霉菌和酵母菌数。以 CFU/mL(g)表示。若所有的稀释度均无菌生长，报告数为<10 CFU/mL(g)。

A.3 致病菌检测方法

A.3.1 金黄色葡萄球菌检测方法

A.3.1.1 试验器材

A.3.1.1.1 压力蒸汽灭菌器、生物安全柜、36 ℃±1 ℃恒温培养箱。

A.3.1.1.2 三角瓶、量筒、无菌试管、无菌平皿、无菌刻度吸管。

A.3.1.1.3 载玻片、酒精灯、显微镜、振荡器离心机。

A.3.1.1.4 血琼脂培养基、7.5%的氯化钠肉汤、甘露醇发酵培养基、兔(人)血浆。

A.3.1.2 试验步骤

A.3.1.2.1 样品处理：见 A.1.2.1。

A.3.1.2.2 增菌培养：取样品 1∶10 稀释液 10 mL 接种到 2 倍浓缩的 10 mL7.5%的氯化钠肉汤中，置 36 ℃±1 ℃增菌培养 24 h±2 h。

A.3.1.2.3 分离培养：自上述增菌培养液中，取 1～2 接种环，划线接种在血琼脂培养基，置 36 ℃±1 ℃培养 24 h～48 h。本菌在血琼脂平板上菌落呈金黄色，大而突起，圆形，不透明，表面光滑，周围有溶血圈。

A.3.1.2.4 染色镜检：挑取分纯菌落，涂片，进行革兰染色，镜检。金黄色葡萄球菌为革兰氏阳性菌，排列成葡萄状，无芽孢，无夹膜，致病性葡萄球菌，菌体较小，直径约为 0.5 μm～1 μm。

A.3.1.2.5 甘露醇发酵试验：取上述可疑菌落接种于甘露醇培养基，于 36 ℃±1 ℃培养 24 h，发酵甘露醇产酸者为阳性。

A.3.1.2.6 血浆凝固酶试验：吸取 1∶4 新鲜兔(人)血浆 0.5 mL，放入无菌小试管中，加入待检菌 24 h±2 h 肉汤培养物 0.5 mL。混匀，放 36 ℃±1 ℃恒温箱或恒温水浴中，每 30 min 观察一次，6 h 之内如呈现凝块即为阳性。同时以已知血浆凝固酶阳性和阴性菌株肉汤培养物及肉汤培养基各 0.5 mL，分别加入无菌 1∶4 血浆 0.5 mL，混匀，作为对照。

A.3.1.3 结果报告

凡在上述选择平板上有可疑菌落生长，经染色镜检，证明为革兰阳性葡萄球菌，并能发酵甘露醇产酸，血浆凝固酶试验阳性者，可报告检出金黄色葡萄球菌。

A.3.2 铜绿假单胞菌检测方法

A.3.2.1 试验器材

A.3.2.1.1 压力蒸汽灭菌器、恒温培养箱(42 ℃±1 ℃、36 ℃±1 ℃)。

A.3.2.1.2 三角瓶、量筒、试管、无菌平皿、无菌刻度吸管。

A.3.2.1.3 载玻片、酒精灯、显微镜、振荡器离心机、电磁炉。

A.3.2.1.4 普通肉汤、十六烷基三甲基溴化铵培养基、绿脓菌素测定用培养基、明胶培养基、硝酸盐蛋白胨水培养基、普通琼脂斜面培养基、1%二甲基对苯二胺溶液。

A.3.2.2 试验步骤

A.3.2.2.1 样品处理:见 A.1.2.1。

A.3.2.2.2 增菌培养:取样品 1∶10 稀释液 10 mL 接种到 2 倍浓缩的 10 mL 普通肉汤中。置 36 ℃±1 ℃培养 18 h～24 h。如有铜绿假单胞菌生长,培养液表面多有一层薄菌膜,培养液常呈黄绿色或蓝绿色。

A.3.2.2.3 分离培养:从培养液的薄膜处挑取培养物,划线接种在十六烷三甲基溴化铵琼脂平板上,置 36 ℃±1 ℃培养 18 h～24 h。铜绿假单胞菌在该培养基上其菌落扁平无定型,向周边扩散或略有蔓延,表面湿润,菌落呈灰白色,菌落周围培养基常扩散有水溶性绿色色素。

A.3.2.2.4 染色镜检:挑取可疑菌落,涂片,革兰染色,镜检为革兰阴性菌者应进行氧化酶试验。

A.3.2.2.5 氧化酶试验:取一小块洁净的白色滤纸片放在灭菌平皿内,用无菌玻璃棒挑取铜绿假单胞菌可疑菌落涂在滤纸片上,然后在其上滴加一滴新配制的 1%二甲基对苯二胺溶液,在 15 s～30 s 之内,出现粉红色或紫红色时,为氧化酶试验阳性;若培养物不变色,为氧化酶试验阴性。

A.3.2.2.6 绿脓菌素试验:取可疑菌落 2 个～3 个,分别接种在绿脓菌素测定培养基上,置 36 ℃±1 ℃培养 24 h±2 h,加入氯仿 3 mL～5 mL,充分振荡使培养物中的绿脓菌素溶解于氯仿液内,待氯仿提取液呈蓝色时,用吸管将氯仿移到另一试管中并加入 1 mol/L 的盐酸 1 mL 左右,振荡后,静置片刻。如上层盐酸液内出现粉红色到紫红色时为阳性,表示被检物中有绿脓菌素存在。

A.3.2.2.7 硝酸盐还原产气试验:挑取可疑的铜绿假单胞菌纯培养物,接种在硝酸盐蛋白胨水培养基中,置 36 ℃±1 ℃培养 24 h±2 h,观察结果。凡在硝酸盐胨水培养基内的小倒管中有气体者,即为阳性,表明该菌能还原硝酸盐,并将亚硝酸盐分解产生氮气。

A.3.2.2.8 明胶液化试验:挑取可疑铜绿假单胞菌的纯培养物,穿刺接种在明胶培养基内,置 36 ℃±1 ℃培养 24 h±2 h,取出放冰箱 10 min～30 min,如仍呈溶解状或表面溶解时即为明胶液化试验阳性;如凝固不溶者为阴性。

A.3.2.2.9 42 ℃生长试验:挑取可疑的铜绿假单胞菌纯培养物,接种在普通琼脂斜面培养基上,放在 42 ℃±1 ℃培养箱中,培养 24 h～48 h,铜绿假单胞菌能生长,为阳性,而同属的荧光假单胞菌则不能生长。

A.3.2.3 结果报告

被检消毒剂经增菌分离培养后,证实为革兰阴性杆菌,氧化酶及绿脓菌素试验均为阳性者,即可报告被检样品中检出铜绿假单胞菌;如绿脓菌素试验阴性而液化明胶、硝酸盐还原产气和 42 ℃生长试验三者为阳性时,仍可报告被检样品中检出铜绿假单胞菌。

A.3.3 乙型溶血性链球菌检测方法

A.3.3.1 试验器材

A.3.3.1.1 压力蒸汽灭菌器、36 ℃±1 ℃恒温培养箱。

A.3.3.1.2 三角瓶、量筒、试管、无菌平皿、无菌刻度吸管。

A.3.3.1.3 载玻片、酒精灯、接种针、接种环、显微镜、振荡器离心机、电磁炉。

A.3.3.1.4 1%葡萄糖肉汤、血琼脂培养基、TPS、30% H_2O_2、草酸钾、兔(人)血浆、0.25%氯化钙、杆菌肽纸片。

A.3.3.2 试验步骤

A.3.3.2.1 样品处理:见 A.1.2.1。

A.3.3.2.2 增菌培养：取样品 1∶10 稀释夜 10 mL 接种到 2 倍浓缩的 10 mL 1%葡萄糖肉汤，置 36 ℃±1 ℃培养 18 h～24 h。

A.3.3.2.3 分离培养：从培养液的薄膜处挑取培养物，划线接种在血平板上，置 36 ℃±1 ℃培养 18 h～24 h。乙型溶血性链球菌在血平板上菌落形态为灰白色、半透明或不透明、针尖状突起、表面光滑、边缘整齐、周围有 β 溶血圈。

A.3.3.2.4 染色镜检：挑取可疑的菌落，涂片，革兰染色，镜下为革兰阳性、呈链状排列的球菌。

A.3.3.2.5 触酶试验：用接种环挑取培养 18 h～24 h 单个菌落放在洁净玻片上，用滴管在玻片的细菌上滴加 30%H_2O_2(操作顺序不能颠倒，否则易出现假阳性)立刻观察有无冒泡，并记录结果，有气泡者为阳性，乙型溶血性链球菌呈阴性。

A.3.3.2.6 链激酶试验：吸取草酸钾血浆 0.2 mL(0.02 g 草酸钾加 5 mL 人血浆混匀，经离心沉淀，吸取上清)，加入 0.8 mL 无菌 TPS 混匀后再加入待检菌 24 h 肉汤培养物 0.5 mL 和 0.25%氯化钙 0.25 mL，混匀，放入 36 ℃±1 ℃水浴中，每 2 min 观察一次(一般 10 min 内可凝固)，待血浆凝固后继续观察并记录溶化的时间，如 2 h 内不溶化，移入培养箱观察 24 h 的结果，如全部溶化为阳性；24 h 仍不溶解者为阴性。

A.3.3.2.7 杆菌肽敏感试验：将被检菌浓菌液涂于血平板上，用无菌镊子取含 0.04 单位杆菌肽纸片放在平板表面上。同时以已知阳性菌株作对照，于 36 ℃±1 ℃培养 18 h～24 h，有抑菌带者为阳性。

A.3.3.3 结果报告

被检消毒剂经增菌分离培养后，经证实为革兰阳性、呈链状排列的球菌，触酶阴性、链激酶试验阳性、对杆菌肽敏感者，即可报告为检出乙型溶血性链球菌。

A.4 无菌检验

A.4.1 试验器材

A.4.1.1 需氧-厌氧菌培养基。

A.4.1.2 无菌试验用真菌培养基(以下简称真菌培养基)。

A.4.1.3 中和剂。

A.4.1.4 100 级洁净室或 100 级层流超净工作台(以下分别简称洁净室与超净台)。

A.4.2 采样前准备

A.4.2.1 采用平板尘降法检测洁净室或超净台内空气的含菌量：用 φ9 cm 双平板暴露 30 min 对空气采样后进行培养。平均菌落数≤1.0 CFU/平板为合格。

A.4.2.2 需氧-厌氧培养基培养性能检查：接种 1.0 mL 含 10 个以下的藤黄微球菌[*Micrococcus lutea*，CMCC(B)28001]菌悬液，置 30 ℃～35 ℃培养 24 h 后，应生长良好。另接种 1.0 mL 含 50 个以下的生孢梭菌[*Clostridium sporogenes*，CMCC(B)64941]菌悬液，置同样条件，亦应生长良好。

A.4.2.3 真菌培养基培养性能检验：接种 1.0 mL 含 50 CFU 以下的白色念珠菌[*Candida albicans*，CMCC(F)98001]菌悬液，置 20 ℃～25 ℃培养 24 h 后应生长良好。

A.4.2.4 中和剂无菌检查：于无菌检查前 3 d，向需氧-厌氧菌培养基与真菌培养基内各接种 1.0 mL 中和剂，分别置 30 ℃～35 ℃与 20 ℃～25 ℃条件下，培养 72 h 后应无菌生长。

A.4.2.5 培养基无菌检查：于无菌检查 3 d，将未种菌的需氧-厌氧菌培养基与真菌培养基分别置 30 ℃～35 ℃与 20 ℃～25 ℃条件下，培养 72 h 后应无菌生长。

A.4.2.6 阳性对照菌悬液制备：于无菌试验前一天，取金黄色葡萄球菌[CMCC(B)26003]普通琼脂斜面新鲜培养物 1 接种环，接种于需氧-厌氧菌培养基内，在 30 ℃～35 ℃培养 16 h～18 h 备用。用时以无菌生理盐水稀释至 1∶10^6。

A.4.2.7 无菌室与试验台消毒：对无菌室地面与桌面以及试验台台面擦净消毒后，将无菌试验用的培养基、洗脱液、供试品及其他需用器材放妥。开启紫外线灯消毒 1 h。

A.4.3 试验步骤

A.4.3.1 工作人员穿戴无菌隔离衣、帽、口罩、鞋后进入无菌室，用 75％乙醇消毒双手。

A.4.3.2 将供试品外包装用 75％乙醇擦拭消毒后放于试验台上。

A.4.3.3 样品处理：见 A.1.2.1。

A.4.3.4 取 1∶10 稀释的样品 7 mL 分别接种到于需氧-厌氧培养管 5 管与真菌培养管 2 管，每管含培养基 9 mL，在其中一支加有样本的需氧-厌氧菌培养管中接种 1.0 mL 金黄色葡萄球菌稀释悬液作为阳性对照。取需氧-厌氧培养管与真菌培养管各 1 支，打开盖(或塞)置试验台上，直至样本无菌检查试验完毕。盖上盖(或塞)与供试品一起培养，作为阴性对照。

A.4.3.5 将上述接种消毒剂稀释液后的需氧-厌氧菌培养管、阳性对照管与阴性对照管同时放入 30 ℃～35 ℃恒温培养箱内、连续培养 5 d，逐日观察培养结果。将上述接种消毒剂稀释液后的真菌培养管、阳性对照管与阴性对照管同时放入 20 ℃～25 ℃恒温培养箱内、连续培养 7 d，逐日观察培养结果。阳性对照管应有菌生长，阴性对照应无菌生长，否则试验重做。

A.4.4 结果报告

A.4.4.1 当阳性和阴性对照管培养的结果符合要求，接种消毒剂的需氧-厌氧菌培养管及真菌培养管均呈澄清(或虽浑浊但经证明并非有菌生长者)，判定供试品合格。

A.4.4.2 接种消毒剂的需氧-厌氧菌培养管及真菌培养管中有任何一管呈浑浊，并确认有菌生长时，应用同批样本进行复测。复测中，除阳性对照管外，其他各管均无菌生长，仍可判为合格，否则判定消毒剂不合格。

附 录 B
（资料性）
常用皮肤消毒剂推荐使用剂量与方法

B.1 完整皮肤常用消毒剂的种类

醇类、碘类、胍类、季铵盐类、酚类、过氧化氢、次氯酸等。

B.2 破损皮肤常用消毒剂的种类

季铵盐类、胍类消毒剂以及过氧化氢、碘伏、三氯羟基二苯醚、酸性电解水等。

B.3 常用皮肤消毒剂推荐使用剂量、作用方式及作用时间

见表 B.1。

表 B.1 常用皮肤消毒剂推荐使用剂量、作用方式及作用时间

皮肤类型	消毒剂种类	有效成分含量	作用方式	作用时间/min
完整皮肤消毒	醇类	60%以上(体积分数)	喷洒或涂擦	1～3
	碘类	18 g/L～22 g/L(碘酊) 2 g/L～10 g/L(碘伏)	擦拭 擦拭	1～3 1～5
	胍类	2 g/L～45 g/L	擦拭	1～5
	季铵盐类	400 mg/L～1 000 mg/L 500 mg/L～2 000 mg/L	冲洗 擦拭或浸泡	2～5 1～5
	酚类	≤2.0%(对氯间二甲苯酚) ≤2.0%(三氯羟基二苯醚)	擦拭 擦拭	≤5 ≤5
	次氯酸消毒液	60 mg/L～200 mg/L(有效氯)	擦拭或浸泡	3～5
	微酸性电解水	60 mg/L±10 mg/L(有效氯)	反复擦洗	3～5
破损皮肤	季铵盐类	1 000 mg/L～1 300 mg/L(苯扎氯铵) 1 000 mg/L～2 000 mg/L(氯化苄铵松宁)	涂擦或冲洗 涂擦或冲洗	1～5 1～5
	胍类	2 g/L～45 g/L	擦拭或冲洗	≤5
	过氧化氢	1.5%～3.0%	直接冲洗	3～5
	碘伏	250 mg/L～1 000 mg/L	擦拭或冲洗	1～5
	酚类	≤1.0%(对氯间二甲苯酚) ≤0.35%(三氯羟基二苯醚)	擦拭或冲洗 擦拭或冲洗	≤5 ≤5
	微酸性电解水	60 mg/L±10 mg/L(有效氯)	冲洗	3～5

B.4 其他皮肤消毒剂剂量

按 WS 628 消毒产品卫生安全评价技术要求，评价的其他合格皮肤消毒剂，可遵循产品使用说明书使用。

ICS 11.080
C 50

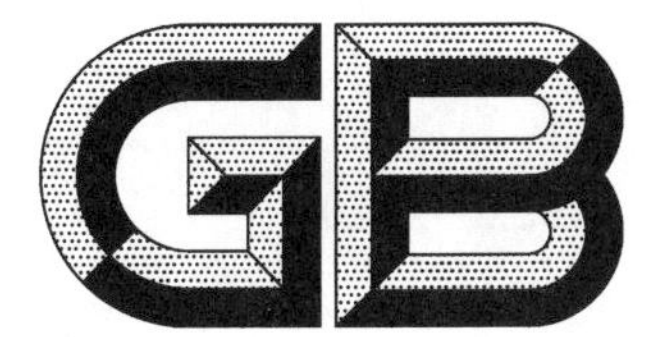

中华人民共和国国家标准

GB 27952—2020
代替 GB 27952—2011

普通物体表面消毒剂通用要求

General requirements for ordinary objects surface disinfectant

2020-04-09 发布　　2020-11-01 实施

国家市场监督管理总局
国家标准化管理委员会　发布

前　言

本标准的全部技术内容为强制性。

本标准按照 GB/T 1.1—2009 给出的规则起草。

本标准代替 GB 27952—2011《普通物体表面消毒剂的卫生要求》。与 GB 27952—2011 相比，主要技术变化如下：

——修改了适用范围，由"普通物体表面预防性消毒的各类消毒剂"更改为"普通物体表面消毒的各类消毒剂"（见第 1 章）；

——规范性引用文件进行了更新和补充（见第 2 章）；

——删除了术语和定义中"预防性消毒"（见第 3 章）；

——将 2011 年版标准 4.1、4.2 合并为"原料要求"（见第 4 章）；

——增加了技术要求中的"稳定性""金属腐蚀性"要求，删除了"有效期"；对杀灭微生物要求与表 1 进行了更改和完善；对毒理学安全性指标进行了完善（见第 5 章）；

——增加了使用方式中的"汽化消毒"，并同时纳入"流动冲洗消毒"（见 7.1.4、7.1.5）；

——修改了附录 A 中消毒剂类别和剂量（见附录 A）。

本标准由中华人民共和国国家卫生健康委员会提出并归口。

本标准起草单位：湖北省疾病预防控制中心、中国疾病预防控制中心环境与健康相关产品安全所、湖北省卫生计生委综合监督局。

本标准主要起草人：官旭华、张天宝、江永忠、张流波、彭明军、姚璇、郑立国、黄晓波、张令要、张清文、张静玲、曾其莉、李家洪、骆艳燕。

本标准所代替标准的历次版本发布情况为：

——GB 27952—2011。

普通物体表面消毒剂通用要求

1 范围

本标准规定了用于普通物体表面消毒的消毒剂原料要求、技术要求、检验方法、使用方法和标识。

本标准适用于普通物体表面消毒的各类消毒剂。

2 规范性引用文件

下列文件对于本文件的应用是必不可少的。凡是注日期的引用文件,仅注日期的版本适用于本文件。凡是不注日期的引用文件,其最新版本(包括所有的修改单)适用于本文件。

GB 190 危险货物包装标志

GB/T 191 包装储运图示标志

GB/T 26366 二氧化氯消毒剂卫生标准

GB/T 26367 胍类消毒剂卫生标准

GB/T 26369 季铵盐类消毒剂卫生标准

GB/T 26370 含溴消毒剂卫生标准

GB/T 26371 过氧化物类消毒剂卫生标准

GB/T 26373 乙醇消毒剂卫生标准

GB/T 27947 酚类消毒剂卫生要求

消毒技术规范(2002年版)[卫生部(卫法监发〔2002〕282号)]

次氯酸钠类消毒剂卫生质量技术规范[卫生部(卫监督发〔2007〕265号)]

消毒产品生产企业卫生规范(2009年版)[卫生部(卫监督发〔2009〕53号)]

漂白粉、漂粉精类消毒剂卫生质量技术规范(试行)[卫生部(卫办监督发〔2010〕204号)]

3 术语和定义

下列术语和定义适用于本文件。

3.1

普通物体表面 ordinary objects surface

各种场所如学校、托幼机构、医疗卫生机构、公共场所、家庭等的物品、用具、器械和设施的表面,以及墙面和地面。

3.2

普通物体表面消毒剂 ordinary objects surface disinfectant

用于杀灭普通物体表面污染的微生物,并达到消毒效果的制剂。

4 原料要求

4.1 含氯类消毒剂:次氯酸钠应符合《次氯酸钠类消毒剂卫生质量技术规范》的要求;次氯酸钙应符合《漂白粉、漂粉精类消毒剂卫生质量技术规范(试行)》的要求;其他含氯消毒剂应符合其相关的国家及行业标准有关规定。

4.2 含溴消毒剂:应符合 GB/T 26370 的要求。

4.3 过氧化物类消毒剂:应符合 GB/T 26371 的要求。

4.4 二氧化氯消毒剂:应符合 GB/T 26366 的要求。

4.5 醇类消毒剂:应符合 GB/T 26373 的要求。

4.6 酚类消毒剂:应符合 GB/T 27947 的要求。

4.7 季铵盐类消毒剂:应符合 GB/T 26369 的要求。

4.8 胍类消毒剂:应符合 GB/T 26367 的要求。

4.9 其他类消毒剂:应符合国家标准及行业标准等有关规定。

4.10 生产用水:应符合《消毒产品生产企业卫生规范》(2009 年版)的要求。

5 技术要求

5.1 理化指标

5.1.1 有效成分含量、pH 值

应符合产品质量标准,浓度波动范围为标示中值±10%(如果国家标准及相关规定有特别要求的除外),pH 值波动范围为标示中值±1。

5.1.2 稳定性

完整包装的消毒剂在产品规定的储存条件下,在其标识的有效期内,其有效含量下降率应小于或等于 10%(如果国家标准及相关规定有特别要求的除外),且有效成分含量不得低于产品标示范围的下限值。

5.2 杀灭微生物指标

按产品说明书标示的使用浓度和作用时间,按《消毒技术规范》(2002 年版)中的定量杀灭试验方法进行试验,其杀灭微生物效果应符合表 1 要求。

表 1 微生物杀灭效果

试验微生物	杀灭对数值		
	悬液法	载体法	模拟现场试验
大肠杆菌(8099)	≥5.00	≥3.00	≥3.00
金黄色葡萄球菌(ATCC6538)	≥5.00	≥3.00	≥3.00
自然菌	≥1.00		

注 1:评价消毒剂消毒效果的实验室试验以悬液法为主,冲洗消毒的消毒剂和黏稠消毒的消毒剂可用载体法。

注 2:说明书注明除普通物体表面外还用于其他消毒对象,或者标注对其他微生物有杀灭效果时,需增加相应目标微生物的杀灭试验。

注 3:自然菌和模拟现场试验任选其一。

5.3 安全性指标

5.3.1 毒理学指标

5.3.1.1 急性经口毒性试验:产品原形,或者最高使用浓度的 5 倍溶液应属实际无毒。

5.3.1.2 致突变试验应为阴性。

5.3.1.3 一次完整皮肤刺激试验应为无刺激性或轻刺激性(产品使用说明书未注明个人防护情况下适用)。

5.3.2 金属腐蚀性

使用浓度对金属的腐蚀性以轻度(含轻度)以下为宜,不应对消毒对象的材质造成损害。

6 检验方法

6.1 理化指标

6.1.1 产品的有效成分含量按照《消毒技术规范》(2002 年版)或其他相应的国家标准、产品质量标准规定的方法进行测定。pH 值按照《消毒技术规范》(2002 年版)规定的方法进行测定。

6.1.2 稳定性试验:按照《消毒技术规范》(2002 年版)或其他相应的国家标准规定的方法进行测定。

6.2 微生物杀灭试验

按照《消毒技术规范》(2002 年版)或其他相应的国家标准进行测定。

6.3 毒理学试验

按照《消毒技术规范》(2002 年版)或其他相应的国家标准进行测定。

6.4 金属腐蚀性试验

按照《消毒技术规范》(2002 年版)或其他相应的国家标准进行测定。

7 使用方法

7.1 使用方式

7.1.1 擦拭消毒

将消毒剂按产品使用说明书配制成使用浓度,用清洁抹布沾湿后,对拟消毒物品进行擦拭。

7.1.2 浸泡消毒

将消毒剂按产品使用说明书配制成使用浓度,将拟消毒物品完全浸没于消毒液中,作用至规定时间。

7.1.3 喷洒/喷雾消毒

将消毒剂按产品使用说明书配制成使用浓度,使用常量喷雾器喷洒,或使用超低容量喷雾器、超声雾化装置等进行喷雾,作用至规定时间。

7.1.4 汽化消毒

将消毒剂通过高温闪蒸片蒸发作用后产生的高温消毒液不断地被发生器喷射出来,或将消毒剂中的化学消毒因子以气体的形式释放出来,弥散到无人的密闭空间,对物体表面和空气进行消毒处理,作用至规定时间。

7.1.5 流动冲洗消毒

对于现场制备现场使用的消毒剂,可将拟消毒物品置于消毒液出液口处,连续冲洗至规定时间。

7.2 使用剂量

根据现场使用条件和消毒对象的特性,按产品使用说明书选择相应的消毒方式和剂量,或参见附录A推荐的方式和剂量进行消毒处理。

8 标识

8.1 标志

产品包装标志应符合GB 190和GB/T 191的规定。

8.2 标签

产品标签应符合消毒产品标签说明书有关规范和标准的要求。

8.3 说明书

应符合消毒产品标签说明书有关规范和标准的要求;同时产品说明书应注明下列注意事项:

——根据拟消毒对象的不同特点,选择使用合适的消毒剂。

——消毒剂不得口服,置于儿童不易触及处。

——用于物体表面消毒的消毒剂大多具有不同程度的腐蚀性,当使用浓度对拟消毒对象相应材质有中度及以上腐蚀性时应慎用。消毒至作用时间完成后,应用清水对消毒对象进行擦拭或冲洗,去除残留的消毒剂。

——采用喷洒/喷雾方式、汽化方式对物体表面进行消毒时,应密封门窗。在消毒完毕后,应通风30 min以上,环境空气中的消毒剂残留应低于相应的国家标准要求人员方可进入。同时消毒过程中应注意个人防护。

——需稀释使用的消毒剂和活化后使用的消毒剂,应现配现用。

——如人体不慎接触,应立即用清水连续冲洗,如伤及眼睛应及早就医。

附 录 A
（资料性附录）
物体表面消毒常用消毒剂的使用剂量与使用方法

A.1 进行预防性消毒时，根据现场使用条件和消毒对象的特性，选择合适类别的消毒剂，按产品使用说明书标识的方式和剂量，或参考表 A.1 推荐的方式和剂量进行消毒处理。

A.2 未列入表 A.1 的其他消毒剂用于普通物体表面消毒时，按产品使用说明书标识的方式和剂量进行消毒处理。

表 A.1 物体表面消毒常用消毒剂的使用剂量与使用方法

消毒剂类别	清洁条件下		污染条件下		使用方式
	有效成分浓度	作用时间 min	有效成分浓度	作用时间 min	
含氯类	100 mg/L～250 mg/L	10～30	400 mg/L～700 mg/L	10～30	擦拭、浸泡、喷洒
含溴类	200 mg/L～400 mg/L	15～20	500 mg/L～1 000 mg/L	15～20	擦拭、浸泡、喷洒
季铵盐类	200 mg/L～1 000 mg/L	1～10	400 mg/L～1 200 mg/L	5～20	擦拭、浸泡、冲洗
	800 mg/L～1 200 mg/L	5～10	1 000 mg/L～2 000 mg/L	10～30	喷雾
二氧化氯	50 mg/L～100 mg/L	10～15	100 mg/L～250 mg/L	15～30	擦拭、浸泡、喷洒
过氧乙酸	500 mg/L～1 000 mg/L	15～30	1 000 mg/L～2 000 mg/L	15～30	浸泡、喷洒
过氧化氢	3%～4%	30	—	—	擦拭、喷洒
	按产品说明书使用				汽化
酸性电解水	50 mg/L～100 mg/L	10～15	—	—	冲洗、浸泡
臭氧水	5 mg/L～10 mg/L	10～15	—	—	冲洗、浸泡
乙醇	60%～90%	3	—	—	擦拭、喷洒
胍类	2 g/L～45 g/L	10	—	—	擦拭、喷洒
对氯间二甲苯酚	1%～2%	10～15	2%～3%	15～30	擦拭、浸泡、喷洒
三氯羟基二苯醚	2.0%	15～30	—	—	擦拭、浸泡、喷洒

注：“—”表示不适用。

ICS 11.080
C 50

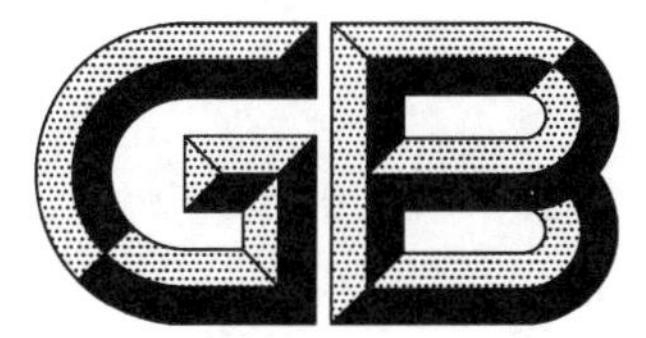

中华人民共和国国家标准

GB 27953—2020
代替 GB 27953—2011

疫源地消毒剂通用要求

General requirements on disinfectant for infectious focus

2020-04-09 发布　　2020-11-01 实施

国家市场监督管理总局
国家标准化管理委员会　发布

前　言

本标准的全部技术内容为强制性。

本标准按照GB/T 1.1—2009给出的规则起草。

本标准代替GB 27953—2011《疫源地消毒剂卫生要求》。本标准与GB 27953—2011相比，主要技术变化如下：

——增加了规范性引用文件(见第2章)；

——增加了“随时消毒”“终末消毒”等术语和定义(见第3章)；

——增加了原料要求(见第4章)；

——增加了杀灭病原微生物的范围(见7.1.1.1、7.1.1.3、7.1.1.4、7.1.1.5、7.1.1.6)；

——增加了经血传播传染病病原体和特殊传染病病原体污染物的消毒剂选择要求(见7.1.1.5、7.1.1.6)；

——将标签说明书要求和注意事项纳入第8章，修改了注意事项(见8.1、8.2)；

——删除了附录A，对其消毒剂量进行修改、增加对朊病毒污染物消毒处理方法后纳入正文(见7.2，2011年版的附录A)；

——删除了生活饮用水、果蔬、手和皮肤消毒的内容(见2011年版的5.2.3、5.2.4、5.2.6)。

本标准由中华人民共和国国家卫生健康委员会提出并归口。

本标准起草单位：河北省疾病预防控制中心、中国疾病预防控制中心环境与健康相关产品安全所、中国人民解放军疾病预防控制中心、江苏省卫生监督所、山东省疾病预防控制中心、上海市疾病预防控制中心、浙江省疾病预防控制中心。

本标准主要起草人：陈素良、韩艳淑、张流波、孙印旗、班海群、崔玉杰、孙克勤、王茜、张海霞、王金燕、姚楚水、李新武、顾健、崔树玉、朱仁义、胡国庆、孙惠惠。

本标准所代替标准的历次版本发布情况为：

——GB 27953—2011。

疫源地消毒剂通用要求

1 范围

本标准规定了用于传染病疫源地消毒的消毒剂原料要求、技术要求、检验方法、使用方法、标签和说明书。

本标准适用于对传染病疫源地消毒或对有传染病病原体污染场所环境消毒的消毒剂。

2 规范性引用文件

下列文件对于本文件的应用是必不可少的。凡是注日期的引用文件，仅注日期的版本适用于本文件。凡是不注日期的引用文件，其最新版本(包括所有的修改单)适用于本文件。

GB 19193 疫源地消毒总则

WS/T 367 医疗机构消毒技术规范

消毒技术规范(2002年版)[卫生部(卫法监发[2002]282号)]

消毒产品生产企业卫生规范(2009年版)[卫生部(卫监督发[2009]53号)]

3 术语和定义

下列术语和定义适用于本文件。

3.1

疫源地 infectious focus

现在存在或曾经存在传染源的场所或传染源可能播散病原体的范围。

3.2

疫源地消毒 disinfection for infectious focus

对疫源地内污染的环境和物品的消毒。

注：包括随时消毒和终末消毒。

3.3

随时消毒 concurrent disinfection

疫源地内有传染源存在时进行的消毒。

3.4

终末消毒 terminal disinfection

传染源离开疫源地后，对疫源地进行的一次彻底消毒。

3.5

疫源地消毒剂 disinfectant for infectious focus

疫源地消毒所使用的并能达到消毒要求的消毒剂。

4 原料要求

主要杀菌成分及辅料的原料应符合国家相关标准的规定，其中生产用水应符合《消毒产品生产企业卫生规范》(2009 年版)的要求。

5 技术要求

5.1 消毒剂的有效成分含量应在标识值±10%范围内,在产品有效期内有效成分含量下降率不得超过10%且不得低于企业标准的下限值,pH 值应在标识中心值±1.0 范围内。在使用范围中对金属腐蚀性和重金属含量有限制要求的消毒剂,应符合国家标准及相关规定。

5.2 消毒剂的实验室杀灭微生物效果应达到《消毒技术规范》(2002 年版)、国家标准及相关规定要求,并应满足杀灭传染病疫源地中目标微生物的要求。

5.3 现场随时消毒和终末消毒后,自然菌和目标微生物应符合 GB 19193 的评价要求。

5.4 消毒剂的毒理学安全性应符合《消毒技术规范》(2002 年版)、国家标准及相关规定。采取有效防护措施后,对使用者的健康不得产生危害。

6 检验方法

6.1 理化指标

按《消毒技术规范》(2002 年版)和/或相关标准规定的方法检测。

6.2 杀灭微生物效果

按《消毒技术规范》(2002 年版)和/或相关标准规定的方法检测。传染病目标微生物的检测方法参照相关标准或检测技术规范。

6.3 毒理学检验

按《消毒技术规范》(2002 年版)和/或相关标准规定的方法检测。

7 使用方法

7.1 常用消毒剂的选择

7.1.1 根据污染病原体的种类与抗力确定常用的消毒剂

7.1.1.1 朊病毒污染物:选择含氯消毒剂或氢氧化钠,配合压力蒸汽灭菌方法。

7.1.1.2 芽孢污染物(如炭疽杆菌芽孢、破伤风杆菌芽孢污染物等):选择含氯类、过氧化物类、含溴类和甲醛等消毒剂。

7.1.1.3 分枝杆菌(如结核分枝杆菌、麻风分枝杆菌)、亲水病毒(如脊髓灰质炎病毒、诺如病毒、腺病毒、轮状病毒、甲型肝炎病毒、戊型肝炎病毒及引起手足口病病原体)、支原体、衣原体、立克次体等病原体的污染物:选择含氯类、含溴类、过氧化物类、醛类和含碘类等消毒剂。

7.1.1.4 细菌繁殖体(如霍乱弧菌、痢疾杆菌、白喉棒状杆菌、伤寒沙门菌和副伤寒沙门菌、布鲁氏杆菌、淋病奈瑟菌等)、亲脂病毒(如流感病毒、麻疹病毒、汉坦病毒等)及螺旋体等病原体的污染物:选择含氯类、含溴类、过氧化物类、醛类、含碘类、醇类、胍类、季铵盐类等消毒剂。

7.1.1.5 一些易受到有机物影响且引发严重疾病的病原体(如乙型肝炎病毒、丙型肝炎病毒、丁型肝炎病毒、人类免疫缺陷病毒等)的污染物,宜选用高水平消毒剂,如含氯类、含溴类、过氧化物类等消毒剂。

7.1.1.6 特殊传染病病原体(如 SARS-冠状病毒、MERS-冠状病毒、埃博拉病毒、高致病性禽流感病毒、H7N9 禽流感病毒、鼠疫耶尔森菌和狂犬病病毒等病原体)的污染物,按照国家制定的相应指南进行。

7.1.1.7　未查明病原体的污染物，按照 7.1.1.2 确定适用的消毒剂。

7.1.2　根据病原体污染的消毒对象确定的常用消毒剂

7.1.2.1　常用的物体表面消毒剂：含氯类、含溴类和过氧化物类消毒剂等。

7.1.2.2　常用的空气消毒剂：过氧化物类消毒剂（如过氧乙酸、二氧化氯、过氧化氢、臭氧等）。

7.1.2.3　常用的污水消毒剂：含氯类、含溴类和过氧化物类消毒剂。

7.1.2.4　常用的餐饮具消毒剂：含氯类、含溴类和过氧化物类消毒剂。

7.1.2.5　常用的排泄物、分泌物及尸体消毒剂：含氯类和过氧化物类消毒剂。

7.1.3　根据环境保护要求确定的常用消毒剂

在确保消毒效果的情况下，推荐选择过氧化物类消毒剂（如过氧化氢、过氧乙酸、二氧化氯）、季铵盐类消毒剂等对环境影响较小的消毒产品。

7.2　常用消毒剂的使用方法

7.2.1　朊病毒所使用的消毒剂的消毒方法

按照 GB 19193 和 WS/T 367 规定的方法。

7.2.2　含氯消毒剂的使用方法

含氯消毒剂的使用方法见表 1。

表 1　含氯消毒剂的适用对象、剂量及使用方法

消毒对象	芽孢污染物		分枝杆菌及亲水病毒污染物		细菌繁殖体及亲脂病毒污染物	
	使用方法	剂量	使用方法	剂量	使用方法	剂量
环境表面	擦拭 浸泡 喷洒	10 000 mg/L～15 000 mg/L 有效氯，作用 2 h，用量 100 mL/m²～300 mL/m²	擦拭 浸泡 喷洒	1 000 mg/L～2 000 mg/L 有效氯，作用 1 h，用量 100 mL/m²～300 mL/m²	擦拭 浸泡 喷洒	500 mg/L～1 000 mg/L 有效氯，作用 1 h，用量 100 mL/m²～300 mL/m²
餐饮具	浸泡	5 000 mg/L～10 000 mg/L 有效氯作用 1 h	浸泡	1 000 mg/L～2 000 mg/L 有效氯作用 0.5 h	浸泡	250 mg/L～500 mg/L 有效氯作用 0.5 h
排泄物、分泌物	浸泡	稀薄排泄物、呕吐物：1 L 加漂白粉 50 g 或 20 000 mg/L 有效氯消毒剂溶液 2 L，搅匀放置 6 h。 成型粪便：50 000 mg/L 有效氯消毒剂溶液 2 份加于 1 份粪便中，混匀后，作用 6 h。 尿液：每 1 L 加入漂白粉 5 g 或次氯酸钙 1.5 g 或 10 000 mg/L 有效氯消毒剂溶液 100 mL 混匀放置 6 h	浸泡	稀薄的排泄物、呕吐物：1 L 加漂白粉 50 g 或 20 000 mg/L 有效氯含氯消毒剂溶液2 L，搅匀放置 2 h。 成型粪便：50 000 mg/L 有效氯含氯消毒剂溶液 2 份加于 1 份粪便中，混匀后，作用 2 h。 尿液：每 1 L 加入漂白粉 5 g 或次氯酸钙 1.5 g 或 10 000 mg/L 有效氯含氯消毒剂溶液 100 mL 混匀放置 2 h	浸泡	稀薄排泄物、呕吐物：2 L 加漂白粉 50 g 或 20 000 mg/L 有效氯含氯消毒剂溶液2 L，搅匀放置 2 h。 成型粪便：50 000 mg/L 有效氯消毒剂溶液 2 份加于 1 份粪便中，混匀后，作用 2 h。 尿液：每 2 L 加入漂白粉 5 g 或次氯酸钙 1.5 g 或 10 000 mg/L 有效氯消毒剂溶液 100 mL 混匀放置 2 h

表 1（续）

消毒对象	芽孢污染物		分枝杆菌及亲水病毒污染物		细菌繁殖体及亲脂病毒污染物	
	使用方法	剂量	使用方法	剂量	使用方法	剂量
尸体	铺垫喷洒	前处理：用有效氯 20 000 mg/L 含氯消毒液浸泡的纱布堵住开放口，用纱布包裹全身再用上述消毒液喷湿。尽快火化。 埋葬尸体的消毒处理：两侧及底部用消毒剂干粉喷洒厚达 3 cm～5 cm 漂白粉，棺外底部铺垫厚 3 cm～5 cm 漂白粉	铺垫喷洒	前处理：用有效氯 10 000 mg/L 含氯消毒液浸泡的纱布堵住开放口，用纱布包裹全身再用上述消毒液喷湿。尽快火化。 埋葬尸体的消毒处理：两侧及底部用消毒剂干粉喷洒厚达 3 cm～5 cm 漂白粉，棺外底部铺垫厚 3 cm～5 cm 漂白粉	铺垫喷洒	前处理：用有效氯 5 000 mg/L 含氯消毒液浸泡的纱布堵住开放口，用纱布包裹全身再用上述消毒液喷湿。尽快火化。 埋葬尸体的消毒处理：尸体两侧及底部用消毒剂干粉喷洒厚达 3 cm～5 cm 漂白粉，棺外底部铺垫厚 3 cm～5 cm 漂白粉
污水	投加	疫点污水：10 L 污水加入 50 000 mg/L 有效氯含氯消毒剂溶液 400 mL，或加漂白粉 80 g，作用 4 h～6 h，余氯不低于 100 mg/L。 疫区污水：有效氯 1 000 mg/L～1 500 mg/L，作用 4 h～6 h，余氯不低于 10 mg/L	投加	疫点污水：10 L 污水加入 50 000 mg/L 有效氯含氯消毒剂溶液 200 mL，或加漂白粉 40 g，作用 1 h～2 h，余氯不低于 10 mg/L。 疫区污水：有效氯 500 mg/L～1 000 mg/L，作用 1 h～2 h，余氯应大于 6.5 mg/L	投加	疫点污水：10 L 污水加入 20 000 mg/L 有效氯含氯消毒剂溶液 100 mL，或加漂白粉 8 g，作用 1 h，余氯为 4 mg/L～6 mg/L。 疫区污水：有效氯 80 mg/L～100 mg/L，作用 1 h～2 h，余氯应大于 6.5 mg/L
衣物	浸泡	有效氯 3 000 mg/L 的含氯消毒剂溶液作用 2 h	浸泡	有效氯 2 000 mg/L 的含氯消毒剂溶液作用 1 h～2 h	浸泡	有效氯 1 000 mg/L～2 000 mg/L 的含氯消毒剂溶液作用 1 h
病人剩余食物	浸泡	50 000 mg/L 有效氯的含氯消毒剂溶液或 20% 漂白粉乳剂浸泡消毒 6 h	浸泡	50 000 mg/L 有效氯含氯消毒剂溶液或 20% 漂白粉乳剂浸泡消毒 2 h	浸泡	有效氯 50 000 mg/L 的含氯消毒剂溶液或 20% 漂白粉乳剂浸泡消毒 2 h

7.2.3 过氧化物消毒剂的使用方法

过氧化物消毒剂的使用方法见表 2。

表 2 过氧化物消毒剂适用对象、剂量及使用方法

消毒对象	芽孢污染物		分枝杆菌及亲水病毒污染物		细菌繁殖体及亲脂病毒污染物	
	使用方法	剂量	使用方法	剂量	使用方法	剂量
环境表面	擦拭浸泡喷洒	10 000 mg/L 过氧乙酸作用 2 h，用量 100 mL/m^2～300 mL/m^2。或 60 000 mg/L 过氧化氢作用 2 h。或 2 000 mg/L 二氧化氯作用 2 h	擦拭浸泡喷洒	5 000 mg/L 过氧乙酸作用 1 h，用量 100 mL/m^2～300 mL/m^2。或 30 000 mg/L 过氧化氢作用 1 h。或 500 mg/L～1 000 mg/L 二氧化氯作用 1 h	擦拭浸泡喷洒	泥土地面墙面用 5 000 mg/L 过氧乙酸，非泥土地面用 2 000 mg/L 过氧乙酸喷洒，用量 100 mL/m^2～300 mL/m^2。擦拭、浸泡消毒作用 1 h。或 30 000 mg/L 过氧化氢作用 1 h。或 500 mg/L 二氧化氯作用 0.5 h

表 2（续）

消毒对象	芽孢污染物		分枝杆菌及亲水病毒污染物		细菌繁殖体及亲脂病毒污染物	
	使用方法	剂量	使用方法	剂量	使用方法	剂量
环境表面	气溶胶喷雾	20 000 mg/L 过氧乙酸作用 1 h～2 h,用量 8 mL/m^3	气溶胶喷雾	20 000 mg/L 过氧乙酸作用 1 h,用量 8 mL/m^3	气溶胶喷雾	20 000 mg/L 过氧乙酸作用 1 h,用量 8 mL/m^3
	熏蒸	150 000 mg/L 过氧乙酸加热蒸发,用量按 20 mL/m^3(3 g/m^3)计算,熏蒸作用 1 h～2 h	熏蒸	150 000 mg/L 过氧乙酸加热蒸发,用量按 7 mL/m^3(1 g/m^3)计算,熏蒸作用 1 h～2 h	熏蒸	150 000 mg/L 过氧乙酸加热蒸发,用量按 7 mL/m^3(1 g/m^3)计算,熏蒸作用 1 h～2 h
空气	熏蒸	150 000 mg/L 过氧乙酸加热蒸发,用量按 20 mL/m^3(3 g/m^3)计算,熏蒸作用 2 h	熏蒸	150 000 mg/L 过氧乙酸加热蒸发,用量按 7 mL/m^3(1 g/m^3)计算,熏蒸作用 1 h～2 h	熏蒸	150 000 mg/L 过氧乙酸加热蒸发,用量按 7 mL/m^3(1 g/m^3)计算,熏蒸作用 1 h
	气溶胶喷雾	5 000 mg/L 过氧乙酸作用 2 h,用量 20 mL/m^3。或 60 000 mg/L 过氧化氢作用 2 h,用量 20 mL/m^3	气溶胶喷雾	5 000 mg/L 过氧乙酸作用 1 h,用量 20 mL/m^3。或 30 000 mg/L 过氧化氢作用 2 h,用量 20 mL/m^3	气溶胶喷雾	5 000 mg/L 过氧乙酸作用 1 h,用量 20 mL/m^3。或 30 000 mg/L 过氧化氢作用 1 h,用量 20 mL/m^3
餐(饮)具	浸泡	5 000 mg/L 过氧乙酸作用 2 h。或 2 000 mg/L 二氧化氯作用 2 h	浸泡	5 000 mg/L 过氧乙酸作用 1 h。或 500 mg/L～1 000 mg/L 二氧化氯作用 1 h	浸泡	5 000 mg/L 过氧乙酸作用 0.5 h。或 500 mg/L 二氧化氯作用 0.5 h
排泄物分泌物	浸泡	20 000 mg/L 过氧乙酸,与被消毒物搅拌均匀,作用 6 h	浸泡	20 000 mg/L 过氧乙酸,与被消毒物搅拌均匀,作用 2 h	浸泡	20 000 mg/L 过氧乙酸,与被消毒物搅拌均匀,作用 1 h
尸体	喷洒浸泡	口、鼻、耳、肛门、阴道要用浸过 5 000 mg/L 过氧乙酸溶液的棉球堵塞,再用 5 000 mg/L 过氧乙酸溶液浸湿的布单严密包裹,尽快火化。如土葬,尸体周围和棺底处理参照含氯消毒剂	喷洒浸泡	口、鼻、耳、肛门、阴道要用浸过 5 000 mg/L 过氧乙酸溶液的棉球堵塞,再用 5 000 mg/L 过氧乙酸溶液浸湿的布单严密包裹,尽快火化。如土葬,尸体周围和棺底处理参照含氯消毒剂	喷洒浸泡	口、鼻、耳、肛门、阴道要用浸过 5 000 mg/L 过氧乙酸溶液的棉球堵塞,再用 5 000 mg/L 过氧乙酸溶液浸湿的布单严密包裹,尽快火化。如土葬,尸体周围和棺底处理参照含氯消毒剂
织物	浸泡	5 000 mg/L 过氧乙酸作用 2 h。或 5 000 mg/L 二氧化氯作用 2 h	浸泡	5 000 mg/L 过氧乙酸作用 1 h。或 2 000 mg/L 二氧化氯作用 1 h	浸泡	5 000 mg/L 过氧乙酸作用 0.5 h。或 500 mg/L 二氧化氯作用 0.5 h

7.2.4 含溴消毒剂的使用方法

含溴消毒剂的使用方法见表 3。

表 3 含溴消毒剂的适用对象、剂量及使用方法

消毒对象	芽孢污染物		分枝杆菌及亲水病毒污染物		细菌繁殖体及亲脂病毒污染物	
	使用方法	剂量	使用方法	剂量	使用方法	剂量
环境表面	擦拭 浸泡 喷洒	有效溴 5 000 mg/L～10 000 mg/L 的二溴海因溶液或有效卤素 5 000 mg/L～10 000 mg/L 的溴氯海因溶液作用 6 h	擦拭 浸泡 喷洒	有效溴 1 000 mg/L～2 000 mg/L 的二溴海因溶液或有效卤素 1 000 mg/L～2 000 mg/L 的溴氯海因溶液作用 1 h,用量 100 mL/m^2～300 mL/m^2	擦拭 浸泡 喷洒	有效溴 500 mg/L～1 000 mg/L 的二溴海因溶液或有效卤素 500 mg/L～1 000 mg/L 的溴氯海因溶液作用 1 h,用量 100 mL/m^2～300 mL/m^2
餐饮具	浸泡	有效溴 5 000 mg/L～10 000 mg/L 的二溴海因溶液或有效卤素 5 000 mg/L～10 000 mg/L 的溴氯海因溶液作用 6 h	浸泡	有效溴 1 000 mg/L～2 000 mg/L 的二溴海因溶液或有效卤素 1 000 mg/L～2 000 mg/L 的溴氯海因溶液作用 6 h	浸泡	有效溴 250 mg/L～500 mg/L 的二溴海因溶液或有效卤素 250 mg/L～500 mg/L 的溴氯海因溶液作用 0.5 h
污水	投加	疫点污水：10 L 污水加入 50 000 mg/L 有效溴的二溴海因溶液或 50 000 mg/L 有效卤素的溴氯海因溶液 400 mL 作用 4 h～6 h。 疫区污水：按有效溴 1 000 mg/L～2 000 mg/L 投加二溴海因,或按有效卤素 1 000 mg/L～2 000 mg/L 投加溴氯海因,作用 6 h	投加	疫点污水：10 L 污水加入 50 000 mg/L 有效溴的二溴海因溶液或 50 000 mg/L 有效卤素的溴氯海因溶液 200 mL 作用 1 h～2 h。 疫区污水：按有效溴 500 mg/L～1 000 mg/L 投加二溴海因,或按有效卤素 500 mg/L～1 000 mg/L 投加溴氯海因,作用 1 h～2 h	投加	疫点污水:10 L 污水加入 20 000 mg/L 有效溴的二溴海因溶液或 20 000 mg/L 有效卤素的溴氯海因溶液 100 mL 作用 1 h。 疫区污水:按有效溴 100 mg/L 投加二溴海因,或按有效卤素 500 mg/L～1 000 mg/L 投加溴氯海因,作用 1 h～2 h
织物	浸泡	有效溴 2 000 mg/L 的二溴海因溶液或有效卤素 2 000 mg/L 的溴氯海因溶液,作用 2 h	浸泡	有效溴 1 000 mg/L 的二溴海因溶液或有效卤素 1 000 mg/L 的溴氯海因溶液,作用 2 h	浸泡	有效溴 500 mg/L 的二溴海因溶液或有效卤素 500 mg/L 的溴氯海因溶液,作用 0.5 h

7.2.5 季铵盐类消毒剂的使用方法

季铵盐类消毒剂可用于细菌繁殖体污染的物体表面的消毒处理。

擦拭、浸泡、冲洗的使用剂量为 400 mg/L～1 200 mg/L,作用 5 min～20 min;喷雾的使用剂量为 1 000 mg/L～2 000 mg/L,作用时间为 10 min～20 min。

7.2.6 胍类消毒剂的使用方法

胍类消毒剂可用于细菌繁殖体污染的物体表面的消毒处理。

擦拭或浸泡消毒的使用剂量为 2 000 mg/L～45 000 mg/L,作用时间应大于或等于 10 min。

7.2.7 甲醛熏蒸的使用方法

7.2.7.1 概述

甲醛熏蒸消毒方法可用于被污染设施和大型设备的消毒处理。

7.2.7.2 加热熏蒸法

7.2.7.2.1 适用于细菌芽孢、分枝杆菌及亲水病毒污染物的熏蒸消毒处理：在温度≥18 ℃，相对湿度≥70%，密闭的条件下，用量为 25 mL/m^3～50 mL/m^3 的甲醛，加热熏蒸 12 h～24 h。

7.2.7.2.2 适用于繁殖体及亲脂病毒污染物的熏蒸消毒处理：在温度≥18 ℃，相对湿度≥70%的条件下，用量为 12.5 mL/m^3～25 mL/m^3 的甲醛，加热熏蒸 12 h～24 h。

7.2.7.3 化学熏蒸法

适用于细菌芽孢、分枝杆菌及亲水病毒污染物、繁殖体及亲脂病毒污染物的熏蒸消毒处理：在温度≥18 ℃，相对湿度≥70%，密闭的条件下，40 mL/m^3 的甲醛与 30 g/m^3 的高锰酸钾混合，熏蒸 12 h～24 h。

8 标签和说明书

8.1 标签和说明书要求

按消毒产品标签和说明书有关规范和标准的规定执行，并符合产品质量标准的有关规定。

8.2 注意事项

8.2.1 应认真阅读产品使用说明书，了解有效成分及含量、适用范围和使用方法、产品有效期和注意事项。

8.2.2 应采取措施防止消毒剂对使用者的损伤，如甲醛熏蒸消毒应做好呼吸道和皮肤防护，消毒后应充分开窗通风。进入疫源地消毒的人员应有相应级别的个人生物防护措施。对不明原因的传染病，应采取最高级别的防护措施。

8.2.3 应熟悉消毒剂消毒效果的影响因素，消毒剂量应充分考虑消毒现场的环境和消毒对象的物理化学因素，确保消毒剂的使用效果。如对朊病毒传染性材料、复用工具和其他材料，在消毒前应保持湿润。

8.2.4 消毒剂的选择应兼顾对环境污染较轻、对消毒对象损害较小、且能保证消毒效果三个因素。

8.2.5 应选择理化性质稳定的消毒剂作为储备用消毒剂，稳定性较差和稀释使用的消毒剂宜现用现配。

8.2.6 季铵盐类消毒剂、胍类消毒剂不得与肥皂或其他阴离子洗涤剂合用，也不得与含碘消毒剂或过氧化物类消毒剂(如过氧化氢)、高锰酸钾、磺胺粉等同用。

8.2.7 消毒剂的规格和包装宜便于现场消毒的应用。

8.2.8 对易燃、易爆、易挥发、易腐蚀的消毒剂应采取防燃、防爆、防挥发和防腐蚀措施。

ICS 11.080
C 50

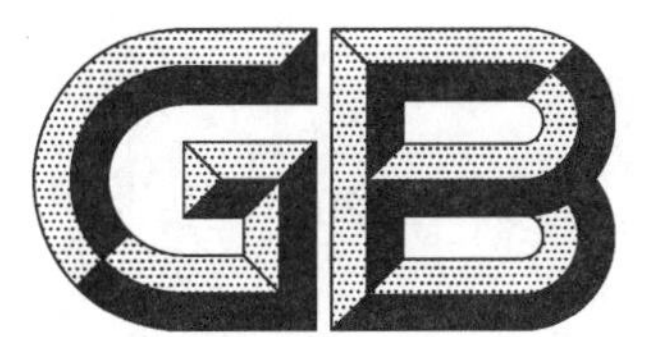

中华人民共和国国家标准

GB 27954—2020
代替 GB 27954—2011

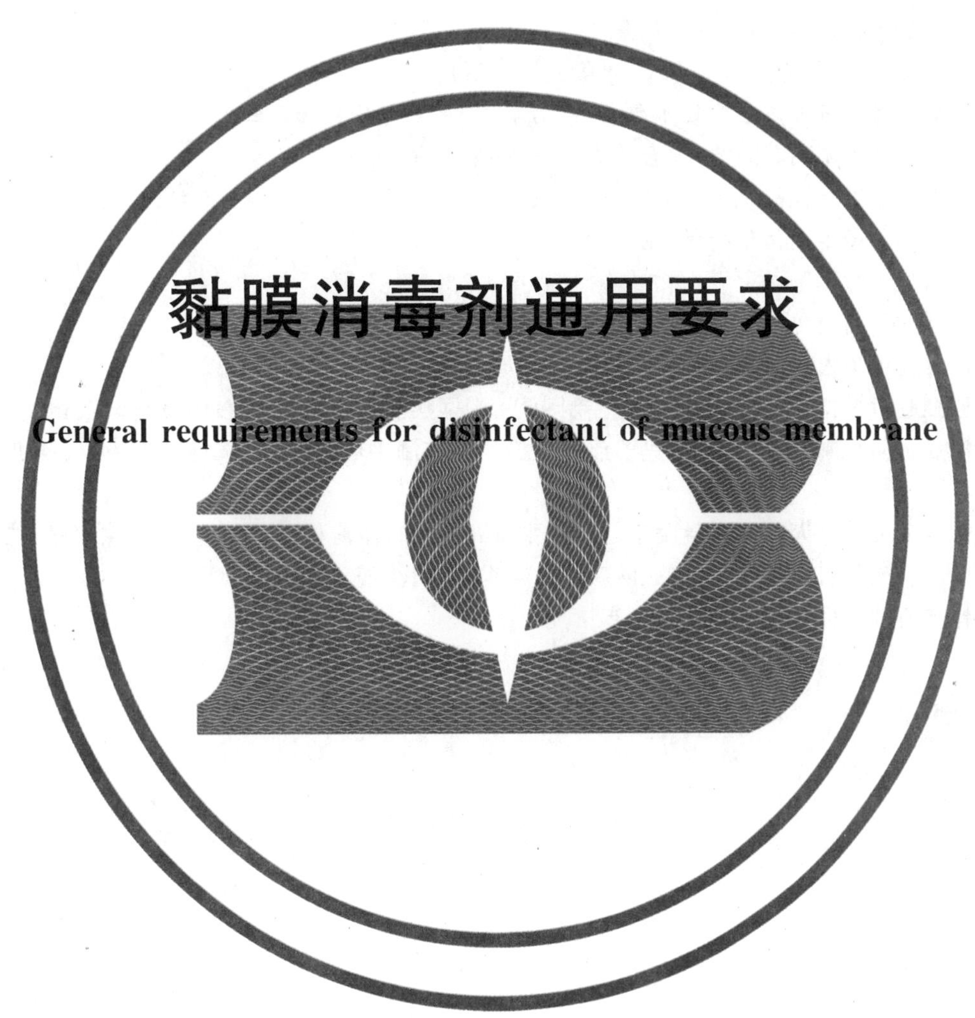

黏膜消毒剂通用要求

General requirements for disinfectant of mucous membrane

2020-04-09 发布　　2020-11-01 实施

国家市场监督管理总局
国家标准化管理委员会　发布

前 言

本标准的全部技术内容为强制性。

本标准按照 GB/T 1.1—2009 给出的规则起草。

本标准代替 GB 27954—2011《黏膜消毒剂通用要求》。本标准与 GB 27954—2011 相比，主要技术变化如下：

——增加了规范性引用文件(见第 2 章)；

——删除了术语和定义(见 2011 年版的第 3 章)；

——将产品质量要求改为技术要求(见第 4 章，2011 年版的 4.2)；

——标签和说明书、注意事项合并为标识(见第 7 章)；

——删除了安全性指标中的亚急性经口毒性试验(见 2011 年版的 4.2.4)；

——增加了微生物污染指标(见 4.4)；

——增加了载体法杀灭微生物试验指标(见 4.2)；

——增加了附录 A(见附录 A)。

本标准由中华人民共和国国家卫生健康委员会提出并归口。

本标准起草单位：江苏省疾病预防控制中心、中国疾病预防控制中心环境与健康相关产品安全所、山东省疾病预防控制中心、中国人民解放军疾病预防控制中心、山东省精神卫生中心、深圳市疾病预防控制中心。

本标准主要起草人：徐燕、吴晓松、王嵬、张流波、吴岗、戴彦榛、罗亚、沈开成、朱汉泉、谈智、王晓蕾、陈越英、魏秋华、孙启华、孙巍、张伟、陈新、汪洋、崔树玉、沈瑾、朱子犁、孙惠惠。

本标准所代替标准的历次版本发布情况为：

——GB 27954—2011。

黏膜消毒剂通用要求

1 范围

本标准规定了黏膜消毒剂的原料要求、技术要求、检验方法、使用方法和标识。

本标准适用于医疗卫生机构用于黏膜消毒的消毒剂。

2 规范性引用文件

下列文件对于本文件的应用是必不可少的。凡是注日期的引用文件，仅注日期的版本适用于本文件。凡是不注日期的引用文件，其最新版本(包括所有的修改单)适用于本文件。

GB/T 26367 胍类消毒剂卫生标准

GB/T 26368 含碘消毒剂卫生标准

GB/T 26369 季铵盐类消毒剂卫生标准

GB/T 27947 酚类消毒剂卫生要求

GB 27951 皮肤消毒剂卫生要求

WS 628 消毒产品卫生安全评价技术要求

中华人民共和国药典

消毒技术规范(2002年版)[卫生部(卫法监发〔2002〕282号)]

消毒产品生产企业卫生规范(2009年版)[卫生部(卫监督发〔2009〕53号)]

卫生部关于发布皮肤粘膜消毒剂中部分成分限量值规定的通知[卫生部(卫法监发〔2003〕214号)]

化妆品安全技术规范(2015年版)(国家食品药品监督管理总局)

3 原料要求

3.1 主要杀菌成分

用于黏膜消毒的含碘类消毒剂应符合GB/T 26368的要求；胍类消毒剂应符合GB/T 26367的要求；季铵盐类消毒剂应符合GB/T 26369的要求；酚类消毒剂应符合GB/T 27947的要求。

其他用于黏膜的消毒剂应符合《卫生部关于发布皮肤粘膜消毒剂中部分成分限量值规定的通知》与国家其他相关标准及规定。

3.2 禁用物质

各种处方药如抗生素、抗真菌药物、抗病毒药、激素及其同名原料等和卫生行政部门规定的禁用物质。

3.3 生产用水

应符合《中华人民共和国药典》中纯化水的要求。

3.4 其他非消毒因子成分或辅料

应符合《消毒产品生产企业卫生规范》(2009年版)与国家其他有关标准及规定。

3.5 铅、汞、砷限量

铅≤10 mg/kg、汞≤1 mg/kg、砷≤2 mg/kg。

4 技术要求

4.1 理化指标

消毒剂的有效成分含量、稳定性、pH 值等理化指标应符合产品质量标准，有效期 12 个月以上。

4.2 杀灭微生物指标

杀灭微生物检验项目应符合 WS 628 的要求，按产品说明书最低使用浓度、最短作用时间条件下，杀灭微生物指标应符合表 1 的要求。

表 1 杀灭微生物指标

项　目	指　标		
	作用时间 min	悬液法杀灭对数值	载体法杀灭对数值
金黄色葡萄球菌 (ATCC6538)	≤5.0	≥5.00	≥3.00
铜绿假单胞菌 (ATCC15442)	≤5.0	≥5.00	≥3.00
白色念珠菌 (ATCC10231)	≤5.0	≥4.00	≥3.00
自然菌(现场试验)	≤5.0	≥1.00	
注：现场试验为黏膜现场试验(可用皮肤代替)。			

4.3 安全性指标

安全性检验项目应符合 WS 628 的要求，安全性指标应符合表 2 的要求。

表 2 安全性指标

项　目	判定指标
急性经口毒性试验	实际无毒或低毒
一项致突变试验	无致突变性
一次眼刺激试验(偶尔用)	无刺激或轻刺激性
多次眼刺激试验(反复用)	无刺激或轻刺激性
一次阴道黏膜刺激试验(偶尔用)	无刺激或极轻刺激性
多次阴道黏膜刺激试验(反复用)	无刺激或极轻刺激性
注：偶尔用指偶尔使用或间隔数日使用；反复用指每日使用或连续数日使用。	

4.4 微生物污染指标

4.4.1 黏膜消毒剂应无菌，其生产过程应有灭菌程序。

4.4.2 使用中黏膜消毒剂细菌菌落总数应小于或等于 10 CFU/mL，霉菌和酵母菌应小于或等于 10 CFU/mL，常规检测时不得检出溶血性链球菌、金黄色葡萄球菌、铜绿假单胞菌；使用中怀疑受到致病微生物污染时，应做相应目标微生物检测，且不得检出。

5 检验方法

5.1 有效成分含量

按杀菌有效成分相应的标准方法进行测定。

5.2 稳定性

按《消毒技术规范》(2002 年版)有关规定进行测定。

5.3 pH 值

按《消毒技术规范》(2002 年版)有关规定进行测定。

5.4 铅、汞、砷限量测定

按《化妆品安全技术规范》(2015 年版)方法进行测定。

5.5 杀灭微生物试验

按《消毒技术规范》(2002 年版)有关规定进行测定。

5.6 安全性试验

按《消毒技术规范》(2002 年版)有关规定进行测定。

5.7 微生物污染试验

按 GB 27951 规定的方法进行测定。

6 使用方法

适用于黏膜擦拭、冲洗消毒，常用消毒剂黏膜消毒方法参见附录 A。

7 标识

7.1 按消毒产品标签说明书有关规范和标准的规定执行。

7.2 外用消毒剂，不得口服，置于儿童不易触及处。

7.3 避免与拮抗药物同用。

7.4 过敏者慎用。

7.5 不得作为黏膜治疗药物使用，仅限医疗卫生机构诊疗用。

7.6 不得用于脐带黏膜消毒。

7.7 阴道黏膜消毒剂不得用于性生活中性病的预防。

7.8 避光、密封、防潮，置于阴凉、干燥处保存。

7.9 碘伏应用液中有效成分含量为500 mg/L～1 000 mg/L；葡萄糖酸氯己定、醋酸氯己定或盐酸氯己定应用液中有效成分总量≤5 000 mg/L；聚六亚甲基单胍或聚六亚甲基双胍应用液中有效成分含量≤3 000 mg/L；苯扎溴铵或苯扎氯铵消毒剂应用液中有效成分总量≤2 000 mg/L；三氯羟基二苯醚消毒剂应用液中有效成分总量≤3 500 mg/L。

附　录　A
（资料性附录）
常用消毒剂黏膜消毒方法

常用消毒剂黏膜消毒方法见表 A.1。

表 A.1　常用消毒剂黏膜消毒方法

种类	适用范围	使用方法	应用液浓度 mg/L	时间 min
碘伏	阴道黏膜消毒、外生殖器消毒	棉拭子擦拭、灌洗法	500～1 000	≤5
葡萄糖酸氯己定、醋酸氯己定、盐酸氯己定	口腔黏膜消毒、阴道黏膜消毒、外生殖器消毒	棉拭子擦拭、灌洗法、冲洗法	≤5 000	≤5
聚六亚甲基单胍、聚六亚甲基双胍	口腔黏膜消毒、阴道黏膜消毒、外生殖器消毒	棉拭子擦拭、灌洗法、冲洗法	≤3 000	≤5
苯扎溴铵、苯扎氯铵	阴道黏膜消毒、外生殖器消毒	棉拭子擦拭、灌洗法、冲洗法	≤2 000	≤5
三氯羟基二苯醚	阴道黏膜消毒、外生殖器消毒	棉拭子擦拭、灌洗法、冲洗法	≤3 500	≤5

ICS 11.080
C 50

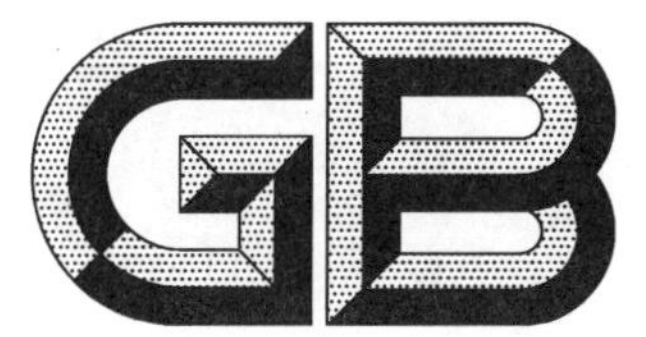

中华人民共和国国家标准

GB 28235—2020
代替 GB 28235—2011

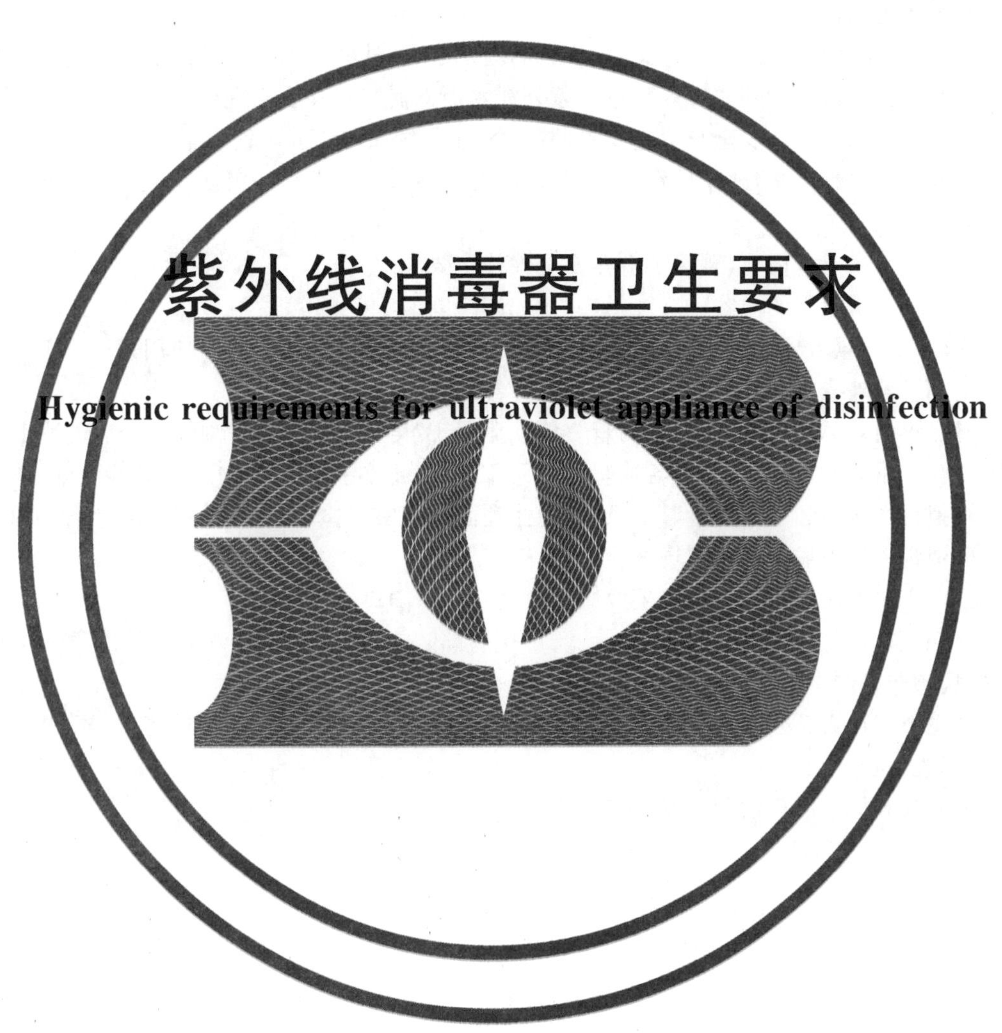

紫外线消毒器卫生要求

Hygienic requirements for ultraviolet appliance of disinfection

2020-04-09 发布　　2020-11-01 实施

国家市场监督管理总局
国家标准化管理委员会　发布

前　　言

本标准的全部技术内容为强制性。

本标准按照 GB/T 1.1—2009 给出的规则起草。

本标准代替 GB 28235—2011《紫外线空气消毒器安全与卫生标准》，与 GB 28235—2011 相比，主要技术变化如下：

——修改了范围；

——修改了“紫外线杀菌灯”的定义及其名称，增加了“紫外线消毒”“紫外线消毒器”“上层平射紫外线空气消毒器”“紫外线有效剂量”“紫外线水消毒器”“紫外线物表消毒器”的定义；

——删除了不属于产品安全与卫生要求的“规格与分类”和“名称与型号”内容；

——修改了原材料要求，独立成章，并将与产品有效性和安全性指标密切相关的原材料要求改为强制性条款；

——修改了技术要求内容，删除了电器安全性技术要求；

——修改了应用范围的内容；

——修改了“注意事项”的内容，并与“标签和使用说明书”合并为“铭牌和使用说明书”一章；

——增加了紫外线水消毒器、紫外线物表消毒器的相关要求；

——增加了附录 A“紫外线强度的测量方法”、附录 B“寿命试验方法”、附录 C“空气消毒模拟现场试验”、附录 D“空气消毒现场试验”、附录 E“水消毒实验室微生物杀灭试验”、附录 F“水消毒模拟现场试验和现场试验”、附录 G“物体表面消毒实验室微生物杀灭试验”和附录 H“物体表面消毒模拟现场试验和现场试验”。

本标准由中华人民共和国国家卫生健康委员会提出并归口。

本标准起草单位：江苏省卫生监督所、武汉市疾病预防控制中心、山东省卫生健康委员会执法监察局、中国疾病预防控制中心环境与健康相关产品安全所。

本标准主要起草人：顾健、梁建生、承叶奇、袁青春、时玉昌、邱杏芬、李炎、王俭、周耀庆、何志明、乔维汉、宋恒志、黄晔晖。

本标准所代替标准的历次版本发布情况为：

——GB 28235—2011。

紫外线消毒器卫生要求

1 范围

本标准规定了紫外线消毒器的原材料要求、技术要求、应用范围、使用方法、检验方法、标志与包装、运输与贮存、铭牌和使用说明书。

本标准适用于以C波段紫外线(波长范围为200 nm～280 nm)为杀菌因子的紫外线消毒器。

2 规范性引用文件

下列文件对于本文件的应用是必不可少的。凡是注日期的引用文件,仅注日期的版本适用于本文件。凡是不注日期的引用文件,其最新版本(包括所有的修改单)适用于本文件。

GB/T 191 包装储运图示标志

GB 5749 生活饮用水卫生标准

GB/T 5750.2 生活饮用水标准检验方法 水样的采集和保存

GB/T 5750.12 生活饮用水标准检验方法 微生物指标

GB/T 10682 双端荧光灯 性能要求

GB/T 14294—2008 组合式空调机组

GB/T 15144 管形荧光灯用交流电子镇流器 性能要求

GB 15982 医院消毒卫生标准

GB/T 17219 生活饮用水输配水设备及防护材料的安全性评价标准

GB/T 17262 单端荧光灯 性能要求

GB 17625.1 电磁兼容 限值 谐波电流发射限值(设备每相输入电流≤16 A)

GB/T 17743 电气照明和类似设备的无线电骚扰特性的限值和测量方法

GB 17988 食具消毒柜安全和卫生要求

GB/T 18202 室内空气中臭氧卫生标准

GB/T 18204.9 游泳池水微生物检验方法 细菌总数测定

GB/T 18204.10 游泳池水微生物检验方法 大肠菌群测定

GB 18466 医疗机构水污染物排放标准

GB/T 19258 紫外线杀菌灯

GB 19510.1 灯的控制装置 第1部分:一般要求和安全要求

GB/T 19837 城镇给排水紫外线消毒设备

GB 37488 公共场所卫生指标及限值要求

GBZ/T 189.8 工作场所物理因素测量 第8部分:噪声

3 术语和定义

下列术语和定义适用于本文件。

3.1

紫外线灯 ultraviolet lamp

直接利用紫外线达到消毒目的的特种电光源。

3.2

紫外线消毒 ultraviolet disinfection

利用病原微生物吸收波长在200 nm～280 nm之间的紫外线能量后，其遗传物质发生突变导致细胞不再分裂繁殖，达到杀灭病原微生物目的的消毒方式。

3.3

紫外线消毒器 ultraviolet appliance of disinfection

以紫外线灯为光源，利用灯管辐射的紫外线为杀菌因子，对传播媒介上的病原微生物进行消毒的器械。

3.4

紫外线空气消毒器 ultraviolet appliance for air disinfection

利用紫外线灯、过滤网、风机和镇流器组合成的达到空气消毒目的的一种紫外线消毒器。

注：其过滤网和风机不具有杀菌因子的作用。

3.5

上层平射紫外线空气消毒器 upper flat shot ultraviolet appliance for air disinfection

安装于室内墙壁上端或顶端，离地≥2.1 m，紫外线平行于地面射出，达到空气消毒目的的紫外线空气消毒器。

3.6

紫外线水消毒器 ultraviolet appliance for water disinfection

利用紫外线灯、石英套管、镇流器等密闭在容器中的部件组成，达到水消毒目的的一种紫外线消毒器。

3.7

紫外线物表消毒器 ultraviolet appliance for surface disinfection

利用紫外线灯、电源适配器等部件，达到物体表面消毒目的的一种消毒器械。

3.8

紫外线强度 ultraviolet intensity

单位时间内与紫外线传播方向垂直的单位面积上接收到的紫外线能量。

注：常用单位为微瓦每平方厘米（$\mu W/cm^2$）或者瓦每平方米（W/m^2）。

3.9

紫外线有效剂量 ultraviolet effective dose

在一定运行时间内，紫外线消毒器所能实现的微生物杀灭紫外线剂量。

注：也称为紫外线消毒器的生物验证剂量。

3.10

消毒周期 disinfection cycle

紫外线消毒器实施一次消毒操作处理达到消毒要求的全过程。

3.11

消毒时间 disinfection time

紫外线消毒器在本标准规定的工作条件下，进行消毒处理的时间。

3.12

（紫外线灯）有效寿命 effective lifetime of ultraviolet lamp

新紫外线灯的紫外线强度值降低到本标准规定的70％时的累计点燃时间。

3.13

循环风量　cyclic wind volume

在标准空气状态下每小时通过紫外线空气消毒器内循环的空气体积流量。

注：单位为立方米每小时(m^3/h)。

4　原材料要求

4.1　紫外线空气消毒器

4.1.1　紫外线灯

4.1.1.1　原材料

紫外线灯应采用石英玻璃或紫外线透过率不低于石英玻璃的原材料。

4.1.1.2　紫外线强度

双端和单端紫外线灯的初始紫外线强度分别应不低于表1、表2中规定值的93%，其他紫外线灯强度应符合相关标准要求。

表1　双端紫外线灯的初始紫外线强度规定值

标称功率/W	4	6	8	13	15	18	30	36	60	75	100	150	250	320	400	550	750	1 000
紫外线强度/($\mu W/cm^2$)	9	15	22	35	50	62	100	135	190	250	305	400	650	720	900	1 150	1 300	1 730

表2　单端紫外线灯的初始紫外线强度规定值

标称功率/W	5	7	9	11	18	24	36	55	75	95	150
紫外线强度/($\mu W/cm^2$)	9	16	22	33	51	65	110	150	170	304	400

4.1.1.3　启动性能

4.1.1.3.1　应有良好的启动性能。

4.1.1.3.2　宜采用电子镇流器，并应符合GB/T 15144或GB 19510.1等相关标准要求。

4.1.1.4　其他技术性能

应符合GB/T 19258和其他相关标准的要求。

4.1.2　其他原材料要求

4.1.2.1　过滤网滤材应具有阻挡紫外线泄漏的功能。采用纤维滤材的过滤网，不应有粉尘脱落。

4.1.2.2　紫外线空气消毒器零部件及壳体宜采用阻燃、抗紫外线辐射、耐腐蚀的材料(柜机侧后板采用钣金件的除外)，不宜采用风速调节器。

4.1.2.3　移动式紫外线空气消毒器万向轮宜采用静音万向轮。

4.1.2.4　上层平射紫外线空气消毒器应设置人体感应保护装置。

4.2 紫外线水消毒器

4.2.1 紫外线灯

4.2.1.1 原材料

应符合 4.1.1.1 的要求。

4.2.1.2 紫外线强度

应符合 4.1.1.2 的要求。

4.2.1.3 启动性能

应符合 4.1.1.3 的要求。

4.2.1.4 其他技术性能

应符合 GB/T 19258 和其他相关标准的要求。

4.2.2 其他原材料要求

4.2.2.1 紫外线水消毒器与水接触的其他材料应符合 GB/T 17219 的要求，其中石英套管每毫米石英厚度的紫外线透射率应不小于 90%。

4.2.2.2 紫外线强度计(若有)应有检定合格证明。

4.3 紫外线物表消毒器

4.3.1 紫外线灯

4.3.1.1 原材料

应符合 4.1.1.1 的要求。

4.3.1.2 紫外线强度

应符合 4.1.1.2 的要求。

4.3.1.3 启动性能

应符合 4.1.1.3 的要求。

4.3.1.4 其他技术性能

应符合 GB/T 19258 和其他相关标准的要求。

4.3.2 其他原材料要求

4.3.2.1 紫外线物表消毒器宜密闭性能完好，并应安装有制动锁开关的门。

4.3.2.2 紫外线物表消毒器体内胆宜耐热，表面平整、光洁。

4.3.2.3 紫外线物表消毒器体内四角宜为弧形结构，有条件的宜采用反光性能较好的材料。

5 技术要求

5.1 紫外线空气消毒器

5.1.1 基本工作条件

紫外线空气消毒器在以下环境中正常工作：

a) 使用电源电压：220 V±22 V，电源频率：50 Hz±1 Hz；

b) 环境温度：5 ℃～40 ℃；

c) 相对湿度：≤80%。

5.1.2 主要元器件紫外线灯

5.1.2.1 紫外线强度

应符合 4.1.1.2 的要求。

5.1.2.2 紫外线强度波动范围

在开机 5 min 后，正常工作状态下紫外线强度变化应达到稳定，波动范围不大于均值的 5%。

5.1.2.3 有效寿命

主要元器件紫外线灯的有效寿命应≥1 000 h。

5.1.3 工作噪声

整机运行时应平稳可靠、无振动，噪声限值应≤55 dB(A 计权)。

5.1.4 循环风量

整机初始循环风量应不小于适用体积的 8 倍。

5.1.5 消毒效果

5.1.5.1 模拟现场试验

在实验室温度为 20 ℃～25 ℃、相对湿度为 50%～70%的条件下，开机作用至产品使用说明书规定的时间(最长消毒时间不应超过 2 h)，对空气中污染的白色葡萄球菌(8032)的杀灭率应≥99.9%。

5.1.5.2 现场试验

在现场自然条件下按照产品使用说明书规定的条件，开机作用至产品使用说明书规定的时间(最长消毒时间不应超过 2 h)，对空气中自然菌的消亡率应≥90.0%。用于医疗机构环境空气消毒的，消毒后空气中菌落总数还应符合 GB 15982 的卫生标准值；用于其他场所消毒的，消毒后空气中菌落总数还应符合相关标准的要求。

5.1.6 泄漏量

5.1.6.1 紫外线泄漏量

上层平射紫外线空气消毒器在 2.1 m 以下安全区域内紫外线泄漏量应≤5 $\mu W/cm^2$。其他紫外线空气消毒器距消毒器周边 30 cm 处，紫外线泄漏量应≤5 $\mu W/cm^2$。

5.1.6.2 臭氧泄漏量

紫外线空气消毒器工作时，在有人条件下，室内空气环境中的 1 h 平均容许臭氧浓度为0.1 mg/m^3。

5.2 紫外线水消毒器

5.2.1 基本工作条件

紫外线水消毒器在以下环境中正常工作：

使用电源电压：220 V±22 V，电源频率：50 Hz±1 Hz；环境温度：5 ℃～40 ℃。

5.2.2 主要元器件紫外线灯

5.2.2.1 紫外线强度

应符合 4.1.1.2 的要求。

5.2.2.2 紫外线强度波动范围

应符合 5.1.2.2 的要求。

5.2.2.3 有效寿命

应符合 5.1.2.3 的要求。

5.2.3 紫外线有效剂量

应符合 GB/T 19837 的规定。

5.2.4 消毒效果

5.2.4.1 实验室微生物杀灭试验

在实验室温度为 20 ℃～25 ℃的条件下，按产品使用说明书规定的消毒最低有效剂量等参数和程序进行消毒处理，应使大肠杆菌(8099)下降至 0 CFU/100 mL。

5.2.4.2 模拟现场试验

在试验现场自然条件下，按产品使用说明书规定的消毒最低有效剂量等参数和程序进行消毒处理，应使大肠杆菌(8099)下降至 0 CFU/100 mL。

5.2.4.3 现场试验

在现场自然条件下，按照产品使用说明书规定的消毒最低有效剂量等参数和程序进行消毒处理。用于医疗机构污水消毒的，消毒后水中粪大肠菌群数应符合 GB 18466 的标准值；用于生活饮用水消毒的，消毒后水中微生物指标应符合 GB 5749 的标准值；用于游泳池水消毒的，消毒后水中微生物指标应符合 GB 37488 的标准值；用于再生水消毒的，消毒后水中微生物指标应符合城市污水再生利用相关标准的标准值;用于其他水质消毒的,消毒后的微生物指标应符合相关标准的规定。

5.3 紫外线物表消毒器

5.3.1 基本工作条件

应符合 5.1.1 的要求。

5.3.2 主要元器件紫外线灯

5.3.2.1 紫外线强度

应符合 4.3.1.2 的要求。

5.3.2.2 紫外线强度波动范围

应符合 5.1.2.2 的要求。

5.3.2.3 有效寿命

应符合 5.1.2.3 的要求。

5.3.3 工作噪声

应符合 5.1.3 的要求。

5.3.4 消毒效果

5.3.4.1 实验室微生物杀灭试验

在实验室温度为 20 ℃～25 ℃,开机作用至产品使用说明书规定的时间,对指标微生物的杀灭对数值应符合表 3 的规定。

表 3 对指标微生物的杀灭效果

消毒对象	指标微生物	试验方法	杀灭对数值
医疗器械和用品表面消毒	枯草杆菌黑色变种芽孢(ATCC 9372) 龟分枝杆菌脓肿亚种(ATCC 19977 或 CMCC 93326) 金黄色葡萄球菌(ATCC 6538)	载体法	≥3.00
其他物体表面消毒	金黄色葡萄球菌(ATCC 6538) 大肠杆菌(8099)	载体法	≥3.00
注:按使用说明书要求选择相应指标微生物。			

5.3.4.2 模拟现场试验或现场试验

在现场自然条件下,按照产品使用说明书规定的条件进行模拟现场试验或现场试验,开机作用至产品使用说明书规定的时间。经模拟现场试验对被试物体表面上污染的指标微生物的杀灭对数值应≥3.00;经现场试验被试物体表面上自然菌的杀灭对数值应≥1.00。用于医疗机构物体表面消毒的,消毒后物体表面菌落总数还应符合 GB 15982 的卫生标准值;用于其他物体表面消毒的,消毒后物体表面上菌落总数还应符合相关标准的规定。

5.3.5 泄漏量

5.3.5.1 紫外线泄漏量

距消毒器周边 30 cm 处，紫外线泄漏量应≤5 $\mu W/cm^2$。

5.3.5.2 臭氧泄漏量

应符合 5.1.6.2 的要求。

6 应用范围

6.1 紫外线空气消毒器

适用于医疗卫生机构、病原微生物实验室、有卫生要求的生产车间、公共场所、学校、托幼机构等场所，在有人条件下的室内动态空气消毒，也可在无人条件下使用。

6.2 紫外线水消毒器

适用于各种水体的消毒。

6.3 紫外线物表消毒器

适用于医疗器械和用品、餐(饮)具以及其他物体表面的消毒。

7 使用方法

7.1 紫外线空气消毒器

7.1.1 根据待消毒处理空间的体积大小和产品使用说明书中适用体积要求，选择适用的紫外线空气消毒器机型。
7.1.2 按照使用说明书要求安装紫外线空气消毒器。
7.1.3 进行空气消毒时，应关闭门窗，接通电源，指示灯亮，按动开关或遥控器，设定消毒时间，消毒器开始工作。按设定程序经过一个消毒周期，完成消毒处理。动态空气消毒器运行方式采用自动间断运行。

7.2 紫外线水消毒器

7.2.1 根据待消毒处理水的水质、水量、水温选择相应规格的紫外线水消毒器机型。
7.2.2 按照使用说明书要求安装紫外线水消毒器。
7.2.3 进行水消毒时，应接通电源，指示灯亮，按动开关或遥控器，消毒器开始工作，完成消毒处理。

7.3 紫外线物表消毒器

7.3.1 根据待消毒物体表面积大小和产品使用说明书的要求，选择适用的紫外线物体表面消毒器机型。
7.3.2 进行消毒时，应接通电源，指示灯亮，按动开关或遥控器，设定消毒时间，按照产品使用说明书要求使其被消毒物品的表面均暴露于紫外线照射下。使用紫外线消毒箱时应适量放置被消毒的物品，不应放置过满、过挤，并关闭好设有制动锁开关的门，消毒器开始工作。按设定程序经过一个消毒周期，完成消毒处理。

8 检验方法

8.1 紫外线空气消毒器

8.1.1 主要元器件

8.1.1.1 紫外线强度

按附录 A 的方法测定。

8.1.1.2 紫外线强度波动范围

设 5 个时间检测点，应包括开灯 5 min 和有效消毒时间，分别测定紫外线强度，计算均值及其波动范围。

8.1.1.3 有效寿命

按附录 B 规定的方法测定。

8.1.2 工作噪声

按 GBZ/T 189.8 规定的方法测定。

8.1.3 循环风量

按 GB/T 14294—2008 中 B.2.1 规定的方法测定。

8.1.4 消毒效果

8.1.4.1 模拟现场试验

按附录 C 规定的方法测定。

8.1.4.2 现场试验

按附录 D 规定的方法测定。

8.1.5 泄漏量

8.1.5.1 紫外线泄漏量

开启紫外线消毒器 5 min，待稳定后，按 5.1.6.1 规定距离，用紫外线强度计检测紫外线强度。

8.1.5.2 臭氧泄漏量

按 GB/T 18202 规定的方法测定。

8.2 紫外线水消毒器

8.2.1 主要元器件

8.2.1.1 紫外线强度

按附录 A 的方法测定。

8.2.1.2 紫外线强度波动范围

按 8.1.1.2 的方法测定。

8.2.1.3 有效寿命

按附录 B 规定的方法测定。

8.2.2 紫外线有效剂量

按 GB/T 19837 规定的方法检测。

8.2.3 消毒效果

8.2.3.1 实验室微生物杀灭试验

按附录 E 规定的方法测定。

8.2.3.2 模拟现场试验或现场试验

按附录 F 规定的方法测定。

8.2.4 泄露量

8.2.4.1 紫外线泄漏量

按 8.1.5.1 的方法测定。

8.2.4.2 臭氧泄漏量

按 GB/T 18202 规定的方法测定。

8.3 紫外线物表消毒器

8.3.1 主要元器件

8.3.1.1 紫外线强度

按附录 A 的方法测定。

8.3.1.2 紫外线强度波动范围

按 8.1.1.2 的方法测定。

8.3.1.3 有效寿命

按附录 B 规定的方法测定。

8.3.2 工作噪声

按 GBZ/T 189.8 规定的方法测定。

8.3.3 消毒效果

8.3.3.1 实验室微生物杀灭试验

按附录 G 规定的方法测定。

8.3.3.2 模拟现场试验或现场试验

按附录 H 规定的方法测定。

8.3.4 泄漏量

8.3.4.1 紫外线泄漏量

按 8.1.5.1 的方法测定。

8.3.4.2 臭氧泄漏量

按 GB/T 18202 规定的方法测定。

9 标志与包装

9.1 包装标识应符合消毒产品标签说明书有关规范和标准的要求。
9.2 包装图示标志应符合 GB/T 191 的要求。

10 运输和贮存

10.1 运输

可用一般交通工具运输，运输过程中应有防雨、防震措施。

10.2 贮存

应贮存在无腐蚀物体、干燥、通风的室内。

11 铭牌和使用说明书

11.1 总则

应符合消毒产品标签说明书有关规范和标准的要求。

11.2 注意事项

11.2.1 应按产品使用说明书安装、使用，定期维护、保养，保养及维修时拔下电源插头。
11.2.2 紫外线消毒器视使用时间测定紫外线强度，紫外线灯累积使用时间超过有效寿命时，应及时更换灯管。
11.2.3 紫外线消毒器应由专业人员维修。在紫外线下消毒操作时戴防护镜，必要时穿防护衣，避免直接照射人体皮肤、黏膜和眼睛。
11.2.4 严禁在存有易燃、易爆物质的场所使用。
11.2.5 使用紫外线空气消毒器时，不应堵塞紫外线空气消毒器的进风口、出风口；应根据使用环境清洁情况定期清洁过滤网和紫外线灯表面，保持清洁。动态空气消毒期间不应随意关机。
11.2.6 使用紫外线空气消毒器时，保持待消毒空间内环境清洁、干燥，关闭门窗，避免与室外空气流通；不宜使用风速调节器。
11.2.7 紫外线水消毒器的石英套管或灯管破碎时，应及时切断紫外线水消毒器电源、水源，并由专人维修。

11.2.8 紫外线物表消毒器内不可进水，用湿布清洁时，需切断电源，用风扇吹干或晒干。消毒器工作时，不宜打开门，避免紫外线泄漏对人体造成伤害。如需中途打开需关闭电源。被消毒的器具或物品应清洁，不滴水。不宜用于多孔物体表面的消毒。

附 录 A
（规范性附录）
紫外线强度的测量方法

A.1 紫外线强度计法

A.1.1 测试条件

A.1.1.1 供电电源电压应稳定在 220 V，电源频率应稳定在 50 Hz±0.5 Hz。

A.1.1.2 应使用基准镇流器(无对应基准镇流器的紫外线灯使用自配镇流器)，电子镇流器应符合 GB 17625.1、GB/T 17743 和 GB 19510.1 等的规定，电感镇流器应符合 GB/T 10682 和 GB/T 17262 等的规定。

A.1.1.3 测试环境：测试时的环境温度应保持在 20 ℃～25 ℃、相对湿度＜60％。

A.1.1.4 使用由计量部门检定的且在有效期内的紫外线强度计测定。

A.1.2 测量步骤

A.1.2.1 将待测紫外线灯固定于测量架，根据产品标识峰值波长，选择相应波长的紫外线强度计，将紫外线强度计探头放在灯管下方垂直中心 1.0 m 处。

A.1.2.2 调节紫外线强度计探头的位置，使紫外线强度计探头的接受表面距被测灯管表面的距离为 1 000 mm±1 mm。

A.1.2.3 开启紫外线灯 5 min 后，直接读取紫外线强度计强度值($\mu W/cm^2$)。

A.1.3 操作要求

进行紫外线强度测定前，应先用酒精棉球擦除灯管上的灰尘和油垢。在测试过程中，操作人员应采取有效措施，防止眼睛和人体裸露部位被紫外线灼伤。

A.2 紫外线强度在线测量系统

A.2.1 原理和组成

A.2.1.1 紫外线强度在线测量系统是根据紫外辐射通量投射到标准单位面积的功率和紫外线强度计的接受表面距被测灯管表面的距离成反相关关系的原理，使用多探头在近距离测量紫外线强度，经加权平均计算均值，并换算为紫外线强度计的接受表面距被测灯管表面的距离为 1 000 mm±1 mm 的强度值($\mu W/cm^2$)。

A.2.1.2 紫外线强度在线测量系统由 4 个紫外线强度探头、实时采集发射装置和接收汇总计算终端组成。

A.2.2 测试条件

A.2.2.1 电源电压和环境条件应符合设备运行条件要求。

A.2.2.2 消毒器具有将紫外线强度探头固定在被测试灯管表面的空间。

A.2.3 测量步骤

A.2.3.1 将紫外线强度探头分别卡在被测紫外线灯上，使接受面垂直面对灯管。H 型和 U 型灯管将

4 只探头分别卡在灯管的 1/4、3/4 处；直管型灯管使用 3 只探头分别卡在 1/4、1/2、3/4 处。

A.2.3.2 开启实时采集发射装置电源后启动消毒器，使消毒器正常工作。

A.2.3.3 开启消毒器 5 min 后，直接在终端读取紫外线强度值（$\mu W/cm^2$）。

A.2.4 操作要求

测量时确保测量探头和实时采集发射装置不影响风机等器件正常工作，紫外线空气消毒器有静电装置时会对紫外线强度值产生影响。

附 录 B
（规范性附录）
寿命试验方法

B.1 目的

以紫外线强度计，测定紫外线消毒器中紫外线灯的强度值最低有效使用时间。

B.2 试验环境

测定应在电源电压220 V±4.4 V、电源频率50 Hz±0.25 Hz、温度20 ℃～25 ℃、相对湿度<60%，且无对流风的环境中进行。紫外线灯在燃点时，不应受到剧烈的振动和碰撞。

B.3 试验设备和器材

B.3.1 紫外线强度计

紫外线强度计经由计量部门检定，且在有效期内。

B.3.2 镇流器

应符合A.1.1.2的要求。

B.4 试验操作程序

B.4.1 从待测新的紫外线消毒器中取出紫外线灯。

B.4.2 根据产品标识峰值波长，选择相应波长的紫外线强度计，将待测新的紫外线灯固定于测定架，调节紫外线强度计探头位置，使其距被测灯管表面中心垂直距离为1.0 m，开启紫外线灯5 min（功率≤36 W）稳定后，分别于5 min、1 h、500 h、1 000 h，用紫外线强度计在灯管下方垂直距离1.0 m的中心处测量其强度值（$\mu W/cm^2$）。

B.5 寿命计算方法

单支灯的寿命从新的紫外线灯点燃5 min开始计时，按灯的紫外线强度降低到70 $\mu W/cm^2$（功率≥30 W的灯），或降低到本标准规定的70%（功率<30 W的灯）时的累计点燃时间计算。

B.6 结果判定

紫外线消毒器中各支紫外线灯的累计点燃时间均≥1 000 h，判为寿命合格。

附　录　C
（规范性附录）
空气消毒模拟现场试验

C.1　目的

以人工喷雾细菌气溶胶的方法使受试空气染菌，测定紫外线空气消毒器用于空气消毒的最低有效剂量。

C.2　试验设备和器材

C.2.1　试验菌株：白色葡萄球菌(8032)。
C.2.2　培养基：营养肉汤培养基、营养琼脂培养基。
C.2.3　稀释液：胰蛋白胨生理盐水溶液(TPS)。
C.2.4　消毒试验用气雾室：气雾室宜以不锈钢或铝合金和玻璃等光洁、耐腐蚀和易清洗的材料建造相邻的两个气雾室(容积均为 20 m^3)，一个用于消毒试验，一个用于试验对照。两个气雾室所处环境(包括温度、湿度、光照、密闭性和通风条件等)应一致。应安装温度和湿度调节装置，以及通风机过滤除菌或其他消毒装置和相应管道。此外，还应开设供喷雾染菌、采样等的袖套操作和样本传递等窗口。
C.2.5　喷雾染菌装置：空气压缩机、压力表、气体流量计和气溶胶喷雾器等。喷出细菌气溶胶微粒 90% 以上的直径应为 1 μm～10 μm。
C.2.6　空气微生物采样装置：六级筛孔空气撞击式采样器、抽气设备、气体流量计、计时器等。
C.2.7　环境监测器材：温度计、湿度计等。

C.3　试验菌悬液的制备

取白色葡萄球菌第 3 代～第 7 代经 36 ℃±1 ℃培养 18 h～24 h 的新鲜斜面培养物，用 TPS 洗下菌苔，用营养肉汤培养基稀释成所需浓度。

C.4　操作程序

C.4.1　待测紫外线空气消毒器的安装：试验开始前，按待测紫外线空气消毒器的安装说明，将待测紫外线空气消毒器安装在试验气雾室内，连接好电源并确认能够正常工作，然后将门关闭。此后，一切试验操作和仪器设备的操作均在气雾室外通过带有密封袖套的窗口或遥控器进行。直至试验结束，才可将门打开。
C.4.2　试验环境条件设定：开启温、湿度调节装置，同时调节两个气雾室的温度和相对湿度至试验要求的温度(20 ℃～25 ℃)和相对湿度(50%～70%)。
C.4.3　气溶胶喷雾染菌：分别在对照组和试验组气雾室中，按照不同气溶胶喷雾器设定压力、气体流量和喷菌时间喷雾染菌。边喷雾染菌，边用风扇(搅拌器)搅拌。喷雾染菌完毕，继续搅拌 5 min，静止 5 min。
C.4.4　消毒前采样：喷雾染菌完毕静止 5 min 后，同时对对照组和试验组气雾室分别进行消毒前采样，作为对照组试验开始前和试验组消毒处理前的阳性对照(即染菌量)。气雾室内空气中各阳性对照菌数

应达到 5×10^4 CFU/m^3 ～ 5×10^5 CFU/m^3（消毒试验最后一个时间对照组阳性对照菌数不得小于 5×10^4 CFU/m^3）。

C.4.5 消毒处理：按待测紫外线空气消毒器的使用说明，开机运行。

C.4.6 消毒后采样：紫外线空气消毒器作用至预定的第一个时间（产品说明书规定时间的0.5倍），即刻对试验组和对照组气雾室同时进行采样；继续作用至第二个预定消毒时间（产品说明书规定的时间），再次对试验组和对照组气雾室同时进行采样。

C.4.7 采样要求：将六级筛孔空气撞击式采样器固定在采样车上，并使之位于气雾室内中央位置距地面1.0 m处，采样流量为28.3 L/min，采样时间依据预测试验确定（一般对照组和试验组消毒处理前采样5 s～10 s，试验组消毒后视其消毒效果，如消毒合格采样5 min～10 min）。

C.4.8 培养与结果观察：采样后，无菌操作取出平板，置36 ℃±1 ℃培养箱培养48 h，进行活菌培养计数。在完成试验组与阳性对照组采样后，将未用的同批培养基与上述两种样本同时进行培养，作为阴性对照。若阴性对照组有菌生长，说明所用培养基有污染，试验无效，更换无菌器材重新进行。

C.4.9 对气雾室消毒处理：全程试验完毕，对气雾室表面和空气中残留的细菌做最终消毒后，打开通风机，过滤除菌排风，排除气雾室内滞留的污染空气。

C.5 数据处理

C.5.1 空气中含菌量计算

空气中含菌量按式（C.1）计算：

$$C=\frac{S}{28.3t}\times 1\,000 \qquad \text{(C.1)}$$

式中：

C ——空气含菌量，单位为菌落形成单位每立方米（CFU/m^3）；

S ——六级采样平板上总菌数，单位为菌落形成单位（CFU）；

28.3 ——采样流量，单位为升每分（L/min）；

t ——采样时间，单位为分（min）；

1 000——换算系数。

C.5.2 杀灭率的计算

紫外线空气消毒器对细菌消毒效果以杀灭率 K_t 计，数值以%表示，按式（C.2）、式（C.3）计算：

$$N_t=\frac{C_0-C_t}{C_0}\times 100 \qquad \text{(C.2)}$$

$$K_t=\frac{C'_0(1-N_t)-C'_t}{C'_0(1-N_t)}\times 100 \qquad \text{(C.3)}$$

式中：

N_t ——空气中细菌的自然衰亡率，%；

C_0，C_t ——分别为对照组试验开始前和试验过程中不同时间的空气含菌量，单位为菌落形成单位每立方米（CFU/m^3）；

K_t ——消毒处理对空气中细菌的杀灭率，%；

C'_0，C'_t——分别为试验组消毒处理前和消毒过程中不同时间的空气含菌量，单位为菌落形成单位每立方米（CFU/m^3）。

C.6 重复试验

同一条件试验重复 3 次。

C.7 结果判定

3 次试验结果的杀灭率均≥99.9%,可判为消毒合格。

C.8 注意事项

C.8.1 每次试验均应同时设置试验组与对照组,两组条件尽量保持一致。

C.8.2 记录试验过程中的温度和相对湿度。

C.8.3 所采样本应尽快进行微生物检验。

C.8.4 每次试验完毕,气雾室应充分通风。必要时消毒冲洗,间隔 4 h 后才可做第二次试验。

C.8.5 试验时,气雾室应保持密闭,防止日光直射,并设有空气过滤装置。

C.8.6 气雾室排风过滤装置中的滤材应定期更换,换下的滤材应经灭菌后再做其他处理。

附 录 D
（规范性附录）
空气消毒现场试验

D.1 目的

在适用现场，无人情况下，以自然菌为指示微生物，对消毒场所（如病房、寝室、办公室等可密闭的场所）空气进行消毒或微生物清除处理，验证紫外线空气消毒器实际消毒效果。

D.2 试验设备和器材

D.2.1 培养基：营养琼脂培养基。

D.2.2 空气微生物采样装置：六级筛孔空气撞击式采样器、抽气设备、气体流量计、计时器等。

D.2.3 环境监测器材：温度计、湿度计等。

D.3 操作程序

D.3.1 试验场所选择：根据紫外线空气消毒器的使用要求，选择有代表性的试验场所（如病房、寝室、办公室、救护车辆等可密闭的场所），并且试验场所菌量宜≥1 000 CFU/m^3，在室内无人情况下进行试验。

D.3.2 待测紫外线空气消毒器的安装：试验开始前，按待测消毒器的安装说明，将待测紫外线空气消毒器安装在所选试验场所内，连接好电源并确认能够正常工作。

D.3.3 消毒前采样：所选密闭试验场所空气静止 5 min 后，用六级筛孔空气撞击式采样器进行空气中自然菌采样，作为消毒前样本（阳性对照）。采样时，试验场所≤10 m^2 者设 1 个采样点；试验场所>10 m^2者，每增加 10 m^2 增设 1 个采样点，最多设 5 个采样点。1 个采样点采样时，将六级筛孔空气撞击式采样器置试验场所中央 1.0 m 高处；多个采样点采样时，将六级筛孔空气撞击式采样器置于对角线上或梅花式均匀分布，且远离紫外线空气消毒器的出风口，离墙壁距离应>0.5 m，1.0 m 高度处采样。采样流量为 28.3 L/min，采样时间依据空气含菌量确定，一般不超过 10 min。

D.3.4 消毒处理：按待测紫外线空气消毒器的使用说明，开机运行。

D.3.5 消毒后采样：紫外线空气消毒器作用至预定的时间（产品说明书规定的时间），在消毒前采样点用六级筛孔空气撞击式采样器同 D.3.3 方法进行空气中自然菌采样，作为消毒后的试验样本。

D.3.6 培养与结果观察：采样后，无菌操作取出平板，置 36 ℃±1 ℃培养箱培养 48 h 进行活菌培养计数。同时将未用的同批培养基与上述两组样本同时进行培养，作为阴性对照。若阴性对照组有菌生长，说明所用培养基有污染，试验无效，更换后重新进行。

D.3.7 重复试验：试验重复 3 次。

D.4 数据处理

D.4.1 空气中含菌量计算同 C.5.1。

D.4.2 消亡率的计算

紫外线空气消毒器对空气中自然菌消毒效果以消亡率计，数值以%表示，按式（D.1）计算：

$$X = \frac{C_0 - C_t}{C_0} \times 100 \qquad \cdots\cdots\cdots\cdots (D.1)$$

式中：

X ——消亡率，%；

C_0 ——消毒前空气中平均含菌量，单位为菌落形成单位每立方米（CFU/m³）；

C_t ——消毒后空气中平均含菌量，单位为菌落形成单位每立方米（CFU/m³）。

D.5 结果判定

每次试验对自然菌的消亡率均≥90.0%者为合格。

D.6 注意事项

D.6.1 消毒前、后及不同次数间的环境条件应尽量保持一致。

D.6.2 记录试验过程中的温度和相对湿度。

D.6.3 现场房间应防止日光直射。

D.6.4 所采样本应在 4 h 内进行微生物检验。

D.6.5 试验时，应关闭试验场所门窗。

附 录 E
(规范性附录)
水消毒实验室微生物杀灭试验

E.1 目的

检测生活饮用水、医疗机构污水等的紫外线消毒效果，以验证紫外线水消毒器消毒效果能否达到卫生标准。

E.2 试验设备和器材

E.2.1 采样器材：无菌采样瓶。
E.2.2 试验菌株：大肠杆菌(8099)。
E.2.3 培养基：品红亚硫酸钠培养基；
E.2.4 稀释液：生理盐水溶液。
E.2.5 微孔滤膜滤器和滤膜：滤膜孔径为 0.45 μm～0.65 μm，滤膜大小视滤器型号确定，常用的有直径为 35 mm 和 47 mm 两种。
E.2.6 抽滤泵。
E.2.7 温度计。

E.3 试验菌悬液的制备

取第 3 代～第 7 代的 36 ℃±1 ℃培养 18 h～24 h 的新鲜大肠杆菌斜面培养物，用生理盐水洗下菌苔，再用生理盐水稀释成所需浓度，配制成试验用大肠杆菌悬液。

E.4 试验菌污染水样的配制

E.4.1 用于生活饮用水消毒的消毒器：试验菌污染水样用于实验室消毒试验。配制时，将配制好的大肠杆菌悬液加入脱氯的自来水或蒸馏水中，使其含菌量达到 5×10^{4} CFU/100 mL～5×10^{5} CFU/100 mL。
E.4.2 用于其他水体消毒的消毒器：试验菌污染水样用于实验室消毒试验。配制时，将配制好的大肠杆菌悬液加入脱氯的自来水或蒸馏水中，使其含菌量达到 5×10^{5} CFU/100 mL～5×10^{6} CFU/100 mL。

E.5 试验菌污染水样活菌的培养计数

E.5.1 将纤维滤膜在蒸馏水中煮沸消毒 3 次，每次 15 min；每次煮沸后应更换蒸馏水洗涤 2 次～3 次，以除去残留溶剂。或直接使用一次性无菌纤维滤膜。
E.5.2 将滤器用压力蒸汽灭菌(121 ℃，20 min)，也可用酒精火焰灭菌。
E.5.3 用无菌镊子夹取无菌的滤膜边缘，将粗糙面向上，贴放在已灭菌滤器的滤床上，稳妥地固定好滤器。取一定量待检水样(稀释或不稀释)注入滤器中，加盖，打开抽滤器开关，在负压 0.05 MPa 下抽滤。
E.5.4 水样滤完后，再抽气约 5 s，关上滤器阀门，取下滤器。用无菌镊子夹取滤膜边缘，移放在品红亚硫酸钠琼脂培养基平板上，滤膜截留细菌面向上。滤膜应与其培养基完全紧贴，当中不得留有气泡，然后将平板倒置,放入 36 ℃±1 ℃恒温培养箱内培养 22 h~24 h。

E.5.5 观察结果和计数:计数滤膜上生长带有金属光泽的黑紫色大肠杆菌菌落,并按式(E.1)计算出染菌水样中含有的大肠杆菌数(CFU/100 mL):

$$n_e = \frac{n \times D}{V} \times 100 \quad \cdots\cdots\cdots(E.1)$$

式中:

n_e ——大肠杆菌数,单位为菌落形成单位每 100 毫升(CFU/100 mL);

n ——滤膜上菌落数,单位为菌落形成单位(CFU);

D ——稀释倍数;

V ——被检水样体积,单位为毫升(mL)。

E.6 试验分组

E.6.1 试验组:按产品使用说明书规定的最低剂量,测定其对大肠杆菌的杀菌效果。

E.6.2 阳性对照组:以未经消毒的试验菌污染水样进行活菌培养计数。

E.6.3 阴性对照组:以试验所用同批次未经使用的培养基和经稀释液过滤后的滤膜贴在培养基上进行培养,观察有无细菌生长。

E.7 杀菌试验操作程序

E.7.1 按 E.4 方法配制试验菌污染水样。

E.7.2 取 2 份试验菌污染水样,按 E.5 方法进行阳性对照组大肠杆菌活菌计数。

E.7.3 按照紫外线水消毒器使用说明书安装、操作,调节至说明书规定的最小有效剂量,然后将加有试验菌的水样通过消毒器,将消毒过的水样分别加于无菌采样瓶中,混匀。分别吸取水样 100 mL、10 mL、1 mL 各 2 份,按 E.5 方法进行大肠杆菌的活菌计数。

E.7.4 阴性对照组按 E.6.3 的方法进行。

E.7.5 重复试验:试验重复 3 次。

E.8 结果判定

E.8.1 用于生活饮用水消毒的消毒器试验时,当阳性对照组含菌量为 5×10^4 CFU/100 mL~5×10^5 CFU/100 mL,阴性对照组均无菌生长时,在 3 次试验中使大肠杆菌均下降至 0 CFU/100 mL 的最低剂量,可判定为实验室试验中生活饮用水消毒最低有效剂量。

E.8.2 用于其他水体消毒的消毒器试验时,当阳性对照组含菌量为 5×10^5 CFU/100 mL~5×10^6 CFU/100 mL,阴性对照组均无菌生长时,在 3 次试验中使大肠杆菌均下降至 0 CFU/100 mL 的最低剂量,可判定为实验室试验中其他水体消毒最低有效剂量。

E.8.3 若阳性对照组和阴性对照组含菌量未达到上述要求,应寻找原因,纠正后重做试验。

E.9 注意事项

E.9.1 应在正式试验前,对储水罐和管路进行消毒处理。

E.9.2 试验前应测定水温并记录。

E.9.3 配制菌悬液时,应严格无菌操作。

E.9.4 菌悬液应尽快使用，尽量缩短室温放置时间，以减少细菌的自然死亡。菌悬液应当天使用，不得过夜。

E.9.5 怀疑有污染时，应以菌落形态、革兰染色与生化试验等方法进行鉴定。

E.9.6 活菌计数因技术操作而引起的菌落数误差率(平板间、稀释度间)不应超过10%。

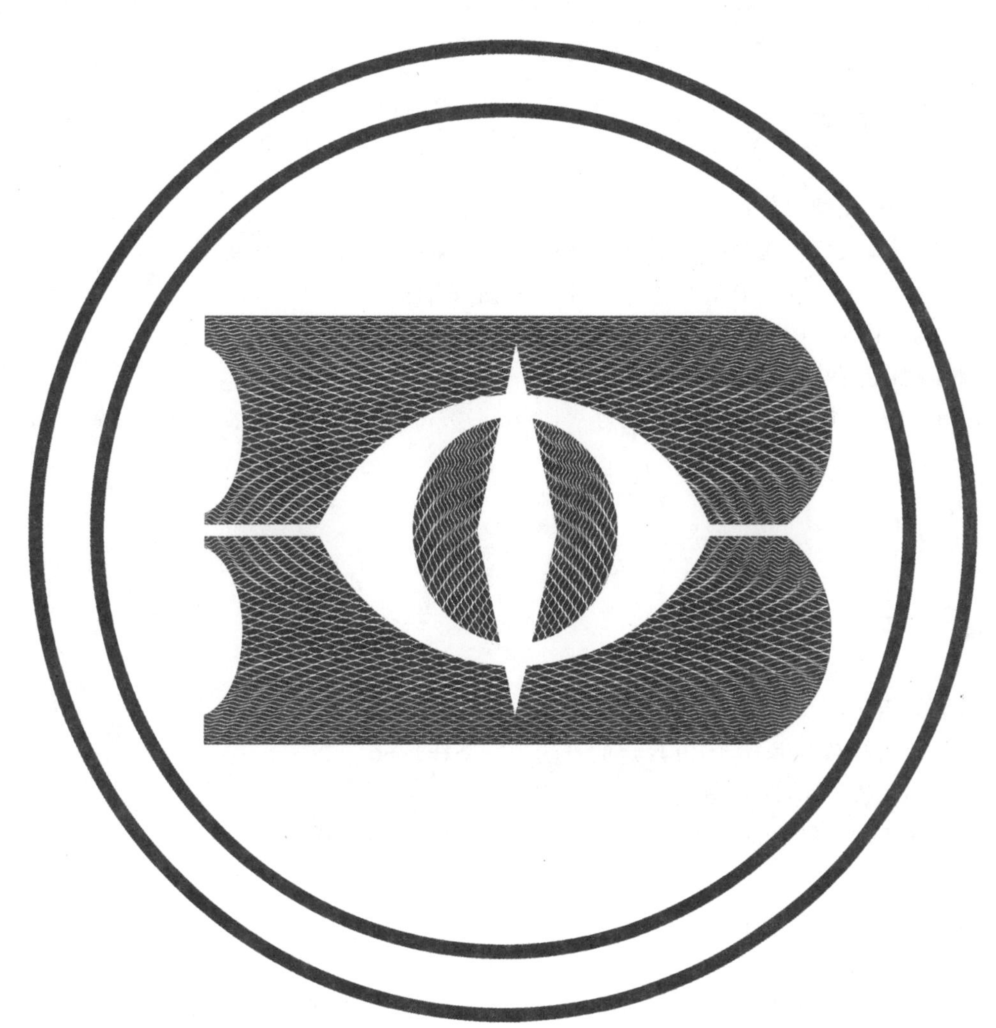

附 录 F
（规范性附录）
水消毒模拟现场试验和现场试验

F.1 目的

根据产品的使用范围，选用生活饮用水、医疗机构污水等进行模拟现场试验或现场试验，以验证紫外线水消毒器实际消毒效果。

F.2 试验设备和器材

F.2.1 采样器材：无菌采样瓶。
F.2.2 试验菌株：大肠杆菌(8099)(供进行模拟现场试验)。
F.2.3 菌悬液(按 E.3 规定方法制备，供进行模拟现场试验)。
F.2.4 培养基：品红亚硫酸钠培养基。
F.2.5 稀释液：生理盐水。
F.2.6 微孔滤膜滤器和滤膜：滤膜孔径为 0.45 μm～0.65 μm，滤膜大小视滤器型号确定，常用的有直径为 35 mm 和 47 mm 两种。
F.2.7 抽滤泵。
F.2.8 温度计。

F.3 试验水样采集

F.3.1 生活饮用水按 GB/T 5750.2 规定的方法进行采样。
F.3.2 游泳池水按 GB/T 18204.9 规定的方法进行采样。
F.3.3 医院污水按 GB 18466 规定的方法进行采样。
F.3.4 再生水按城市污水再生利用相关标准规定的方法进行采样。

F.4 模拟现场试验操作程序

F.4.1 根据产品使用说明书规定的最低剂量，对供试水样进行消毒模拟现场试验。
F.4.2 试验前，先设一大型水箱(大小根据鉴定的紫外线水消毒器流量和试验时间计算)，在其出水口用管道依次连接水箱出口阀门、排水泵、三通阀门(一端接下面的流量计，另一端接一个回流管，以备需要时可将菌悬液送回水箱)、流量计和所鉴定的消毒器。消毒器的进水口前装一个三通阀门，以备采集对照水样。
F.4.3 试验时，先将供试水样加入水箱中，从对照水样采样口采集 2 份阴性水样，每份 100 mL。再将配制好的大肠杆菌悬液倒入水箱内，充分混匀，生活饮用水消毒的水样中大肠杆菌的最终浓度为 5×10^4 CFU/100 mL～5×10^5 CFU/100 mL，其他水体消毒的水样大肠杆菌的最终浓度为 5×10^5 CFU/100 mL～5×10^6 CFU/100 mL。打开水箱出口阀门，根据流量计所示，用阀门和水泵控制流出水样的量和压力，并使按规定流量进入消毒器。试验剂量选择按 F.4.1 方法进行。
F.4.4 在对照水样采样口取 2 份供试水样，每份 100 mL，按 E.5 方法进行大肠杆菌的活菌培养计数，作为阳性对照。

F.4.5 将供试水样按 E.7.3 要求通过紫外线水消毒器进行消毒处理；再将处理后水样 2 份，每份 100 mL，分别加于灭菌的采样瓶中，混匀，作为试验组。

F.4.6 试验组大肠杆菌的活菌培养计数，按 E.5 方法检测。

F.4.7 将阴性水样抽滤后进行培养，同时将未接种水样的试验用同批培养基和经稀释液过滤后的滤膜贴在培养基上(各 2 个平板)，均置培养箱中培养，作为阴性对照。

F.4.8 重复试验：试验重复 3 次。

F.4.9 如阳性对照组含菌量未达到上述要求和阴性对照组有菌生长，应寻找原因，纠正后重做试验。

F.5 现场试验操作程序

F.5.1 根据产品使用说明书的最低有效剂量对天然水样进行现场杀菌试验。

F.5.2 试验前，按 F.3 的采样方法先取 2 份试验用水样作为阳性对照。取同批次的培养基作为阴性对照。

F.5.3 将试验水样本按 E.7.3 要求通过紫外线水消毒器进行消毒处理；再按 F.3 的方法取处理后水样 2 份作为试验组。

F.5.4 微生物检测及结果计算：

a) 生活饮用水按 GB/T 5750.12 规定的方法进行；

b) 游泳池水按 GB/T 18204.9 和 GB/T 18204.10 规定的方法进行；

c) 医院污水按 GB 18466 规定的方法进行；

d) 再生水按城市污水再生利用相关标准规定的方法进行。

F.5.5 重复试验：试验重复 3 次。

F.5.6 如阳性对照组无大肠菌群和较多细菌总数生长，阴性对照组有菌生长，应寻找原因，纠正后重做试验。

F.6 结果判定

F.6.1 模拟现场试验结果判定：当阳性对照组大肠杆菌的最终浓度为 5×10^4 CFU/100mL～5×10^5 CFU/100 mL(其他水体消毒的大肠杆菌最终浓度为 5×10^5 CFU/100 mL～5×10^6 CFU/100 mL)，阴性对照组均无菌生长时，在 3 次试验中使大肠杆菌均下降至 0 CFU/100 mL 的最低剂量，可判定为模拟现场试验中水体消毒最低有效剂量。

F.6.2 现场试验结果判定：应符合 5.2.4.3 的要求。

F.7 注意事项

F.7.1 一般情况下，应做现场试验，无法进行现场试验时，做模拟现场试验。

F.7.2 试验前，对紫外线水消毒器，应用无菌水冲洗和通过 5 min～10 min，以消除内表面污垢并证明管路通畅。

F.7.3 试验材料、采样口和操作应严格无菌操作，否则可造成较大误差。

F.7.4 模拟现场试验所用多余的菌悬液、水样等，应消毒后方可排放。所用设备与物品应进行彻底消毒后再进行下一次试验。

附 录 G
（规范性附录）
物体表面消毒实验室微生物杀灭试验

G.1 目的

在实验室内测定紫外线消毒器杀灭载体上试验微生物所需最低剂量，以验证其消毒效果是否达到卫生标准。

G.2 试验设备和器材

G.2.1 试验微生物：金黄色葡萄球菌（ATCC 6538）、大肠杆菌（ 8099 ）、枯草杆菌黑色变种芽孢（ATCC 9372）、龟分枝杆菌脓肿亚种（ATCC 19977 或 CMCC 93326）和脊髓灰质炎病毒-Ⅰ型疫苗株。

G.2.2 染菌载体：10 mm×10 mm 玻片，12 mm 直径圆形不锈钢片（厚 0.5 mm），必要时根据消毒对象选用其他载体。

G.2.3 培养基：胰蛋白胨大豆琼脂培养基（TSA）。

G.2.4 稀释液：磷酸盐缓冲液（PBS）。

G.2.5 有机干扰物：3.0％或 0.3％ 的牛血清白蛋白（用于污染状态消毒时加 3.0％牛血清白蛋白制备菌悬液、用于清洁状态消毒时加 0.3％牛血清白蛋白制备菌悬液）。

G.3 试验菌菌片的制备

G.3.1 消毒试验中使用的菌片是以菌悬液滴加于染菌载体上制成。

G.3.2 所用载体于染菌前应进行脱脂处理。脱脂方法如下：

a) 将载体放在含洗涤剂的水中煮沸 30 min；

b) 以自来水洗净；

c) 用蒸馏水煮沸 10 min；

d) 用蒸馏水漂洗至 pH 呈中性；

e) 晾干或烘干。

G.3.3 载体经干热灭菌后，使用滴染法染菌。

G.3.4 染菌用菌悬液（含芽孢悬液）：取培养好的第 4 代～第 8 代的菌悬液，含菌量约为 10^9 CFU/mL，可使用浊度计调整菌液浓度。然后加入等量 3.0％ 或 0.3％ 的牛血清白蛋白，含菌量约为 1×10^8 CFU/mL～5×10^8 CFU/mL。

G.3.5 滴染法染菌时，将经灭菌的载体片平铺于无菌平皿内，逐片滴加菌液。菌液滴加量每片为 10 μL。用 10 μL 移液器接灭菌塑料吸头滴染菌液，并用接种环涂匀整个载体表面。滴染菌液后，染菌载体可置 37 ℃温箱内干燥（20 min～30 min），或置室温下自然晾干后再使用。

G.3.6 每个菌片的回收菌数，按活菌培养计数所得结果，应为 1×10^6 CFU/片～5×10^6 CFU/片。

G.4 微生物杀灭试验操作程序

G.4.1 杀菌试验

G.4.1.1 按 G.3 方法制备菌片。

G.4.1.2 紫外线消毒器试验时,菌片每 2 片为一组,不应重叠,并平放于无菌平皿中,若箱内容积过小,可将试验菌直接涂染于所设计消毒的物品表面进行试验,每 2 件为一组。

G.4.1.3 将装有菌片的平皿放于测定架预先确定的照射位置上或对试验菌直接涂染的物品表面进行照射。若为紫外线消毒箱,其箱内应同时将所设计消毒的物品摆放至产品使用说明书中规定的最高装载量,并保证紫外线能照射到被消毒的物品表面。在消毒箱每层的内、外两个点各放一个含菌片的平皿(大型消毒箱按各层对角线在内、中、外各放一个平皿,相邻层对角线交叉摆放),打开平皿盖。

G.4.1.4 关闭紫外线消毒箱门或盖,开启紫外线灯,照射至规定时间。

G.4.1.5 照射后,以无菌操作方式取出样本移入含 5.0 mL PBS 试管内,电动混匀器振荡 20 s 或振敲 80 次,分别取样液 1.0 mL 接种于平皿,倾注 TSA 培养基,置 36 ℃±1 ℃恒温箱培养 48 h(枯草杆菌黑色变种芽孢培养 72 h)进行活菌培养计数。

G.4.1.6 测试中,应同时设立阳性对照组与阴性对照组。

G.4.1.7 阳性对照组,以试验用的同批菌片置室温下,待试验组消毒照射完毕后,立即将该批菌片 2 片分别放入含 5.0 mL PBS 试管中,与试验组样本同法进行活菌培养计数。

G.4.1.8 阴性对照组,以同批次试验用培养基或 PBS 接种培养基培养,观察有无细菌生长。

G.4.1.9 重复试验:试验重复 3 次。

G.4.1.10 每次试验中的阳性对照菌片,检测回收菌量均应为 1×10^6 CFU/片～5×10^6 CFU/片,阴性对照组应无菌生长。阳性或阴性对照组结果若不符上述要求,该次试验作废,重新进行。

G.4.2 脊髓灰质炎病毒灭活试验

按 GB 17988 规定的方法进行。

G.5 结果判定

各次试验对试验菌的杀灭对数值均≥3.00,对脊髓灰质炎病毒灭活对数值≥4.00,该照射时间可判为消毒合格所需照射的时间。

G.6 注意事项

G.6.1 用浊度计测定的菌悬液浓度,只用于在滴染菌片时对菌悬液稀释度的估计。作为菌悬液含菌浓度或菌片染菌量的正式报告(如杀菌试验中阳性对照组菌悬液或菌片所含菌量),应以活菌培养计数的实测结果为准,不应使用根据比浊法判定的估计值。

G.6.2 滴染时,菌液滴加量不宜过多,避免流散。

G.6.3 试验菌在干燥过程中,可引起部分死亡,必要时应提高初始菌悬液浓度。

G.6.4 配制菌悬液和制备菌片时,应严格无菌操作。

G.6.5 制得的菌悬液和菌片,应尽快使用,尽量缩短室温放置时间。

G.6.6 活菌计数因技术操作而引起的菌落数误差率(平板间、稀释度间)不应超过 10%。

G.6.7 对异型(非直管型)、高强度型紫外线灯,或非 30 W 功率等灯的照射距离,应随产品用途和使用方法而定。

附 录 H
（规范性附录）
物体表面消毒模拟现场试验和现场试验

H.1 目的

根据产品的使用范围，选用医疗器械及其他用品等物体表面进行模拟现场试验或现场试验，以验证紫外线物表消毒器实际消毒效果。

H.2 试验设备和器材

H.2.1 试验菌株：金黄色葡萄球菌（ATCC 6538）、枯草杆菌黑色变种芽孢（ ATCC 9372 ）（供进行模拟现场试验）。

H.2.2 染菌载体：对医疗器械表面进行模拟现场试验，以医用止血钳为代表，按 H.3.1 方法和要求进行脱脂处理并人工染菌。

H.2.3 培养基：胰蛋白胨大豆琼脂培养基（TSA）。

H.2.4 稀释液：磷酸盐缓冲液（PBS，0.03 mol/L，pH7.2）。

H.2.5 有机干扰物：3.0%或 0.3% 的牛血清白蛋白（用于污染状态消毒时加 3.0%牛血清白蛋白制备菌悬液、用于清洁状态消毒时加 0.3%牛血清白蛋白制备菌悬液）。

H.2.6 规格板（供除医疗器械外其他用品表面模拟现场试验及现场试验时使用；用不锈钢材料制备，中央留一个 5.0 cm×5.0 cm 的空格作为采样部位）。

H.3 染菌载体的制备

H.3.1 染菌载体的制备

H.3.1.1 用于医疗器械表面消毒模拟现场试验的染菌载体以医用止血钳为代表。将医用止血钳截断，取其由轴至齿端部分，经下列脱脂处理、压力蒸汽灭菌后，烘干备用：

a) 所用载体于染菌前，应进行脱脂处理。脱脂方法：
   1) 将载体放在含洗涤剂的水中煮沸 30 min；
   2) 以自来水洗净；
   3) 用蒸馏水煮沸 10 min；
   4) 用蒸馏水漂洗至 pH 呈中性；
   5) 晾干或烘干。

b) 载体经压力蒸汽灭菌后，使用滴染法染菌。

H.3.1.2 染菌用芽孢悬液：按照 G.3.4 方法配制。

H.3.1.3 医疗器械表面染菌，用无菌镊子将齿面朝上，并固定在无菌支撑物上。用定量无菌移液器，将 0.02 mL 枯草杆菌黑色变种芽孢悬液滴染于齿部，用无菌 L 型铂金丝涂匀，置 36 ℃±1 ℃恒温箱内干燥（20 min～30 min）备用。

H.3.2 其他用品表面人工染菌方法

人工染菌时，选供试物体表面较平的部位，将规格板于供试物体表面，其中央空格内用无菌棉拭蘸取培养好的第4代～第8代的金黄色葡萄球菌菌悬液(含菌量约为1×10^8 CFU/mL～5×10^8 CFU/mL)均匀涂抹供试物体表面区块(各为25 cm^2)。待自然干燥后进行试验。

H.4 模拟现场试验或现场试验操作程序

H.4.1 杀菌试验作用时间选择

根据产品使用说明书的最低剂量选择1个最短作用时间,对染菌样本或供试物体表面进行杀菌试验。

H.4.2 照射位置的确定原则

试验前,先按G.4.1.3方法确定染菌样本照射位置。

H.4.3 模拟现场试验操作程序

H.4.3.1 试验时,将30个止血钳染菌样本或供试物体表面的30个区块(各为25 cm^2)置于确定照射位置使其表面暴露于紫外线照射下;开启紫外线消毒器,照射至规定时间。若为紫外线消毒箱,应将样本均匀布放于各层,并在其余空间摆放说明书规定消毒物品至满载。

H.4.3.2 照射结束后,以无菌操作方式将止血钳样本移入含10.0 mL PBS试管内;对供试物体表面,将无菌棉拭于含5.0 mL PBS试管中浸湿,分别对30个消毒照射区块进行涂抹采样(每区块横竖往返各8次)后,以无菌操作方式将棉拭采样端剪入原PBS试管内。电动混匀器混合20 s或用力振敲80次,分别取样液1.0 mL,接种于2个平皿,倾注TSA培养基,置36 ℃±1 ℃恒温箱培养48 h(枯草杆菌黑色变种芽孢培养72 h)进行活菌培养计数,作为试验组。

H.4.3.3 将3个未经消毒照射的止血钳染菌样本或3个未经消毒照射的染菌供试物体表面区块涂抹采样,与试验组样本同法进行活菌培养计数,作为阳性对照组,其中止血钳菌量为1×10^6 CFU/样本～5×10^6 CFU/样本、物体表面菌量应为2.5×10^7 CFU/样本～1.25×10^8 CFU/样本。

H.4.3.4 试验结束后,将用过的同批次PBS稀释液1.0 mL接种培养基,作为阴性对照组样本。阴性对照组应无菌生长。

H.4.4 现场试验操作程序

H.4.4.1 用于除医疗器械外其他用品表面消毒的可选择现场试验。

H.4.4.2 随机取供试物体表面,用规格板标定2块面积各为25 cm^2的区块,一块供消毒照射前采样,另一块供消毒照射后采样。

H.4.4.3 消毒照射前,将无菌棉拭于含5.0 mL PBS试管中浸湿,对一区块涂抹采样(横竖往返各8次)后,以无菌操作方式将棉拭采样端剪入原PBS试管内,电动混匀器混合20 s或用力振敲80次,做适当稀释后,作为阳性对照组样本,检测样本数为30份。

H.4.4.4 将供试物体表面全部置于确定照射位置使其表面暴露于紫外线照射下;开启紫外线消毒器,照射至规定时间。消毒照射后,按H.4.4.3方法对其表面的另一区块进行采样,作为消毒照射组样本。

H.4.4.5 试验结束后,将用过的同批次PBS稀释液1.0 mL接种培养基,作为阴性对照组样本。阴性对照组应无菌生长。

H.4.4.6 将阳性对照组、阴性对照组和消毒照射组样本,每份吸取1.0 mL,以琼脂倾注法接种平皿,每个样本接种2个平皿,放36 ℃±1 ℃恒温箱中培养48 h,观察最终结果。

H.5 计算杀灭对数值

紫外线消毒器对物体表面微生物杀灭效果以杀灭对数值计，按式(H.1)计算。

$$KL = N_0 - N_x \qquad \cdots\cdots(H.1)$$

式中：

KL ——消毒处理对物体表面细菌的杀灭对数值；

N_0 与 N_x——阳性对照组与试验组平均菌落数的对数值。

H.6 结果判定

H.6.1 模拟现场试验结果判定

在规定消毒照射时间内，阳性对照组菌数符合要求，阴性对照组无菌生长，所有消毒照射样本的杀灭对数值均≥3.00，可判为消毒合格。

H.6.2 现场试验结果判定

在规定消毒照射时间内，阳性对照组应有较多细菌生长，阴性对照组应无菌生长，消毒照射样本的平均杀灭对数值≥1.00，可判为消毒合格。

H.7 注意事项

H.7.1 试验操作应采取严格的无菌技术。

H.7.2 每次试验均需设阳性对照和阴性对照。

H.7.3 消毒前后采样(阳性对照组和消毒试验组)，不应在同一区块内进行。

H.7.4 棉拭涂抹采样较难标准化，为此应尽量使棉拭的大小及用力的均匀、吸取采样液的量、洗菌时敲打的轻重等先后一致。

H.7.5 样本检测应及时。室温存放不应超过 2 h，否则应置于 4 ℃冰箱内，但不应超过 4 h。

H.7.6 在现场试验中，自然菌的种类较复杂，平板上常出现大面积霉菌生长，导致无法计数菌落。此时，在两个平行的平板中如有一个平板可数清菌落数，即按该平板菌落数计算结果。如两平板均有大面积霉菌生长，应重新进行试验。

ICS 11.080.01
Z 04

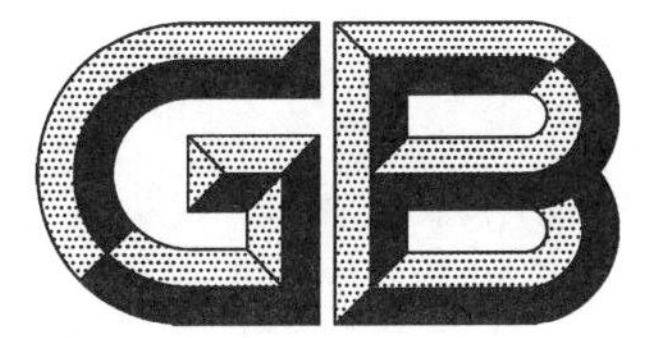

中华人民共和国国家标准

GB/T 32091—2015

紫外线水消毒设备 紫外线剂量测试方法

Ultraviolet equipment for water disinfection—Ultraviolet dose testing method

2015-12-10 发布　　2016-06-01 实施

中华人民共和国国家质量监督检验检疫总局
中国国家标准化管理委员会 发布

前　　言

本标准按照 GB/T 1.1—2009 给出的规则起草。

本标准由中华人民共和国住房和城乡建设部提出。

本标准由全国紫外线消毒标准化技术委员会(SAC/TC 299)归口。

本标准起草单位:清华大学、国家环保产品质量监督检验中心、深圳市海川实业股份有限公司、福建新大陆环保科技有限公司、北京安力斯环保设备公司。

本标准主要起草人:刘文君、乔炜、何唯平、孙文俊、黄永衡、陈健、蔡晓涌。

紫外线水消毒设备　紫外线剂量测试方法

1　范围

本标准规定了使用紫外线水消毒设备进行消毒时，对紫外线剂量测试的基本要求、微生物选择和设备要求、生物验证测试程序、测试数据分析与报告和测试质量控制。

本标准适用于紫外线水消毒设备在各种不同运行条件及水质条件下紫外线剂量的测试和验定。

2　规范性引用文件

下列文件对于本文件的应用是必不可少的。凡是注日期的引用文件，仅注日期的版本适用于本文件。凡是不注日期的引用文件，其最新版本(包括所有的修改单)适用于本文件。

GB/T 20001.4—2001　标准编写规则　第4部分:化学分析方法

GB/T 32092—2015　紫外线消毒技术术语

3　术语和定义

GB/T 32092—2015 界定的术语和定义适用于本文件。

4　基本要求

4.1　方法及程序

紫外线水消毒设备剂量测试方法及操作程序应符合 GB/T 20001.4—2001 的要求。

4.2　测试内容和控制参数

4.2.1　测试内容

4.2.1.1　紫外线水消毒设备应对受试微生物进行灭活测试，其中管式消毒设备应进行全尺寸测试，渠式消毒设备应对消毒设备模块进行测试。

4.2.1.2　使用紫外线准平行光束仪测试受试微生物剂量-反应曲线。

4.2.1.3　数据分析和紫外线有效剂量的计算。

4.2.2　控制参数

4.2.2.1　在测试过程中检测、控制和记录的主要参数应包括流量、流速、灯管布置、紫外线强度、被测试水体的吸光度，紫外灯管和其他重要配件的工作状态和损坏情况，紫外线水消毒设备进出水管(渠)的构造等主要参数。

4.2.2.2　紫外线水消毒设备厂商应提供紫外灯管老化系数、结垢系数、紫外线水消毒设备的理论剂量计算结果等信息。

4.3 测试设备目标剂量要求

4.3.1 饮用水紫外线水消毒设备剂量要求

验证剂量范围应为 20 mJ/cm^2～80 mJ/cm^2(MS2 剂量)。

4.3.2 污水紫外线水消毒设备剂量要求

验证剂量范围应为 5 mJ/cm^2～25 mJ/cm^2(T1 剂量)。

4.3.3 再生水紫外线水消毒设备剂量要求

验证剂量范围应为 50 mJ/cm^2～100 mJ/cm^2(MS2 剂量)。

4.4 测试工况选择

紫外线水消毒设备可调整的参数应包括流量、紫外线穿透率和紫外灯管的输出功率。

紫外线水消毒设备剂量验证测试应包括 3 组不同流量和 3 组不同紫外线穿透率。

当紫外灯管的输出功率可调时,还应包括灯管 3 组不同的输出功率。

4.5 实际工程设备安装应满足验证要求

4.5.1 现场条件

4.5.1.1 紫外线穿透率

实际运行时的紫外线穿透率不应小于验证时的紫外线穿透率。

4.5.1.2 流量

实际运行时的流量不应大于验证时的流量。

4.5.1.3 流态

实际运行时的流态应与验证时的流态一致。

4.5.1.4 紫外灯输出功率

实际运行时的紫外灯输出功率不应小于验证时的紫外灯输出功率。

4.5.2 设备要求

安装过程中消毒设备的尺寸、灯管型号、镇流器型号、灯管数量和灯管布置等应与紫外线水消毒设备验证时的参数一致。

4.5.3 安装要求

4.5.3.1 管式消毒设备

应保证实际运行的紫外线水消毒设备剂量大于或等于生物验证剂量。对于管式消毒设备,消毒设备入口前应安装一段直管,其长度应比验证时的入口直管增加 5 倍于管径的长度。

4.5.3.2 渠式消毒设备

应保证实际运行时进入水消毒设备的水力学状况优于剂量验证时的状况。

5 微生物选择和设备要求

5.1 微生物选择

对于饮用水和再生水消毒设备的剂量验证,应采用 MS2 作为受试微生物;对于污水消毒设备的剂量验证,应采用 T1 或者粪大肠杆菌作为受试微生物。T1 和粪大肠杆菌适用的剂量范围为 2.5 mJ/cm^2～25 mJ/cm^2,MS2 适用的剂量范围为 10 mJ/cm^2～120 mJ/cm^2。

5.2 测试设备要求

5.2.1 设备布置

测试所选择管路的水力学状况不应优于实际工程的水力学状况,保证测试剂量不高于实际工程的紫外线水消毒设备剂量。紫外线水消毒设备的剂量测试系统布置如图 1 所示。

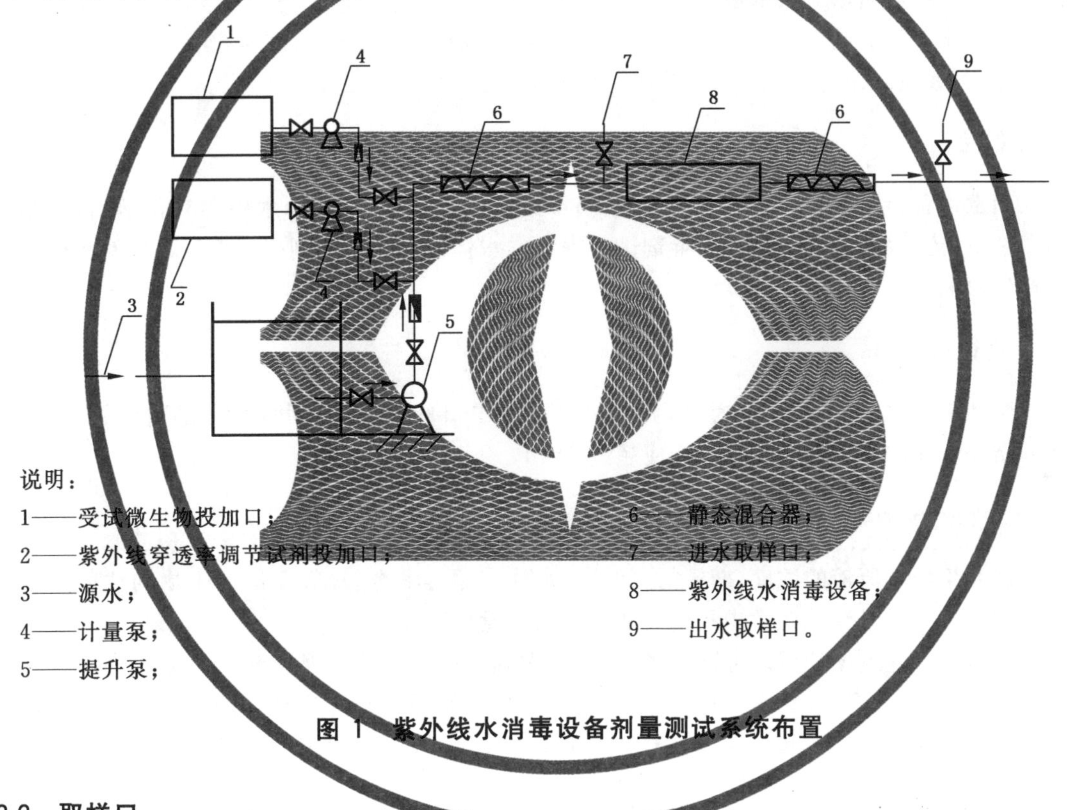

说明:

1——受试微生物投加口;
2——紫外线穿透率调节试剂投加口;
3——源水;
4——计量泵;
5——提升泵;
6——静态混合器;
7——进水取样口;
8——紫外线水消毒设备;
9——出水取样口。

图 1 紫外线水消毒设备剂量测试系统布置

5.2.2 取样口

对于管式紫外线水消毒设备,进水取样口和出水取样口与消毒设备之间应连接一个 L 型、T 型或者 S 型弯头。

对于渠式紫外线水消毒设备,进水取样口和出水取样口应距离消毒设备 5 倍于渠道宽度的距离。

5.2.3 紫外灯管

紫外线水消毒设备验证用灯管应具有详细的型号、工作参数、尺寸、压力等级、发射光谱、光电转化率、生产厂商等信息。验证用灯管应采用运行时间大于 100 h 以上的灯管,以保证其能够产生稳定的紫外光辐射。采用中压灯的紫外线水消毒设备应配有过热安全切断开关。

5.2.4 紫外线光强计

对于管式紫外线水消毒设备，除了验证用传感器外，还应配有2个校准过的紫外线光强计，在消毒设备传感器同一安装位置紫外线光强计读数的平均值与验证用传感器读数的误差应小于10%。

采用中压灯的紫外线水消毒设备，应安装有效杀菌光谱紫外线光强计。

6 生物验证测试程序

6.1 一般要求

生物验证应在紫外线水消毒设备特定的流量、紫外线穿透率(UVT)、光强的条件下测定水消毒设备对微生物的灭活率曲线。受试微生物对紫外线剂量-灭活率曲线应在实验室条件下用准平行光束仪来确定。通过对微生物的灭活效果、实验室的紫外线剂量-灭活率曲线、紫外灯管老化系数和结垢系数来确定紫外线水消毒设备的有效剂量。

紫外线灯老化系数的测试应符合附录A，紫外线灯套管结垢系数的测试应符合附录B。实验开始前和进行过程，可参照附录C。

6.2 对源水的检测

用于水消毒设备验证的源水，不应含有化学消毒剂余量(如余氯)，当源水中含有化学消毒剂时，可采用中和试剂(如硫代硫酸钠)对化学消毒剂进行中和。水体中的中和试剂残余浓度不应对水体的紫外线穿透率产生影响。

6.3 系统的调试运行

开启水泵和紫外线水消毒设备，通过调节入口阀门、出口阀门或水泵的功率，得到水体目标流量。取样开始和结束时检测的目标流量误差不应超过5%。

6.4 受试微生物的投加和紫外线穿透率的调节

根据投加微生物的原液的浓度、期望的灭活率、水体流量等参数，计算受试微生物的注射速度和所需的原液体积。同时记录受试微生物开始投加的时间及投加速度。

调节水质紫外线穿透率的试剂可选择咖啡、木质素磺酸(LSA)或者腐植酸。根据紫外线穿透率调节剂的浓度、目标紫外线穿透率、水体自身紫外线穿透率、流量等因素计算其投加量。同时记录投加开始时间和投加速度。取样开始和结束时检测的水质紫外线穿透率误差不应超过1%。

6.5 系统运行稳定状态测试和混合测试

6.5.1 稳定状态测试

取样前应对系统进行稳定状态测试。首先应根据整个测试系统的水容量和测试的流量，计算系统的水力停留时间(RT)，往水中投加紫外线穿透率调节剂，开始计时为0时刻，每间隔RT在进水取样口和管路末端取样测试其紫外线穿透率，计算同一取样时间两个取样点紫外线穿透率的比值，从0时刻到比值趋近于1的时间即为系统达到稳定状态的时间(ST)，对于不同的流量应进行相对应的ST测试。

6.5.2 进水口和出水口的混合测试

6.5.2.1 进水取样口测试过程

6.5.2.1.1 在受试微生物和紫外线穿透率调节剂投加口往水体中投加紫外线穿透率调节剂或者受试微

生物(紫外线穿透率和微生物浓度应选择在验证的范围内,紫外灯关闭)。

6.5.2.1.2 分别调节流量至测试中选择流量范围的最大值和最小值两种情况,在系统达到稳定状态后,检测消毒设备进水口和出水口的紫外线穿透率和受试微生物浓度。

6.5.2.1.3 混合测试中两个检测点的平均 UV254 差或微生物浓度误差应小于 5%,且同一点 3 次取样误差应小于 5%,表明系统通过混合测试。

6.5.2.2 出水取样口测试过程

6.5.2.2.1 在紫外线水消毒设备进水取样口往水体中投加紫外线穿透率调节剂或者受试微生物(紫外线穿透率和微生物浓度应选择在验证的范围内,紫外灯关闭)。

6.5.2.2.2 分别调节流量至测试中选择流量范围的最大值和最小值两种情况,在系统达到稳定状态后,检测消毒设备出水口和排水管末端的紫外线穿透率或受试微生物浓度。

6.5.2.2.3 混合测试中两个检测点的平均 UV254 差或者微生物浓度误差应小于 5%,且同一点 3 次取样误差应小于 5%,表明系统通过混合测试。

6.5.3 加强混合的方式

6.5.3.1 在取样口前增加静态混合器。

6.5.3.2 保证受试微生物和紫外线穿透率调节剂投加口距离取样口大于 5 倍管路直径。

6.5.3.3 在受试微生物和紫外线穿透率调节剂投加口与取样口之间增加弯管、接头等。

6.6 取样

6.6.1 取样时间

取样应在系统达到稳定状态后进行,取样过程中应定时检测和记录水体的温度。

6.6.2 取样要求

在进水口和出水口取样点分别取样。取样应包括 3 个 10 mL～20 mL 的微生物检测水样,1 个紫外线穿透率检测水样,如需做准平行光束仪实验,则还需在进水口取一个 0.5 L～1.0 L 的准平行光束仪实验水样,记录取样开始时间和结束时间。

取样时,测试人员和第三方验证人员应记录并检验以下数据:样品编号、流量、紫外灯功率、紫外灯电流、光强、传感器位置、取样时间和水温。

6.6.3 样品保存及运输

样品应保存在 4 ℃左右的环境中。水样由测试人员和第三方验证人员一起送到现场实验室,进行紫外线穿透率、基本水质指标和准平行光束仪测试等测量。微生物样品将由测试人员与第三方验证人员在取样后 24 h 内送到微生物实验室进行微生物分析检测。

受试微生物的分析方法应符合附录 D 的要求。

6.7 准平行光测试

为确定受试微生物的紫外线剂量-灭活率曲线,应对每一个紫外线穿透率(或者紫外灯输出功率)的进水水样进行准平行光测试,测试的具体步骤应符合附录 E 的要求。

7 测试数据分析与报告

7.1 准平行光束仪实验数据分析

根据准平行光束仪的实验结果，得到每一种紫外线穿透率的剂量-灭活率关系曲线，如果紫外灯的输出功率相同，则在不同紫外线穿透率的情况下，紫外线剂量-灭活率曲线理论上应该一致。图 2 是 MS2 紫外线剂量-灭活率曲线图。

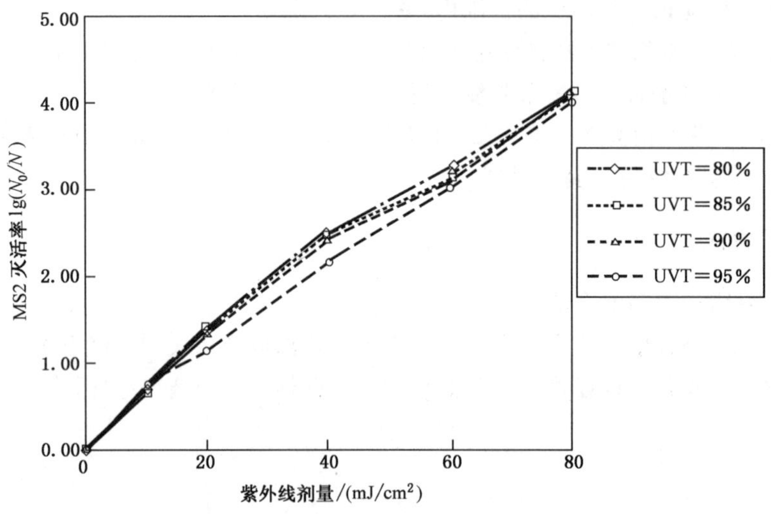

图 2 MS2 紫外线剂量-灭活率曲线

7.2 紫外线水消毒设备灭活实验数据分析

根据样品的检测结果，可得到在不同紫外灯输出功率和不同紫外线穿透率条件下紫外线水消毒设备流量-灭活率关系。

根据准平行光束仪结果和现场实验结果，做出紫外线水消毒设备的剂量-流量关系图，如图 3 所示，可得到在特定的紫外灯输出功率、流量、紫外线穿透率的情况下紫外线的生物验证剂量。准平行光实验和现场消毒设备灭活实验应在同一天进行。

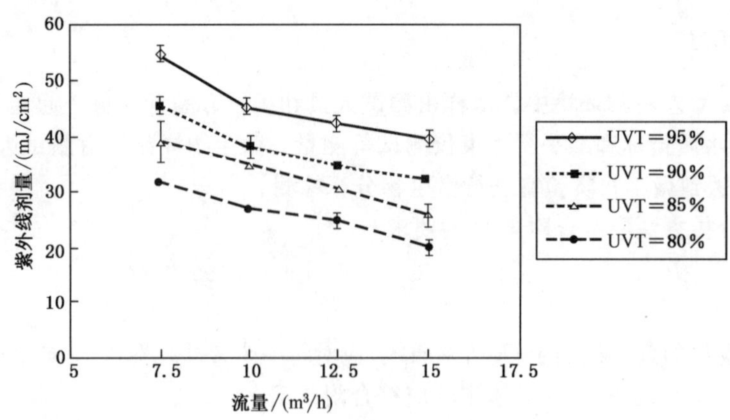

图 3 紫外线水消毒设备的流量-剂量曲线

7.3 有效生物验证剂量的计算

紫外线水消毒设备剂量与水体紫外线穿透率、紫外线光强、流量、灯管数目等因素有关，式(1)是水消毒设备验证剂量与上述因素的关系。根据消毒设备剂量测试的实验数据和式(1)，利用线性回归的方法，计算出式(1)中的 a、b、c、d、e 常数，得到紫外线水消毒设备的特性曲线。

$$\mathrm{RED}=10^{a}\times A_{254}^{b}\times P^{c}\times Q^{d}\times B^{e} \qquad \cdots\cdots(1)$$

式中：

RED ——紫外线水消毒设备的验证剂量；

A_{254} ——测试水体的 UV254 吸光度；

P ——紫外线水消毒设备的输出功率；

Q ——流量；

B ——紫外线模块单元数(只针对渠式消毒设备，管式消毒设备此项为 1)；

a、b、c、d、e ——常数。

计算消毒设备对受试微生物的灭活率时，针对每一个特定的流量，应对 3 次取样的数据进行 75% 置信区间的 t 检验分析。对于饮用水消毒系统，取 75%下限的置信值作为微生物的灭活率；对于再生水消毒系统，取 90%下限的置信值作为微生物的灭活率；对于污水消毒系统，取平均值作为灭活率。

根据式(2)计算出紫外线水消毒设备的有效验证剂量，其中紫外线水消毒设备的老化系数和结垢系数应由第三方权威机构提供具体数据，在第三方权威机构没有提供数据时，老化系数应取 0.5 为默认值，结垢系数应取 0.8 为默认值。

$$D=\mathrm{RED}\times \mathrm{FF}\times \mathrm{AF} \qquad \cdots\cdots(2)$$

式中：

D ——紫外线水消毒设备的有效验证剂量；

RED——紫外线水消毒设备的验证剂量；

FF ——紫外线水消毒设备的结垢系数；

AF ——紫外线水消毒设备的老化系数。

7.4 测试报告

应包括剂量验证测试报告、紫外线水消毒设备操作手册、设备参数文件、剂量测试计划、原始数据记录和其他相关资料。

还应包括测试的场地信息、测试系统信息、紫外线水消毒设备的运行参数和测定工况、测试用水的水质信息、实验数据处理和不确定度分析和有效生物验证剂量的计算等信息。

所有的测试报告和原始数据文件应经实验人员和第三方验证人员签字确认。

8 质量控制

8.1 仪器准确性的质量控制

所有仪器都应经过校准，且测试时需在校准的有效期内，现场主要仪器的要求如下：

a) 流量计：检测的不确定度应小于 5%；

b) 紫外线分光光度计：检测的不确定度应小于 5%；

c) 电压：检测不确定度应小于 5%；

d) 紫外线传感器：在消毒设备验证的过程中，验证用紫外线传感器与参照传感器的误差应控制在 10%以内。

8.2 方案设计与测试参与人员

8.2.1 方案设计

应有环境工程、电气工程、生物工程相关的专业背景和具有紫外线水消毒设备剂量验证经验的技术人员根据紫外线水消毒设备的使用要求共同确定相关实验方案,包括水体目标流量、紫外灯输出功率、目标水体紫外线穿透率、受试生物投速率等。

8.2.2 现场测试人员

参加测试人员应具有相关的专业知识背景,应佩戴防护眼镜和穿安全鞋,参加取样人员应佩戴专用手套,取样人员不应接触受试微生物投加罐。现场实验参数的控制及水质指标检测应由具有相关资质及经验的人员专门负责。

8.2.3 第三方人员

不同于购买紫外线水消毒设备的业主方和紫外线厂商的第三方人员应见证和参与全过程,从方案设计、取样开始到所有实验操作结束,记录所有操作参数、实验数据和监督质量控制体系。第三方人员应有紫外线水消毒相关工程经验和微生物采样分析背景,并且应对验证报告进行审核。

8.3 样品储存运输质量控制

取样后微生物检测样品应放入便携冰箱保存,便携冰箱内应有足够的冰块。样品应由第三方验证人员贴上封条。封条只能由微生物实验室分析人员打开。样品运输交接过程中应有交接信息登记,登记表中要明确取样时间、交接时间、交接人等信息。交接登记信息应由第三方验证人员保管。微生物样品应在取样结束 24 h 内送往实验室检测。

8.4 准平行光实验和微生物测试的质量控制

准平行光实验应严格按照实验流程操作,每一个水样根据稀释的梯度做 3 个平行样。取样瓶应进行高压灭菌或者使用无菌取样瓶。微生物检测严格按照检测程序,保证无菌的工作环境,防止微生物交叉污染。

对于 MS2,其 1 lg 的灭活剂量应在 18 mJ/cm^2～22 mJ/cm^2 的范围。对于 T1,其 1 lg 的灭活剂量应在 4 mJ/cm^2～6 mJ/cm^2 的范围。

8.5 数据分析的质量控制

测试结束时第三方验证人员应复印当天所有的表格记录,记录下当天每个测试的数据并与当时记录核对。每个工况点的数据应做置信度 95%的误差分析。在做线性回归时,t 检验的 P 值应小于0.05。紫外线设备生产商,第三方验证人员应有权对微生物检测的原始数据以及数据分析过程进行查阅审核。

附 录 A
（规范性附录）
紫外灯管老化系数测试方法

A.1 老化系数的定义

紫外灯管老化系数是指紫外灯运行寿命终点时的紫外灯输出功率与新紫外灯(运行 100 h 后)的紫外灯输出功率之比。紫外灯寿命终点是指运行一段时间后，紫外灯的输出功率降低到消毒设备要求的最低输出功率以下的时刻。老化系数的验证应由有资质的第三方进行测试。

A.2 测试步骤

A.2.1 选取不少于 10 根测试用新紫外灯管。将紫外灯管置于水中运行。保持与紫外线水消毒设备运行时相同的温度条件、运行功率和镇流器控制情况。

A.2.2 测定新灯管在 100 h 的输出功率或同一位置的光强；检测光强测量点距紫外灯管的距离不应超过 5 cm。紫外线光强通常采用紫外线传感器测量。对于中压灯管，应详细记录所使用的紫外线传感器使用参数和测定结果。

A.2.3 在小于 20％的紫外灯管运行寿命的间隔时间内检测灯管的输出功率或者同一位置的光强，例如灯管的寿命是 12 000 h，应间隔 2 000 h 测量 1 次每根灯管的输出功率或者同一位置的光强，并且确保每次测量时间间隔相同。在每次时间间隔内应对灯管进行不少于 1 次的开关操作。

A.2.4 灯管达到其预期使用寿命时刻的输出功率或者同一位置的光强与 100 h 的时刻数值的比值即为灯管老化系数。数据处理时取所有测试灯管的平均值。在测试中所有相关参数应详细记录(包括灯管的损坏情况)。

附 录 B
（规范性附录）
紫外线灯套管结垢系数测试方法

B.1 结垢系数定义

紫外线水消毒设备使用中的紫外灯套管的紫外线穿透率与洁净紫外灯套管的紫外线穿透率之比，通常由紫外线厂家委托第三方测定。套管的结垢系数通常用来衡量消毒设备清洗系统的工作效率。

B.2 结垢系数测试步骤

B.2.1 选取不少于 4 根紫外灯套管进行结垢系数检测。紫外灯套管放入水体前，要测试紫外灯套管的初始紫外线穿透率，所有测试的紫外灯套管在消毒器内的位置应始终保持不变。

B.2.2 对于选取的测试水体进行结垢速率测试，即关闭清洗设备，运行一段时间后检测套管的紫外线穿透率，该紫外线穿透率与套管初始紫外线穿透率的差值与运行时间的比值即为结垢速率。运行时间的选择应根据水质状况和结垢状况确定。一般结垢速率快则选取的时间相对较短。结垢系数测试和结垢速率测试应使用相同的水质。

B.2.3 根据结垢速率和厂家提供的信息设置清洗系统的启动时间和频率，且此项参数应与剂量验证和实际应用时的参数一致。

B.2.4 开启清洗系统，系统应持续运行不少于 6 个月。在不超过两个月的时间间隔后从水体中取出紫外灯套管，测量其紫外线穿透率。该紫外线穿透率与套管初始紫外线穿透率的比值即为结垢系数。检测结束后应将紫外灯套管放回水体原位。检测过程中不允许对套管进行手动清洗。

B.2.5 每个测试周期的结垢系数应取平均值，紫外线水消毒设备验证所采用的结垢系数应为其中的最小值。

B.2.6 套管的紫外线穿透率测量需按照测试仪器（一般为分光光度计）的标准操作流程进行。

附 录 C
(资料性附录)
紫外线设备剂量测试实验检验清单

1	项目信息		
1.1	项目名称(验证设备名称)		
1.2	项目编号		
2	正式测试前应确认项目	状况	签字
测试用水			
2.1	测试水中余氯(不应高于检出限)		
2.2	测试水中的微生物(T1 和 MS2)状况(不应早于 48 h 之前)		
2.3	平行光束仪预实验,确定		
2.4	测定水体的紫外线穿透率		
紫外线水消毒设备			
2.5	检查和记录消毒设备型号和尺寸、灯管型号数量和布置、镇流器型号		
2.6	设备和现场安全检查,排除测试过程中的安全隐患		
2.7	消毒设备安装在合适的位置		
2.8	确认紫外灯和套管清洁		
2.9	确认灯管和镇流器工作正常		
2.10	确认灯管为使用 100 h 的新灯管		
2.11	确认紫外线系统控制面板工作正常		
2.12	检查渠道是否清洁,没有杂质碎片(渠式)		
2.13	检查渠道宽度,包括底部和顶部(渠式)		
2.14	渠道高度是否合适(渠式)		
2.15	模块支撑架在合适的高度(渠式)		
2.16	检查紫外灯与灯之间的距离合适并记录(渠式)		
2.17	检查紫外灯与渠壁及渠底的距离合适并记录(渠式)		
2.18	检查其他的附属设备是否的尺寸与安装位置(渠式)		
2.19	水位控制设备安装在合适的位置和高度(渠式)		
附属设备			
2.20	流量计校准且工作正常		
2.21	分光光度计校准且工作正常		

续表

2.22	电压表校准且工作正常		
2.23	计量泵校准且工作正常		
2.24	微生物储存容器正常		
2.25	余氯计校准并工作正常		
2.26	温度计校准并工作正常		
2.27	米尺(水头损失测定)		
2.28	受试微生物原液、咖啡或腐殖质、取样瓶、便携冰箱		
2.29	备件是否充足(如套管、灯管等)		
3	生物验证测试	状况	签字
现场测试			
3.1	检查现场设备布置(取样口、微生物投加口等)		
3.2	确认没有死区(渠式)		
3.3	完成水力停留时间的计算		
3.4	计算微生物和咖啡(或腐植酸)的投加速率		
3.5	完成混合测试,确定取样点		
3.6	确认测试计划和时间表		
3.7	确认试验参与人员,包括第三方人员		
3.8	准备和打印详细试验计划(包括投加速率、达到稳态时间等信息)		
3.9	准备准平行光试验计算表		
3.10	准备微生物投加容器(混合均匀)		
3.11	完成生物验证测试		
3.12	完成其他测试(比如水头损失测试)		
3.13	完成实验控制测试(投加微生物但是不开启消毒设备)		
3.14	准备和打印样品交接信息表		
3.15	安排样品交接		
4	文件准备	状况	签字
生物验证完成后			
4.1	创建项目文件夹		
4.2	整理原始数据		
4.3	数据分析		
4.4	撰写报告		

续表

4.5	汇报及评审		
管理工作			
4.6	费用清单		
4.7	工作日志		
5	附录和备注		

附　录　D
（规范性附录）
受试微生物的分析方法

D.1　MS2 分析方法

D.1.1　实验步骤

D.1.1.1　于实验前一天，挑取迈康凯培养基上典型大肠杆菌（*E.coli* ATCC 15597）菌落于 TYGB 培养基中 37 ℃振荡培养 16 h～18 h，然后取出放置于室温处，振荡速度保持在 100 r/min，以免大肠杆菌鞭毛断裂。

D.1.1.2　取 1 mL 大肠杆菌菌液（每 mL 含 108 cfu 的 *E.coli* ATCC 15597 溶液）和 0.1 mL 噬菌体样品和 TYGA 培养基（冷却到 45 ℃）3 s 内铺平混匀。

D.1.1.3　倒置于 37 ℃的恒温培养箱中培养 12 h～16 h 观察噬菌斑。

D.1.2　培养基成分

D.1.2.1　TYGB 基础培养基

胰蛋白胨 10 g，酵母浸粉 1 g，NaCl 8 g，蒸馏水 1 000 mL。热水中溶解上述成分，调整 pH=7.2±0.1，121 ℃下灭菌 15 min。

钙-葡萄糖溶液：10 mL 水中缓慢加热融解 0.3 g $CaCl_2 \cdot 2H_2O$，1 g 葡萄糖，冷至室温，通过0.22 μm 滤膜过滤除菌。

无菌条件下将上述两种溶液充分混合备用。

D.1.2.2　TYGA 基础培养基

胰蛋白胨 10 g，酵母浸粉 1 g，NaCl 8 g，琼脂 18 g，蒸馏水 1 000 mL。沸水中溶解上述成分，调整 pH=7.2±0.1，121 ℃下灭菌 15 min。

钙-葡萄糖溶液：10 mL 水中缓慢加热融解 0.3 g $CaCl_2 \cdot 2H_2O$，1 g 葡萄糖，冷至室温，通过0.22 μm 滤膜过滤除菌。

无菌条件下将上述两种溶液充分混合备用。

D.1.2.3　迈康凯琼脂（McConkey agar）

蛋白胨 20 g，乳糖 10 g，胆盐 5 g，中性红 75 mg，琼脂 12 g～20 g，蒸馏水 1 000 mL。沸水中溶解上述成分，温度降为 25 ℃时调整 pH=7.4±0.1。分装 200 mL，121 ℃下灭菌 15 min。冷至 45 ℃～50 ℃，倒置平板，凝固后存放于黑暗中，(5±3)℃下保存不应超过半个月。

D.2　T1 分析方法

D.2.1　实验步骤

D.2.1.1　于实验前一天，挑取迈康凯培养基上典型大肠杆菌（*E.Coli* CN13）菌落于 TYGB 基础培养基中置电热恒温培养箱，35 ℃培养 18 h～24 h。

D.2.1.2　取 1 mL 大肠杆菌菌液（每 mL 含 108 cfu 的 *E.Coli* CN13 溶液）和 0.1 mL 噬菌体样品和

TYGA 培养基(冷却到 45 ℃)3 s 内铺平混匀。

D.2.1.3 倒置于 35 ℃的恒温培养箱中培养 18 h～24 h 观察噬菌斑。

D.2.2 培养基成分

培养基成分参见 D.1.2。

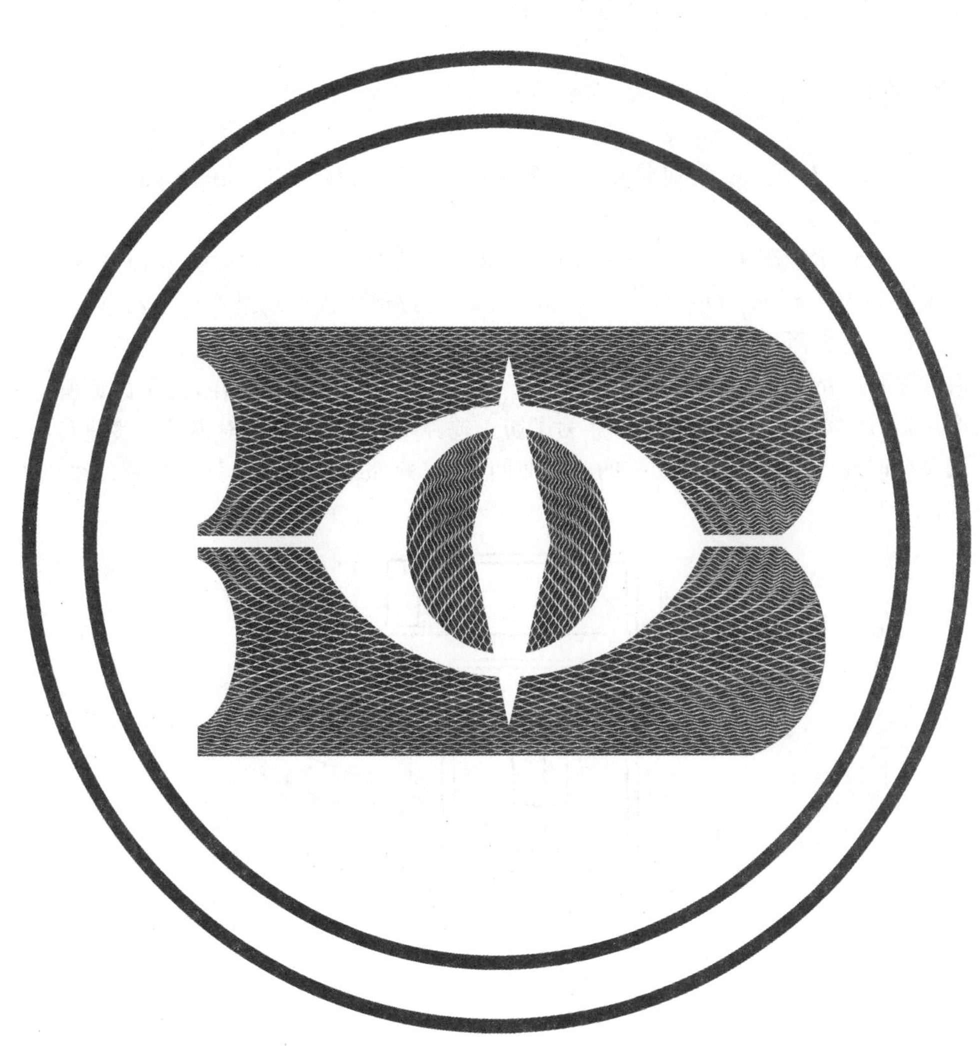

附 录 E
(规范性附录)
准平行光检测方法

E.1 目的

为了准确定量传递到微生物表面的紫外线剂量。

E.2 准平行光束仪

测定紫外线剂量-灭活率曲线应采用准平行光束仪(Collimated Beam Apparatus),装置如图 E.1 所示。

准平行光束仪选用低压汞灯作为紫外光源,安装在一个封闭的圆柱体内,在筒体的底部中央开口,下方接一段长度为 30 cm～60 cm,直径为 6 cm～9 cm 的圆管,其作用是产生平行紫外线,使得紫外线能够垂直到达样品的表面。

实验时在 ϕ50 mm～90 mm 的培养皿中装入 40 mL～50 mL 试验水样,为了保证所有的微生物都得到均匀的照射,用磁力搅拌器充分搅拌。为了防止搅拌中出现漩涡,应对搅拌速度进行很好的控制。

紫外线照射时间可通过控制遮光板的开启时间控制,紫外线的平均光强通过紫外线辐照计测量,并计算后得到。

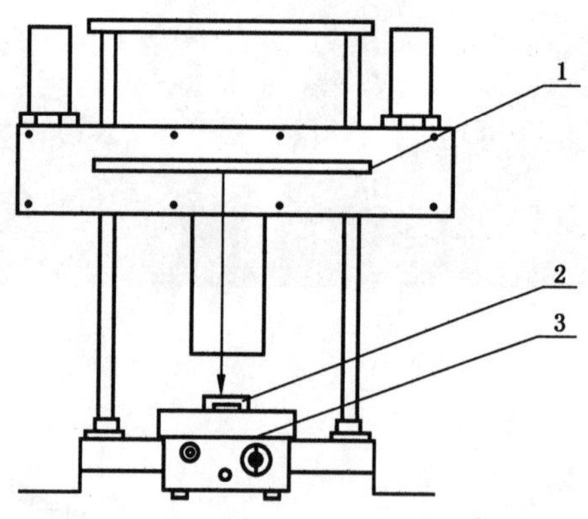

说明:

1——紫外灯;

2——样品;

3——搅拌器。

图 E.1 准平行光束仪示意图

E.3 测试步骤

E.3.1 使用前,先打开紫外灯管开关,预热 30 min,使准平行光束仪发出的紫外光稳定。

E.3.2 在 ϕ90 mm 的培养皿中放入 40 mL 试验水样,以水面为基准平面,以平行光管投影的中心为中心,分别在培养皿的水平方向(X 轴)和垂直方向(Y 轴)每隔 0.5 cm 划线。

E.3.3 将紫外辐照计置于该平面,按 X 轴和 Y 轴方向每隔 0.5 cm 测定该点的紫外线强度,测量点与中心点的紫外线强度的比值的均值即为 P_f 系数。紫外线剂量用式(E.1)计算：

$$D_{CB}=E_cP_f(1-R)\frac{L}{d+L}\frac{(1-10^{-A_{254}d})}{A_{254}d\ \ln(10)}t \qquad \text{(E.1)}$$

式中：

D_{CB}——紫外线剂量,单位为毫焦每平方厘米(mJ/cm^2)；

E_c ——中心点的光强,单位为毫瓦每平方厘米(mW/cm^2)；

P_f ——Petri 系数,测量点与中心点的紫外线强度的比值的均值；

R ——254 nm 时空气和水界面反射率；

L ——灯管中点距液面距离,单位为厘米(cm)；

d ——溶液的深度,单位为厘米(cm)；

A_{254}——溶液紫外线 254 nm 吸光度,单位为每厘米(cm^{-1})；

t ——照射时间,单位为秒(s)。

E.3.4 根据式(E.1)计算指定紫外线剂量的照射时间,将试验水样放在准平行光束仪辐照窗下,用磁力搅拌器搅拌 20 s 后,打开遮光板照射一定时间后关闭遮光板,以控制紫外线照射剂量。每组试验重复 3 次,照射后的水样应立即进行微生物检测,以未辐射的样品作为对照,计算微生物的灭活率,用式(E.2)计算：

$$IR=\lg(N_0/N) \qquad \text{(E.2)}$$

式中：

IR ——紫外线对微生物的灭活率；

N_0——消毒前水样中对照微生物个数；

N ——紫外线照射一定时间后等量水样中剩余微生物个数。

ICS 01.040.01
A 22

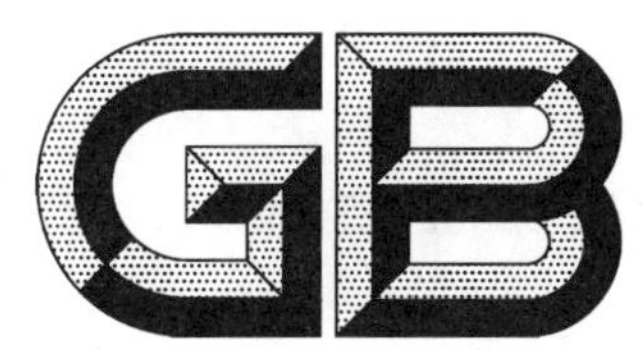

中华人民共和国国家标准

GB/T 32092—2015

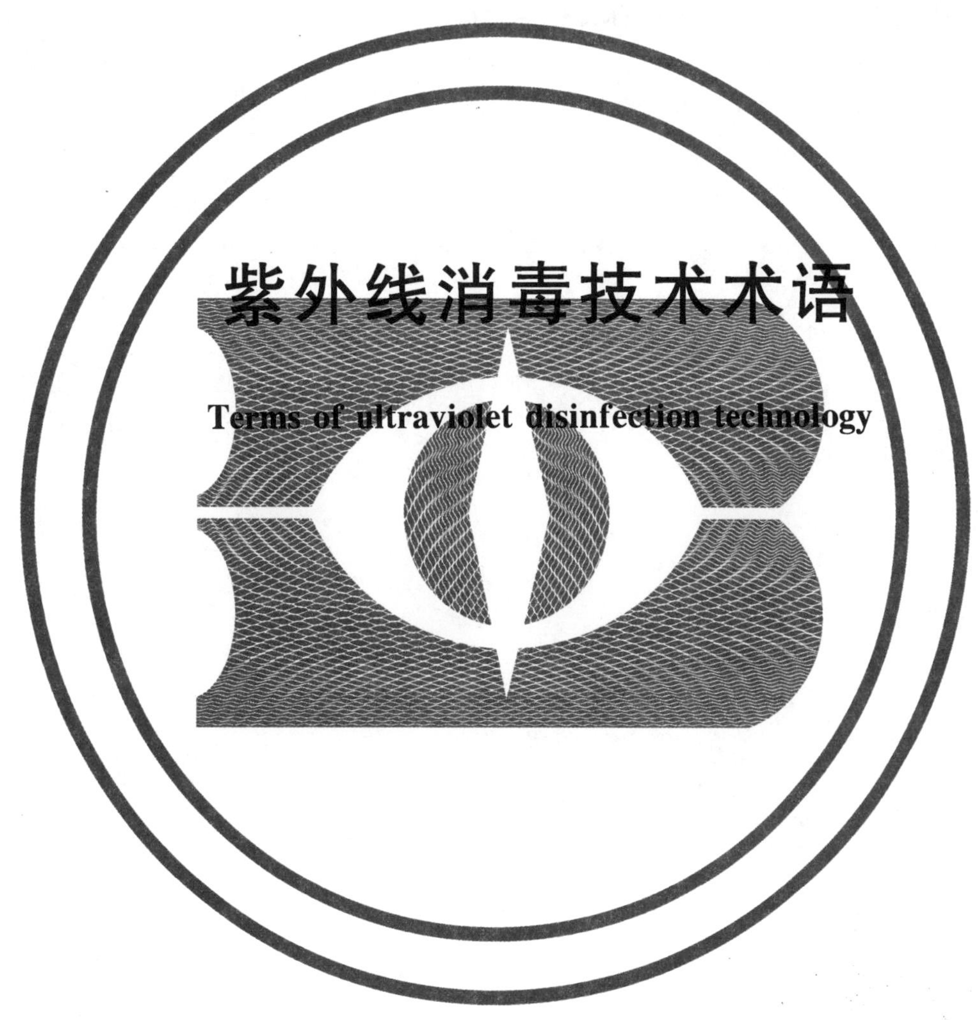

紫外线消毒技术术语

Terms of ultraviolet disinfection technology

2015-12-10 发布　　2016-06-01 实施

中华人民共和国国家质量监督检验检疫总局
中国国家标准化管理委员会　发布

前　言

本标准按照 GB/T 1.1—2009 给出的规则起草。

本标准由中华人民共和国住房和城乡建设部提出。

本标准由全国紫外线消毒标准化技术委员会(SAC/TC 299)归口。

本标准主要起草单位:清华大学、深圳市海川实业股份有限公司。

本标准主要起草人:刘文君、何唯平、孙文俊、黄永衡。

紫外线消毒技术术语

1 范围

本标准界定了紫外线消毒技术的术语和定义。

本标准适用于紫外线消毒技术的科研、教学、工程应用、标准编制及其有关领域。

2 术语和定义

2.1

紫外线　ultraviolet UV

波长在 100 nm～400 nm 的电磁波。

2.2

紫外线消毒　ultraviolet disinfection

利用病原微生物吸收波长在 200 nm～280 nm 间的紫外线能量后，其遗传物质(核酸)发生突变导致细胞不再分裂繁殖，达到灭活病原微生物目的的消毒方式。

2.3

紫外线水消毒设备　UV reactor

通过紫外灯管照射水体而进行消毒的设备，由紫外灯、石英套管、镇流器、紫外线强度传感器和清洗系统等组成。

注：紫外线水消毒设备分为管式消毒设备和渠式消毒设备。

2.4

管式紫外线消毒设备　closed vessel reactor

管式消毒设备

紫外灯管布置在闭合式的管路中的紫外线消毒设备。

2.5

渠式紫外线消毒设备　open channel reactor

渠式消毒设备

紫外灯管布置在敞开式的水渠中的紫外线消毒设备。

2.6

生物验证　bioassay/biodosimetry

用生物测试方法确定紫外线消毒设备 RED 剂量的过程。

注：生物验证过程包括测试紫外线消毒设备对受试微生物的灭活特性，并与这种微生物已知的紫外线剂量-反应曲线(通过实验室的准平行光束仪实验确定)对比得到紫外线消毒设备的流量-剂量关系。

2.7

受试微生物　challenge microorganism

用于紫外线消毒设备剂量验证测试的无致病性的微生物，如 MS2、T1 等。

2.8

紫外线消毒设备验证　UV reactor validation

通过现场和实验室测试确定紫外线消毒设备的实际消毒性能的过程，反应器验证方法主要是生物验证。

2.9

紫外线水消毒设备验证　UV equipment validation

通过现场和实验室测试确定紫外线水消毒设备的实际消毒性能的过程，消毒设备验证方法主要是生物验证。

2.10

紫外线穿透率　UV transmittance；UVT

波长为 253.7 nm 的紫外线在通过 1 cm 比色皿水样后的紫外线强度与通过前的紫外线强度之比。

2.11

紫外线强度　UV intensity

单位时间内与紫外线传播方向垂直的单位面积上接受到的紫外线能量。常用单位为 mW/cm^2 或者 W/m^2。

2.12

紫外线剂量　UV dose

单位面积上接收到的紫外线能量，常用单位为 mJ/cm^2 或者 J/m^2。

2.13

紫外线剂量分布　UV dose distribution

微生物通过紫外线消毒设备时所接受到各种不同剂量的概率。

2.14

紫外线剂量-灭活率曲线　UV dose-response curve

通过实验室准平行光实验得到的某种微生物的灭活率与其接受到的紫外线剂量之间的关系。

2.15

灭活当量剂量　reduction equivalent dose

通过准平行光实验得到受试微生物的剂量-反应曲线和反应器生物验证实验得到反应器的流量-灭活率关系，进而计算得到的反应器剂量。

2.16

紫外线消毒设备有效剂量　UV reactor effective dose

紫外线消毒设备生物验证剂量

在一定的运行时间内，紫外线消毒设备所能提供的微生物灭活紫外线剂量。

2.17

低压灯　low pressure lamp

水银蒸气灯在 0.13 Pa～1.33 Pa 的汞蒸气压下工作，输入电功率约为每厘米弧长 0.5 W～1.5 W，杀菌紫外线输出功率约为每厘米弧长 0.15 W～0.45 W，紫外光在 253.7 nm 波长单频谱输出。

2.18

低压高强灯　low pressure high output lamp

水银蒸气灯在 0.13 Pa～1.33 Pa 的汞蒸气压下工作，输入电功率约为每厘米弧长 1.5 W～10.0 W，杀菌紫外线输出功率不小于每厘米弧长 0.5 W，紫外光在 253.7 nm 波长单频谱输出。输出的紫外线光强高于低压灯。

2.19

中压灯　medium pressure lamp

水银蒸气灯在 0.013 MPa～1.330 MPa 的汞蒸气压下工作，输入电功率约为每厘米弧长 50 W～150 W，杀菌紫外能输出功率约为每厘米弧长 7.5 W～23 W，紫外线能在 200 nm～280 nm 杀菌波段多频谱输出。

2.20

微波紫外灯　microwave ultraviolet lamp

用微波激发水银蒸气灯(无极放电),紫外线可连续或脉冲输出,紫外线能在200 nm～280 nm杀菌频段多频谱输出。

2.21

光电转化率　photoelectric conversion efficiency

紫外线消毒设备中紫外灯管用于杀菌的功率占总功率的比值。

2.22

新紫外灯　new ultraviolet lamp

初始运行100 h经过稳定磨合后的紫外灯。

2.23

紫外灯老化系数　aging factor

在一定的工作温度区域内,紫外灯运行一段时间后的紫外线输出功率与新紫外灯的紫外线输出功率之比。

2.24

紫外灯套管结垢系数　fouling factor

紫外线消毒设备使用中的紫外灯套管的紫外线穿透率与洁净紫外灯套管的紫外线穿透率之比。

2.25

紫外灯模块　UV modules

由紫外灯、石英套管、镇流器、紫外线强度传感器、清洗系统等组成的渠式反应器基本单元。

2.26

初始值　initial readings

紫外灯在老炼之前所测的启动特性及老炼100 h时所测的紫外辐射光、电特性和臭氧特性。

2.27

紫外灯运行寿命　operation life of UV lamp

紫外消毒设备不能达到设计要求的最低有效紫外剂量时,紫外灯有效输出的连续或累计的运行时间。

注:紫外灯的紫外输出功率随着运行时间而衰减。

2.28

紫外灯寿命终点　end of lamp life

运行一段时间后,紫外灯的输出功率降低到反应器要求的最低输出功率以下的时刻。

2.29

在线光强计　duty UV sensor/duty sensor

安装在紫外线消毒设备上用来监测紫外线消毒设备运行过程中紫外线强度的仪器。

2.30

有效杀菌光谱紫外线光强计　germicidal sensor

主要检测250 nm～280 nm有效杀菌光谱的紫外线光强传感器。

2.31

微生物修复　microbial repair

微生物体内的酶通过外源光能(光修复)或者化学能(暗修复)的刺激,自我修复被紫外线破坏的脱氧核糖核酸(DNA)的过程。

2.32

石英套管　lamp sleeve

石英制成的用来保护紫外灯管的套管。

2.33

离线化学清洗　off-line chemical clean;OCC

关闭紫外线消毒设备,用化学清洗剂(通常是弱酸)清洗紫外线水消毒设备石英套管的过程。

2.34

在线机械清洗　on-line mechanical clean;OMC

利用机械清洗装置(例如 O 型圈),在紫外线水消毒设备工作时,对石英套管进行清洗的方式。

2.35

在线机械-化学清洗　on-line mechanical-chemical clean;OMCC

利用在线的机械清洗装置(例如 O 型圈)配合化学清洗药剂,在紫外线水消毒设备工作时,对石英套管进行清洗的方式。通常应用于污水和再生水消毒。

2.36

准平行光束仪　collimated beam apparatus

能够提供准平行紫外光的仪器,用于紫外线准平行光测试。

2.37

准平行光测试　collimated beam test

用来确定紫外线剂量和受试微生物杀灭率的反应关系的测试方法。

注:提供紫外线照射的仪器是准平行光束仪。某一特定紫外线剂量所需的照射时间由紫外线强度、照射水体对紫外线的吸收、Petri 系数和光源到水样的距离等参数确定。

2.38

Petri 系数　petri factor

在准平行光测试中,描述紫外光平行性的参数。

索　　引

汉语拼音索引

英文对应词索引

B

C

D

E

F

G

I

L

M

N

O

P

R

U

ICS 11.080
C 50

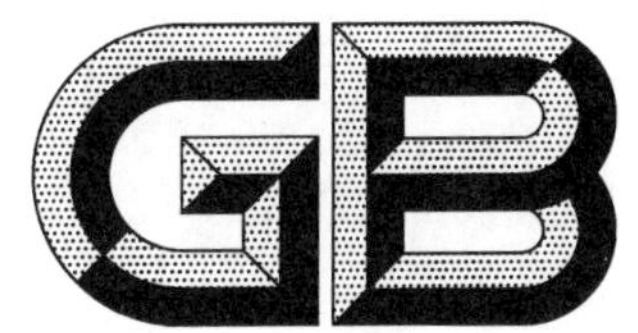

中华人民共和国国家标准

GB/T 36758—2018

含氯消毒剂卫生要求

Hygienic requirements for disinfectants with chlorine

2018-09-17 发布　　2019-04-01 实施

国家市场监督管理总局
中国国家标准化管理委员会　发布

前　言

本标准按照 GB/T 1.1—2009 给出的规则起草。

本标准由中华人民共和国国家卫生健康委员会提出并归口。

本标准主要起草单位:上海市消毒品协会、中国疾病预防控制中心环境与健康相关产品安全所、浙江省疾病预防控制中心、湖北省卫生计生委综合监督局、黑龙江省疾病预防控制中心。

本标准主要起草人:薛广波、李炎、胡国庆、陈顺兰、李华、林玲、张流波、卞雪莲、沈开成、韩娟、李俊娟、骆艳燕、朱汉泉、张剑、王妍彦。

含氯消毒剂卫生要求

1 范围

本标准规定了含氯消毒剂的原料要求、技术要求、应用范围、使用方法、运输储存包装要求、标识要求、检验方法。

本标准适用于以有效氯为主要杀菌成分的消毒剂，包括次氯酸钠、次氯酸钙、液氯、氯胺、二氯异氰尿酸钠、三氯异氰尿酸、氯化磷酸三钠、二氯海因、次氯酸等，但不包括以它们为杀菌成分之一复配的消毒剂。

2 规范性引用文件

下列文件对于本文件的应用是必不可少的。凡是注日期的引用文件，仅注日期的版本适用于本文件。凡是不注日期的引用文件，其最新版本(包括所有的修改单)适用于本文件。

GB/T 191 包装储运图示标志

GB/T 5138 工业用液氯

GB/T 5750.5—2006 生活饮用水标准检验方法 无机非金属指标

GB/T 10666 次氯酸钙(漂粉精)

GB/T 19106 次氯酸钠

GB 19193—2015 疫源地消毒总则

GB/T 23856 二氯海因

HG/T 2528 氯化磷酸三钠

HG/T 3263 三氯异氰脲酸

HG/T 3779 二氯异氰脲酸钠

消毒技术规范(中华人民共和国卫生部卫法监发〔2002〕282 号)

消毒产品标签说明书管理规范(中华人民共和国卫生部卫监督发〔2005〕426 号)

3 术语和定义

下列术语和定义适用于本文件。

3.1

有效氯 available chlorine

含氯消毒剂的氧化能力相当于氯的量，是衡量含氯消毒剂氧化能力的标志，有效氯含量用 mg/L 或百分比(%)表示。

3.2

含氯消毒剂 disinfectants with chlorine

溶于水中能产生次氯酸的消毒剂。

3.3

次氯酸消毒剂 disinfectant with hypochlorous acid

消毒液原液含有稳定的次氯酸的消毒剂。

4 原料要求

4.1 配方中杀菌成分原料要求

4.1.1 三氯异氰脲酸应符合 HG/T 3263 的优等品的要求。
4.1.2 二氯异氰脲酸钠应符合 HG/T 3779 的要求。
4.1.3 次氯酸钙应符合 GB/T 10666 的优等品的要求。
4.1.4 氯化磷酸三钠应符合 HG/T 2528 的要求。
4.1.5 次氯酸钠溶液应符合 GB/T 19106 中 A 型的要求。
4.1.6 液氯应符合 GB/T 5138 中合格品以上的要求。
4.1.7 二氯海因应符合 GB/T 23856 的要求。

4.2 配方中其他组分要求

4.2.1 用于餐饮具和瓜果、蔬菜消毒的含氯消毒剂，当有其他原材料时，不得使用工业级原材料；当只有工业级原材料时，应使用当前最高等级。
4.2.2 生产液体含氯消毒剂，应使用纯化水。

5 技术要求

5.1 外观

5.1.1 液体含氯消毒剂应无分层，无杂质，无沉淀和悬浮物。
5.1.2 固体含氯消毒剂应能在规定的时间内完全溶于水，且粉剂应不结硬块，片剂应符合成品形状。

5.2 理化指标

5.2.1 pH

用于相关消毒对象的液体含氯消毒剂，pH 应符合产品说明书标识值范围±1。

5.2.2 有效氯含量

产品应标示有效氯的含量(mg/L 或%)及范围。固体含氯消毒剂有效氯含量的范围应在中值的±10%以内。液体含氯消毒液有效氯含量的范围应在中值的±15%以内。

5.2.3 稳定性

固体含氯消毒剂在产品有效期内，有效氯下降率不得超过 10%，产品有效期不得少于 12 个月。

液体含氯消毒剂在产品有效期内，产品的有效氯含量不得低于标示值的下限，产品有效期不得少于 6 个月。对于不含稳定剂的次氯酸钠/次氯酸消毒剂，有效期至少为 3 个月。

5.3 杀灭微生物指标

根据产品说明书规定的使用剂量，按《消毒技术规范》中的定量杀菌试验、模拟现场试验或现场试验方法进行试验，其杀菌效果应符合表 1 要求。

表 1 杀灭微生物指标

指示菌株	杀灭对数值		
	悬液法	载体法	模拟现场试验
大肠杆菌(8099)	≥5.00	≥3.00	≥3.00
金黄色葡萄球菌(ATCC 6538)	≥5.00	≥3.00	≥3.00
白色念珠菌(ATCC 10231)	≥4.00	≥3.00	≥3.00
枯草杆菌黑色变种芽孢(ATCC 9372)	≥5.00	≥3.00	≥3.00
自然菌	≥1.00(现场试验)		

6 用途

一般含氯消毒剂适用于医疗卫生机构、公共场所和家庭的一般物体表面、医疗器械、医疗废物、食饮具、织物、果蔬和水等的消毒，也适用于疫源地各种污染物的处理。不宜用于室内空气、手、皮肤和黏膜的消毒。

次氯酸消毒剂除上述用途外，还可用于室内空气、二次供水设备设施表面、手、皮肤和黏膜的消毒。

注：一般物品表面指日常用品如桌椅、床头柜、卫生洁具、门窗把手、楼梯扶手、公交车座椅、把手和儿童玩具等的表面。

7 使用方法

7.1 含氯消毒剂使用时应现用现配，具体使用方法按照产品说明书使用。

7.2 注意事项如下：

a) 含氯消毒剂为外用品，不得口服。置于儿童不易触及处；
b) 一般含氯消毒剂配制和分装浓消毒液时，应戴口罩和手套；
c) 含氯消毒剂对金属有腐蚀作用，对织物有漂白、褪色作用。金属和有色织物慎用；
d) 一般含氯消毒剂使用时应戴手套，避免接触皮肤。如消毒液溅上眼睛，应立即用水冲洗，严重者应就医；
e) 含氯消毒剂为强氧化剂，不得与易燃物接触，应远离火源；
f) 置于阴凉、干燥处密封保存。不得与还原物质共储共运；
g) 包装应标示相应的安全警示标志；
h) 依照具体产品说明书注明的使用范围、使用方法、有效期和安全性检测结果使用。

8 运输、储存和包装

8.1 运输、储存

运输储存应符合相应标准和规定的要求。

8.2 包装要求

产品包装标志应符合 GB/T 191 规定，包装容器与材料应符合相应标准和有关规定。

9 标签、标志和说明书

按《消毒产品标签说明书管理规范》规定执行。

10 检验方法

10.1 配方原料的检测按 4.1 进行。

10.2 有效氯含量的测定见附录 A、氯离子含量的测定见附录 B、次氯酸含量的测定见附录 C。

10.3 稳定性检测按《消毒技术规范》执行。

附　录　A
（规范性附录）
有效氯含量的测定

A.1　配制 2 mol/L 硫酸、100 g/L 碘化钾与 5 g/L 淀粉等溶液。配制并标定 0.1 mol/L 硫代硫酸钠滴定液见《消毒技术规范》的 2.2.1.3.1。

A.2　精密吸取液体含氯消毒剂适量，使其相当于有效氯约 0.6 g，置 100 mL 容量瓶中，加蒸馏水至刻度，混匀。对固体含氯消毒剂，精密称取适量使其相当于有效氯约 0.6 g，置烧杯中以蒸馏水溶解，转入 100 mL 容量瓶中。称量杯及烧杯需用蒸馏水洗 3 次，洗液全部转入容量瓶。

A.3　向 100 mL 碘量瓶中加 2 mol/L 硫酸 10 mL、100 g/L 碘化钾溶液 10 mL 和混匀的消毒剂稀释液 10.0 mL。此时，溶液出现棕色。盖上盖并振摇混匀后加蒸馏水数滴于碘量瓶盖缘，置暗处 5 min。打开盖，让盖缘蒸馏水流入瓶内。用硫代硫酸钠滴定液（装于 25 mL 滴定管中）滴定游离碘，边滴边摇匀。待溶液呈淡黄色时加入 5 g/L 淀粉溶液 10 滴，溶液立即变蓝色。继续滴定至蓝色消失，记录用去的硫代硫酸钠滴定液总量，并将滴定结果用空白试验校正。重复测 2 次，取 2 次平均值进行计算。

A.4　因 1 mol/L 硫代硫酸钠滴定液 1 mL 相当于 0.035 45 g 有效氯，按式（A.1）、式（A.2）计算有效氯含量：

$$X_1=\frac{c\times V_{st}\times 0.035\,45}{m}\times 100\% \qquad \cdots\cdots\cdots\cdots（A.1）$$

$$X_2=\frac{c\times V_{st}\times 0.035\,45}{V}\times 1\,000 \qquad \cdots\cdots\cdots\cdots（A.2）$$

式中：

X_1——有效氯含量，%；

X_2——有效氯含量，单位为克每升（g/L）；

c ——硫代硫酸钠滴定液浓度，单位为摩尔每升（mol/L）；

V_{st}——滴定用去硫代硫酸钠滴定液体积（减空白），单位为毫升（mL）；

m ——碘量瓶中所含消毒剂原药质量，单位为克（g）；

V ——碘量瓶中含液体消毒剂原液体积，单位为毫升（mL）。

注：式（A.1）为固体样品中有效氯含量；式（A.2）为液体样品中有效氯含量。

附 录 B
（规范性附录）
氯离子含量的测定

B.1 试剂准备

制备试剂过氧化氢溶液[$\omega(H_2O_2)=30\%$]、氢氧化钠溶液[$c(NaOH)=1.0$ mol/L]、硝酸溶液[$c(HNO_3)=1.0$ mol/L]、硝酸溶液[$c(HNO_3)=0.1$ mol/L]、二苯卡巴腙-溴酚蓝混合指示剂；制备并标定硝酸汞标准溶液 {$c[1/2Hg(NO_3)_2]=0.014$ mol/L}（见 GB/T 5750.5—2006 的 2.3）。

B.2 样品制备

精密吸取液体含氯消毒剂适量，使其相当于有效氯约 0.1 g，置 1 000 mL 容量瓶中，加蒸馏水至刻度，混匀。对固体含氯消毒剂，精密称取适量使其相当于有效氯约 0.1 g，置烧杯中以蒸馏水溶解，转入 1 000 mL 容量瓶中。称量杯及烧杯需用蒸馏水洗 3 次，洗液全部转入容量瓶。

B.3 样品预处理

取 B.2 中的样品 150 mL，置于 250 mL 锥形瓶中，将样品用氢氧化钠溶液调节至中性或弱碱性，加入 1 mL 过氧化氢，均匀搅拌。

B.4 滴定

取 B.2 中的样品及纯水各 50 mL，分别置于 250 mL 锥形瓶中，加 0.2 mL 二苯卡巴腙-溴酚蓝指示剂，用 1.0 mol/L 硝酸调节样品 pH。使溶液由蓝色变成纯黄色（如样品为酸性，先用 1.0 mol/L 氢氧化钠溶液调节至呈蓝色），再加 0.1 mol/L 硝酸 0.6 mL，此时溶液 pH 为 3.0±0.2（注意，应严格控制 pH，酸度过大，汞离子与指示剂结合能力减弱，使结果偏高，反之，终点将提前使结果偏低）。用硝酸汞标准溶液滴定，当临近终点时，溶液呈现暗黄色。此时，缓慢滴定，并逐滴充分摇荡，当溶液呈淡橙红色，泡沫呈紫色时即为终点（注意，如果水样消耗硝酸汞标准液大于 10 mL，应取少量样品稀释后再测定）。

B.5 计算

样品氯化物（以 Cl^- 计）的质量浓度计算见式（B.1）：

$$\rho(Cl^-)=\frac{(V_1-V_0)\times 0.50}{V}-X \quad \cdots\cdots\cdots\text{(B.1)}$$

式中：

$\rho(Cl^-)$——样品中氯化物（以 Cl^- 计）的质量浓度，单位为克每升（g/L）；

V_1 ——样品消耗硝酸汞标准溶液体积，单位为毫升（mL）；

V_0 ——空白（纯水）消耗硝酸汞标准溶液体积，单位为毫升（mL）；

V ——样品体积，单位为毫升（mL）；

X ——有效氯含量，单位为克每升（g/L）。

附　录　C
（规范性附录）
次氯酸含量的测定

C.1　测定 pH

按照《消毒技术规范》的方法测定溶液的 pH 值。

C.2　测定氯离子浓度

参照附录 B 的方法测定溶液的氯离子浓度。

C.3　次氯酸含量的计算

C.3.1　当溶液的 pH 大于 5.0 时，可按式(C.1)计算次氯酸的含量。

$$Y=\frac{1}{1+K_a\times10^{pH}}\times100\% \qquad \text{(C.1)}$$

式中：

Y ——次氯酸占有效氯的百分比，%；

pH——溶液 pH；

K_a——次氯酸的电离平衡常数。

常温下 K_a 值为 3.8×10^{-8}。

C.3.2　当溶液的 pH 值小于 5.0 时，可按式(C.2)计算次氯酸的含量。

$$Y=\frac{1}{10^{-pH-1.55}\times\rho(Cl^-)\times K^{-1}+1}\times100\% \qquad \text{(C.2)}$$

式中：

Y ——次氯酸占有效氯的百分比，%；

pH ——溶液 pH；

$\rho(Cl^-)$——溶液中 Cl^- 的质量浓度，单位克每升(g/L)；

K ——化学反应($Cl_2+2H_2O \rightleftharpoons HClO+H_3{}^+O+Cl^-$)的平衡常数，常温下 K 值为 5.5×10^{-4}。

ICS 11.140
C 48

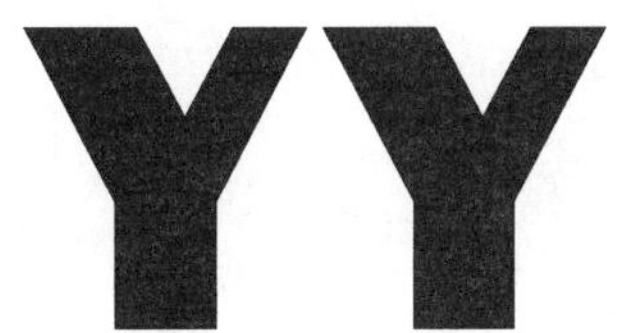

中华人民共和国医药行业标准

YY 0469—2011
代替 YY 0469—2004

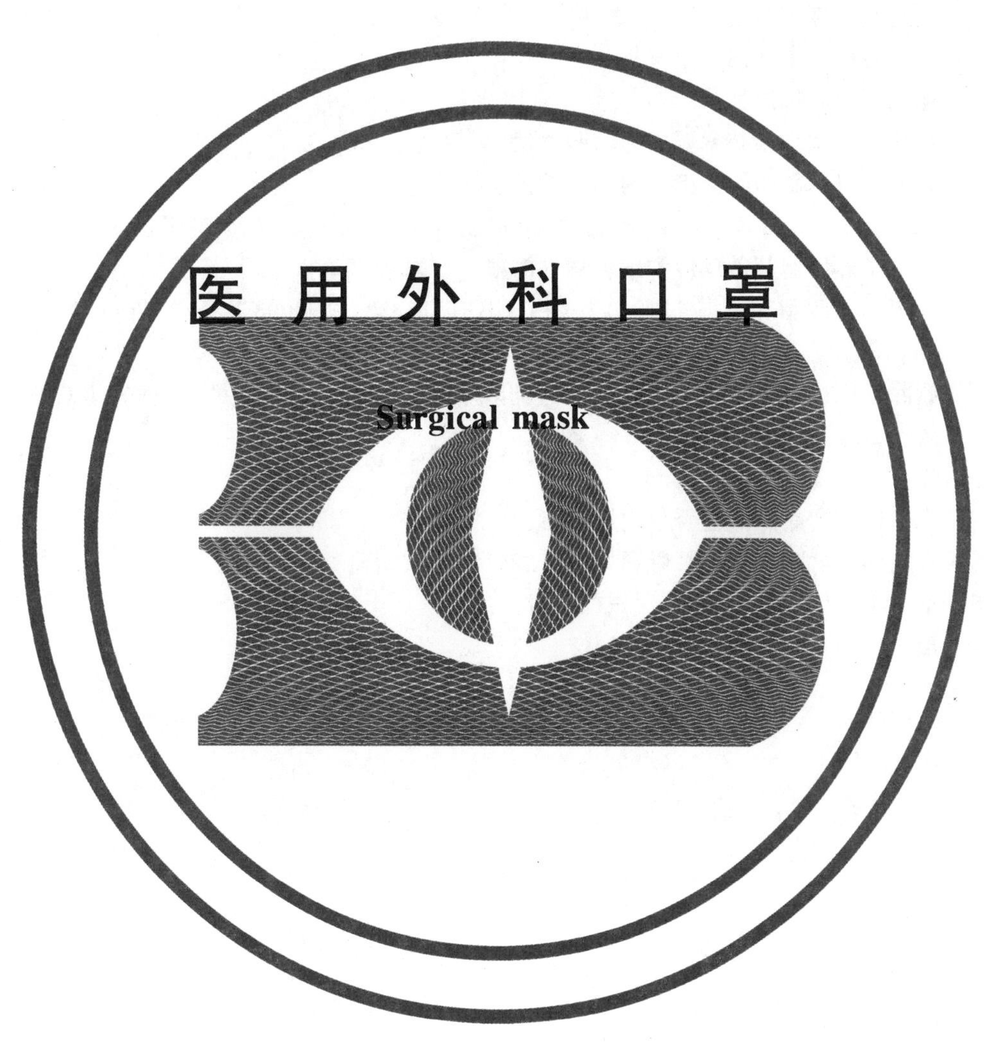

医用外科口罩

Surgical mask

2011-12-31 发布　　　　2013-06-01 实施

国家食品药品监督管理局　发布

前　言

本标准按照 GB/T 1.1—2009 给出的规则起草。

请注意，本文件的某些内容可能涉及专利。本文件的发布机构不承担识别这些专利的责任。

本标准与 YY 0469—2004 标准相比，主要变化内容如下：

本标准代替 YY 0469—2004《医用外科口罩技术要求》；

——补充和修订了“规范性引用文件”；

——编辑性修改了术语和定义；

——删除了表面抗湿性；

——修改了气体交换技术要求和试验方法，只保留了压力差；

——修改了口罩微生物指标中的细菌菌落总数指标；

——依据 GB/T 16886.10—2005 修订了“皮肤刺激性”技术要求，明确了试验方法；

——增加了迟发型超敏反应和细胞毒性的技术要求和试验方法；

——环氧乙烷残留量对应试验方法，由 GB/T 14233.1—2008 中的气相色谱法代替了原来的 GB 15980—1995；

——删除了原标准规范性附录 B 细菌过滤效率试验方法中模拟佩戴法，补充了双路收集细菌过滤效率试验装置示意图；

——修改了标志与使用说明。

本标准由国家食品药品监督管理局提出。

本标准由国家食品药品监督管理局北京医疗器械质量监督检验中心归口。

本标准起草单位：北京市医疗器械检验所。

本标准主要起草人：岳卫华、苏健、陈虹、刘思敏。

医用外科口罩

1 范围

本标准规定了医用外科口罩(以下简称口罩)的技术要求、试验方法、标志与使用说明及包装、运输和贮存。

本标准适用于由临床医务人员在有创操作等过程中所佩带的一次性口罩。

2 规范性引用文件

下列文件对于本文件的应用是必不可少的。凡是注日期的引用文件,仅注日期的版本适用于本文件。凡是不注日期的引用文件,其最新版本(包括所有的修改单)适用于本文件。

GB/T 14233.1—2008 医用输液、输血、注射器具检验方法 第1部分:化学分析方法

GB/T 14233.2—2005 医用输液、输血、注射器具检验方法 第2部分:生物学试验方法

GB 15979—2002 一次性使用卫生用品标准

GB/T 16886.5—2003 医疗器械生物学评价 第5部分:体外细胞毒性试验

GB/T 16886.10—2005 医疗器械生物学评价 第10部分:刺激与迟发型超敏反应试验

3 术语和定义

下列术语和定义适用于本文件。

3.1

医用外科口罩 surgical mask

用于覆盖住使用者的口、鼻及下颌,为防止病原体微生物、体液、颗粒物等的直接透过提供物理屏障。

3.2

合成血液 synthetic blood

由红色染料、表面活性剂、增稠剂和蒸馏水组成的混合物,其表面张力和黏度可以代表血液和其他体液,并具有与血液相似的颜色。

注:本标准试验所用的合成血液不具有血液或体液的全部特性,如极性(湿性)、凝固性,以及细胞物质。

[ASTM F1862-00a,定义3.1.9]

3.3

颗粒物 particle

悬浮在空气中的固态、液态或固态与液态的颗粒状物质,如粉尘、烟、雾和微生物。

[GB/T 12903—2008,定义5.1.16]

3.4

过滤效率 filtration efficiency

在规定检测条件下,过滤元件滤除颗粒物的百分比。

[GB 2626—2006,定义3.16]

3.5

细菌过滤效率　bacterial filtration efficiency;BFE

在规定流量下,口罩材料对含菌悬浮粒子滤除的百分数。

[ASTM F2101-07,定义 3.1.4]

3.6

阻燃性能　flame retardation properties

阻止本身被点燃、有焰燃烧和阴燃的能力。

[GB/T 12903—2008,定义 3.12]

3.7

灭菌　sterilization

用物理或化学方法杀灭传播媒介上所有的微生物,使其达到无菌。

[GB 15980—1995,定义 3.1]

3.8

迟发型超敏反应　delayed-type hypersensitization

个体接触一种变应原产生特异性 T 细胞介导的免疫学记忆感应,在再次接触该变应原后引起迟发型超敏反应。

[GB/T 16886.10—2005,定义 3.5]

3.9

刺激　irritation

一次、多次或持续与一种物质材料接触所引起的局部非特异性炎症反应。

[GB/T 16886.10—2005,定义 3.11]

4 技术要求

4.1 外观

口罩外观应整洁、形状完好,表面不得有破损、污渍。

4.2 结构与尺寸

口罩佩戴好后,应能罩住佩戴者的鼻、口至下颌。应符合标志的设计尺寸及允差。

4.3 鼻夹

4.3.1 口罩上应配有鼻夹,鼻夹由可塑性材料制成。

4.3.2 鼻夹长度应不小于 8.0 cm。

4.4 口罩带

4.4.1 口罩带应戴取方便。

4.4.2 每根口罩带与口罩体连接点处的断裂强力应不小于 10 N。

4.5 合成血液穿透

2 mL 合成血液以 16.0 kPa (120 mmHg)压力喷向口罩外侧面后,口罩内侧面不应出现渗透。

4.6 过滤效率

4.6.1 细菌过滤效率(BFE)

口罩的细菌过滤效率应不小于95%。

4.6.2 颗粒过滤效率(PFE)

口罩对非油性颗粒的过滤效率应不小于30%。

4.7 压力差(Δp)

口罩两侧面进行气体交换的压力差 Δp 应不大于49 Pa。

4.8 阻燃性能

口罩材料应采用不易燃材料;口罩离开火焰后燃烧不大于5 s。

4.9 微生物指标

4.9.1 非无菌口罩应符合表1的要求。

表1 口罩微生物指标

细菌菌落总数 CFU/g	大肠菌群	绿脓杆菌	金黄色葡萄球菌	溶血性链球菌	真菌
≤100	不得检出	不得检出	不得检出	不得检出	不得检出

4.9.2 包装上标志有“灭菌”或“无菌”字样或图示的口罩应无菌。

4.10 环氧乙烷残留量

经环氧乙烷灭菌的口罩,其环氧乙烷残留量应不超过10 μg/g。

4.11 皮肤刺激性

口罩材料原发性刺激指数应不超过0.4。

4.12 细胞毒性

口罩的细胞毒性应不大于2级。

4.13 迟发型超敏反应

口罩材料应无致敏反应。

5 试验方法

5.1 外观

用3个样品进行试验,目视检查,应符合4.1的要求。

5.2 结构与尺寸

用3个样品进行试验,实际佩戴,并以通用或专用量具测量,应符合4.2的要求。

5.3 鼻夹

5.3.1 用3个样品进行试验,目视检查,并实际佩戴,应符合4.3.1的要求。

5.3.2 用3个样品进行试验,以通用或专用量具测量,应符合4.3.2的要求。

5.4 口罩带

5.4.1 用3个样品进行试验,通过佩戴检查其调节情况,应符合4.4.1的要求。

5.4.2 用3个样品进行试验,以10 N的静拉力进行测量,持续5 s,结果应符合4.4.2的要求。

5.5 合成血液穿透试验

样品数量:用3个样品进行试验。

样品预处理:将样品在温度(21±5)℃,相对湿度(85±5)%的环境下预处理至少4 h,取出后1 min内进行试验。

测试过程:将样品固定在仪器上的样品夹具上(见图1),在距样品中心位置30.5 cm处将2 mL表面张力为(0.042±0.002)N/m的合成血液(配制方法见附录A)以16.0 kPa (120 mmHg)的压力从内径为0.84 mm的针管中沿水平方向喷向被测样品目标区域,取下后10 s内目视检查。

结果处理:检查样品内侧面是否有渗透。如果目视检查可疑,可以用吸水棉拭子或类似物在目标区域内侧进行擦拭,然后判断是否有合成血液渗透。结果均应符合4.5的要求。

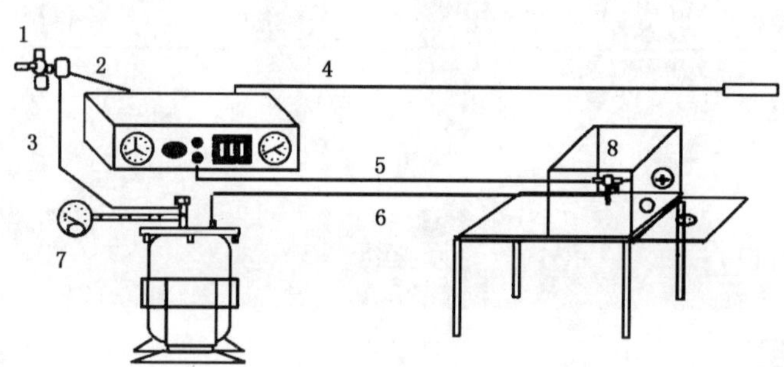

1——过滤器/调节器——供气;

2——至控制器的空气管路(外径)12.7 mm,内径6.35 mm,压力1.03×10^{6} Pa,长193 cm;

3——空气管路(直径6.35 mm,长300 cm,塑料材料);

4——从控制器至阀门开关的电线;

5——至阀门的空气管路(直径6.35 mm,长150 cm,塑料材料);

6——至气压阀的供液管(直径6.35 mm,长94 cm,塑料材料);

7——容器压力表;

8——拧在环形架上的阀门,上装有42 cm长的针管。

图1 合成血液试验仪器示意图

5.6 过滤效率

5.6.1 细菌过滤效率(BFE)

用3个样品进行试验,按照附录B的方法进行试验,结果均应符合4.6.1的要求。

5.6.2 颗粒过滤效率(PFE)

样品数量:用3个样品进行试验。

样品预处理:试验之前,将样品从包装中取出,置于相对湿度为(85±5)%,温度为(38±2.5)℃的环境中(25±1)h进行样品预处理。然后应将样品密封在一个不透气的容器中,试验应该在样品预处理结束后的10 h内完成。

测试过程:应使用在相对湿度为(30±10)%,温度为(25±5)℃的环境中的氯化钠气溶胶或类似的固体气溶胶[颗粒粒数中值直径(CMD)]:(0.075±0.020)μm;颗粒分布的几何标准偏差:≤1.86;浓度:≤200 mg/m^3 进行试验。空气流量设定为(30±2)L/min,气流通过的截面积为100 cm^2。

注:颗粒粒数中值直径(CMD)相当于空气动力学质量中值直径(MMAD)(0.24±0.06)μm。

5.7 压力差

样品数量:用5个样品进行试验。

测试过程:试验用气体流量需调整至8 L/min,样品测试区直径为25 mm,试验面积为4.9 cm^2。按照式(1)计算压力差(ΔP),结果报告为每平方厘米面积的压力差值,应符合4.7的规定。

$$\Delta P = \frac{P_M}{4.9} \qquad \cdots\cdots\cdots(1)$$

式中:

P_M——试验样品压力差的平均值,单位为帕(Pa)。

5.8 阻燃性能

样品数量:用3个样品进行试验。

测试过程:燃烧器的顶端和样品最低部位的距离设定为(20±2)mm。将火焰高度设定为(40±4)mm,燃烧器尖端上方(20±2)mm处火焰的温度设定为(800±50)℃。

将样品戴在头模上,将鼻尖处头模的运动线速度设定为(60±5)mm/s,记录样品一次通过火焰后的效应,报出续燃和阴燃时间的总和。

5.9 微生物指标

根据样品的状态,进行下述试验:

a) 按照GB 15979—2002中附录B规定的方法进行试验,结果应符合4.9.1的要求;

b) 按照GB/T 14233.2—2005第2章规定的方法进行无菌试验,结果应符合4.9.2的要求。

5.10 环氧乙烷残留量

按照GB/T 14233.1—2008中规定的气相色谱法进行试验,结果应符合4.10的要求。

5.11 皮肤刺激性

按照GB/T 16886.10—2005中6.3规定的方法进行试验,结果应符合4.11的要求。

5.12 细胞毒性

按照GB/T 16886.5—2003中8.2规定的方法进行试验,结果应符合4.12的要求。

5.13 迟发型超敏反应

按照GB/T 16886.10—2005中7.5规定的方法进行试验,结果应符合4.13的要求。

6 标志

口罩最小包装应有清晰的中文标志，如果包装是透明的，应可以透过包装看到标志。标志至少应包括：

a) 产品名称；
b) 生产日期和(或)批号；
c) 制造商名称及联系方式；
d) 执行标准号；
e) 产品注册证号；
f) 使用说明；
g) 贮存条件；
h) "一次性使用"字样或符号；
i) 如为灭菌产品应有相应的灭菌标志，并应注明所用的灭菌方法及灭菌有效期；
j) 规格尺寸及允差；
k) 产品用途。

7 包装、运输和贮存

7.1 包装

7.1.1 口罩的包装应该能够防止机械损坏和使用前的污染。

7.1.2 口罩按数量装箱。

7.2 运输

按合同规定的条件。

7.3 贮存

按使用说明的要求进行。

附 录 A
（规范性附录）
合成血液配制方法

A.1 试剂

合成血液的配方组成：

成分	用量
羧甲基纤维素钠(CMC,中黏度)	2 g
吐温 20	0.06 g
氯化钠(分析纯)	4.5 g
甲基异噻唑酮(MIT)	0.5 g
苋菜红染料	1.0 g
蒸馏水	加至 1 L

A.2 配制方法

将羧甲基纤维素钠溶解在 0.5 L 水中，在磁力搅拌器上混匀 60 min。在一个小烧杯中称量吐温 20，并加入水混匀。

将吐温 20 溶液加到羧甲基纤维素钠上述溶液中，用蒸馏水将烧杯洗几次并加到前溶液中。

将氯化钠溶解在溶液中。加入 MIT 和苋菜红染料。用水稀释至 1 000 g。

用 2.5 mol/L 的氢氧化钠溶液将合成血液的 pH 调节至 7.3±0.1。

用表面张力仪测量合成血液的表面张力，结果应是(0.042±0.002)N/m。如果超出此范围，则不能使用。

附 录 B
(规范性附录)
细菌过滤效率(BFE)试验方法

B.1 试验仪器和材料

B.1.1 试验仪器

试验仪器示意图见图 B.1。

高压蒸汽灭菌器(恒温 121 ℃～123 ℃);培养箱(恒温 37 ℃±2 ℃);分析天平(可称量 0.001 g);旋涡式混匀器(可容纳 16 mm×150 mm 的试管);轨道式振荡器(转速 100 r/min～250 r/min);冰箱(2 ℃～8 ℃);六层活细胞颗粒采样器;真空泵(57 L/m);气泵/压力泵(至少 103 kPa);蠕动泵(流速 0.01 mL/min);喷雾器;玻璃气溶胶室(60 cm×8 cm 直径的玻璃管);菌落计数器(可以计数 400 菌落/板);秒表(精度 0.1 s);吸管(1.0 mL±0.05 mL);流量计;气溶胶冷凝器;压力表(准确至 35 kPa±1 kPa);空气调节器。

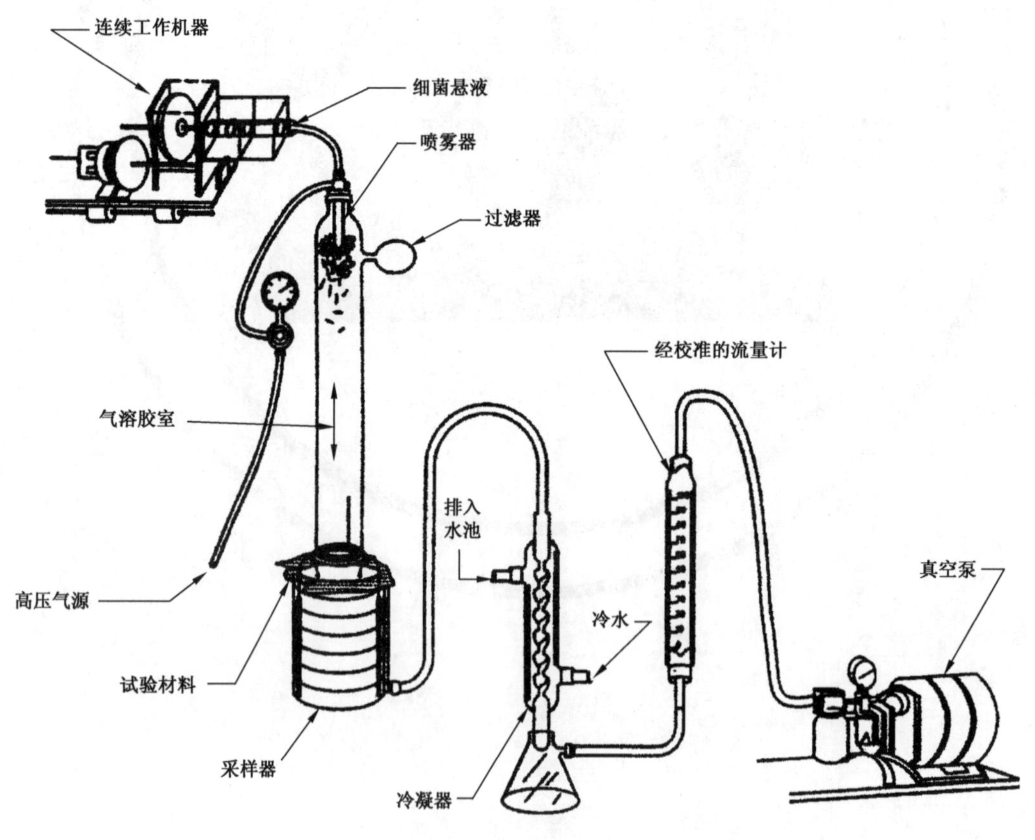

图 B.1 细菌过滤效率试验仪器示意图

B.1.2 材料

锥形瓶(250 mL～500 mL);平皿;吸管(1 mL,5 mL,10 mL);不锈钢试管架;无菌玻璃瓶(100 mL～500 mL);接种环;瓶塞;试管(16 mm×150 mm)。

B.1.3 试剂

胰蛋白酶大豆琼脂(TSA);胰蛋白酶大豆肉汤(TSB);蛋白胨水;金黄色葡萄球菌 ATCC 6538。

B.2 样品预处理

试验前将样品放置在温度为(21±5)℃、相对湿度为(85±5)%的环境中预处理至少 4 h。

B.3 试验用细菌悬液制备

将金黄色葡萄球菌 ATCC 6538 接种在适量的胰蛋白酶大豆肉汤中,在(37±2)℃振荡培养(24±2)h。然后用 1.5%的蛋白胨将上述培养物稀释至约 5×10^5 CFU/mL 浓度。

B.4 试验程序

试验系统中先不放入样品,将通过采样器的气体流速控制在 28.3 L/min,向喷雾器输送细菌悬液的时间设定为 1 min,空气压力和采样器运行时间设定为 2 min,将细菌气溶胶收集到胰蛋白酶大豆琼脂上,作为阳性质控值,以此值计算气溶胶流速,应为(2 200±500)CFU,否则需调整培养物的浓度。并计算出细菌气溶胶的平均颗粒直径(MPS),应为(3.0±0.3)μm;细菌气溶胶分布的几何标准差应不超过 1.5。

阳性质控测试完成后,将琼脂平板取出,标上层号。然后放入新的琼脂平板,将试验样品夹在采样器上端,被测试面向上。按照上述程序进行采样。

在一批试验样品测试完成后,再测试一次阳性质控。然后收集 2 min 气溶胶室中的空气样品,作为阴性质控,在此过程中,不能向喷雾器中输送细菌悬液。

可同时进行阳性质控采集与样品采集的试验系统(如图 B.2),亦可使用。

将琼脂平板在(37±2)℃培养(48±4)h,然后对细菌颗粒气溶胶形成的菌落形成单位(阳性孔)进行计数,并使用转换表(表 B.1)将其转换为可能的撞击颗粒数。转换后的数值用于确定输送到试验样品上的细菌颗粒气溶胶的平均水平。

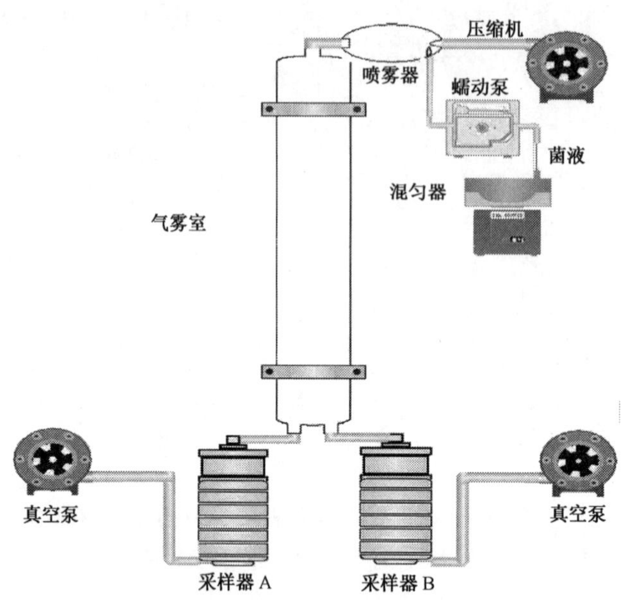

图 B.2 细菌过滤效率双路采集试验仪器示意图

B.5 结果计算

按式(B.1)计算试验结果：

$$BFE=\frac{c-T}{c}\times 100\% \qquad \cdots\cdots(B.1)$$

式中：

c ——阳性质控平均值；

T——试验样品计数之和。

表 B.1 阳性孔转换表，阳性孔计数值(r)与对应的校正后的颗粒计数值(P)

r	P	r	P	r	P	r	P	r	P	r	P	r	P	r	P	r	P	r	P
1	1	11	11	21	22	31	32	41	43	51	55	61	66	71	78	81	91	91	103
2	2	12	12	22	23	32	33	42	44	52	56	62	67	72	79	82	92	92	105
3	3	13	13	23	24	33	34	43	45	53	57	63	69	73	81	83	93	93	106
4	4	14	14	24	25	34	36	44	47	54	58	64	70	74	82	84	94	94	107
5	5	15	15	25	26	35	37	45	48	55	59	65	71	75	83	85	96	95	108
6	6	16	16	26	27	36	38	46	49	56	60	66	72	76	84	86	97	96	110
7	7	17	17	27	28	37	39	47	50	57	61	67	73	77	86	87	98	97	111
8	8	18	18	28	29	38	40	48	51	58	63	68	75	78	87	88	99	98	112
9	9	19	19	29	30	39	41	49	52	59	64	69	76	79	88	89	101	99	114
10	10	20	21	30	31	40	42	50	53	60	65	70	77	80	89	90	102	100	115

表 B.1（续）

r	P	r	P	r	P	r	P	r	P	r	P	r	P	r	P	r	P	r	P
101	116	131	159	161	206	191	260	221	322	251	395	281	485	311	601	341	766	371	1 050
102	118	132	160	162	208	192	262	222	324	252	398	282	488	312	606	342	772	372	1 064
103	119	133	162	163	209	193	263	223	326	253	400	283	492	313	610	343	779	373	1 078
104	120	134	163	164	211	194	265	224	328	254	403	284	495	314	615	344	786	374	1 093
105	122	135	165	165	213	195	267	225	331	255	406	285	499	315	620	345	793	375	1 109
106	123	136	166	166	214	196	269	226	333	256	409	286	502	316	624	346	801	376	1 125
107	125	137	168	167	216	197	271	227	335	257	411	287	506	317	629	347	808	377	1 142
108	126	138	169	168	218	198	273	228	338	258	414	288	508	318	634	348	816	378	1 160
109	127	139	171	169	220	199	275	229	340	259	417	289	513	319	639	349	824	379	1 179
110	129	140	172	170	221	200	277	230	342	260	420	290	516	320	644	350	832	380	1 198
111	130	141	174	171	223	201	279	231	345	261	423	291	520	321	649	351	840	381	1 219
112	131	142	175	172	225	202	281	232	347	262	426	292	524	322	654	352	848	382	1 241
113	133	143	177	173	227	203	283	233	349	263	429	293	527	323	659	353	857	383	1 263
114	134	144	179	174	228	204	285	234	352	264	432	294	531	324	664	354	865	384	1 288
115	136	145	180	175	230	205	287	235	354	265	434	295	535	325	670	355	874	385	1 314
116	137	146	182	176	232	206	289	236	357	266	437	296	539	326	675	356	883	386	1 341
117	138	147	183	177	234	207	292	237	359	267	440	297	543	327	680	357	892	387	1 371
118	140	148	185	178	236	208	294	238	362	268	443	298	547	328	686	358	902	388	1 408
119	141	149	186	179	237	209	296	239	364	269	447	299	551	329	692	359	911	389	1 438
120	143	150	188	180	239	210	298	240	367	270	450	300	555	330	697	360	921	390	1 476
121	144	151	190	181	241	211	300	241	369	271	453	301	559	331	703	361	934	391	1 518
122	146	152	191	182	243	212	302	242	372	272	456	302	563	332	709	362	942	392	1 565
123	147	153	193	183	245	213	304	243	374	273	459	303	567	333	715	363	952	393	1 619
124	148	154	194	184	246	214	306	244	377	274	462	304	571	334	721	364	963	394	1 681
125	150	155	196	185	248	215	308	245	379	275	465	305	575	335	727	365	974	395	1 754
126	151	156	198	186	250	216	311	246	382	276	468	306	579	336	733	366	986	396	1 844
127	153	157	199	187	252	217	313	247	384	277	472	307	584	337	739	367	998	397	1 961
128	154	158	201	188	254	218	315	248	387	278	475	308	588	338	746	368	1 010	398	2 127
129	156	159	203	189	256	219	317	249	390	279	478	309	592	339	752	369	1 023	399	2 427
130	157	160	204	190	258	220	319	250	392	280	482	310	597	340	759	370	1 036	400	[a]

注：引自参考文献[1]中的 Andersen 转换表。

[a] 表示超出了规定的定量界限(大约 2 628 个颗粒)。

参 考 文 献

[1] Ahdersen, AA. 1958. New sampler for the collection, sizing, and enumeration of viable particles. J. B acteriol. 7 6;471-484

[2] ASTM F1670-98 Standard Test Method for Resistance of Materials Used in Protective Clothing to Penetration by Synthetic Blood.

[3] ASTM F1862-00a:Standard Test Method for Resistance of Medical Face Masks to Penetration by Synthetic Blood (Horizontal Projection of Fixed Volume at a Known Velocity).

[4] EN 149-2001:Respiratory protective devices—Filtering half masks to protect against particles—Requirements, testing, marking.

[5] ASTM F2100-01 Standard Specification for Performance of Materials Used in Medical Face Masks.

[6] ASTM F2101-07 Standard Test Method for Evaluating the Bacterial Filtration Efficiency (BFE) of Medical Face Mask Materials, Using a Biological Aerosol of Staphylococcusaureus.

[7] Guidance on the Content and Format of Premarket Notification [510 (k)] Submission for Surgical Mask. DRAFT. 1998.

[8] Greene VW, and Vesley D. 1962. Method for evaluation of effectiveness of surgical masks. J Bacterial 83:663-667.

[9] NIOSH 42 CFR 84:Regulation Tests and Requirements for Certification and Approval of Respiratory Protective Devices.

[10] EN 14683:2005 Surgical Masks-Requirements and test methods.

[11] AS 4381—2002 Single-use face masks for use in health care.

ICS 11.140.01
C 30

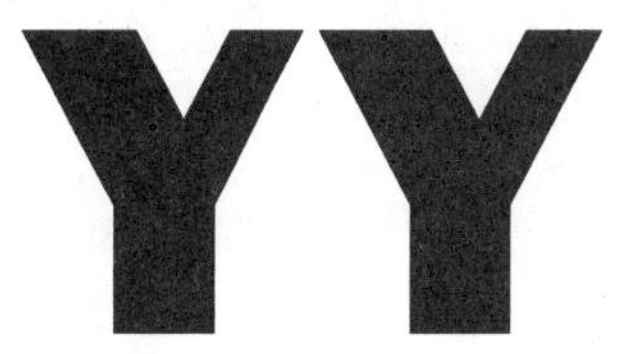

中华人民共和国医药行业标准

YY/T 0616.1—2016
代替 YY/T 0616—2007

一次性使用医用手套
第1部分:生物学评价要求与试验

**Medical gloves for single use—
Part 1:Requirements and testing for biological evaluation**

2016-01-26 发布　　　　2017-01-01 实施

国家食品药品监督管理总局　发 布

前　言

YY/T 0616《一次性使用医用手套》,由下列部分组成:

——第1部分:生物学评价要求与试验;

——第2部分:测定货架寿命的要求与试验。

本部分为YY/T 0616的第1部分。

本部分按照GB/T 1.1—2009给出的规则起草。

本部分代替YY/T 0616—2007《一次性使用医用手套　生物学评价要求与试验》,与YY/T 0616—2007相比,主要技术变化如下:

——修改了标准名称;

——修改并补充了"3　术语和定义";

——增加了"4.4　粉末、4.5　可沥滤蛋白质和4.6　标示";

——修改了附录B　天然橡胶胶乳过敏原的免疫学测定方法;

——修改了附录C　高效液相色谱法(HPLC)测定氨基酸(AAA);

——删除了附录D　术语。

请注意本文件的某些内容可能涉及专利。本文件的发布机构不承担识别这些专利的责任。

本部分由国家食品药品监督管理局济南医疗器械质量监督检验中心归口。

本部分起草单位:山东省医疗器械产品质量检验中心、北京市医疗器械检验所、江苏省医疗器械检验所。

本部分主要起草人:郝树彬、刘斌、刘肖帅、黄永富、林红赛、高静贤、金梦。

本部分所代替标准的历次版本发布情况为:

——YY/T 0616—2007。

引　言

最近几年，常有报道胶乳产品由于含有胶乳蛋白质对医护人员和病人产生不良反应，由于化学物质、润滑剂、灭菌残留物(环氧乙烷)、致热物等残留物产生的不良反应也在科学文献中有所描述。其中报道最多的是天然橡胶胶乳手套产生不良反应，但其他聚合物制成的手套也可以引起一些不良反应。

GB/T 16886 系列标准规定了医疗器械生物学评价的要求和试验方法。但未涉及使用医用手套所产生不良反应(如速发型超敏反应)，这些不良反应主要是由手套中存在的特异性过敏原所引发，导致这些反应风险的因素有：

a) 皮肤接触手套的时间和频次；

b) 黏膜和皮肤(尤其是在不完好时)直接接触了过敏原(又称变应原)和吸入微粒；

c) 手套使用过程中与皮肤贴敷的紧密程度。

美国 FDA 认为，手套中的粉末也是一种危险源，可能导致患者产生异物反应而形成肉芽肿，还可能导致刺激性皮炎、Ⅳ型过敏等，且可作为天然乳胶的空气传播载体而导致使用者过敏。

本部分给出了用以评价医用手套生物学安全性的要求和试验方法，作为按 YY/T 0316 和 GB/T 16886 风险分析过程的一部分。

一次性使用医用手套 第1部分:生物学评价要求与试验

1 范围

YY/T 0616的本部分规定了一次性使用医用手套生物学安全性评价的要求,给出了标签和公开所用试验方法的信息的要求。

本部分适用于一次性使用医用手套生物学安全性评价。

2 规范性引用文件

下列文件对于本文件的应用是必不可少的。凡是注日期的引用文件,仅注日期的版本适用于本文件。凡是不注日期的引用文件,其最新版本(包括所有的修改单)适用于本文件。

GB/T 16886(所有部分) 医疗器械生物学评价

GB/T 21869 医用手套表面残余粉末的测定

YY/T 0316 医疗器械 风险管理对医疗器械的应用(YY/T 0316—2008,ISO 14971:2007,IDT)

YY/T 0466.1 医疗器械 用于医疗器械标签、标记和提供信息的符号 第1部分:通用要求(YY/T 0466.1—2009,ISO 15223-1:2007,IDT)

中华人民共和国药典 二部(2010年版)

ISO 7000 设备用图形符号 索引和一览表(Graphical symbols for use on equipment—Index and synopsis)

3 术语和定义

下列术语和定义适用于本文件。

3.1

化学物质 chemicals

生产过程的任何工序中或贮存期间加入或形成的物质,这些物质可从最终产品中检出。

注:这些化学物质包括润滑剂、化学涂层和灭菌剂等。手套加工过程中常使用一些化学成分,它们中一些成分已知可导致Ⅳ型超敏反应。所加入的化学物质的类型和残留量以及最终存在形式是不确定的。

3.2

内毒素 endotoxins

来源于革兰氏阴性菌细胞膜外层结构的脂多糖。

注:内毒素是一种致热原。内毒素可来源于手套原材料、特别是生产过程中的工艺用水和手工处置过程中的细菌污染。

3.3

粉末 powder

在该试验条件下,手套表面上能用水清洗去除的所有水不溶性物质。

[GB/T 21869—2008,定义3.1]

注:包括有意添加的粉末和其他加工助剂或非有意随机存在的物质,这些物质能容易地从手套表面分离。本部分规定任何含有小于或等于2 mg粉末的手套为无粉末手套,大于2 mg粉末的为有粉末手套(要求见4.4)。

3.4

过程限值　process limit

某一确认过的加工过程可能出现的最大值。

3.5

变应原性蛋白质　allergenic proteins

能够引起Ⅰ型变应反应的蛋白质。

3.6

可沥滤蛋白质　leachable proteins

从最终产品中溶出的不同分子量的水溶性蛋白质和肽。

3.7

热原　pyrogens

使家兔发热的物质，这些物质也能使人体产生发热反应和其他不良反应。

4　要求

4.1　总则

一次性使用医用手套应按照 GB/T 16886 进行评价，GB/T 16886.1 描述了医疗器械生物学评价的一般原则并用于选择其他部分中描述的适宜试验。应按照 YY/T 0316 进行风险管理。

4.2　化学物质

手套应不含有或不涂滑石粉末(硅酸镁)。

如技术上可行，应避免使用已知具有变应原性的化学物质。只要可行，应使用 GB/T 16886.17 确定可沥滤残留化学物的可允许限量，并符合这些限量。如不可行，该残留化学物水平应是“可行的最低水平”[ALARP (As Low As Reasonably Practicable)——见 YY/T 0316]。

若有要求，制造商应说明生产过程中添加或产品中已知存在的化学成分，如促进剂、抗氧化剂和杀菌剂等依据现有文献资料已知对健康有不良影响的物质。

4.3　内毒素

如果手套标示“低内毒素含量”，制造商应按 5.1 规定的方法监测无菌手套内毒素污染。有这种标示的手套，每副手套的内毒素含量应不超过 20EU。

4.4　粉末

对于无粉末手套，根据 5.2 的试验方法测定的残留的粉末总量应不超过每只手套 2 mg。任何粉末含量超过 2 mg 的手套为有粉末手套。

4.5　可沥滤蛋白质

制造商应按 5.3 规定的方法监测含天然橡胶胶乳成品手套中可溶出蛋白质的过程限值。应保留试验结果的文件。应能按要求提供试验结果和所采用的试验方法。

该可沥滤蛋白水平应是“可行的最低水平”(ALARP)。

注：变应原性蛋白质，本部分规定了测量变应原(如可沥滤蛋白质)的近似方法。可沥滤蛋白质与变应原之间无直接相关性。附录 B 描述开发中的变应原性蛋白质的定量检测方法。

4.6　标示

除了 YY/T 0466.1 中给出的相关符号之外，下列要求也适用：

a) 含天然橡胶胶乳的医用手套其最小包装单元上应至少标有下列符号,见图1(ISO 7000的符号2725给出了该符号应用的一般要求);

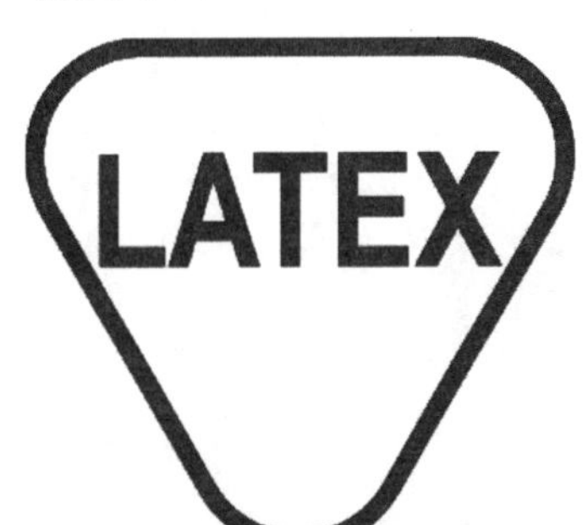

图1 含天然橡胶胶乳产品的符号

b) 除符号外,标签中还应包括以下警示声明或等效警示声明:
"(产品)含有会引起过敏反应(包括过敏性响应)的天然橡胶胶乳,";

c) 标签应醒目地给出该手套是否含有粉末的陈述;

d) 无菌有粉末手套应标有以下或等效文字说明:

"注意:手术前应无菌去除表面粉末,以使组织不良反应的风险降至最小。";

注1:该注意事项可在内包裹物上给出。

e) 对于任何含天然橡胶胶乳的医用手套,产品标签不应包含:
——任何表明具有相对安全性的描述,如低变应原性或低蛋白质;
——任何对存在的过敏原的不合理的描述;

f) 制造商如标示含有蛋白质,应给出按5.3规定测定的过程限值。

注2:不允许标示蛋白质含量低于50 μg/g。因预期的制造过程和实验室间的试验结果具有变异性,标称较低的蛋白质含量被认为是不可信的。

5 试验方法

5.1 内毒素

除非鲎试剂(LAL)试验中出现无法排除的干扰,应按《中华人民共和国药典》(以下简称《中国药典》)规定的细菌内毒素检查法对方法进行选择、确认和使用。结果应用每副手套含内毒素单位(EU)表示。

注1:LAL试验中出现无法排除的干扰时,即不能准确测出细菌内毒素水平。

推荐的供试手套最小副数,检验量根据批量确定。批量少于30副时,取样量为两副;批量在30副~100副之间时,取样量为3副;批量超过100副时,取样量为3%,但每批最大取样量为10副。

每副手套的外表面以确保手套的所有外表面与浸提介质接触的方式用40 mL无内毒素水(《中国药典》中规定的细菌内毒素检查用水)在37 ℃~40 ℃下浸提40 min~60 min。必要时将浸提液以2 000 *g* 离心15 min,以除去微粒。离心后取出液体成分立即进行内毒素试验。

注2:其他现有公认的内毒素分析方法,只要经过确认并与本部分中所规定的基准方法具有相关性,也可用来进行常规质量控制。

5.2 粉末

应使用GB/T 21869中描述的方法进行粉末残留的测定。

5.3 可沥滤蛋白质

测定可沥滤蛋白质的方法应采用附录A给出的改良后的Lowry法，或用该改良后的Lowry法确认过的方法。

注1：附录B中的蛋白质的免疫学测定法目前还没经改良后的Lowry法确认，但可与临床反应数据相关联。

注2：附录C给出了一个确认过的分析方法实例。

试验报告

试验报告至少应包括下列信息：

——本部分编号；

——手套类型和生产批号；

——制造商或供应商和实验室(如果不同)名称和地址；

——试验日期；

——所用试验方法的描述；

——试验结果。

附 录 A
(规范性附录)
用改良过的Lowry分析法测定天然橡胶手套水溶性蛋白质的方法

A.1 范围

本法用于天然橡胶制成的医用手套内水中可溶出蛋白质量的测定,本法已经在实验室间进行的协同试验中得到了确认。本法最低检出限约为每克手套 10 μg(即每毫升浸提液 2 μg 蛋白质),取决于手套重量。

像表面活性剂、催化剂和抗氧化剂等在手套生产过程中添加到天然橡胶中的化学物质在测试过程中会对显色过程有干扰作用,有些物质可能会降低显色,而有些物质可能会增强显色。如果在试验中因干扰导致出现错误,则可以采用任何经确认过的氨基酸分析方法(如附录 C 给出的方法)。

注:使用该方法的人员应熟悉实验室一般规程。该方法没有涉及到安全问题,如使用方法涉及到该类问题,使用者有责任建立相应的安全与卫生规程,并确保与国家规定的要求相一致。

A.2 原理

水溶性蛋白质被浸提到一种缓冲溶液中,然后加入脱氧胆酸钠,用酸使其沉淀、浓缩并将其从水溶性物质(可能对测定有干扰)中分离。沉淀出的蛋白质重新溶解于碱中,并用改良 Lowry 法比色定量。分析的原理是基于蛋白质与铜和 Folin 试剂在碱性介质中反应呈现蓝色的特征,用分光光度计在 600 nm～750 nm 波长范围内测量。

A.3 试剂

A.3.1 总则

试验用水应为二次蒸馏水或相同质量的水,所有试剂应为分析纯。

A.3.2 浸提介质

A.3.2.1 N-tris-[Hydroxymethyl]-methyl-2-amioethanesulfonic acid(TES),N-三(羟甲基)甲基 2-氨基乙烷磺酸(TES),半钠盐(hemisodiumsalt)。

A.3.2.2 浸提缓冲液,0.1 mol/L,用水溶解 24 g TES (A.3.2.1) 并稀释至 1 L,任何能使手套浸提液的 pH 值保持在 7.4±0.2 的等效的缓冲系统都可以使用。

注:制备足量的手套浸提液(A.6.2)、蛋白质标准液(A.6.3.2)和空白液。

A.3.2.3 染色液,溴酚蓝的钠盐溶液,用水溶解 100 mg 溴酚蓝并稀释至 1 L,每 4 周制备新鲜溶液。

A.3.3 Lowry 蛋白质分析试剂盒

注:该试剂盒可以采用现用的化学品制备[1],也可以购买试剂盒。本部分的方法是用试剂盒1)进行确认。

A.3.3.1 试剂 A,铜试剂(碱性酒石酸铜或柠檬酸铜溶液)。

1) Lowry Micro DC 蛋白质分析试剂盒(分类号为 500-0116)可从 BioRad 实验室购得,地点:2000 Alfred Nobel Drive,Hercules,CA9456547,USA 。这一信息仅为本部分的使用者提供便利,并不意味着对这一产品的认可。

A.3.3.2 试剂 B,稀释的 Folin 试剂。

A.3.4 氢氧化钠溶液

[c(NaOH)=0.1 mol//L]。

A.3.5 脱氧胆酸钠(DOC)

用水溶解 0.15 g 脱氧胆酸钠并稀释至 100 mL。溶液制备后超过 4 周不能再使用。

A.3.6 三氯乙酸(TCA)

4.4 mol//L 水溶液,用水溶解 72 g TCA 并稀释成 100 mL 即得。

A.3.7 磷钨酸(PTA)

用水溶解 72 g PTA 并稀释至 100 mL。溶液制备后超过 4 周不能再使用。

A.3.8 卵清蛋白

从冻干的鸡蛋[2)]中提取,无盐。

A.4 仪器

A.4.1 合成手套,无粉末。

A.4.2 离心机,离心力至少可达到 6 000 g。

A.4.3 离心试管,30 mL 或 50 mL 聚丙烯试管,试管的蛋白质吸附量每管不超过 10 μg,不要使用玻璃器具,因其表面吸附蛋白质。

注:A.5 给出了一种测定蛋白质吸附量的方法。

A.4.4 滤膜,一次性使用,孔径为 0.22 μm,每个滤膜的蛋白质吸附量不超过 10 μg。

注:A.5 给出了一种测定蛋白质吸附量的方法。

A.4.5 注射器,一次性使用,20 mL,用聚乙烯或聚丙烯材料制造。

A.4.6 微型试管,2 mL,用聚丙烯材料制造。

A.4.7 石英比色池,光路长 1 cm。

A.4.8 酶标板,96 孔,平底,用聚苯乙烯材料制造,或一次性板池(A.4.9)。

A.4.9 一次性板池,1.5 mL 半微型,光路长 1 cm,用聚苯乙烯材料制造。

A.4.10 酶标仪,波长范围 600 nm~750 nm。

A.4.11 分光光度计,波长范围 230 nm~750 nm。

A.4.12 涡旋式混合器。

A.4.13 微量移液器,带有一次性聚丙烯吸头。

A.4.14 夹具,用于浸提过程中密封手套防止漏水。推荐使用衬有泡沫橡胶可旋紧的铝质夹具(见图 A.1),或 170 mm 长的血液透析塑料夹具。

---

2) 该卵清蛋白是用鲜鸡蛋白通过在 pH 4.5 下用硫酸铵分馏和反复结晶制得。如 Sigma A5503、鸡蛋白,V 级,可从 Sigmar Chemical Co.P.O.Box 14506,St Louis,MO63178,USA 购得。这一信息仅为本部分的使用者提供便利,并不意味着对这一产品的认可。

单位为毫米

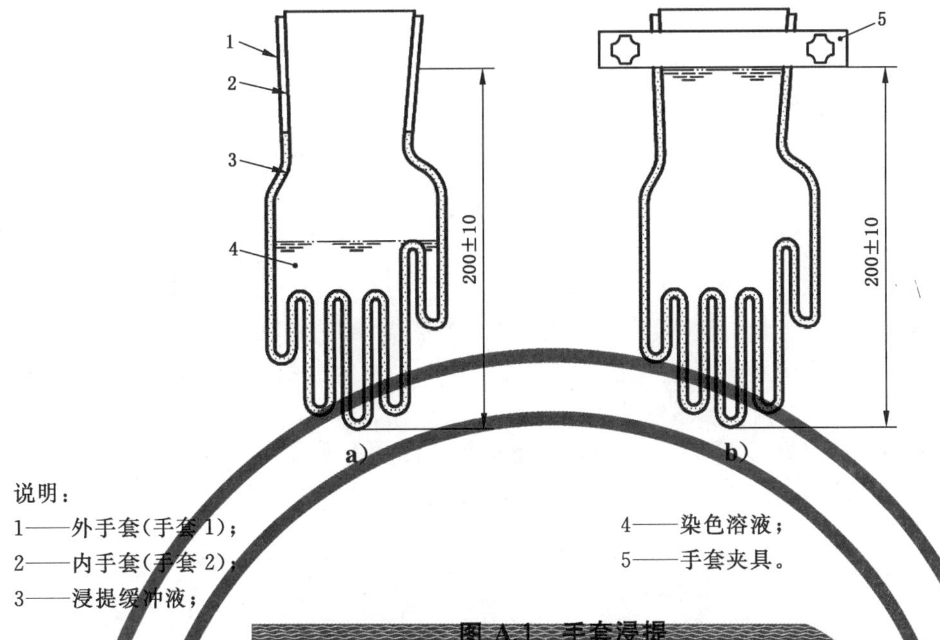

说明：
1——外手套(手套 1)；
2——内手套(手套 2)；
3——浸提缓冲液；
4——染色溶液；
5——手套夹具。

图 A.1 手套浸提

A.4.15 振荡器。

A.5 蛋白质吸附量(protein binding capacity)测定

A.5.1 总则

推荐使用一次性聚丙烯器具(聚丙烯被认为具有低蛋白质吸附量)。在使用一批新的离心试管或过滤装置以前，应使用下列方法检查其蛋白质吸附量。该试验应在 1 d 之内进行。

A.5.2 离心试管的蛋白质吸附量

A.5.2.1 在离心试管(A.4.3)中加 30 mL 含 10 μg/mL 卵清蛋白的标准溶液，标准溶液的配制方法是用浸提缓冲液(A.3.2.2)稀释蛋白质贮备液(A.6.3.1)。

A.5.2.2 移取两份 10 mL 卵清蛋白溶液(A.5.2.1)至两只新的离心试管中，在振荡器(A.4.15)上振荡两个试管。确保试管所有表面被溶液浸润，静置 30 min 后再将两管溶液移至另外两个试管中振荡。重复以此步骤，直到每个 10 mL 溶液浸润 5 支试管。贮备剩余的试验液。

A.5.2.3 用 A.6.4～A.6.6 所给方法分别测定标准溶液和两份试验液中蛋白质浓度，各测量三次。

A.5.2.4 按式(A.1)计算每管卵清蛋白平均吸附量：

$$O=\frac{10(R-T)}{5}=2(R-T) \qquad \text{(A.1)}$$

式中：

O ——每只试管吸附的卵清蛋白量，单位为微克(μg)；

R ——标准溶液卵清蛋白含量三次测量的平均值，单位为微克每毫升(μg/mL)；

T ——流过试管后的试验液中卵清蛋白含量的平均值(即，六个测量值的平均值)，单位为微克每毫升(μg/mL)。

每只试管吸附的卵清蛋白量(O)应小于 10 μg。否则，这些试管不适合用于测量。

A.5.3 过滤装置的蛋白吸附量测定

A.5.3.1 在离心试管(A.4.3)中加 30 mL 含 10 μg/mL 卵清蛋白的标准溶液，标准溶液的配制方法是用浸提缓冲液(A.3.2.2)稀释蛋白质贮备液(A.6.3.1)。

A.5.3.2 准备两叠滤膜(A.4.4)，每叠五张，每叠各过滤 10 mL 标准溶液至一离心试管中(A.4.3)。

A.5.3.3 用 A.6.4～A.6.6 所给方法分别测定标准溶液和两份试验液中蛋白质浓度，各测量三次。

A.5.3.4 按式(A.2)计算吸附的卵清蛋白平均吸附量：

$$O=\frac{10(R-T)}{5}=2(R-T) \qquad \cdots\cdots(A.2)$$

式中：

O ——每只滤膜吸附的卵清蛋白量，单位为微克(μg)；

R ——标准溶液卵清蛋白含量三次测量的平均值，单位为微克每毫升(μg/mL)；

T ——流过滤膜后试验液中卵清蛋白含量的平均值(即，六个测量值的平均值)，单位为微克每毫升(μg/mL)。

每只滤膜吸附的卵清蛋白量(O)应小于 10 μg。否则，这些滤膜不适合用于测量。

A.6 步骤

A.6.1 总则

步骤包括了手套浸提、然后以系数 5 对浸提液提纯浓缩。用同法浓缩的标准蛋白质溶液制作校准曲线，依据校准曲线测定浸提液中蛋白质含量。

采用的浸提程序是，取两只手套，一只浸提内部和另一只同时浸提外部。这可使浸提体积最小至 25 mL，且由于浸提缓冲液只与手套接触，避免了与容器表面接触所引起的蛋白质损失。

注：其他浸提程序只要参比本方法经过确认也可以使用。在欧洲和美国与所选定的一些实验室中所进行的实验室间的比对试验表明，按 ASTM D5712 把手套剪成碎片再在 pH 值为 7.4 的 TES 缓冲液中 25 ℃下浸提 2 h 的测定结果与本法相当。

A.6.2 浸提程序

A.6.2.1 戴合成手套(A.4.1)操作用于浸提的手套样品。

取 8 只同规格、同批手套样品，并分成 4 对。若手套是分左右手的，则择选 4 只右手样品、4 只左手样品，分成两对右手和两对左手。

先在每对手套中选一只自中指尖至腕部(200±10)mm 处做一标记，对其称重(m_1)，精确到 0.1 g。再将每对手套中的另一只手套插入到做了标记的手套内，使其完全吻合，如图 A.1a)所示。

注：将一只手套插入另一只的方法对试验并不十分重要，但其操作要尽可能简化。为此可以先向内手套的拇指和小拇指插入一圆棒帮助将其插入外手套的相应的手指内，同样用圆棒将其他三个指插入。

A.6.2.2 将足量的染色液(A.3.2.3)充满内手套的五个手指内。在内外手套之间注入温度为(25±5)℃的浸提缓冲液(A.3.2.2)25 mL。对于规格较大的手套，加入的缓冲液体积可增加至 50 mL。排出大多数空气泡，并按图 A.1b)所示用夹具(A.4.14)在 20 cm 标记处密封，以封闭液体。

A.6.2.3 将手套置于振荡器(A.4.15)上于(25±5)℃下振荡(120±5)min。

A.6.2.4 取下夹具，仔细分开手套。注意不要使染色液污染浸提液，如果浸提液呈蓝色，应弃之用新手套重新浸提。

A.6.2.5 将浸提液移入离心试管(A.4.3)中，在不低于 2 000 g 条件下离心 15 min，或用一次性使用滤膜(A.4.4)过滤，也可两种方法并用，使之澄清。制得的清澈液可在 2 ℃～8 ℃下冷藏并在 48 h 内测定，也可在分析前 −18 ℃以下冷冻，不超过两个月。

A.6.2.6 将浸提过的外手套 20 cm 标记以上的腕部切下，用吸水纸擦去表面液体，室温下晾干，称重(m_2)，精确到 0.1 g，按式(A.3)计算该手套浸提部分的质量：

$$m=m_1-m_2 \qquad \cdots\cdots(A.3)$$

A.6.3 蛋白质标准液

A.6.3.1 蛋白质贮备液

将 25 mg 卵清蛋白溶解于 25 mL 浸提缓冲液(A.3.2.2),制备标称浓度为 1 mg/mL 卵清蛋白溶液。用 0.22 μm 滤膜(A.4.4)过滤,用 UV 分光光度计在 280 nm 处用石英池(A.4.7)测定吸光度,计算实际卵清蛋白浓度。吸光度除以 0.715[3] 即是实际的浓度值(mg/mL)。该溶液在冷藏条件下可稳定 2 d,在−18 ℃以下冷冻可稳定两个月。解冻需加在 45 ℃下加热 15 min。

A.6.3.2 蛋白质标准液

用浸提缓冲液(A.3.2.2)稀释贮备液制成系列标准液(A.6.3.1)。使溶液浓度约为 100 μg/mL、50 μg/mL、20 μg/mL、10 μg/mL、5 μg/mL 和 2 μg/mL。用浸提缓冲液作空白。这些溶液在冷藏条件下可稳定 2 d,在 −18 ℃以下冷冻可稳定两个月。解冻需在 45 ℃下加热 15 min。

A.6.4 蛋白质的沉淀与浓缩

A.6.4.1 在(25±5)℃下做平行试验。

A.6.4.2 分别精确移取 1 mL 空白液、蛋白质标准液(A.6.3.2)和四个手套浸提液(A.6.2.5)至(6 个)微型试管(A.4.6)中。(各管)加 0.1 mL DOC(A.3.5),涡旋混合后放置 10 min,(各管)加 0.1 mL TCA(A.3.6)和 0.1 mL PTA(A.3.7),涡旋混合后放置 30 min。

A.6.4.3 在 6 000 *g* 下离心 15 min。倒出上清液,并将各离心管倒置于吸水纸上 5 min。

A.6.4.4 向包括空白在内的各试管中(各)加 0.1 mol/L 的氢氧化钠溶液(A.3.4)0.2 mL。在涡旋混合器上混合使沉淀出的蛋白质再次溶解。确保使蛋白质完全溶解成清澈液。有些手套有时需在(5±3)℃下过夜冷藏。如果仍有沉淀物,以 0.20 mL 为单位,逐步加入标定过的氢氧化钠溶液,最多至总量为 1 mL,以后步骤均用 0.2 mL 的整数倍。沉淀前稀释这种样品浸提液可能是有效的。

注:将蛋白质沉淀后再溶解的目的是使蛋白质纯化,排除干扰物。这一过程中难免会有一定量的蛋白质损失。本试验假定蛋白质标准液损失与样品浸提液中损失的百分比相同,但尽管如此,宜使损失为最小,因为过量的损失是不具有重复性的。

A.6.5 显色

A.6.5.1 本部分所描述的方法是采用市售的用于确认的试剂盒,其他试剂盒或自行制备的试剂可能需要采用不同的体积和孵育时间。

A.6.5.2 向含有再次溶解的蛋白质溶液和空白微型试管中各加 0.125 mL 试剂 A(A.3.3.1)。充分混合。加 1 mL 试剂 B(A.3.3.2),加盖。涡旋混合 30 min,使显色完全。这一阶段会产生沉淀,测量吸光度前离心或滤除沉淀物。

A.6.6 测量

A.6.6.1 酶标仪

移取一定量的溶液(A.6.5.2)至酶标板(A.4.8)的孔中,充满孔,如 500 μL 孔中注入 490 μL。在 600 nm～750 nm 规定波长范围内以空白作参比测量吸光度。

注:标准液和手套浸提液在显色稳定后 1 h 内进行分析,这样做的结果具有一致性。

A.6.6.2 分光光度计

移取溶液(A.6.5.2)至一次性板池(A.4.9),在 600 nm～760 nm(译注:按前面的原量和仪器,应该

---

3) 假定分子量为 43 000 D ,280 nm 和 30 745 的摩尔消光(molar extinction),且在 pH 7.4 下 1 cm 比色池下 pH 7.4 的 0.1 mol/L TES 缓冲液中 1 mg/mL 卵清蛋白的消光是 0.715。

是 750 nm)规定波长范围内以空白作参比测量吸光度。

注：标准液和手套浸提液在显色稳定后 1 h 内进行分析。这样做的结果具有一致性。

A.7 结果表示

A.7.1 计算

A.7.1.1 校准曲线法

计算平行测量的平均吸收度。如果个值超出均值的 20%，重新测量。绘制平均吸光度对应于原蛋白质标准液的实际浓度校准曲线，如图 A.2 所示。在蛋白质标准液含量为 0 μg/mL～100 μg/mL 的范围内校准曲线宜为线性。

注：在浓缩过程中损失一部分蛋白质，假定浓缩过程中蛋白质标准液损失与样品浸提液中损失的百分比相同。

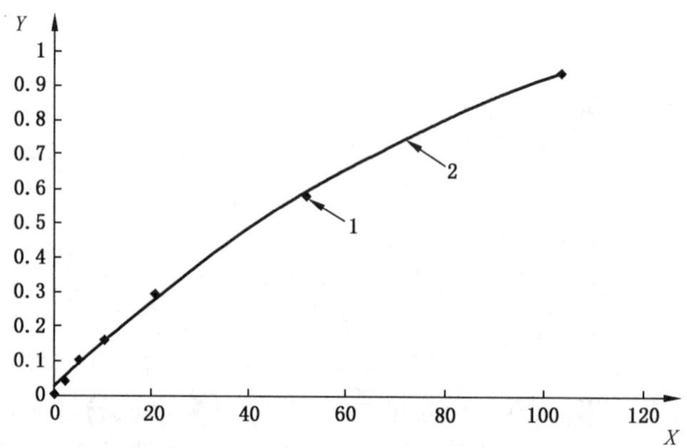

说明：

Y ——750 nm 处的吸收度；

X ——卵清蛋白浓度，单位为微克每毫升(μg/mL)；

1 ——吸收度；

2 ——计算机生成的最佳曲线。

$$Y=-4E-0.5X^2+0.013X+0.024\ 7$$

浓度	吸收值
2.1	0.036
5.2	0.099
10.4	0.159
20.8	0.291
52.0	0.583
104.0	0.945

图 A.2 分光光度计用 1 cm 池在 750 nm 处测得的典型标准曲线

A.7.1.2 浸提液浓缩

分别计算四份浸提液中两次平行测量的平均值(见 A.6.4.1)。如果个值超出均值的 20%，重新测量。从曲线的线性部分直接读出浸提样品中的浓度(μg/mL)。

注：在校准曲线不是线性的情况下，其值可以用回归方程来计算。建议用适用的市售计算机曲线软件计算未知浓度更具可操作性。

A.7.2 结果

每个样品的蛋白质含量用式(A.4)给出：

$$P=(VCF)/m \qquad \cdots\cdots\cdots\cdots(\text{A.4})$$

式中：

P ——手套可提取蛋白质含量，单位为微克每克(μg/g)；

V ——所用浸提介质的体积，单位为毫升(mL)；

C ——浸提液的蛋白质浓度，单位为微克每毫升(μg/mL)；

F ——稀释系数；

注：F 是再次溶解蛋白质所用的 NaOH 溶液的实际体积(单位为毫升)除以 0.2。

m ——被浸提手套的质量，单位为克(g)(A.6.2.6)。

报告四个手套浸提液测定的平均蛋白质含量。

A.7.3 统计学信息

在 1996 年到 1998 年间，9 个实验室参与了 EU 主办的实验室间的协同实验研究，研究结果发表在欧盟通用指令Ⅻ最终报告 MAT 1-CT 940060 上。在该实验中测试了 Lowry 方法的精密度和整个浸提过程的精密度。该方法还包含了手套之间蛋白含量的变异程度，在某些情况下它比该方法的变异程度更高。结果汇总见表 A.1。

表 A.1 数据信息

供试物	测量数量	浸提液的数量	天数	平均值/(μg/mL)	重复性变异系数/%(实验室内)	再现性变异系数/%(实验室间)
手套浸提液	8 组 一式三份	1 所有试验者共用	1	63.9	4.9	9.6
手套浸提液	15 一式三份		5	61.7	6.8	6.3
手套 A	5 一式三份	5	1	88.8	7.9	22.5
手套 A	5 一式三份	5	5	84.5	6.1	20.3
手套 B	3 一式三份	3	1	109	20.2	23.3
手套 C	3 一式三份	3	1	727	8.3	23.0
手套 D	3 一式三份	3	1	46.5	10.1	31.8
无浸提程序的平均浸提					5.0	8.0
整个程序(手套 A 到 D)的平均					10.5	24.2

蛋白质含量在 1 μg/g～5 μg/g 之间，取决于手套的厚度(重量)。检出限设为 10 μg/g。

附 录 B
（资料性附录）
天然橡胶胶乳过敏原的免疫学测定方法

B.1 引言

天然橡胶胶乳(NRL)蛋白引起的速发型过敏反应是一个重要的医学和职业健康问题。胶乳手套中提取出的蛋白质和多肽被认为是引发致敏反应的一个主要原因[1]。

虽然手套中可浸提出总蛋白与用皮肤点刺试验(SPT)或人 IgE 试验测量出的过敏性物质具有良好的相关性[2][3][4][5],但总蛋白法的检测结果中同时也包括了与 NRL 致敏无关的非过敏性蛋白质。因此,需要有专门针对 NRL 手套中过敏原的准确测量方法。大家一致认为,专门针对过敏原特定的试验可为监管和加工过程监视提供更加准确和可靠的信息。但专门针对过敏原的试验方法一直很少。况且,对 NRL 过敏原广泛意义上的认知还不够全面,因此难以确定 NRL 源材料中都存在哪些过敏原。

使用人 IgE 抗体的半定量的方法,如 RAST 抑制和 IgE ELISA 抑制,已在研究实验室中使用多年。这些方法的缺点是难以标准化并且因不易获取含有临床相关的胶乳特异性 IgE 抗体的人血清而易于推广。另外,宜注意所使用的标准不仅仅适用于手套蛋白质。最近,欧盟[6][7]和美国[8]的标准化工作中已采纳并同意了评定 NRL 制品过敏潜能的理想试验宜是基于只对过敏原定量的原则。

最近,专门针对 NRL 过敏原的量化的分析已取得了实质性进展[9][10]。这些基于酶免疫分析(EIA)原理并使用单克隆抗体和纯化/重组过敏原新的试验都是针对过敏原的;可使这些方法适当的标准化并具有足够的灵敏度和再现性。本资料性附录中对 NRL 过敏原测量的现行方法进行了评审。

B.2 橡胶制品中的天然橡胶胶乳过敏原

在 NRL 源材料、橡胶树(Hevea brasiliensis)的液态胶乳中有多达 250 种不同的蛋白质或多肽,大约 1/5～1/4 显示出可与 IgE 结合并表现为过敏原[11][12]。源材料中植物蛋白混合物反映了橡胶树对创口(采胶过程)的压力反应。这些蛋白质中的一些是防御性蛋白质,在植物的进化过程中被很好地储存起来。这些蛋白质在结构上的异体同形性为胶乳过敏的患者的 IgE 抗体对不同植物蛋白质发生一般性交叉反应提供了分子基础。如上所述,在评定 NRL 制品过敏特性中,液态 NRL 中可能存在的主要过敏原与 NRL 源材料中存在的多数蛋白和多肽可能是不相关的。世界卫生组织/国际免疫学联合会的过敏原命名委员会列出了 13 个(2004 年 3 月)表征到分子水平的 NRL 过敏原(www.allergen.org.),其中多数已经被克隆并可通过重组 DNA 技术获得。

最佳的试验宜设计成能准确测量橡胶制品中所有过敏原。这可能包括天然蛋白质上存在的表位,以及由橡胶加工过程中切断面形成的新表位。迄今为止,已经证实 NRL 产品中的过敏原数量有限。当前的文献支持至少 Hev b 1,Hev b 3,Hev b 5 和 Hev b 6.02,和/或它们的碎片或聚合物携有能与 IgE 结合的表位,会存在于制造的产品中 [13],[14],[15],[16],[17],[18]。是否有其他的过敏原被证明是重要的橡胶产品特异性过敏原,如 Hev b 2,Hev b 7 或 Hev b 13[19]仍然需要确认。

B.3 天然橡胶胶乳过敏原的测定方法

B.3.1 定性方法

20 世纪九十年代广泛使用的免疫电泳方法和免疫印迹技术,证明和技术性表征了几种与 NRL 过敏性患者血清 IgE 结合的 NRL 蛋白质。然而,当今认为仅用这些方法识别过敏原是不够充分的 [11],[12],[20],[21]。

B.3.2 半定量方法

B.3.2.1 胶乳过敏受试志愿者中皮肤点刺试验

可用 SPT 在具有统计意义数量的 NRL 过敏患者中进行半定量评定 NRL 浸提液的变应原性。反应的大小取决于与患者 IgE 抗体结合的变应原的数量并与其成比例[2]。从生物学的观点来看,SPT 是评定临床相关变应原性的理想试验,但是出于伦理方面的限制,该方法不能常规用于监测 NRL 手套中的变应原。

B.3.2.2 IgE-ELISA 抑制(又称 RAST-抑制)测定法

ELISA 抑制测定法(ELISA=酶联免疫吸附试验)因有市售或使用自行制备,可用于特异性 IgE 抗体的测定。以前常用的 RAST(放射性吸附试验)使用放射性标记代替酶标记检测抗体。

ELISA 抑制测定法一直用来评价多种医疗产品和消费品中 NRL 过敏原[3][4][22][23]。

在该方法中,最佳数量的 NRL 过敏原结合于固相(如纸或聚苯乙烯)。将未知样品和标准品与从 NRL 过敏个体来源 IgE 血清混合并一起孵育。当 IgE 抗体与该可溶性过敏原结合时,就阻止了其与固相过敏原结合。孵育后,将该混合物转移至固定于固相上无结合 IgE 抗体的过敏原的过敏原制剂中,用酶标记抗 IgE 抗体测量特异性结合。抑制的程度与浸提液中可溶性过敏原的量成比例。

关键试剂是固化过敏原、人混合血清和标准过敏原。

在参考文献[4]的自制分析试验中,使用非氨化的 NRL 覆盖并被作为过敏原标准品。标准品中浓度为 10 mg/mL 的蛋白被主观设定为 100 000 单位。将系列稀释度的手套浸提液和 NRL 标准品与由 NRL-过敏患者来源的经表征的高滴度血清组成的最适稀释度的 IgE 血清混合物一起孵育[4]。

B.3.3 专用定量方法

B.3.3.1 对 NRL 过敏原定量的捕获酶免疫分析(EIA)

B.3.3.1.1 背景

已达成共识的原则是,最佳的试验宜设计成只检测那些制品中已知存在的 NRL 过敏原。到目前为止,在 NRL 手套的浸提液中能得到确切证实的只有四个 NRL 过敏原,即 Hev b 1、Hev b 3、Hev b 5 和 Hev b 6.02 [13][15][16][17][24]。成人受试者中两个最重要的过敏原是 Hev b 5 和 Hev b 6.02 (橡胶蛋白)[15][17][25]。Hev b 1 和 Hev b 3 则是患有脊柱裂的儿童的重要过敏原[26][27]。最近开发出的专门用于这四个 NRL 过敏原的捕获酶免疫分析(EIA)的方法已于近年开发出来。自 2001 年 12 月以来,已经可以从市场上购买到测量这些过敏原的试剂盒。试剂和设备也可单独购买。

B.3.3.1.2 捕获 EIA 方法的描述[4)]

捕获 EIA 方法使用专用单克隆抗体和纯化的过敏原或用重组 DNA 技术生产的蛋白质作为标准品。每个试验中,用专用单克隆抗体涂盖试验微孔,用其与待测样品中的期望的过敏原结合。孵育后,通过清洗去除未结合的物质。在第二次孵育中,酶标记[通常是辣根过氧化物酶(HRP)]的过敏原特异性单克隆抗体与第一次孵育中结合于微孔板上的过敏原分子相结合。清洗后,加入该酶的底物。反应

---

4) 根据试剂盒厂商提供的信息(FITkit Insert leaflets,www.quattromed.com),过敏原的检出限的范围为 0.1 μg/L (Hev b 6.02) 到 2.3 μg/L (Hev b 3)。重复性的变异系数范围为 2.8%~5.8%,再现性的变异系数范围为 2.6%~7.6%。该信息仅为本部分的使用者提供便利,并不意味着 CEN 对这一产品的认可。

终止后,在合适的波长处测量吸光度值。产生的颜色强度与样品中过敏原的浓度成正比。

B.3.3.1.3 捕获 EIA 方法与 IgE 过敏原分析之间的性能比较

现在已经开展了多组评定医用手套的过敏原性试验的系列研究。显然,最能反应给定浸提液过敏潜能的试验是用对 NRL 过敏的患者进行皮刺试验(SPT)。在一项系列研究中,22 个 NRL 手套的 4 个过敏原(用市售的捕获 EIA 试剂盒测量)的总量与人 IgE 抑制试验的结果相比较时,两者之间出现了高度意义的相关性[10]。在手套中该 4 个过敏原的总量与 20 位 NRL 过敏性志愿者的 SPT 试验间的相关性为最高($r=0.95$),其次是该总量与 IgE ELISA 抑制结果间的相关性($r=0.90$)。改良后的 Lowry 法测量的总蛋白质(与 SPT)的相关性非常低($r=-0.11$)。在与[10]相同的文献杂志中,报道了另一项系列研究,58 个 NRL 手套的 4 个过敏原的总量与 IgE ELISA 抑制试验的得出的总过敏原活性之间的相关性为 0.84。最近的一项 FDA 组织的国际间多中心研究[28],在七个试验室展开来测量 30 个手套中 NRL 过敏原,结果显示,用单克隆 EIAs 测量的 4 个过敏原的总量与使用人 IgE RAST/ELISA 抑制测量的结果之间具有极高的相关性($r^2=0.91-0.95$)。尽管还需要用大量手套开展进一步研究来进一步确认过敏原特异性 EIAs 方法的可适用性,但是,这 4 个过敏原已经可以从生物学角度反映手套浸提液中过敏原总含量。当前所开展的研究是想搞清楚是否还有其他过敏原以及它们是否影响评定的结果。

B.4 结论

测量可浸提的总的蛋白质并非控制医用手套的 NRL 过敏原的理想方法。然而,在本部分发布时,用于测量过敏原的特异性人 IgE 方法尚未得到确认,尚未实现标准化,并且受限于所需试剂的缺乏。因此,它仍然是本部分的规范性部分所描述的内容。用于 NRL 过敏原定量的捕获 EIA 法,通过使用经表征的高纯度过敏原以及 NRL 产品中已存在的 NRL 过敏原特异性单克隆抗体,克服了先前方法的诸多局限性。该方法具有高的特异性,不受其他蛋白质或 NRL 产品加工过程中产生的化学物质的影响,并具有高灵敏性。该试验在技术上相对容易操作,并能在短时间内获得试验结果(<2 h)。缺点有当前费用高,并且至今尚不能对这几种已知的 NRL 过敏原给出推荐和安全限量。同时也需要大量的单克隆抗体来确保检出所有相关过敏原。目前,可以购买用于捕获 EIA 法中测量四个 NRL 过敏原的试验方法和/或试剂。可以依据现有框架开发新试剂和试剂盒,用来检测橡胶制品中存在的其他显著量的过敏原。

2002 年,CEN/TC 205/WG 3 进行了一项实验室间试验,用于评定医用手套中 NRL 蛋白和过敏原定量的三种试验方法。这三种试验方法是:

——特异性过敏原的测量[见 B.3.3.3 的脚注 4)];

——ASTM D6499(抗原性蛋白)[29];

——氨基酸分析(总蛋白)。

本次试验未得出推荐以上方法作为本标准的规范性内容的结论。

进一步的研究需要收集目前欧洲市场销售的有代表性的手套和用对所含认定的过敏原浓度精确赋值的标准样品来进一步确认该新的过敏原特异性试验方法的性能和可用性。

附 录 C
（资料性附录）
高效液相色谱法(HPLC)测定氨基酸(AAA)

C.1 背景

通常蛋白质的测定是基于某些特殊结构基团的显色反应，这些基团在不同的蛋白质中呈现出不规则分布[1][2][3][4][5]。因此，不同蛋白质的显色反应有很大差异[2][4]。此外，有许多物质对显色反应有干扰，其原因是它们与显色剂要么产生非特异性反应，要么抑制显色。

氨基酸分析可避免上述问题，这一结论已被欧洲委员会"测定与试验"计划[8]中一次性手套中过敏原相关化学物-化学物、过敏原性和免疫学数据的关联的研究结果所证实。在这项研究中，采用氨基酸分析法测量蛋白质的浓度，临床试验数据(prick test)与化学分析之间呈现出良好的一致性[6]。

然而，在测定天然橡胶手套中蛋白质含量时，宜采用改良 Lowry 法作为标准方法。因为氨基酸分析法不常用，将其作为标准方法过于复杂，但可用于对改良 Lowry 法的结果进行验证。氨基酸分析法虽然不宜作为蛋白质的标准测定方法，但有助于消除制造商在用标准方法测定蛋白质时导致错误测定的物质。

C.2 高效液相色谱法(HPLC)测定蛋白质的原理

将蛋白质在 6 mol/L 盐酸溶液中水解为游离的氨基酸，然后用高效液相色谱(HPLC)[7]进行分离并检测。通过一种内标物(正缬氨酸)并累加各种氨基酸来定量测定蛋白质总量。这一方法不受任何有机聚合分子结构的影响，且至今未发现任何干扰物质，同时 TES 盐类的存在还可避免氨基酸的损失(如，屏蔽效应)。

C.3 材料

C.3.1 左旋正缬氨酸

C.3.2 30%盐酸，高纯度

C.3.3 氨基酸标准品(含 L-丙氨酸、氯化铵、L-精氨酸、L-天冬氨酸、L-谷氨酸、氨基乙酸、L-组氨酸、L-异亮氨酸、L-亮氨酸、L-赖氨酸、L-甲硫氨酸、L-苯基丙氨酸、L-脯氨酸、L-丝氨酸、L-苏氨酸、L-色氨酸、L-酪氨酸、L-缬氨酸各 0.5 mmol/L 和 L-胱氨酸 0.25 mmol/L)

C.3.4 测序级甲醇蛋白(Methanol protein sequencing grade)

C.3.5 O-酞二醛(OPA)

C.3.6 硼酸

C.3.7 乙二胺四乙酸(EDTA)

C.3.8　磷酸二氢钾(KH_2PO_4)

C.3.9　磷酸氢二钠(Na_2HPO_4)

C.3.10　磷酸二氢钠(NaH_2PO_4)

C.3.11　3-巯基丙酸

C.3.12　分离柱:海波西尔 ODS 3 μm,150×4.6 mm,用于 OPA 的预试验

C.3.13　前置柱:海波西尔 ODS 3 μm,5×4.6 mm

C.3.14　超纯(Milli-Q)或相同等级的水

C.3.15　0.2 μm 孔径的滤膜

C.3.16　用于液相级别的四氢呋喃(THF)

C.3.17　用于液相级别的氯乙腈

C.3.18　2 mL 螺纹盖聚丙烯容器

C.3.19　碳酸钠

C.3.20　氢氧化钠或氢氧化钾片

C.4　缓冲液和溶液

用于 OPA-1 柱(Herrenberg,Germany)的溶剂 1 和溶剂 2。如使用其他柱子,可能需要进行相应的修改。

C.4.1　缬氨酸-100

11.7 mg 缬氨酸(C.3.1)溶于 1 mL 水中(C.3.14)=100 mmol/L 缬氨酸

C.4.2　缬氨酸-1

100 μL 缬氨酸-100 (C.4.1)溶于 10 mL 水中=1 mmol/L 缬氨酸,8 ℃条件下贮存不超过 4 周。

C.4.3　O-酞二醛(OPA)

50 mg O-酞二醛(C.3.5),4.5 mL 甲醇(C.3.4),50 μL 巯基丙酸(C.3.11)。

C.4.4　硼酸盐缓冲液

400 mmol/L 硼酸盐,5 mmol/L EDTA,pH 10.4

将 1.24 g 硼酸和 85 mgEDTA 溶于 30 mL 水中(C.3.14),用 2 mol/L NaOH 调节 pH 至 10.4,加水(C.3.14)定容至 50 mL。经 0.2 μm 滤膜(C.3.15)过滤,室温贮存不超过 2 周。避免冻存以防产生不溶性沉淀物。

C.4.5　终止液

将 1.36 g KH_2PO_4(C.3.8)溶于水(C.3.14)中,经 0.2 μm 滤膜(C.3.15)过滤,室温贮存不超过 4 周。

C.4.6 磷酸盐缓冲液

将 7.15 g Na_2HPO_4(C.3.9) 和 3.45 g NaH_2PO_4-H_2O (C.3.10) 溶于 1.5 L 水 (C.3.14)中。

C.4.7 溶剂 1

20 mL 四氢呋喃(C.3.16)加 1 L 磷酸盐缓冲液(C.4.6)。

C.4.8 溶剂 2

250 mL 氯乙腈(C.3.17)和 100 mL 四氢呋喃 (C.3.16)用磷酸盐缓冲液(C.4.6) 加至 1 L。

C.4.9 碳酸钠溶液(0.1 mol/L)

将 2.12 g 碳酸钠 (C.3.19) 溶于 10 mL 水中 (C.3.14)。

C.5 水解

C.5.1 样品溶液

400 μL 浸提液(溶于 TES 缓冲液)+10 μL 缬氨酸-1(C.4.2)+700 μL 盐酸(C.3.2)。

C.5.2 标准溶液

380 μL 水(C.3.14)+20 μL 氨基酸标准品(C.3.3)+10 μL 缬氨酸-1(C.4.2)+700 μL 盐酸(C.3.2)。

C.5.3 孵育(水解)

将样品溶液和标准溶液密封于螺纹盖聚丙烯容器(C.3.18)中,同时在 100 ℃条件下孵育 48 h。聚丙烯容器宜用一个螺栓固定架固定,以避免盖子的破裂。为了得到相同的温度和时间条件,同时对标准溶液和样品溶液水解非常重要。

冷却样品溶液和标准溶液,并将其在真空浓缩离心机或在干燥器中置于 NaOH 或 KOH 上方真空干燥。

盐酸需完全去除;否则硼酸盐缓冲液对衍生物的缓冲能力可能不充分。

C.5.4 游离氨基酸

从每一浸提液和标准溶液中制备一个非水解样品溶液:

——400 μL 浸提液+10 μL 缬氨酸-1(C.4.2);

——380 μL 水(C.3.14)+20 μL 氨基酸标准品(C.3.3)+10 μL 缬氨酸-1(C.4.2)。

C.6 分析(HPLC)

C.6.1 样品制备

样品制备包括以下步骤:

——在干燥后的样品中加入 20 μL 碳酸钠溶液(C.4.9)。

——充分混合或超声乳化处理样品。

——室温孵育 15 min,再次混合去除 CO_2。

——加入 180 μL 硼酸盐缓冲液(C.4.4)。

C.6.2 衍生

衍生步骤依据时间和温度;宜使用自动加样器在 20 ℃～25 ℃温度条件下进行试验。

将 25 μL 硼酸盐缓冲液(C.4.4)、12 μL OPA (C.4.3) 和 8 μL 样品混合。

2.5 min 后,加入 25 μL 终止液(C.4.5)终止反应。

C.6.3 HPLC

可使用具有分级系统和荧光检测器的任一 HPLC 设备进行 HPLC 分析。

下面举出了一个成功的实例,但是这些条件需要与所使用的系统和柱子相适应。

0 min～2.5 min	0%溶剂 2	100%溶剂 1
2.5 min～3.0 min	0%～12.5%溶剂 2	87.5%～100%溶剂 1
3.0 min～9.0 min	12.5%溶剂 2	87.5%溶剂 1
9.0 min～13.0 min	12.5%～42%溶剂 2	58%～87.5%溶剂 1
13.0 min～24.0 min	42%溶剂 2	58%溶剂 1
24.0 min～26.0 min	42%～80%溶剂 2	20%～58%溶剂 1
26.0 min～30.0 min	80%溶剂 2	20%溶剂 1
30.0 min～31.0 min	0%～80%溶剂 2	20%～100%溶剂 1

C.6.4 计算

应使用一个内部的标准方法通过减去游离氨基酸来计算各氨基酸的浓度。氨基酸的总量等于总蛋白含量。

C.7 实例

C.7.1 标准溶液

含有 19 种氨基酸的等摩尔浓度标准水解液的典型色谱图如图 C.1a)所示,这些预期出现的氨基酸列于表 C.1 中。完全转化成天门冬氨酸和谷氨酸的天门冬酰胺和谷氨酰胺不包含在该标准溶液中,正缬氨酸(不能自然形成)被用作内标物质。色氨酸和胱氨酸存在于未水解的标准液中,但可被盐酸水解破坏。脯氨酸因缺少初级氨基基团而不会与 OPA/MPA 发生反应,因此在这些衍生过程条件下不能检出。赖氨酸常有双峰出现,因为它的一个或两个氨基基团可能会与 OPA/MPA 反应。这些双峰出现的几率受反应条件(温度和 OPA 溶液的放置时间) 的影响而导致各检测之间有所变化,但若用双峰面积就不会影响检测结果。

C.7.2 手套浸提液

经水解的手套浸提液(按附录 A 进行制备)的色谱图如图 C.1b)所示。这种胶乳蛋白质水解液的分析结果与表 C.1 中列出的所预期出现的氨基酸完全吻合。在 14.23 min 和 24.08 min 时发现另外两个色谱峰,被鉴定为是 TES 的衍生产物,这两个峰与所有氨基酸的峰都能完全区分开,因此不会影响分析结果。

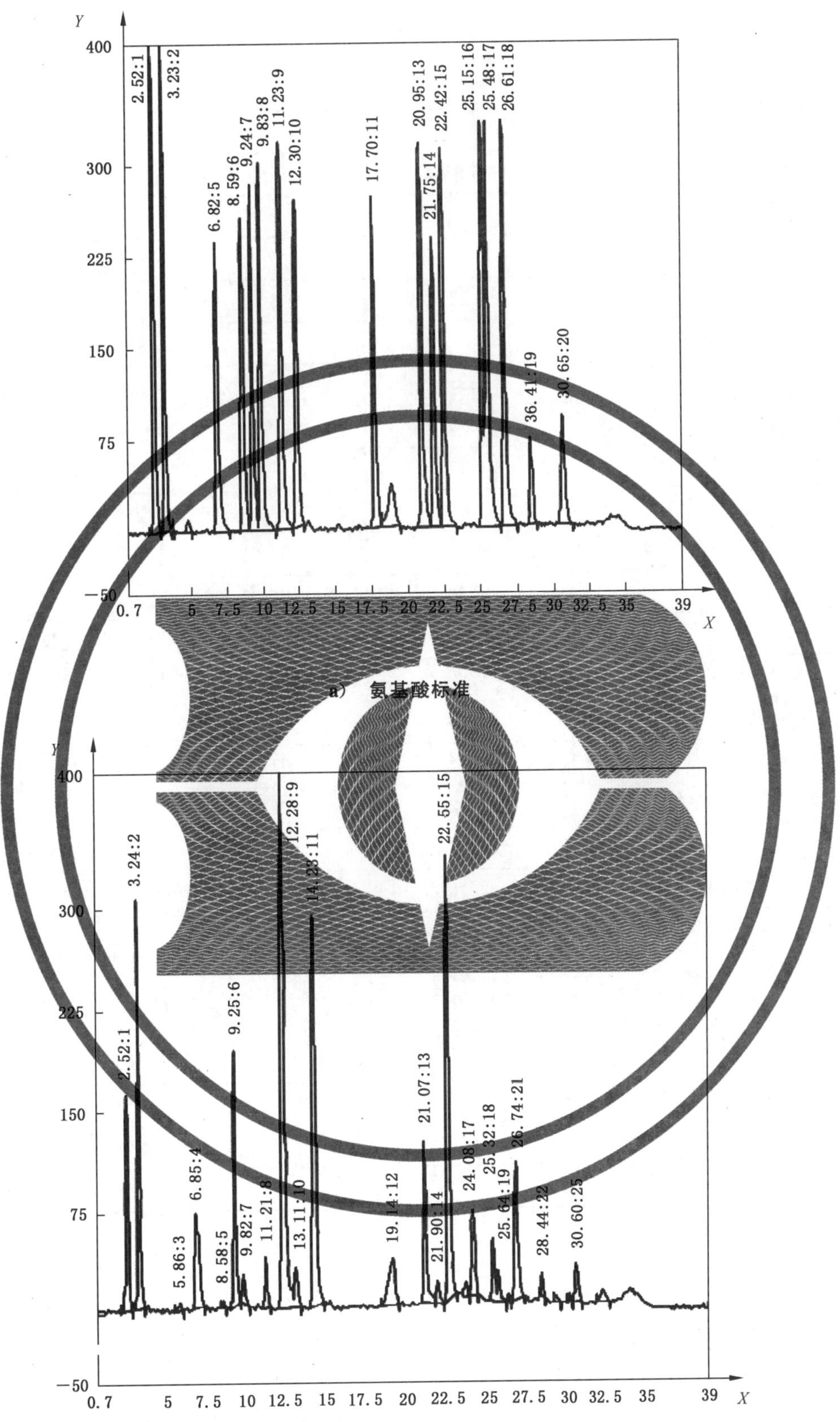

a） 氨基酸标准

b） 手套浸提液

图 C.1　氨基酸标准和手套浸提液分析图谱

表 C.1 标准溶液[图 C.1a)]与经水解的手套浸提液[图 C.1b)]
的液相色谱分析中发现的氨基酸一览表

氨基酸	保留时间/min		注释
	标准溶液	样品分析溶液	
天门冬氨酸(ASP)	2.52	2.52	
天门冬酰胺(ASN)			转化成 ASP
谷氨酸(GLU)	3.23	3.24	
谷氨酰胺(GLN)			转化成 GLU
丝氨酸(SER)	6.83	6.85	
组氨酸(HIS)	8.60		
甘氨酸(GLY)	9.25	9.25	
苏氨酸(THR)	9.84	9.82	
精氨酸(ARG)	11.24	11.21	
丙氨酸(ALA)	12.30	12.29	
		14.23	TES(浸提缓冲液)
酪氨酸(TYR)	17.7		
缬氨酸(VAL)	20.95	21.07	
甲硫氨酸(MET)	21.75	21.90	
正缬氨酸(NORVAL)	22.42	22.55	内标物
		24.08	TES(浸提缓冲液)
异亮氨酸(ILE)	25.15	25.32	
苯丙氨酸(PHE)	25.48	25.64	
亮氨酸(LEU)	26.61	26.74	
赖氨酸(LYS)	28.41 30.65	28.44 30.60	
色氨酸(TRY)			水解消失
胱氨酸,半胱氨酸(CYS)			水解消失
脯氨酸(PRO)			检测不出

C.8 高效液相色谱分析法的优缺点

C.8.1 优点

优点如下所示:

——不受蛋白质聚合结构的影响。

——与临床数据(prick test)有良好的一致性。

——没有干扰物质。

——较比色法更加灵敏。

——对蛋白质有针对性。

C.8.2 缺点

缺点如下所示：

——不普及，只有少数实验室配备。

——用时较长。

——对数据进行评估时需有丰富的经验。

参 考 文 献

[1] GB/T 21869—2008 医用手套表面残余粉末的测定

[2] Lowry OH,Rosebrough,NJ,Farr AL,Randall RJ,Protein measurement with Folin Phenol reagent.J BiolChem 1951:193:265-275.

[3] ASTM D 5712:1995 Standard test method for analysis of protein in natural rubber and its products

[4] Kidwai SA,Ansari AA,Salahuddin,Effect of succinylation (3-carboxypropionylation) on the conformation and immunological activity of ovalbumin.Biochem J 1976:155:171-180.

[5] Turjanmaa,K.et al.,Natural rubber latex allergy (review),Allergy,51,593,1966.

[6] Turjanmaa,K.,et al,Rubber contact urticaria.Allergnic properties of 19 brands of latex gloves,Contact Dermatitis,19,362,1988.

[7] Yunginger,J.W.,et al.,Extractable latex allergens and proteins in disposable medical gloves and other rubber products,J.Allergy Clin.Immunol.,93,836,1994.

[8] Palosuo,T.et al.,.Measurement of natural rubber latex allergen levels in medical gloves by allergenspecific IgE-ELISA inhibition,RAST inhibition,and skin prick test.Allergy,53,59,1998.

[9] Yip,E.,et al.,Allergic responses and levels of extractable proteins in NR latex gloves and dry rubber products.J.Nat.Rubber Res.,9,79,1994.

[10] CEN/STAR Document N 409-Endorsement by star of research proposal on immunological test to measure allergens in natural rubber latex (document CEN/TC 205 N 1187),European Committee for Standardisation,Brussels,2002.

[11] Scientific committee on medicinal products and medical devices.Opinion on Natural rubber latex allergy. European Commission, http://europa. eu. int/comm/foods/fs/sc/scmp/out31 _ en. pdf,2000.

[12] Hamilton,R.G.,Palosuo,T.,Minutes of the ASTM meeting on Immunoenzymetric assay (IEMA) task group (D11.40.08),Denver,CO,June,2003.

[13] Turjanmaa,K.,et al.,Recent developments in latex allergy,Curr.Opin.Allergy Clin.Immunol.,2,407,2002.

[14] Palosuo,T.,Alenius,H.and Turjanmaa,K.,Quantitation of latex allergens,Methods,27,52,2002.

[15] Alenius,H.,et al.,Latex allergy: frequent occurrence of IgE antibodies to a cluster of 11 latex proteins in patients with spina bifida and histories of anaphylaxis. J. Lab. Clin. Med., 123, 712,1994.

[16] Posch,A.et al.,Characterization and identification of latex allergens by two-dimensional electrophoresis and protein micro sequencing,J.Allergy Clin.Immunol.,99,385,1997.

[17] Czuppon,A.B.et al.,The rubber elongation factor of rubber trees (Hevea brasiliensis) is the major allergen in latex.J.Allergy Clin.Immunol.,92:690,1993.

[18] Lu,L-J.et al.,Characterization of a major latex allergen associated with hypersensitivity in spina bifida patients,J .Immunol.,155,2721,1995.

[19] Alenius,H.,et al.,The main IgE-binding epitope of a major latex allergen,prohevein,is present in its Nterminal 43-amino acid fragment,hevein.J.Immunol.,156,1618,1996.

[20] Akasawa,A.,et al.,A novel acidic allergen,Hev b5,in latex: purification,cloning and

characterization,J.Biol.Chem.,271,25389,1996.

[21] Sutherland, M.F., et al., Specific monoclonal antibodies and human immunoglobulin E show that Hev b 5 is an abundant allergen in high protein powdered latex gloves.Clin.Exp.Allergy.32, 583,2002.

[22] Palosuo,T.,et al.,The Major Latex Allergens Hev b 6.02 (hevein) and Hev b 5 are regularly detected in medical gloves with moderate or high allergen content.J.Allergy Clin.Immunol.,107, S321(abstract),2001.

[23] Yeang HY, Arif SA, Raulf-Heimsoth M, Loke YH, Sander I, Sulong SH, Lau CH, Hamilton RG.Hev b 5 and Hev b 13 as allergen markers to estimate the allergenic potency of latex gloves.J.Allergy Clin Immunol 2004;114:593-8.

[24] Laemmli,U.K.,Cleavage of structural proteins during the assembly of the head of bacteriophage T4.Nature 77,680,685,1970.

[25] O'Farrell,P.H.,High-resolution two-dimensional electrophoresis of proteins.J.Biol.Chem. 250: 4007-4021,1975.

[26] Yman, L., Ponterius, G. and Brandt, R., RAST-based allergen assay methods. Dev. Biol. Stand.,29,151,1975.

[27] Crippa,M.,et al.,Prevention of latex allergy among health care workers: evaluation of the extractable latex protein content in different types of medical gloves.Am.J.Ind.Med.,44,24,2003.

[28] Baur,X.,et al.,Protein and allergen content of various natural latex articles.Allergy,52, 661,1997.

[29] Ylitalo,L.,et al.,IgE antibodies to prohevein,hevein,and rubber elongation factor in children with latex allergy.J.Allergy Clin.Immunol.102,659,1998.

[30] Alenius,H.,Palosuo,T.,Kelly,K.,Kurup,V.,Reunala,T.,Mäkinen-Kiljunen,S.,Turjanmaa,K., Fink,J.IgE reactivity to 14-kD and 27-kD natural rubber proteins in latex-allergic children with spina bifida and other congenital anomalities.Int.Arch.Allergy Immunol.1993; 102:61-66.

[31] Yeang,H.Y.,et al.,The 14.6 kD rubber elongation factor (Hev b 1) and 24 kD (Hev b 3) rubber particle proteins are recognized by IgE from patients with spina bifida and latex allergy.J.Allergy Clin.Immunol.;98,628,1996.

[32] Tomazic-Jezic V.J.,et al.,Performance of methods for the measurement of natural rubber latex (NRL)proteins,antigens and allergens.J.Allergy Clin.Immunol.; 113,S78 (abstract),2004.

[33] ASTM D 6499,Standard Test Method for the Immunological Measurement of Antigenic Protein in Natural Rubber and its Products.

[34] Bradford M,A rapid and sensitive method for the quantification of microgram quantities of protein utilizing the principle of protein-dye binding.Anal Biochem 1976 ; 72: 248-255.

[35] Langheinrich U,Bestimmung von Proteinkonzentrationen in Lösungen Teil 1:Chemie in Labor und Biotechnik 1995 ;46 ;82-85.

[36] Langheinrich U,Bestimmung von Proteinkonzentrationen in Lösungen Teil 2:Chemie in Labor und Biotechnik 1995 ;46 ;135-136.

[37] Lowry OH,Rosebrough,NJ,Farr AL,Randall RJ,Protein measurement with Folin Phenol reagent. J Biol Chem 1951 ;193 ;265-275.

[38] Petersen GL,Determination of total protein. In Methods of Ezymology,Academic Press, Inc.,New York 91,95-118.

[39] Koch HU , Regulatory aspects of latex allergy (CEN ; extractable protein and allergen

assay for latex gloves). Rev Fr Allergol 1997;37 ;1201-1210.

[40] Graser TA, Godel HG, Albers S, Foldi P, Furst P, An ultra rapid and sensitive high-performance liquid chromatographic method for determination of tissue and plasma free amino acids. Anal Biochem 1985;151;142-152.

[41] MATI_CT 940064 European Commission Study—Determination of allergological relevant compounds in disposable gloves—Correlation of chemical allergological and immunological data.

ICS 11.140
C 48

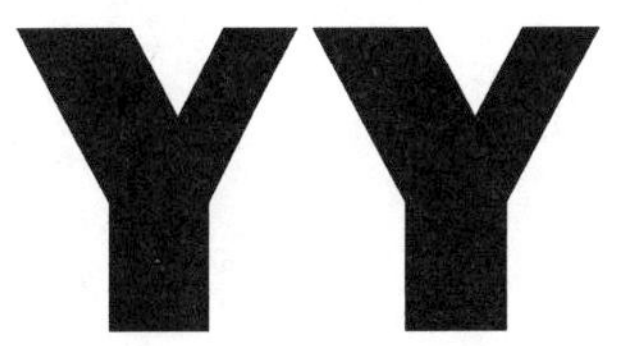

中华人民共和国医药行业标准

YY/T 0616.2—2016

一次性使用医用手套 第2部分:测定货架寿命的要求和试验

Medical glove for single use—Part 2:Requirements and testing for shelf life determination

2016-01-26 发布 2017-01-01 实施

国家食品药品监督管理总局 发布

前　　言

YY/T 0616《一次性使用医用手套》分为两个部分：

——第1部分：生物学评价要求与试验；

——第2部分：测定货架寿命的要求和试验。

本部分为YY/T 0616的第2部分。

本部分按照GB/T 1.1—2009给出的规则起草。

本部分参考EN 455-4：2009《一次性使用医用手套　第4部分：测定货架寿命的要求和试验》制定。

请注意本文件的某些内容可能涉及专利。本文件的发布机构不承担识别这些专利的责任。

本部分由国家食品药品监督管理局济南医疗器械质量监督检验中心归口。

本部分起草单位：山东省医疗器械产品质量检验中心、山东康力医疗器械科技有限公司、山东恒信检测技术开发中心。

本部分主要起草人：孙海鹏、张鹏、白冰、韩超。

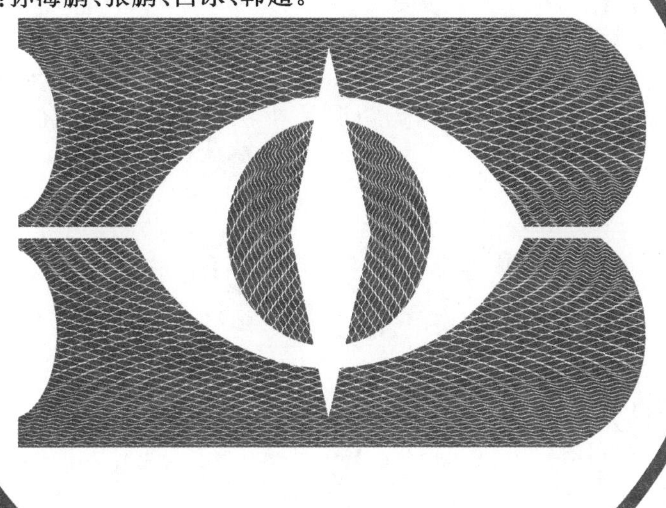

引　言

医用手套预期用作感染原传播的屏障。为确保其有效性，手套有必要适合于手形，不透水且有足够的物理强度，使其在使用中不发生故障。医用手套的国家标准[1)]给出了这些要求。

本标准要求制造商在产品上市前进行稳定性试验，以估计任何新的或有技术改进的手套的货架寿命，并同时进行实际时间稳定性研究。实际时间稳定性试验可看作是要求制造商对上市后产品进行监督的内容。这些要求预期确保制造商有足够的数据支持其产品上市前货架寿命的声明，这些数据还可提交给监管机构评审。

1)　这些标准包括 GB 7543、GB 10213、GB 24786 和 GB 24787 等。

一次性使用医用手套 第2部分:测定货架寿命的要求和试验

1 范围

YY/T 0616的本部分规定了一次性使用手套货架寿命的要求。同时也规定了标签和与所用试验方法有关的信息公开的要求。

本部分适用于现有的、新的以及设计有重大变化的产品。没有可用老化数据的现有设计宜在合理的时间段内产生出数据。

本部分未规定批量大小。需注意很大的批量在流通和控制中的困难。推荐的一个生产批的最大数量为500 000。

2 规范性引用文件

下列文件对于本文件的应用是必不可少的。凡是注日期的引用文件,仅注日期的版本适用于本文件。凡是不注日期的引用文件,其最新版本(包括所有的修改单)适用于本文件。

GB/T 19633(所有部分) 最终灭菌医疗器械的包装

3 术语和定义

下列术语和定义适用于本文件。

3.1

阿列纽斯公式 Arrhenius equation

活化能(E_A)、绝对温度(T)和降解反应速率常数[$k(T)$]之间的关系式。

注:橡胶产品的货架寿命基于化学反应速率的阿列纽斯原理进行预测。阿列纽斯公式有以下基本形式:

$$k(T) = A \cdot e^{\frac{-E_A}{RT}}$$

式中:

A ——常数,单位为每分钟(min^{-1});

E_A ——活化能,单位为焦耳每摩尔(J/mol);

R ——通用气体常数(8.314 $J \cdot mol^{-1} \cdot K^{-1}$);

T ——绝对温度,单位为开尔文(K);

$k(T)$——降解过程的速率常数,单位为每分钟(min^{-1})。

阿列纽斯公式的另一种表述形式是:

$$\ln k(T) = \ln A - \left(\frac{E_A}{RT}\right)$$

物理性能降至阈值所需时间与速率常数$k(T)$成反比。

3.2

销售包装 consumer package

预期流通至消费者处,含多副手套或一副手套的包装。

注:例如无菌产品的初包装(剥开型包装)或非无菌产品的分配盒。

3.3

失效日期 expiry date

声称手套在该日期后不应再使用的日期。

3.4

批 lot

相同设计、颜色、形状、规格和配料,基本上在同一时间、用同一过程、同一规范的原材料、常用的设备和同一类型的单包装容器包装的手套的集合。

3.5

货架寿命 shelf life

从制造日期到声明的失效日期之间的时段。

3.6

重大变化 significant change

预期能适度影响医疗器械的安全性或有效性的变化。

注:可包含以下任一变化:

a) 制造过程、设施或设备;

b) 制造质量控制程序,包括用于器械或材料的质量控制、纯度和无菌的方法、试验或程序;

c) 器械的设计,包括其性能特征、操作原理和材料的规范;

d) 器械的预期用途,包括任何新的或扩展用途,任何器械禁忌症的增加或删除,以及用于确定失效日期的时间段的任何变化。

3.7

阈值 threshold value

试验性能的最大值或最小值。

4 要求

4.1 总则

医用手套按制造商提供的说明进行贮存至其货架寿命的终端之前,应符合相关标准的要求。

制造商应测试货架寿命内预期会有所改变的产品性能。这些性能应包含但不限于扯断力、扯断伸长率、不透水性和无菌手套的包装完整性。本标准规定了在任何新产品或配方或过程有重大变化的产品上市前确定医用手套货架寿命的方法。

由于在产品上市前完成实际老化时间研究不可行,基于动力学原理的加速稳定性研究可用于确定临时的货架寿命。所确定的临时的货架寿命应被实际时间研究所证实。

加速老化所确定的货架寿命不应超过三年。制造商的有关支持货架寿命的数据应能按要求得到。

4.2 货架寿命和抗降解性

在一个新的或有重大改变的产品上市前,本标准要求:

——按5.1描述的完整的实际时间研究来确定货架寿命或;

——按5.1描述的实际时间研究来确定货架寿命应已开始,以及按(5.2)描述的加速老化研究应已结束。

推荐在制造商规定的产品的具体贮存条件(如25 ℃)下确定货架寿命。制造商应说明温度条件下的货架寿命或失效日期。加速老化研究(5.2)应与确定货架寿命的实际时间(5.1)所用手套的批次相同。

注:平均动力学温度的指南见GB/T 2918。

4.3 产品变化

当产品有任何重大变化时，制造商应重新确定货架寿命。

4.4 标签

货架寿命末期标签的易读性应仍符合 YY/T 0313。

4.5 无菌屏障完整性

对于无菌产品，GB/T 19633 系列的要求适用。需注意维持产品在给出的货架寿命期间的无菌性。

注：取决于使用的包装材料，在加速老化试验中，包装材料可能不能承受用于预测货架寿命的某些提升的温度。在这种情况下，建议在较低温度下进行加速老化试验。

4.6 贮存条件

制造商应向最终使用者提供贮存指导。这些可以印在消费包装或提供的随附文件上。

5 试验方法

5.1 实际时间货架寿命的确定

应使用附录 A 中给出的方法或经确认与附录 A 等效的方法进行实际时间研究，来确定货架寿命。

如果实际老化时间表明了比加速老化时间更短的货架寿命，那么制造商应向相关监管机构报告。制造商应根据实际时间研究修改货架寿命。对于市售手套，实际时间稳定性研究应在货架寿命要求的完整周期内完成。

5.2 加速货架寿命的确定

实际时间研究完成之前，应用加速稳定性研究评估货架寿命。对于制造商确定的温度下的标称货架寿命期内，应用这一研究产生的数据支持手套满足第 4 章要求的声明。

注 1：GB/T 7142 给出了温度选择的指南。

注 2：附录 B 给出了加速研究方法的示例和数据分析。附录 C 给出了确定配方或生产工艺发生重大改变的产品货架寿命的试验方法。

6 试验报告

试验报告应至少包含以下信息：

a) 依据的相应标准；

b) 样品描述：

   1) 试验材料的完整识别；

   2) 试样的尺寸和制备方法，引用相关标准；

   3) 选择的性能，引用相关标准；

   4) 选择性能的阈值；

   5) 试样状态调节的时间和温度；

c) 老化条件的细节；

d) 试验数据和根据相关标准的分析；

e) 被证实的货架寿命的声明。

附 录 A
（规范性附录）
实际时间稳定性研究测定货架寿命的方法

A.1 原理

对于预期货架寿命周期，销售包装中的手套在制造商定义的温度（如 25 ℃）下存放，然后对其符合性进行试验。

注：25 ℃是温带气候的平均动力学温度。

A.2 程序

应将足够数量的手套（取自至少三批装在销售包装中的手套，或装在剥开型包装中的无菌手套）存放到指定的环境中，以一年或更少的时间间隔，按相关产品标准的规定（包括技术要求和抽样方案）对其评价。对于无菌手套，还宜对其包装完整性进行评价。

各批不可相混，各批应分别进行试验，各批应分别报告结果。对于所描述的时间间隔，应每一批都符合所有的试验要求，才能使声称的货架寿命成立。

注：强烈推荐存放的手套数量要留够余量，以便重新试验或增加时间点之所需。

A.3 货架寿命声明的确定

完成 A.2 后，声称的货架寿命应不超过手套符合本标准要求的试验周期，且不超过五年。

附　录　B
（资料性附录）
进行和分析加速老化研究的指南

B.1　原理

加速老化研究可用于估计临时的货架寿命。本资料性附录描述了开展实际时间老化试验的同时，可在产品上市前进行加速老化研究以评估货架寿命的通用方案。也提供了用阿列纽斯公式分析这些研究预测临时货架寿命的指南。

B.2　背景

开始加速老化研究之前，宜考虑适用于制成手套的材料类型的具体降解机制。例如，有些材料可能表现出很好的耐热和耐氧化降解的特性，但如果不防潮就有可能因水解而迅速降解。加速老化研究通常在升高的温度下进行，以加速降解，但其他潜在的重要因素（如湿度）也需要考虑到。

还宜认识到使用高温可能会导致观察到与室温环境下普通老化不同的结果。例如，一些热塑材料在典型加速老化研究中所用的较高温度下可能表现出过度软化或部分熔化。对于一些天然橡胶胶乳的配方，有证据表明温度超过 50 ℃降解机制会变化。这可能会限制某些类型手套的温度范围。

手套的货架寿命可能受限于除材料强度退化外的其他因素。例如，材料模量可能增加，货架寿命可能由于手套变得过度硬脆而有限。在这种情况下，可能更适合于监测除强度以外的模量。

由于使用加速老化方法测定货架寿命存在固有的误差和不确定性，货架寿命声明宜限制在最长 3 年。

B.3　进行加速老化研究的程序

B.3.1　临时货架寿命的初步研究和估计

开展初步研究先要确立温度对产品降解速率的影响，然后估计产品的货架寿命。对取自 3 个生产批中的带销售包装的手套，在所选择的温度的烘箱内进行存放。在合适的时间间隔内，从烘箱内取出手套样品，并相关标准测定扯断力和任何比较手套特性的其他试验，如可伸展性或弹性模量。

推荐至少使用 4 个升高温度。推荐每个温度至少 5 个时间点，研究宜持续至少 120 d，180 d 更好。推荐每个时间/温度点至少测试 7 副手套。

注：每个加速老化时间点结束后宜在合适的状态调节时间（推荐 16 h～144 h）内进行试验。

如果结果要与手套实际时间稳定性数据进行对比，则与其相同数量的样本宜同时进行存放。

用 B.4、B.5 和 B.6 中描述的一个或多个程序，估计在 25 ℃（或制造商规定的其他贮存温度）条件下的临时货架寿命。

B.3.2　临时货架寿命估计的验证

用初步研究得到的数据，选择一个或多个预期与 25 ℃（或制造商规定的其他贮存温度）估计的产品货架寿命引起同样程度降解的老化时间和温度的组合。该老化条件宜选择能够复现初步研究所预测的 25 ℃下的破坏模式。假设已经得到一个合理的阿列纽斯坐标图，并且可以得到活化能可靠的估计，则用阿列纽斯转移因子选择基准条件最为方便。为了方便起见，老化温度可选择 70 ℃(如适宜)和 50 ℃。

注 1：该验证性研究可以在初步研究完成前开始，但宜有一个合适的时间延迟以能使初步研究的数据得以收集和分析，来确定宜在何时对确认的样品进行测试。

注 2：本附录所引证的例子，估计的活化能为 142 kJ/mol，50 ℃下 22 d，60 ℃下 5 d 以及 70 ℃下 1 d 将等同于25 ℃ 5 年。

从三个生产批中带销售包装的手套中取样。如果该验证性研究是在初步研究开始后的两个月内开始，那么宜使用同样的三批进行初步加速老化研究。否则宜使用新的手套批。将试样在所选择的老化温度下存放至所选择的时间。测试样品是否符合相关标准的要求。对于无菌手套，还宜对其包装完整性进行评价。

如果在所选择的老化温度下存放所需时间后，产品符合相关标准的要求，则证实对临时货架寿命的估计。

B.4 估计临时货架寿命的加速老化数据的分析

对于很多产品，货架寿命可用阿列纽斯公式由加速老化研究的数据推算出来。GB/T 20028 给出了该程序的详细信息。宜首先考虑阿列纽斯公式的应用。B.5 给出了如何构建阿列纽斯坐标图的详细信息。

也可用一些其他的方法或按制造商的监管机构规定的方法分析加速老化数据的结果。一个有效的方法是将性能变化与已由实际时间研究确定了货架寿命的类似配方的手套进行比较。制造商不限于任何加速老化研究分析的具体方法，并鼓励其研究各种方法的有效性。

B.5 阿列纽斯公式对加速老化数据的应用

B.5.1 背景

对很多化学反应，其反应发生速率随温度的变化符合阿列纽斯公式：

$$k(T)=A\cdot e^{\frac{-E_A}{RT}} \qquad\cdots\cdots(B.1)$$

式中：

A ——常数；

E_A ——活化能；

R ——气体常数($8.314\ J\cdot mol^{-1}\cdot K^{-1}$)；

T ——绝对温度，单位为开尔文(K)；

$k(T)$——特定化学反应的速率常数，单位为每分钟(min^{-1})。

可以看出，反应达到规定阈值所需时间与速率常数 $k(T)$ 成反比。因此，阿列纽斯公式也可用达到规定阈值所需时间，$t_{(x\%)}$ 表示成：

$$\frac{C}{t_{(x\%)}}=A\cdot e^{\frac{-E_A}{RT}} \qquad\cdots\cdots(B.2)$$

式中：

C——常数。

两边取 log 值并整理，式(B.2)变为：

$$\ln t_{(x\%)}=\frac{E_A}{RT}-\ln\frac{A}{C} \qquad\cdots\cdots(B.3)$$

如果假设发现潜在的化学变化和观察到的物理性能变化之间有直接的关系，那么公式(B.3)也可作为物理性能达到规定阈值所需时间的模型。

如果阿列纽斯公式适用，那么公式(B.3)可得到由 $\ln t_{(x\%)}$ 对 $1/T(\mathrm{K}^{-1})$ 组成的坐标系上的一条直线。假设得到了这条直线，那么就很容易外推这条线，并确定目标温度下发生预先确定程度的变化所需时间。活化能 E_A 可由识别的线的斜率容易地计算出来：

$$m=\frac{E_A}{R} \qquad \text{(B.4)}$$

式中：

m——线的斜率。

B.5.2 估计达到规定阈值所需时间

绘制阿列纽斯坐标图的第一阶段是确定各温度下要用多长时间物理性能达到预定的阈值。理想情况下，该阈值宜代表手套不符合第 4 章规定的要求前可容许的最大变化，但这并不一定总是可行的，尤其是在低温以及材料具有良好稳定性的情况下。与之相比，初始值与阈值之差相对背景变化宜足够大，这样才可以精确估计时间。有可能有必要对较低老化温度下得到的数据进行外推，以确定达到阈值的时间。假设阈值为初始扯断力的 75%，图 B.1 给出了这是如何完成的。

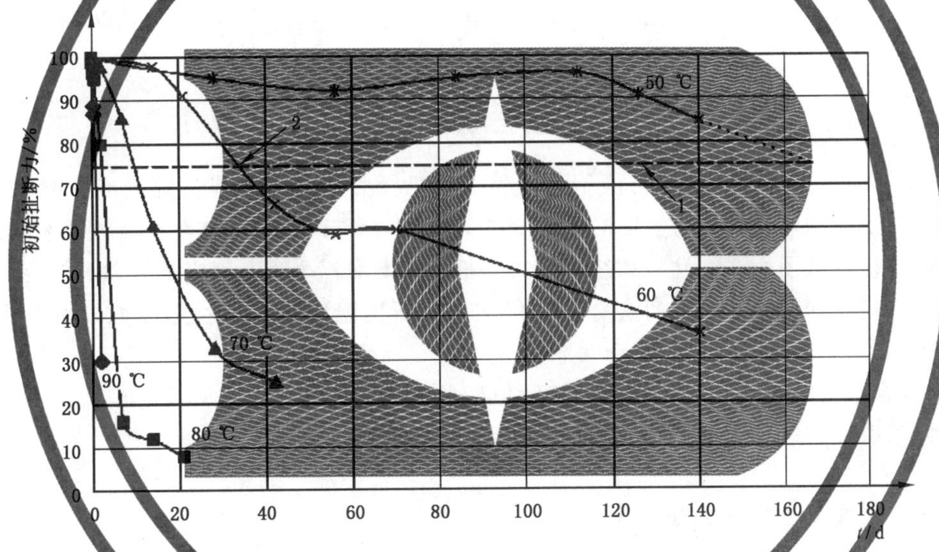

说明：

1——75%阈值；

2——60 ℃达到阈值的时间。

注：如果可以使用线性回归的方法使一条直线通过该数据，则通常更容易估计达到规定阈值的时间。为达此目的，可以先对数据进行合理的转换。很多化学过程遵守一级动力学，即变化速率与考虑的变量的瞬时值成比例。如果一项具体性能的变化率遵循一级动力学，那么性能的自然对数对时间的坐标图为一条直线。

图 B.1 评估达到规定阈值的时间

在某些老化过程中，降解速率可能会发生突然的变化，例如当所有的抗氧化剂都已消耗时。如需要对达到规定阈值的时间进行推算时，则宜考虑这种影响的可能性。

B.5.3 构建阿列纽斯坐标图并估计活化能

通过绘制研究中性能达到规定阈值所需时间的自然对数 $\ln t_{(x\%)}$ 与绝对温度倒数的阿列纽斯坐标图。典型的坐标图如图 B.2 所示。

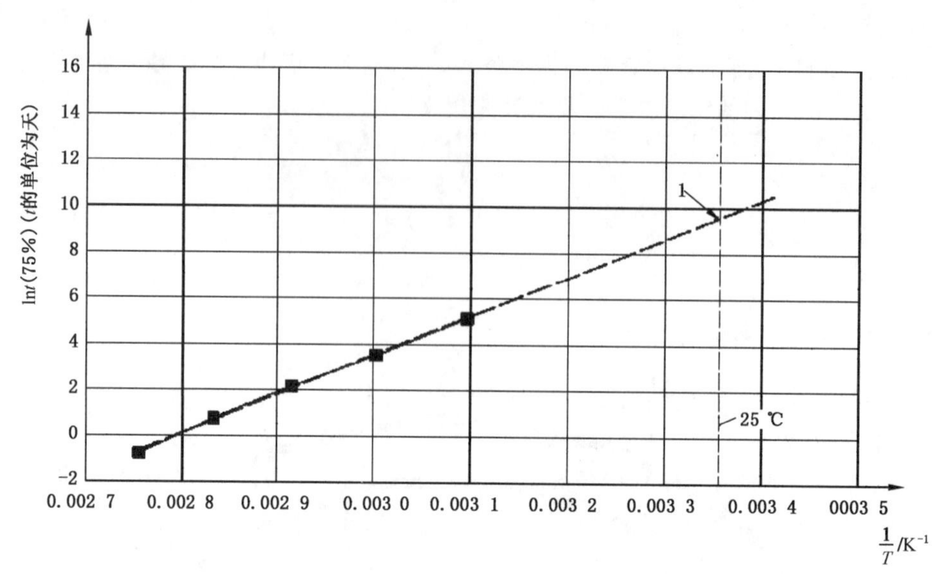

说明：

1——外推到 25 ℃。

注：E_A=141.9 kJ/mol，$y=17\ 071x-47.71$，$R^2=0.998\ 7$。物理性能降至图 B.2 中 75%的预估时间为 25 ℃时 39 年。

图 B.2　假设 75%的扯断力阈值的阿列纽斯坐标图

在某些情况下阿列纽斯坐标图可能不是线性的。已探索出一些非线性阿列纽斯坐标图分析的方法，预计随着制造商和监管机构对实际时间数据的累积，本标准的下一版本将会开发出统一的方法。必须要强调的是，任何试图由非线性阿列纽斯公式外推货架寿命都会带来很高的风险，在此条件下的任何估计，制造商宜持保守态度。制造商宜努力确保在研究所用温度范围内物理性能以恒定的方式变化。在某些情况下根本不可能使用阿列纽斯关系。

尽管发现很多化学反应的典型活化能实际值变异性很大，但平均为 83 kJ/mol。与所用材料的热和/或氧化降解有关的活化能的公开值可以在科学文献中得到。

B.6　天然橡胶胶乳手套时间-温度叠加法的应用

B.6.1　时间-温度叠加法的背景

另一种表示加速老化数据的方法是用 Barker[1,2]，Gillen[3]和其他人描述的时间-温度叠加坐标图。该方法基于阿列纽斯公式并广泛应用于科学文献来表示聚合材料的加速老化数据。在这个方法中每个温度下的时间值通过与阿列纽斯转移因子 α_T 相乘，被转化为一个基准温度下等同的时间，α_T 由阿列纽斯公式得到：

$$\alpha_T=e^{\frac{E_A}{R}\left(\frac{1}{T_{ref}}-\frac{1}{T_{age}}\right)} \qquad \cdots\cdots(B.5)$$

式中，

E_A ——活化能；

R ——气体常数（8.314 J·mol⁻¹·K⁻¹）；

T_{ref} ——基准温度（实际贮存温度），单位为开尔文(K)；

T_{age} ——老化温度，单位为开尔文(K)。

绘制各老化温度下得到的物理性能对应于各自转化时间的坐标图。如果老化性能改变遵从阿列纽斯公式，且活化能采用正确值，就会得到一条单一曲线。在基准温度下的任一老化期后的手套的性能都可以从绘制的曲线上读出。

考虑中的具体材料的活化能可按 B.5 的描述进行估计或从科学文献处获得。

活化能不能确定的情况下，例如由于阿列纽斯图为非线性，特定温度间隔的转移因子通常可用最小二乘法计算。更多信息见 GB/T 20028。

B.6.2 建立时间-温度叠加图的程序

优先从 B.5 所描述的阿列纽斯图中确定所用具体材料的活化能。也可使用文献中的值。对每个老化温度用 25 ℃作为基准温度，由公式(B.5)计算转移因子 α_T 的值。

a) 对每组老化数据，即时间和温度的组合，通过时间值与适当老化温度的转移因子相乘计算转化时间。

b) 绘制平均物理性能(扯断力或扯断伸长率)对适当转化时间的坐标图。

注：每项性能宜独立绘制曲线。

c) 为有利于随后对图的理解，坐标图中可包含标准差。也可以对叠加图上显示各时间点不符合要求的手套的数量给出说明。

d) 由坐标图和样品的变异性或标准差估计货架寿命期。货架寿命期是 25 ℃时物理性能跌至极限值所需时间，期间手套仍将符合相关标准。

图 B.3 给出了时间-温度叠加图的示例(基于图 B.1 的数据)。

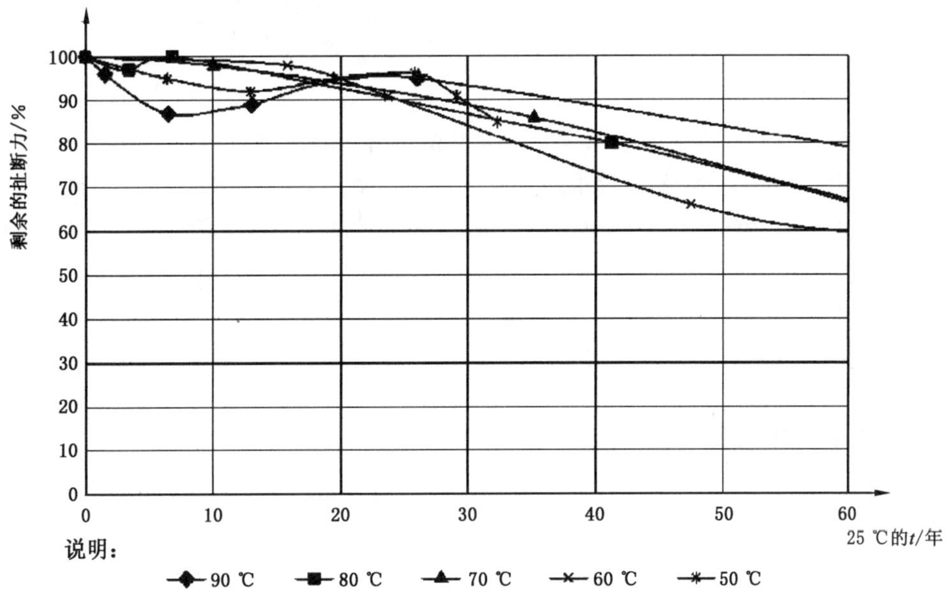

注：如果在产品不能达到规定要求前允许扯断力降低 20%，那么货架寿命将超过 30 年。允许的最大货架寿命3 年也因此可以被证实。

图 B.3 时间-温度叠加图

附　录　C
（资料性附录）
重大变化的产品货架寿命的确定

C.1　背景

产品配方或生产工艺发生重大变化对货架寿命产生影响时，以下程序可用于估计临时货架寿命。进行以下描述的试验前，宜对手套是否符合相关标准的要求进行测试。

C.2　原理

附录A要求的实际时间稳定性研究未完成时，制造商可通过以下条件下证实改变后的产品的性能降低程度不比原产品大来建立规定的贮存和流通条件下的临时货架寿命：

a)　在70 ℃贮存7 d后；

b)　在50 ℃贮存90 d后。

C.3　程序

从三批改变后产品和三批原始产品取带销售包装的手套或剥离型包装的无菌手套。应在C.2条描述的条件下储存，测试其是否符合相关标准的要求。对于无菌手套，还宜对其包装完整性进行评价。

如果改进的手套性能降低程度不比原来的手套大，则可在通过附录A的实际时间验证前假定原设计的货架寿命可行。

C.4　试验报告

试验报告应按本标准的第6章。

参 考 文 献

［1］ L R Barker. J. nat Rubb. Res.，2(4)，210-213 (1987)

［2］ L R Barker. J. nat Rubb. Res.，5(4)，266-274 (1990)

［3］ Gillen KT，Clough RL，Wise J.，Extrapolating Accelerated Thermal—Aging Results：A Critical Look at the Arrhenius Method. Polymer Preprints 1993;34(2):185

［4］ GB/T 2918 塑料 状态调节和试验的标准环境(ISO 291:2008)

［5］ GB/T 7142 塑料 长期热暴露作用后温度-时间极限的测定 (ISO 2578:1993)

［6］ GB 7543 一次性使用灭菌橡胶外科手套

［7］ GB 10213 一次性使用医用橡胶检查手套

［8］ GB/T 20028 硫化或热塑性橡胶 使用寿命和最高温度的估计

［9］ GB 24786 一次性使用聚氯乙烯医用检查手套

［10］ GB 24787 一次性使用非灭菌橡胶外科手套

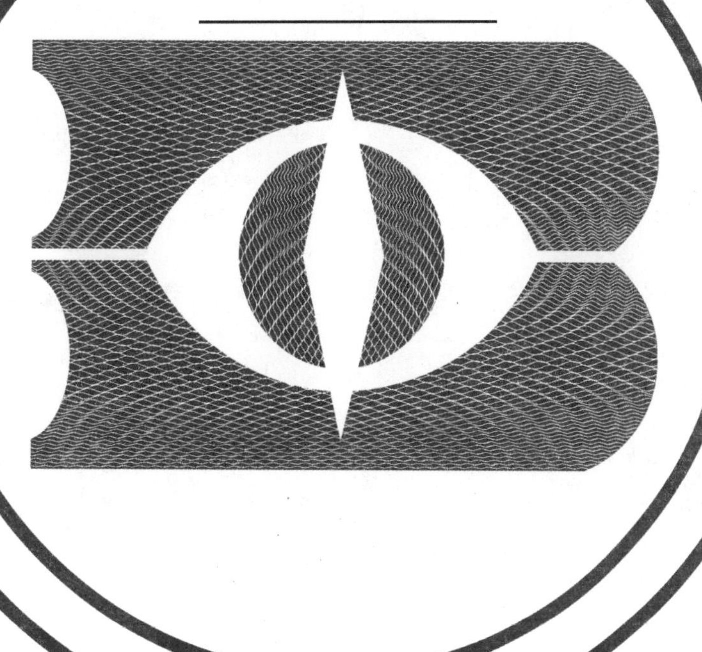

ICS 11.140
C 48

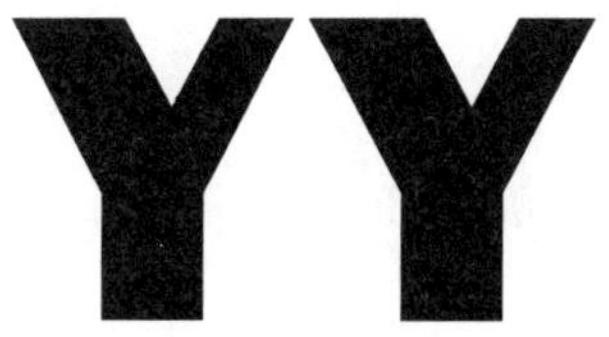

中华人民共和国医药行业标准

YY/T 0616.3—2018

一次性使用医用手套 第3部分：用仓贮中的成品手套确定实际时间失效日期的方法

Medical gloves for single use—Part 3: Determination of real time expiration dating of mature medical gloves stored under typical warehouse conditions

2018-11-07 发布 2019-11-01 实施

国家药品监督管理局 发布

前　言

YY/T 0616《一次性使用医用手套》由以下部分组成：

——第1部分：生物学评价要求与试验；

——第2部分：测定货架寿命的要求和试验；

——第3部分：用仓贮中的成品手套确定实际时间失效日期的方法。

本部分为YY/T 0616的第3部分。

本部分按照GB/T 1.1—2009给出的规则起草。

请注意本文件的某些内容可能涉及专利。本文件的发布机构不承担识别这些专利的责任。

本部分由山东省医疗器械产品质量检验中心归口。

本部分起草单位：山东省医疗器械产品质量检验中心、蓝帆医疗股份有限公司、石家庄鸿锐集团有限公司。

本部分主要起草人：许慧、于晓慧、刘文静、刘贵喜、吴平。

一次性使用医用手套　第3部分：用仓贮中的成品手套确定实际时间失效日期的方法

1　范围

YY/T 0616的本部分规定了用以确定在其最终包装中、贮存在典型仓贮条件下的医用手套的货架寿命的研究设计。

本部分适用于所有由合成或天然胶乳制成的外科和检查手套。

注：这些手套在本标准发布时已经在市场上销售，没有之前的实际时间老化数据可得，且作为最终产品在典型仓贮条件下至少已经贮存了12个月。本部分描述了如何获得库存的成品手套（包括可能不再制造的手套）的实际时间老化数据，以验证估计的失效日期。YY/T 0616.2中描述了货架寿命的加速老化。

2　规范性引用文件

下列文件对于本文件的应用是必不可少的。凡是注日期的引用文件，仅注日期的版本适用于本文件。凡是不注日期的引用文件，其最新版本（包括所有的修改单）适用于本文件。

GB/T 2828.1　计数抽样检验程序　第1部分：按接收质量限（AQL）检索的逐批检验抽样计划

GB 7543—2006　一次性使用灭菌橡胶外科手套

GB 10213—2006　一次性使用医用橡胶检查手套

GB/T 15171　软包装件密封性能试验方法

YY/T 0681.2　无菌医疗器械包装试验方法　第2部分：软性屏障材料的密封强度

YY/T 0681.4　无菌医疗器械包装试验方法　第4部分：染色液穿透法测定透气包装的密封泄漏

3　术语与定义

下列术语和定义适用于本文件。

3.1

生产日期　date of manufacture

最终处理步骤的日期。对于无菌产品，最终处理步骤为灭菌。

3.2

贮存中医用手套　mature medical gloves

已在仓贮条件下贮存至少12个月的成品手套。

3.3

实际时间失效日期　real time expiration date

生产日期加上货架寿命计算得到的日期。

3.4

货架寿命　shelf life

由贮存中手套的最长贮存间隔（从生产日期起）确定的期限，有数据证实在该期限内产品满足本标准给出的技术要求。该数据宜使用本规范中给出的试验计划和方法得出。

4 一般信息

对于评价有效期的每种手套类型，从库存的成品产品中选择至少三批，这些批应有形成文件的贮存条件。需形成文件的条件是：

a) 生产日期。

b) 在仓库贮存的时长。

c) 仓库位置。

d) 仓库温度控制(受控或不受控)。如果受控，给出受控温度并记录该温度代表典型仓贮条件的依据。如果不受控，提供贮存期间仓库位置的年平均温度。

e) 仓库湿度控制(受控或不受控)。如受控，给出受控的相对湿度。

5 试验方法

所有手套应按表1、表2和表3对三批最终产品的每一批进行试验，试验结果应满足相应技术要求。

6 接受准则

6.1 手套样品应满足相应的产品技术要求(见表1和表2)。

6.2 无菌产品包装应证实密封强度和维持包装完整性能力的预定要求(见表3)。

表1 不透水性试验

试验方法	样本大小和要求
一次性使用医用橡胶检查手套不透水性 试验方法见 GB 10213—2006	样本量大小：按 GB/T 2828.1 检查水平 S-3 AQL=2.5
一次性使用灭菌橡胶外科手套不透水性 试验方法见 GB 7543—2006	样本量大小：按 GB/T 2828.1 检查水平 S-3 AQL=1.5

表2 手套老化前拉伸性能试验

试验方法	样本大小和要求
一次性使用医用橡胶检查手套拉伸性能 试验方法见 GB 10213—2006	样本大小：按 GB/T 2828.1，但不少于 32 个 检查水平 S-3 AQL=4.0
一次性使用灭菌橡胶外科手套拉伸性能 试验方法见 GB 7543—2006	

表 3 无菌包装试验

试验方法	样本大小和要求
非透气包装试验方法见 GB/T 15171 和 YY/T 0681.2	样本大小:按 GB/T 2828.1,检查水平 S-4,但不少于 50 包 AQL=0.65(外科) AQL=1.50(检查)
透气包装试验方法见 YY/T 0681.4 和 YY/T 0681.2	

7 实际时间稳定性研究

如果产品试验数据满足 6.1 的接受准则,则用 3 个试验批中的最短贮存期作为最初的产品货架寿命(按实际时间老化数据确定)。假设在这些试验批中有足够多的手套能用来开展至少以一整年为单位的试验,则该贮存中的手套研究可以持续开展最长至五年。但手套不可以标识超过五年的有效日期。

参 考 文 献

[1] GB/T 528—2009 硫化橡胶或热塑性橡胶 拉伸应力应变性能的测定
[2] GB/T 3512—2014 硫化橡胶或热塑性橡胶 热空气加速老化和耐热试验
[3] GB 24786—2009 一次性使用聚氯乙烯医用检查手套
[4] GB/T 24787—2009 一次性使用非灭菌橡胶外科手套
[5] YY/T 0616.2 一次性使用医用手套 第2部分:测定货架寿命的要求和试验

ICS 11.140
C 48

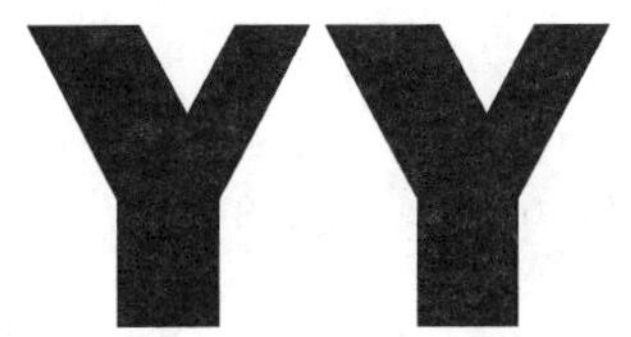

中华人民共和国医药行业标准

YY/T 0616.4—2018

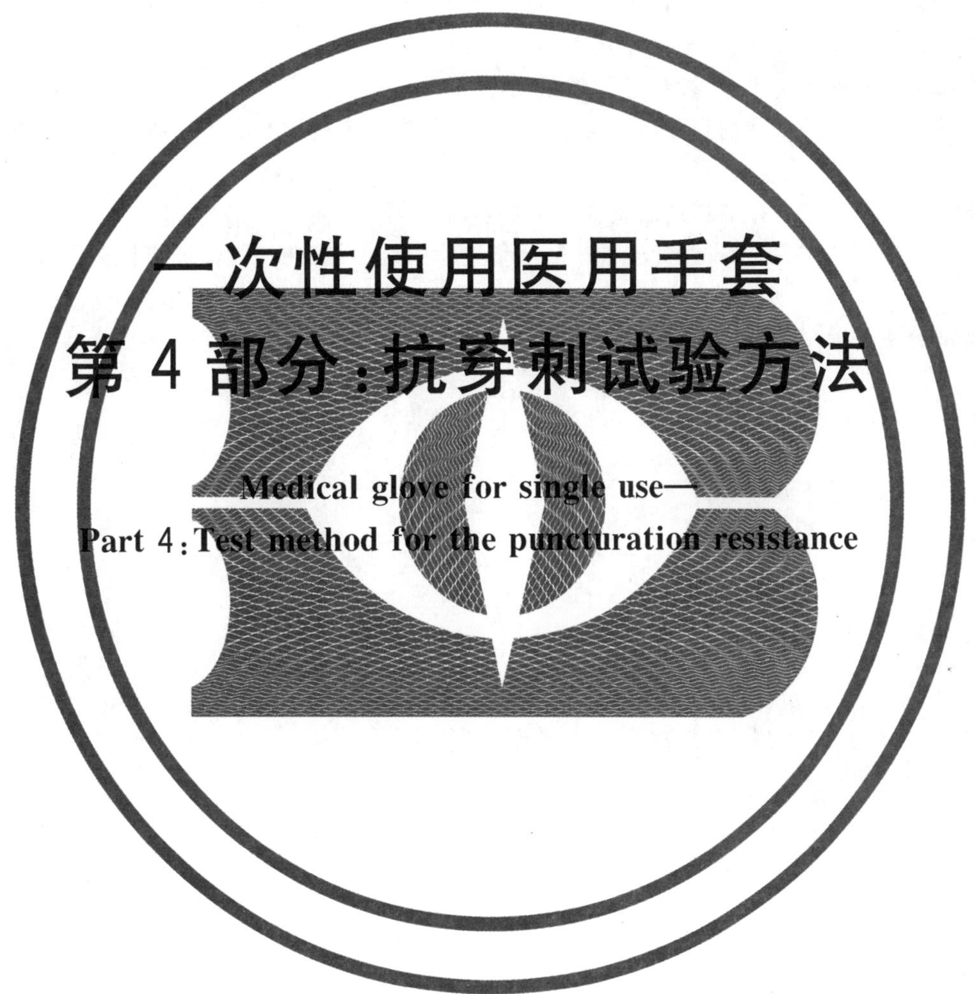

一次性使用医用手套 第4部分:抗穿刺试验方法

Medical glove for single use—
Part 4:Test method for the puncturation resistance

2018-12-20 发布　　2020-01-01 实施

国家药品监督管理局　发布

前　言

YY/T 0616《一次性使用医用手套》,由以下部分组成:

——第1部分:生物学评价要求与试验;

——第2部分:测定货架寿命的要求和试验;

——第3部分:用仓贮中的成品手套确定实际时间失效日期的方法;

——第4部分:抗穿刺试验方法。

本部分为 YY/T 0616 的第4部分。

本部分按照 GB/T 1.1—2009 给出的规则起草。

请注意本文件的某些内容可能涉及专利。本文件的发布机构不承担识别这些专利的责任。

本部分由国家药品监督管理局提出。

本部分由山东省医疗器械产品质量检验中心归口。

本部分起草单位:山东省医疗器械产品质量检验中心、石家庄鸿锐集团有限公司、蓝帆医疗股份有限公司。

本部分主要起草人:张博、刘贵喜、刘文静、梁金奎、刘伟。

一次性使用医用手套
第4部分:抗穿刺试验方法

1 范围

YY/T 0616的本部分规定了一次性使用医用手套抗穿刺性能的试验条件、试验程序及结果报告。

本部分适用于对一次性使用医用手套的抗穿刺性能进行评价。

注:本部分给出的方法未设计成评价抗锐器(如注射针)穿刺的能力。

2 规范性引用文件

下列文件对于本文件的应用是必不可少的。凡是注日期的引用文件,仅注日期的版本适用于本文件。凡是不注日期的引用文件,其最新版本(包括所有的修改单)适用于本文件。

GB/T 2941 橡胶物理试验方法试样制备和调节通用程序

3 术语和定义

下列术语和定义适用于本文件。

3.1

抗穿刺性 puncture resistance

医用手套抵抗穿刺的能力,由刺破试样所需的力来表征。

3.2

穿刺位移 puncture deflection

从穿刺器开始接触试样到刺破试样所产生的位移。

4 仪器

4.1 测厚仪

符合GB/T 2941的厚度仪,精度为0.01 mm,用来确定医用手套试样的厚度。

4.2 试验机

应符合以下条件:

a) 应能牢固地固定试样,两个夹具之间能够以均匀的速率运动;

b) 能够采集载荷随位移变化的数据,直至样品刺破;

c) 在其负荷范围内机器的误差不应超过±2%;

d) 应配置压缩单元。试验机配置的压缩单元应能与试验机上臂和下臂相连。压缩单元应具有足以穿透试样的移动范围。

4.3 穿刺器

4.3.1 穿刺器应按照图1中所示的尺寸来制造。穿刺器应使用洛氏硬度不小于35的不锈钢来制造。

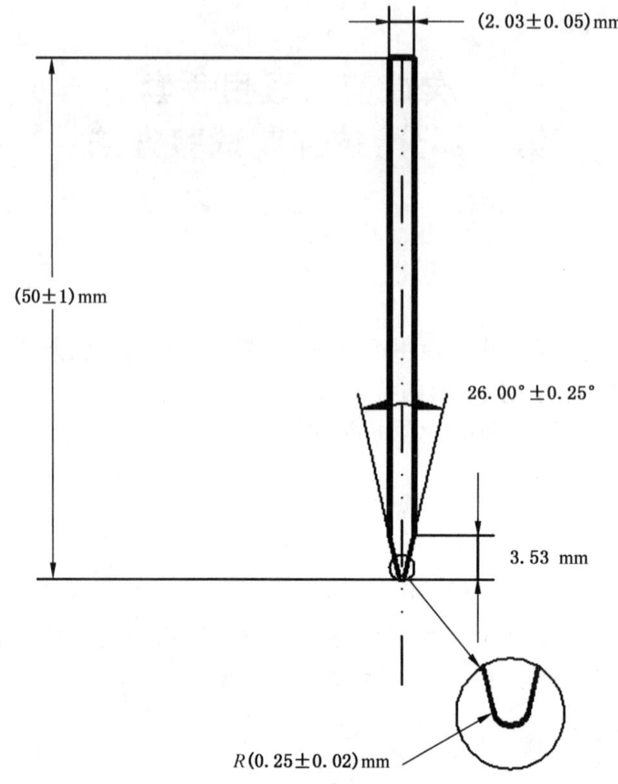

图 1　穿刺器的截面图

4.3.2　图 2 为穿刺器和穿刺器夹持器的截面图。

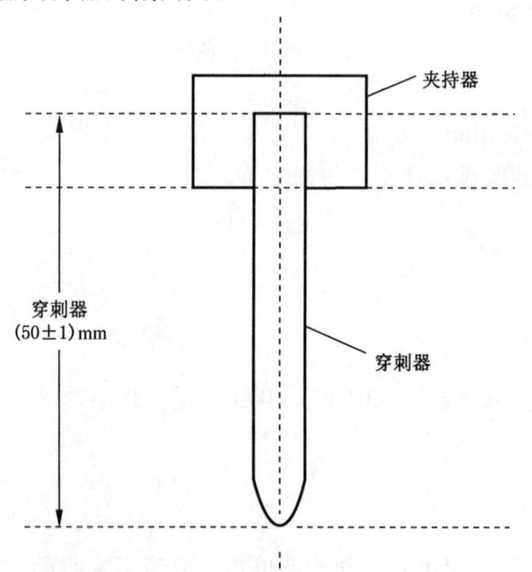

图 2　穿刺器和夹持器的截面图

4.4　样品夹持组件

4.4.1　试样夹持组件，应包括具有两个平面的金属夹板(见图 3)，它们可以夹紧试样，使试样在试验过程中无法移动。还应包括一个可以连接到试验机的机器接口板。接口板应该有足够的空间，允许穿刺器移动 25 mm 的距离。

4.4.2 每块夹板有一个或多个直径 6.4 mm 的穿刺导孔。为了提高测试效率,可在板上设计三个 6.4 mm直径的穿刺导孔,呈 60°等边三角形分布,如图 3 所示。

4.4.3 两个试样夹板应使用一个机器接口板与试验机配合。

单位为毫米

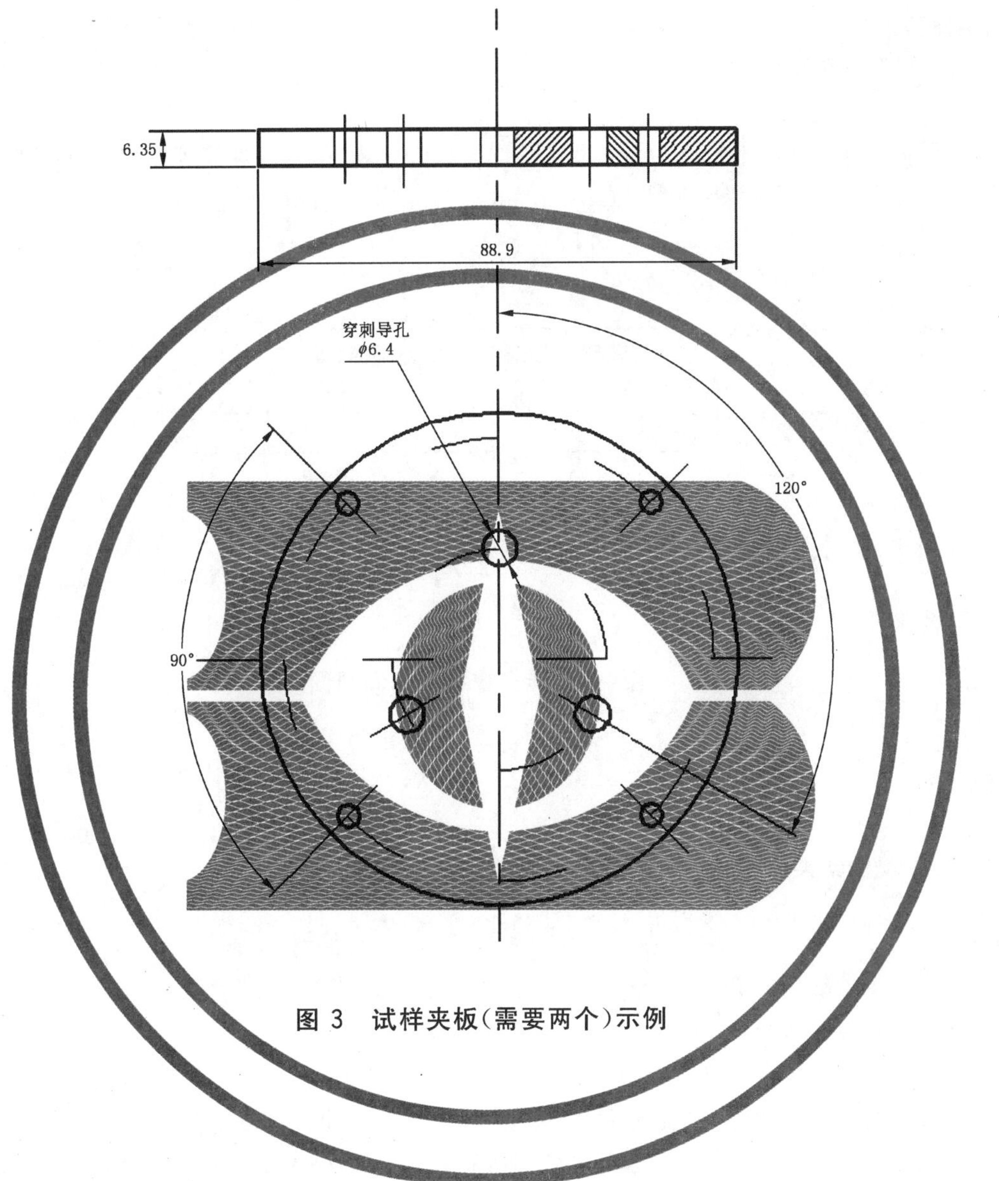

图 3 试样夹板(需要两个)示例

5 试样

5.1 应根据试样夹板的尺寸来准备试样,试样应从 4 只手套上的手掌或手背处裁取,每只手套测试3 个数据,共测试 12 个数据。样品的尺寸应保证在测试过程中不出现褶皱或滑动。样品无需状态调节。

5.2 使用试样夹板作为模板切割试验片。

6 试验程序

6.1 测量每个样品在穿刺点(穿刺前)的厚度精确到 0.01 mm 并记录。

6.2 将试样夹持在夹持组件中,如图 4 所示。注意在测试之前将试样夹持组件的孔对齐,以避免损坏穿刺器和夹板。

6.3 将材料支持组件安装到测试装置。

6.4 在测试装置的压缩单元上安装穿刺器，如图 4 所示。

6.5 设定试验机的操作，在穿刺器已穿过试样或穿刺器行进 20 mm 的距离时停止试验。这将确保没有设备被损坏。穿刺器应在负载条件下以 200 mm/min 的速度匀速移动。

6.6 记录每一个试样的最大载荷，精确到 0.5 N。

6.7 记录穿刺位移，精确到 1 mm。

6.8 如果样品未被穿透，记录力值传感器的最大载荷。如果加载单元的力不足以穿透试样，改变加载单元，并标明载荷传感器的信息。

6.9 总共进行 12 次抗穿刺性的测量。

6.10 用显微镜定期或在其他被认为是必要的情况下检查穿刺器，以确保穿刺器的几何形状没有改变。

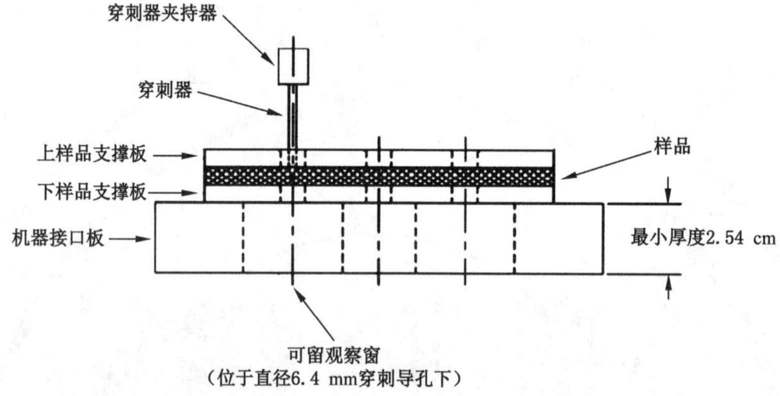

注：建议定位销将所有板固定在一起。

图 4 试样支撑组件的侧视图

7 结果计算

计算 12 个试验结果的算术平均值。

8 报告

报告应至少包括以下信息：

a) 记录被测医用手套的材料类型；

b) 每个样品在穿刺点(穿刺前)的厚度，精确到 0.01 mm，计算并报告平均厚度；

c) 在所有 12 个平行测试中，记录每次穿刺所需的负载，精确到 0.5 N，计算并报告平均穿刺载荷，包括带有标示的应力-应变曲线；

d) 12 个样品的刺破位移，精确到 1 mm。计算并报告平均刺破位移。

参 考 文 献

[1] ASTM F1342/F1342M-05 Standard Test Method for Protective Clothing Material Resistance to Puncture

ICS 11.140
C 48

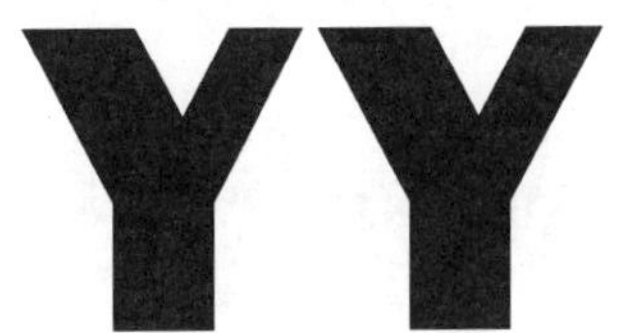

中华人民共和国医药行业标准

YY/T 0866—2011

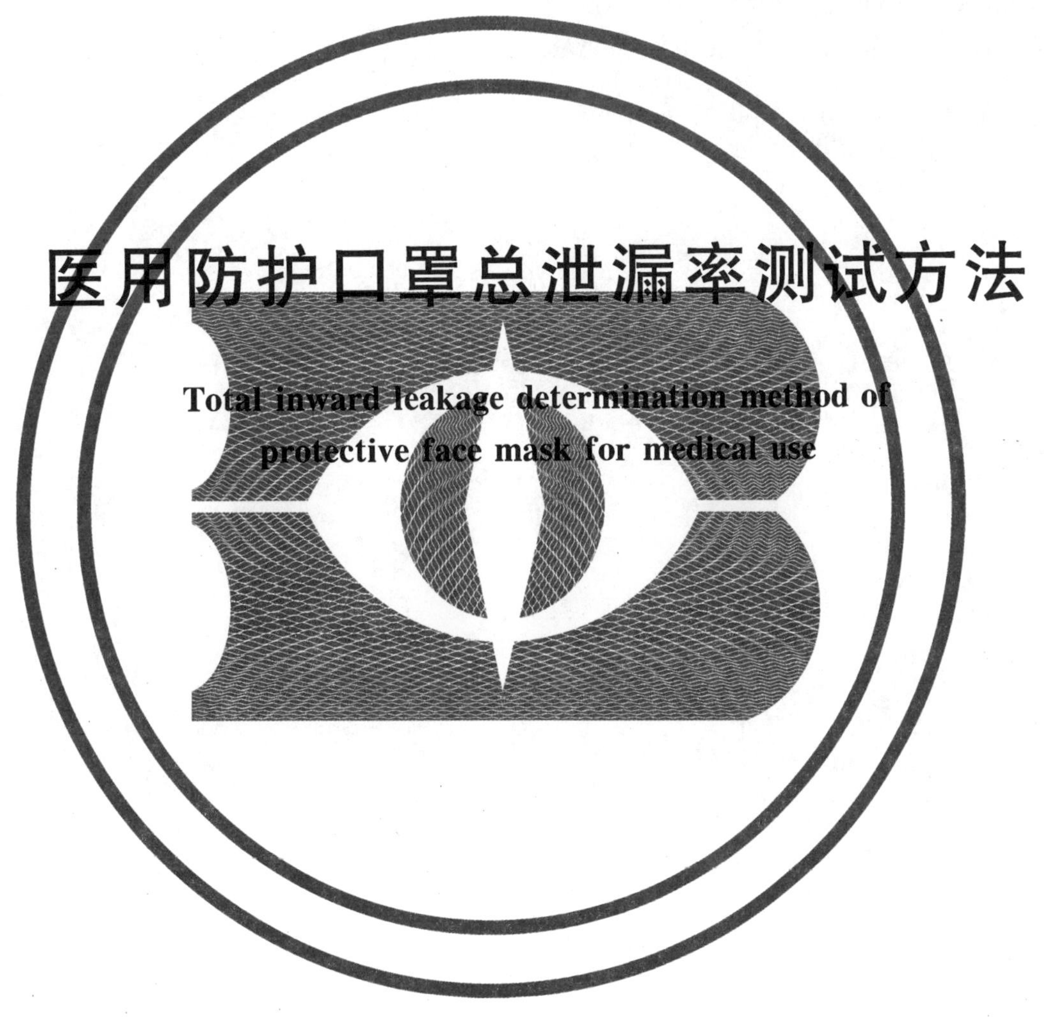

医用防护口罩总泄漏率测试方法

Total inward leakage determination method of protective face mask for medical use

2011-12-31 发布　　2013-06-01 实施

国家食品药品监督管理局　发布

前　　言

本标准按照 GB/T 1.1—2009 给出的规则起草。

请注意，本文件的某些内容可能涉及专利。本文件的发布机构不承担识别这些专利的责任。

本标准由国家食品药品监督管理局提出。

本标准由国家食品药品监督管理局北京医疗器械质量监督检验中心归口。

本标准起草单位：北京市医疗器械检验所。

本标准主要起草人：胡广勇、岳卫华、刘思敏。

医用防护口罩总泄漏率测试方法

1 范围

本标准规定了医用防护口罩总泄漏率测试方法。

本标准适用于半面罩式医用防护口罩(以下简称面罩)总泄漏率的评价。其他防护面罩泄漏性能的评价可参考本标准。

2 规范性引用文件

下列文件对于本文件的应用是必不可少的。凡是注日期的引用文件,仅注日期的版本适用于本文件。凡是不注日期的引用文件,其最新版本(包括所有的修改单)适用于本文件。

GB/T 2428—1998 成年人头面部尺寸

GB/T 10000—1988 中国成年人人体尺寸

3 术语和定义

下列术语和定义适用于本文件。

3.1

半面罩 half facepiece

能覆盖口和鼻,或覆盖口、鼻和下颌的密合型面罩。

[GB 2626—2006,定义 3.8]

3.2

总泄漏率 total inward leakage;TIL

在实验室规定检测条件下,受试者吸气时,从包括过滤元件在内的所有面罩部件泄漏入面罩内的模拟剂的浓度与吸入空气中模拟剂浓度的比值,用百分比表示。

总泄漏率由三个因素构成:面罩与脸部贴合不严的泄漏、呼气阀泄漏(对于有呼气阀的面罩)和过滤材料的泄漏。

4 试验方法

4.1 测试装置

4.1.1 密闭测试仓(见图 1)

密闭测试仓基本要求如下:

a) 密闭测试仓罩在跑步机上,高度要比跑步机平台高出至少 2 m;长度至少要能将跑步机容纳其中;

b) 至少有一部分是透明的,允许外面的人员观察内部测试的进行;

c) 要求密闭,气溶胶排出时应进行过滤处理。

测试气流通过气流分配器从密闭仓顶部进入,并且以不低于 0.12 m/s 的流速直接向下到达受试者头部。密闭仓有效工作空间试验试剂的浓度应是均匀一致的。应在靠近受试者头部的位置测试气流流速。

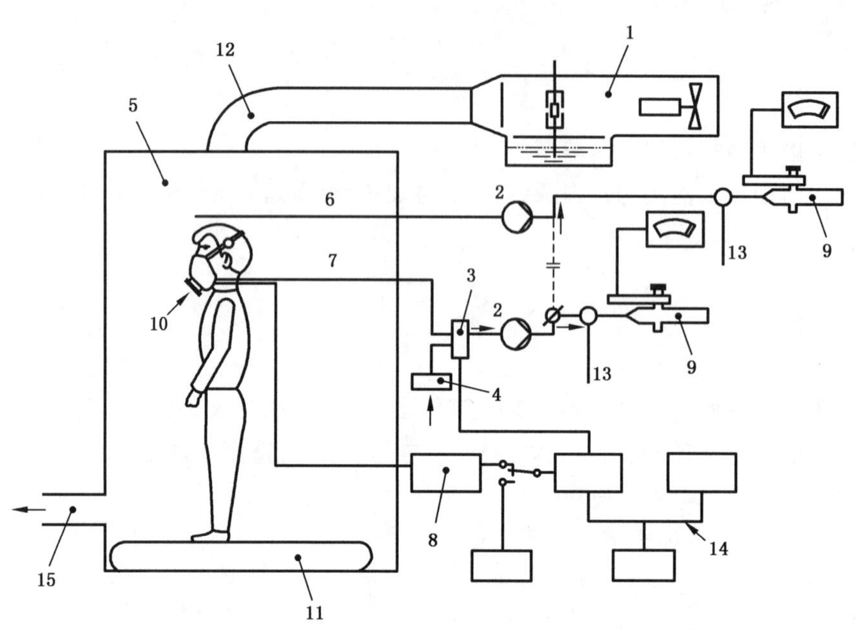

1——气溶胶发生器;
2——气泵;
3——转化开关;
4——过滤器;
5——密闭仓;
6——密闭仓采样管;
7——被测面罩采样管;
8——压力计;
9——火焰光度计;
10——半面罩;
11——跑步机;
12——气道管线和导流板;
13——补充空气;
14——脉冲式采样装置;
15——排气口。

图 1 氯化钠法测定泄漏率的典型设备示意图

4.1.2 跑步机

有紧急制动功能,能以 5 km/h 速度工作的水平式跑步机。

4.1.3 气溶胶发生装置

NaCl 气溶胶应由 2% 的 NaCl 溶液(试剂级 NaCl 溶于蒸馏水)产生。

气溶胶发生装置由原子化器和空气压缩机组成。空气压缩机应确保在压力为 7×10^5 Pa (7 bar)时产生 100 L/min 流速的气流。原子化器和它的机身应连接一个输送管,通过输送管输出恒定流量的气体。为了获得干燥的气溶胶颗粒,必要时可以对空气进行加热或去湿。

4.1.4 火焰光度计

火焰光度计用于面罩内侧 NaCl 浓度的测定,仪器应具备下列特性:

a） 可直接分析 NaCl 气溶胶；

b） 可测定质量浓度范围 5 ng/m^3～15 mg/m^3 的 NaCl 气溶胶；

c） 需要的总气溶胶采样量不超过 15 L/min。

4.1.5 采样选择器

采样选择器为一个仅在吸气时将采样器与光度计接通的系统。在呼气时，进入光度计的是洁净空气。这个系统的关键组成是：

a） 电子操作阀设定的响应时间是 100 ms，该阀的死体积应尽可能小，在开启时使气流直入，不受限制；

b） 压力传感器能够测定的最小压力变化约为 5 Pa (0.05 mbar)，并且它能与插在面罩孔洞的探头连接；该传感器阈值可调，且传感器能够获取来自任一方向超出阈值的差分信号。当受试者头部运动产生加速度时，连接的该传感器应稳定工作；

c） 一个可以启动阀门的界面系统，以响应来自压力传感器的信号；

d） 一个计时装置，用来记录采样时间占整个呼吸循环总时间的比例。

试验中，密闭测试仓的气溶胶浓度使用独立的采样系统进行监控，以避免面罩采样管路的污染。如有可能，建议使用独立的火焰光度计。

如果没有第二台光度计，在使用独立的采样系统对密闭测试仓气溶胶进行采样的前提下，用同一台光度计也是可以的，但让光度计恢复到洁净背景将需要时间。

4.1.6 采样探头

采样探头应以密封的方式安全地固定在面罩内，尽可能靠近面罩的中心线。测定中应采取措施（提供干燥空气），防止因采样探头冷凝对测试造成影响。探头应调节至呼吸区域中心。

操作中应确保采样探头不影响正常佩戴或面罩的形状。

4.1.7 采样泵

若没有与光度计匹配的泵，可使用一个流量可调节的泵采集面罩内的空气样本，调节该泵以 1 L/min 的恒定流速从采样探头采集样本。依据光度计的性能，必要时用洁净空气稀释样本。

4.1.8 压力检测探头

临近采样探头安装另一个探头，并且与压力传感器相连。

4.1.9 试验试剂

密闭测试仓内的 NaCl 平均质量浓度应为(8±4)mg/m^3，整个有效工作空间的偏差应不超过 10%。颗粒粒径分布应为等效空气动力学直径 0.02 μm～2 μm，质量中位径为 0.6 μm。

4.2 受试者的测试要求

应挑选熟悉测试设备的人员进行试验。

选取 10 名没有胡须或络腮胡，刮面干净的人员作为受试者，这些人的头部尺寸应能够覆盖典型使用者，典型脸谱的选择也可参考 GB/T 10000—1988 中 4.5 的描述。对于脸谱明显不正常及不适合佩戴面罩的人，不能作为受试者。

在测试报告中，10 名受试者的面部特征应按照图 2 示意的四个尺寸（按毫米计）进行描述，具体测量描述参数时，形态面长（鼻根到下颏点）、面宽可进一步按照 GB/T 2428—1998 附录 A 进行。

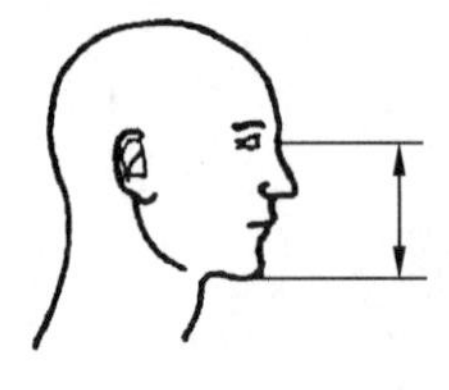
形态面长(鼻根到下颏点)

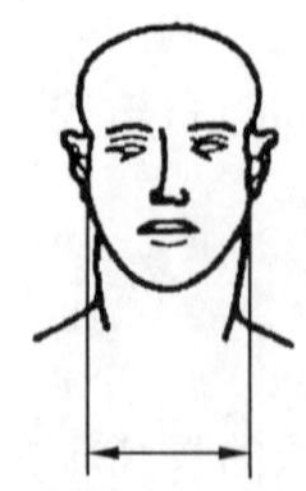
面宽(双颧骨径)

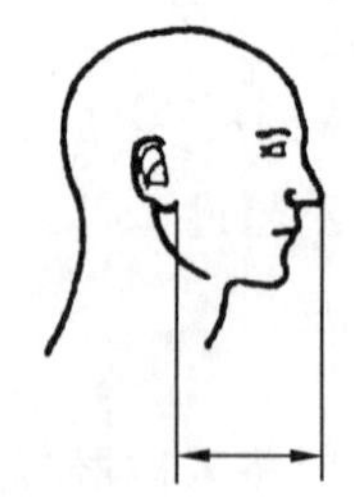
面深(耳屏鼻根长)

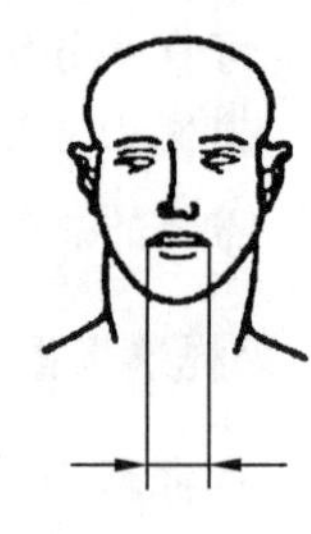
口宽

图 2　面部尺寸

4.3　测试样品的准备

4.3.1　检查

试验前应目视检查样品,确保样品完好,可以安全使用。

4.3.2　样品处理

应测定 10 个样品:5 个未经预处理,5 个应经过下面的热循环周期预处理后,在规定条件下放置:

a)　在(70±3)℃干燥环境放置 24 h;

b)　在(−30±3)℃干燥环境放置 24 h。

然后在室温环境放置至少 4 h 后进行测试。

4.4　测试过程

4.4.1　方法原理

试验中,戴面罩的受试者在密闭测试仓内的跑步机上行走。

一定浓度的 NaCl 气溶胶流入密闭测试仓,在呼吸周期的吸气阶段对面罩里面的空气进行采样和分析,测定 NaCl 浓度。通过在面罩上穿一个洞并插入探头将采集样本导出。插入另一个探头测试面罩里面的压力变化,用于驱动一个切换阀,以便只对吸入的空气采样。

4.4.2　测试

4.4.2.1　准备

让受试者阅读面罩制造商的佩戴说明。如果面罩不止有一个规格,让受试者选择最适合尺寸的面罩。必要时,试验组织者应向受试者演示按照佩戴说明如何正确佩戴面罩。并使受试者清楚在试验中是可以调整面罩的。如果受试者调整了面罩,系统必须重置后重做试验的相关部分。

每个受试者佩戴面罩后,组织者应询问"面罩合适吗?"如果回答"是",继续试验。如果回答"不",让受试者离开试验,报告实际情况并换上另一位受试者。

4.4.2.2　测试步骤

按照如下步骤进行测试:

a)　测试初始,保证测试气流处于关闭状态;

b)　受试者进入密闭仓,连接面部采样探头,受试者在跑步机上以 5 km/h 的速度走 2 min,测定面罩内部气溶胶的浓度作为背景水平并记为零点,读数稳定时读取背景值;

c)　开通测试气流;

d) 受试者继续走 2 min 或直至走到测试气流稳定；

e) 同时仍在行走的受试者应进行下列 5 个动作：

——头部不动也不说话，行走 2 min；

——左右扭头大约 15 次，模拟检查密闭仓壁 2 min；

——抬头低头大约 15 次，模拟检查仓顶和地板 2 min；

——大声复述字母或一篇已知文章，模拟与一名同事交流 2 min；

——头部不动也不说话继续行走 2 min。

f) 测试与记录密闭仓气溶胶浓度、口罩内气溶胶浓度，泄漏为计算所得的结果；

g) 关闭测试气流，当测试气溶胶已经从密闭仓清除干净时，受试者离开密闭仓。

每个试验后，应用新面罩换下试验面罩。

4.5 试验数据处理

为避免前后两个试验间的交叉污染，泄漏率 $p(\%)$ 的计算应由每个试验周期最后 100 s 测定的结果计算，其中 c_2 的测定应使用积分记录仪，计算公式为：

$$p(\%)=\frac{c_2}{c_1\times[(t_{\mathrm{IN}}+t_{\mathrm{EX}})/t_{\mathrm{IN}}]}\times 100\% \qquad (1)$$

式中：

c_1 ——密闭仓内气溶胶质量浓度；

c_2 ——受试者呼吸区域测定的平均质量浓度；

t_{IN} ——总吸气时间；

t_{EX} ——总呼气时间。

5 试验结果评定

50 个活动(10 名受试者×5 个动作)的总泄漏率结果中至少应有 46 个以上符合制造商说明书中总泄漏率的要求。并且，10 名受试者中至少有 8 名总泄漏率的算术平均值符合制造商说明书的要求。

参 考 文 献

[1] GB 2626—2006 呼吸防护用品 自吸过滤式防颗粒物呼吸器

[2] BS EN 149:2001 Respiratory protective devices—Filtering half masks to protect against particles—Requirements,testing,marking

ICS 11.140
C 48

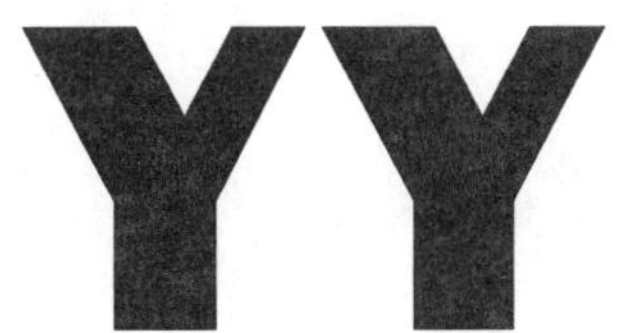

中华人民共和国医药行业标准

YY/T 0969—2013

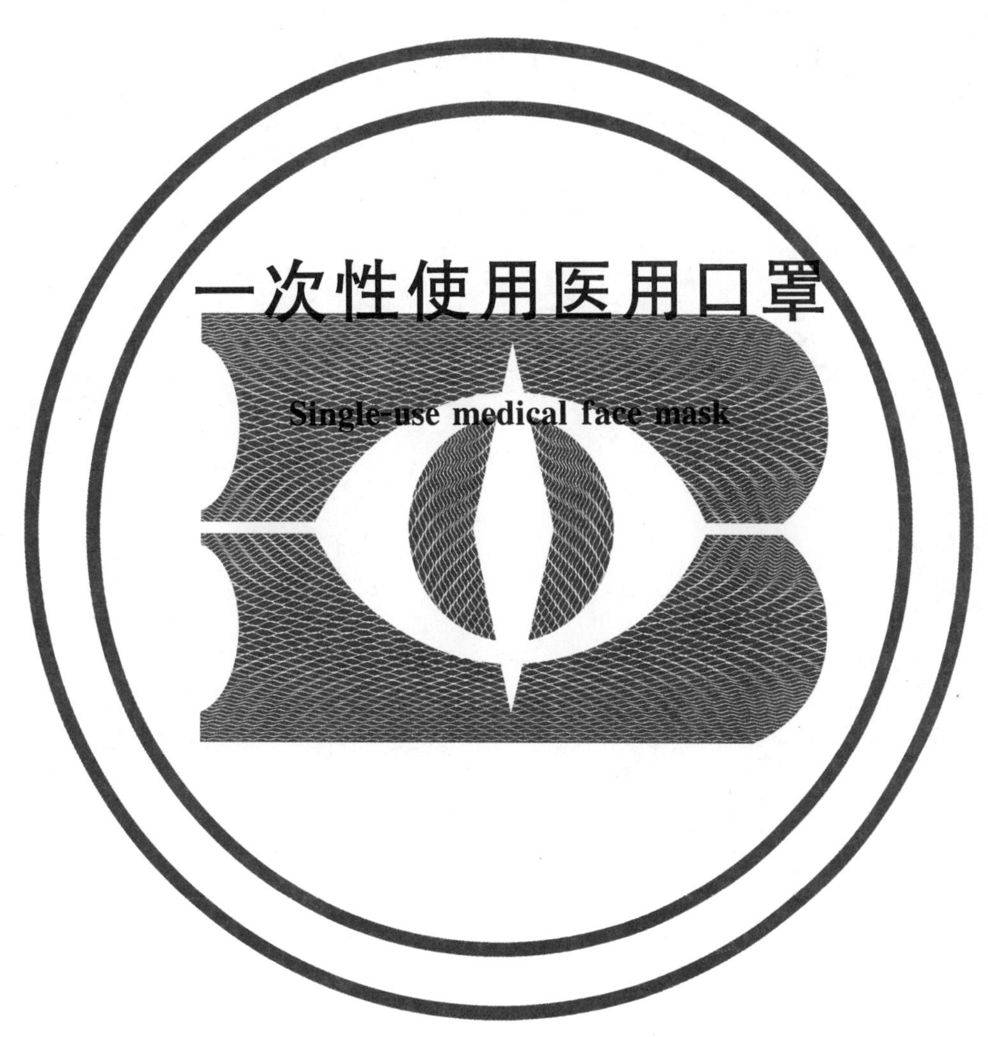

一次性使用医用口罩

Single-use medical face mask

2013-10-21 发布　　　　2014-10-01 实施

国家食品药品监督管理总局　发布

前　言

本标准按照 GB/T 1.1—2009 给出的规则起草。

请注意,本文件的某些内容可能涉及专利。本文件的发布机构不承担识别这些专利的责任。

本标准由国家食品药品监督管理总局提出。

本标准由国家食品药品监督管理局北京医疗器械质量监督检验中心归口。

本标准起草单位:北京市医疗器械检验所。

本标准主要起草人:刘思敏、黄永富、岳卫华、贺学英、胡广勇。

一次性使用医用口罩

1 范围

本标准规定了一次性使用医用口罩(以下简称口罩)的要求、试验方法、标志、使用说明书及包装、运输和贮存。

本标准适用于覆盖使用者的口、鼻及下颌,用于普通医疗环境中佩戴、阻隔口腔和鼻腔呼出或喷出污染物的一次性使用口罩。

本标准不适用于医用防护口罩,医用外科口罩。

2 规范性引用文件

下列文件对于本文件的应用是必不可少的。凡是注日期的引用文件,仅注日期的版本适用于本文件。凡是不注日期的引用文件,其最新版本(包括所有的修改单)适用于本文件。

GB/T 14233.1—2008 医用输液、输血、注射器具检验方法 第1部分:化学分析方法

GB/T 14233.2—2005 医用输液、输血、注射器具检验方法 第2部分:生物学试验方法

GB 15979—2002 一次性使用卫生用品卫生标准

GB/T 16886.5 医疗器械生物学评价 第5部分:体外细胞毒性试验

GB/T 16886.10 医疗器械生物学评价 第10部分:刺激与迟发型超敏反应试验

GB/T 16886.12 医疗器械生物学评价 第12部分:样品制备与参照样品

YY 0469 医用外科口罩

3 术语和定义

下列术语和定义适用于本文件。

3.1

细菌过滤效率 bacterial filtration efficiency;BFE

在规定流量下,口罩材料对含菌悬浮粒子滤除的百分数。

3.2

通气阻力 airflow resistance

口罩在规定面积和规定流量下的阻力,用压差表示。

单位为Pa。

4 要求

4.1 外观

口罩外观应整洁、形状完好,表面不得有破损、污渍。

4.2 结构与尺寸

口罩佩戴好后,应能罩住佩戴者的口、鼻至下颌。应符合设计的尺寸,最大偏差应不超过±5%。

4.3 鼻夹

4.3.1 口罩上应配有鼻夹,鼻夹由可塑性材料制成。

4.3.2 鼻夹长度应不小于 8.0 cm。

4.4 口罩带

4.4.1 口罩带应戴取方便。

4.4.2 每根口罩带与口罩体连接点处的断裂强力应不小于 10 N。

4.5 细菌过滤效率(BFE)

口罩的细菌过滤效率应不小于 95%。

4.6 通气阻力

口罩两侧面进行气体交换的通气阻力应不大于 49 Pa/cm^2。

4.7 微生物指标

4.7.1 非灭菌口罩应符合表 1 的要求。

表 1 口罩微生物指标

细菌菌落总数 CFU/g	大肠菌群	绿脓杆菌	金黄色葡萄球菌	溶血性链球菌	真菌
≤100	不得检出	不得检出	不得检出	不得检出	不得检出

4.7.2 灭菌口罩应无菌。

4.8 环氧乙烷残留量

口罩如经环氧乙烷灭菌或消毒,其环氧乙烷残留量应不超过 10 μg/g。

4.9 生物学评价

4.9.1 细胞毒性

口罩的细胞毒性应不大于 2 级。

4.9.2 皮肤刺激

口罩的原发刺激记分应不大于 0.4。

4.9.3 迟发型超敏反应

口罩的迟发型超敏反应应不大于 1 级。

5 试验方法

5.1 外观

随机抽取 3 个样品进行试验。目视检查,应符合 4.1 的要求。

5.2 结构与尺寸

随机抽取 3 个样品进行试验。实际佩戴，并以通用或专用量具测量，应符合 4.2 的要求。

5.3 鼻夹

5.3.1 随机抽取 3 个样品进行试验。检查鼻夹材质并手试弯折，均应符合 4.3.1 的要求。

5.3.2 随机抽取 3 个样品进行试验。取出鼻夹，以通用或专用量具测量，均应符合 4.3.2 的要求。

5.4 口罩带

5.4.1 随机抽取 3 个样品进行试验。通过佩戴检查其调节情况，均应符合 4.4.1 的要求。

5.4.2 随机抽取 3 个样品进行试验。以 10 N 的静拉力进行测量，持续 5 s，结果均应符合 4.4.2 的要求。

5.5 细菌过滤效率(BFE)

随机抽取 3 个样品进行试验。按照 YY 0469 中细菌过滤效率测试方法进行试验，结果均应符合 4.5的要求。

5.6 通气阻力

5.6.1 随机抽取 3 个样品进行试验。

5.6.2 测试部位：取口罩中心部位进行测试。

5.6.3 测试过程：试验用气体流量需调整至(8±0.2)L/min，样品测试区直径为 25 mm，测试样品试验面积为 A。用压差计或等效设备测定口罩两侧压差，按公式(1)计算通气阻力，结果均应符合 4.6 的规定。

$$\Delta P=\frac{M}{A} \qquad (1)$$

式中：

ΔP ——试验样品每平方厘米面积的压力差值，单位为帕每平方厘米(Pa/cm^2)；

M ——试验样品压差值，单位为帕(Pa)；

A ——试验样品测试面积，单位为平方厘米(cm^2)。

5.7 微生物指标

根据样品标志，选择进行下述试验：

a) 按照 GB 15979—2002 附录 B 规定的方法进行试验，结果应符合 4.7.1 的要求。

b) 按照 GB/T 14233.2—2005 第 3 章规定的无菌试验方法进行，结果应符合 4.7.2 的要求。

5.8 环氧乙烷残留量

按照 GB/T 14233.1—2008 中规定的方法进行试验，以第 9 章规定的极限浸提的气相色谱法为仲裁方法，结果应符合 4.8 的要求。

5.9 生物学

5.9.1 细胞毒性

根据 GB/T 16886.12 和 GB/T 16886.5 规定的条件制备浸提液，采用 GB/T 14233.2—2005 中四

唑盐(MTT)比色法进行试验,细胞毒性反应分级应符合 4.9.1 的要求。

5.9.2 皮肤刺激

根据 GB/T 16886.12 规定的条件制备浸提液,采用 GB/T 16886.10 中规定的动物皮肤刺激试验进行试验,结果应符合 4.9.2 的要求。

5.9.3 迟发型超敏反应

根据 GB/T 16886.12 规定的条件制备浸提液,采用 GB/T 16886.10 中规定的迟发型超敏反应最大剂量试验进行试验,结果应符合 4.9.3 的要求。

6 标志

6.1 最小包装标志

口罩最小包装应有清晰的中文标志,如果包装是透明的,应可以透过包装看到标志。标志至少应包括下列信息:

a) 产品名称;
b) 生产日期和/或批号;
c) 制造商名称、地址及联系方式;
d) 执行标准号;
e) 产品注册证号;
f) 使用说明(至少包括正反面识别及佩戴方法);
g) 贮存条件;
h) “一次性使用”字样或符号;
i) 如为灭菌产品应有相应的灭菌标志,并应注明所用的灭菌方法及灭菌有效期;
j) 规格尺寸;
k) 产品用途。

6.2 使用说明书

使用说明至少应给出下列信息:

a) 产品名称;
b) 制造商名称、地址及联系方式;
c) 产品用途和使用限制;
d) 使用前需进行的检查;
e) 使用方法(至少包括正反面识别及佩戴方法);
f) 贮存条件;
g) 警告或注意事项;
h) 所使用的符号和/或图示的含义;
i) 如为灭菌产品应注明所使用的灭菌方法。

7 包装、运输和贮存

7.1 包装

7.1.1 口罩的包装应该能够防止破损和使用前的污染。

7.1.2 若使用环氧乙烷消毒或灭菌，包装应采用透气材料。

7.2 运输

口罩的外包装应能保证在正常运输条件下不损坏。

7.3 贮存

包装后的口罩应按使用说明规定的条件贮存。

参 考 文 献

［1］ ASTM F2100-01 Standard Specification for Performance of Materials Used in Medical Face Masks

［2］ ASTM F2101-07 Standard Test Method for Evaluating the Bacterial Filtration Efficiency (BFE) of Medical Face Mask Materials, Using a Biological Aerosol of *Staphylococcus aureus*

［3］ EN 14683:2005 Surgical masks-Requirements and test methods

［4］ AS 4381—2002 Single-use face masks for use in health care

ICS 11.140
C 48

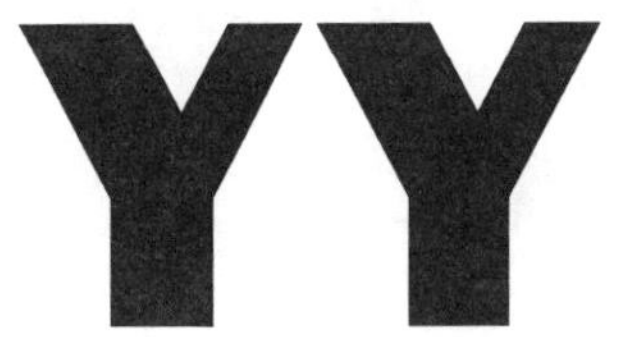

中华人民共和国医药行业标准

YY/T 1425—2016

防护服材料抗注射针穿刺性能试验方法

Test method for protective clothing material resistance to hypodermic needle puncture

2016-01-26 发布　　2017-01-01 实施

国家食品药品监督管理总局　发布

前　言

本标准按照 GB/T 1.1—2009 给出的规则起草。

请注意本文件的某些内容可能涉及专利。本文件的发布机构不承担识别这些专利的责任。

本标准由国家食品药品监督管理总局北京医疗器械质量监督检验中心归口。

本标准起草单位:北京市医疗器械检验所。

本标准主要起草人:刘思敏、耿新、于少君、岳卫华、胡广勇。

防护服材料抗注射针穿刺性能试验方法

1 范围

本标准规定了防护服材料抗注射针穿刺性能的试验条件、试验程序及结果报告。

本标准适用于医用防护服注射针穿刺阻力的评价。

2 规范性引用文件

下列文件对于本文件的应用是必不可少的。凡是注日期的引用文件，仅注日期的版本适用于本文件。凡是不注日期的引用文件，其最新版本(包括所有的修改单)适用于本文件。

GB/T 3820—1997 纺织品和纺织制品厚度的测定

GB/T 6529—2008 纺织品 调湿和试验用标准大气

GB 15811 一次性使用无菌注射针

3 术语和定义

下列术语和定义适用于本文件。

3.1

防护服材料 protective clothing material

用于制作防护服的单一或组合材料(如:塑料或弹性薄膜、涂层织物、复合材料、皮革或纺织材料)，这些材料能够将穿戴者的身体与潜在的危害隔离。

3.2

注射针 hypodermic needle

用于穿刺皮肤的、带针尖的中空不锈钢针管。

4 仪器

4.1 测厚仪

精度为 0.01 mm 的厚度仪，纺织类可参照 GB/T 3820—1997，其他材质可根据防护服试样的不同选择适合的测厚仪。

4.2 试验装置[1)]

穿刺力测试设备应至少包含:带有悬臂的材料试验机，试样支撑组件，接口板，压力传感器，持针器(见图 1)。

1) 测试设备可采用符合标准规定的等效设备。

4.2.1 试样支撑组件:由两个能将试样紧紧夹在一起的金属支撑平板组成。支撑平板应紧贴在试样上,以最大程度地减少在测试过程中材料与板之间的滑动或移动。每块板有一个或多个直径 10 mm～25.4 mm 的穿刺导孔。为了提高测试效率,可在板上设计三个 10 mm 直径的穿刺导孔(见图 2),呈 60°等边三角形。

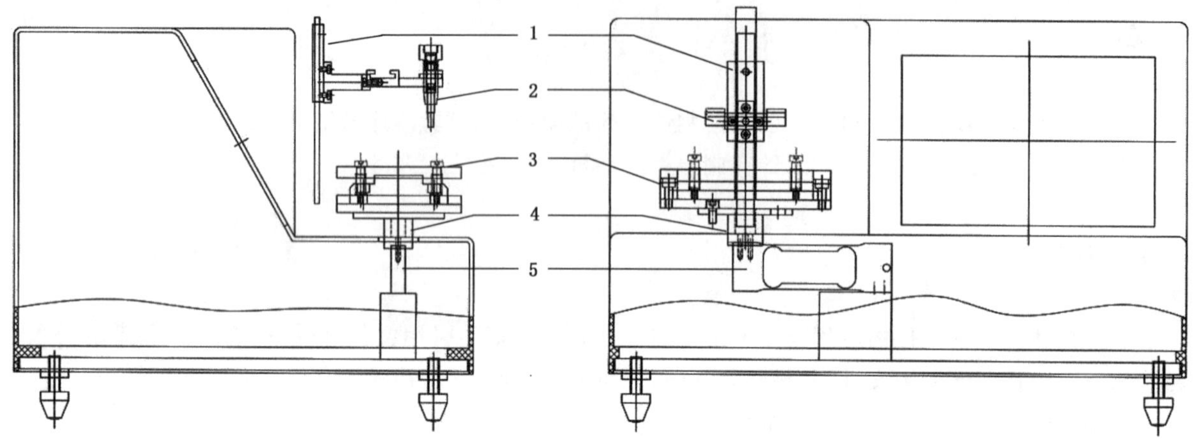

说明:

1——滑动导轨;

2——持针器;

3——试样支撑板;

4——接口板;

5——传感器。

图 1 穿刺力测试设备示意图

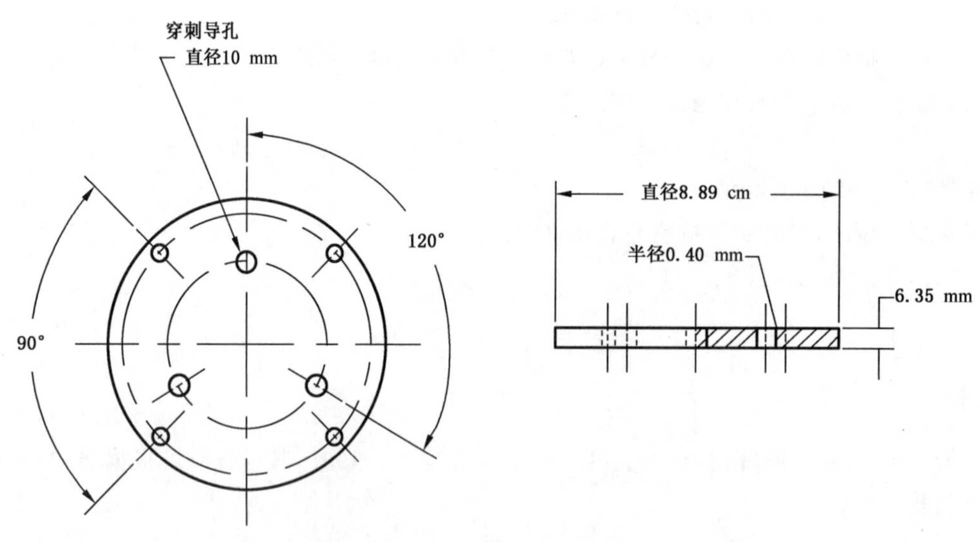

图 2 试样支撑板(需要两个)

4.2.2 接口板:与试样支撑组件结合,组成试验平台,可连接到材料试验机的压力传感器上。

4.2.3 压力传感器:与试验平台结合,可测定注射针穿透试样所需的最大力,测力范围足以穿透试样。

4.2.4 持针器:可固定注射针,使其在试验过程中始终与试样保持 90°。

注:持针器的设计上,可以将注射针针座以一定的张力夹持固定在持针器上,或将注射针切割下来,插入持针器,在持针器上用一可旋紧螺丝将注射针夹紧固定在夹具底部,这两种方法均可采用。

4.2.5 仪器能使注射针在有负载的情况下以 500 mm/min 的速度匀速运行,并确保注射针可移动行程≥25 mm。

4.2.6 仪器能够提供刺透前穿刺力的数值,精确到 0.01 N。

4.2.7 仪器的误差在其所示负荷范围内的任一读数都不得超过 1%。

4.3 注射针

4.3.1 针头材料应采用 304 不锈钢,洛氏硬度为 35 HRC~40 HRC。

4.3.2 注射针要求:应符合 GB 15811,正常壁注射针。可以从 28 G、25 G、21 G 规格中选取。

4.3.3 符合 4.3.2 要求和表 1 要求的针方可使用。

4.4 校准材料

氯丁橡胶薄片,厚度 1.57 mm±0.05 mm,硬度(邵尔 A)50±5,最小拉伸强度为 8 274 kPa (1 200 psi),最小伸长率为 300%,比重 1.4[2)]。

5 试验准备

5.1 试样

5.1.1 裁样时应避开折叠、皱纹和任何扭曲的位置;应准备 4 个正方形试样,每个试样 8.9 cm×8.9 cm。

5.1.2 测试前,试样应按照 GB/T 6529—2008 规定的方法进行状态调节。非织造布、塑料、电绝缘材料使用特定标准大气,其他材料使用标准大气。

5.1.3 测试并记录每个试样的厚度,精确到 0.01 mm。根据防护服材料的不同选择适合的测试方法,纺织类可参照 GB/T 3820—1997 规定的方法进行测试。

5.2 试验针

5.2.1 用于试验的注射针,每一批号均需确认。

5.2.2 注射针的确认程序如下所示:

a) 确认注射针包装上的生产批号。
b) 从同一生产批号中随机选取 7 只注射针,按照第 6 章中的方法用注射针在校准材料(4.4)上进行穿刺试验。
c) 如果注射针穿刺结果的平均值在表 1 范围内,则这批注射针可以用作数据采集和报出。否则,该批注射针不能用于试验。

表 1 注射针平均穿刺力

针规	平均穿刺力/N	允差/N	最大标准偏差/N
28	1.30	±0.20	0.11
25	1.50	±0.20	0.12
21	2.00	±0.30	0.16

2) 校准材料的技术规范是根据 Trelleborg Coated Systems US, Inc.(原名李维斯兄弟 Reeves Brothers)零件号:REEVES NS 5550。目前已知的材料来源是 Gindor, Inc. of Coshen, IN, Tel:574-642-4004, http://www.gindor.com,但不意味着本标准对该材料的认可。

6 试验程序

6.1 将正方形试样放置在两个支撑板中间固定,形成试样支撑组件。应注意安装试样时保持试样平坦且无张力作用。对于某些材料,试样的正反面抗穿刺性能可能不同,安装时应注意区分,并在报告中标明测试面。

6.2 从已核验过的符合批中选取 12 个注射针用于穿刺性能试验。

6.3 将选定规格的注射针安装在持针器上。持针器的夹持头在达到设定速度前需要运行一段距离,应保证注射针的针尖离试样的表面足够远,以保证接触试样前夹持头能够达到需要的速度。

6.4 将 6.1 中的试样支撑组件通过接口板固定在材料试验机的压力传感器上,使注射针对准试样的测试孔,避免损坏持针器和支撑板。

6.5 启动测试设备,使注射针以 500 mm/min 的速度匀速垂直于试样运动,直到针尖穿透试样材料。

6.6 记录显示的最大阻力值,精确到 0.01 N。

6.7 将使用过的注射针丢弃于锐器丢弃盒中,标记试样发生刺破的位置,换新针重复上述试验。同一个试样可以进行多次穿刺。当进行多次穿刺时,穿刺导孔内的试样表面应避开先前刺过的孔洞。

6.8 每个试样进行 3 次穿刺,对 4 个试样共进行 12 次穿刺,获得 12 个穿刺阻力数据。每次测试应使用相同规格的针(21 G、25 G 或 28 G),每支针仅能进行 1 次穿刺。

6.9 如果注射针在试样被刺穿前出现弯曲,则记录弯曲前加载在试样上的最大载荷。

7 结果计算

计算 12 个试验结果的算术平均值。

8 报告

报告应至少包括以下信息:

a) 试验样品的材料类型、平均厚度(精确到 0.01 mm)、测试面等信息;

b) 注射针的规格型号;

c) 单次测试结果、平均值,精确到 0.01 N。

参 考 文 献

[1] ASTM F2878-10 Test Method for Protective Clothing Material Resistance to Hypodermic Needle Puncture

ICS 11.140
C 48

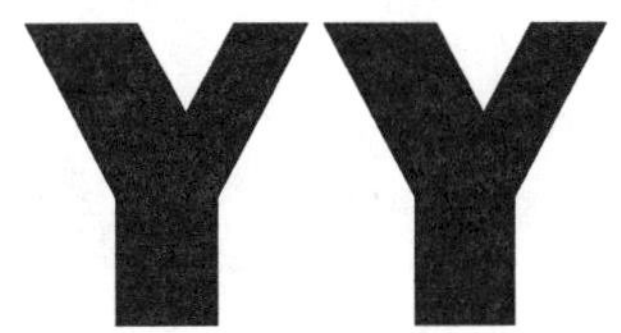

中华人民共和国医药行业标准

YY/T 1497—2016

医用防护口罩材料病毒过滤效率评价测试方法 Phi-X174噬菌体测试方法

Evaluation test method for the viral filtration efficiency(VFE) of medical protective face mask materials—Test method using Phi-X174 bacteriophage

2016-07-29 发布

2017-06-01 实施

国家食品药品监督管理总局 发布

前　　言

本标准按照 GB/T 1.1—2009 给出的规则起草。

请注意本文件的某些内容可能涉及专利。本文件的发布机构不承担识别这些专利的责任。

本标准由国家食品药品监督管理总局提出。

本标准由国家食品药品监督管理局北京医疗器械质量监督检验中心归口。

本标准起草单位:北京市医疗器械检验所、青岛众瑞智能仪器有限公司。

本标准主要起草人：刘思敏、金国胜、李成志、潘四春。

医用防护口罩材料病毒过滤效率评价测试方法 Phi-X174 噬菌体测试方法

1 范围

本标准规定了用 Phi-X174 噬菌体悬浮液为替代微生物,对医用防护口罩或口罩材料进行病毒过滤效率的测试方法。

本标准适用于有病毒过滤效率评价要求的医用防护口罩或口罩材料。

2 规范性引用文件

下列文件对于本文件的应用是必不可少的。凡是注日期的引用文件,仅注日期的版本适用于本文件。凡是不注日期的引用文件,其最新版本(包括所有的修改单)适用于本文件。

GB/T 6682—2008 分析实验室用水规格和试验方法

3 术语和定义

下列术语和定义适用于本文件。

3.1

病毒 virus

无独立的代谢系统,只能在活的宿主细胞内复制的具有感染性的微小生物。

3.2

噬菌体 bacteriophage

能感染细菌的一种病毒。

注:本试验方法中,噬菌体即指 Phi-X174。Phi-X174 对人类不是致病病毒,但可用于模拟对人类有致病性的病毒。

3.3

溶解 lysis

整个细菌细胞裂解或破坏。

注:本试验方法中,大肠杆菌作为宿主细胞因 Phi-X174 侵入而引起溶解。

3.4

噬菌斑 plaque

(病毒学)理论上由单个活病毒感染、溶解宿主细胞而形成的清晰可见区域。

注:本试验方法中,噬菌斑即指琼脂层上 *E.coli* C 的菌落中的清晰可见区域,理论上是单个存活的 Phi-X174 感染和溶解细菌的结果。

3.5

空斑形成单位 plaque-forming unit

PFU

通过感染和溶解琼脂上层的细菌而产生噬菌斑的病毒粒子。

3.6

替代微生物 surrogate microbe

用于模拟致病性微生物的模式微生物。

注：本试验方法中，替代微生物即指噬菌体 Phi-X174。

3.7

病毒过滤效率　viral filtration efficiency

VFE

在规定流量下，测试样品对病毒悬浮粒子滤除的百分数。

4　测试方法

4.1　测试原理

使带有一定病毒浓度的气溶胶，以一定流速穿过样品，通过测定穿透样品前、后气溶胶中的病毒数量，计算该样品对病毒的过滤效率。

4.2　仪器和实验试剂

4.2.1　采样器

AGI-30 液体冲击式采样器(每通道 2 个采样器)，能承受最大 12.5 L/min 流量冲击。

4.2.2　病毒过滤效率测试设备

病毒过滤效率测试设备(见图 1)：采用芝加哥式原理的气溶胶发生器制备测试用病毒气溶胶。根据喷雾器情况，调试气溶胶产生速率(一般 6 L/min～8 L/min)，使所产生气溶胶的平均颗粒直径(MPS)为(3.0±0.3)μm，气溶胶分布的几何标准差应不超过 1.5。连接管路应保证气溶胶从上至下垂直撞击水平放置的样品，样品采样区为圆形，直径为(8.3±0.1)cm，测试医用防护口罩用拱形网支撑，测试口罩材料用平面网支撑(见图 2)。气溶胶通过样品后即进入 2 个 AGI-30 液体冲击式采样器(4.2.1)。每个采样器用 20 mL 无菌蛋白胨水收集穿过样品的病毒颗粒。液体冲击式采样器的出口通过单独的管道与气体流量表相连接来控制气体流速。经过气泵抽吸，气体以 25 L/min 的速度进入整个测试系统。在实验开始前，所有能与病毒气溶胶接触的系统部件均应经 121 ℃压力蒸汽灭菌 20 min。测试设备可采用符合本标准规定的等效设备，采用单通道或双通道均可实施检验。

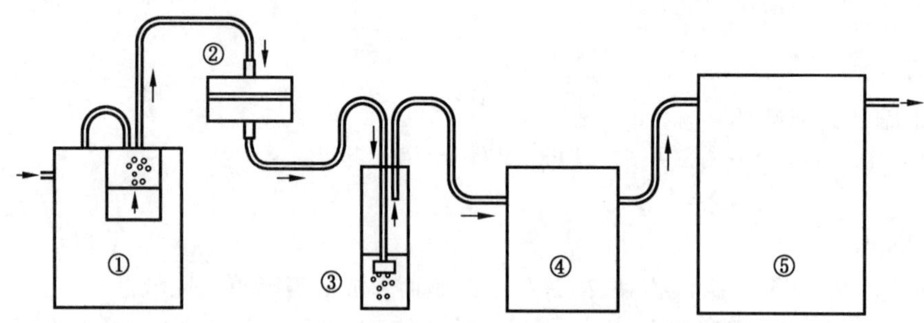

说明：

①——气溶胶发生器；

②——样品；

③——液体冲击式采样器；

④——流量表；

⑤——气泵。

图 1　测试设备原理

4.2.3 **其他设备**

4.2.3.1 气源:能提供至少 50 kPa 的气压。

4.2.3.2 培养箱:能保持温度在(36±1)℃。

4.2.3.3 水浴锅:能获得(45±2)℃的温度。

4.2.3.4 涡流混匀器。

4.2.3.5 冰箱:能维持温度在(5±3)℃。

4.2.3.6 压力蒸汽灭菌器:能维持温度在(121±1)℃。

4.2.3.7 计时器,准确度至少为 1 s。

4.2.3.8 振荡器。

4.2.3.9 pH 计,精度至少为 0.1 pH 单位。

4.2.3.10 接种环。

4.2.3.11 分光光度计:能在 640 nm 处测量吸光度。

4.2.3.12 离心机:能提供 10 000 r/min 的转速。

4.2.3.13 0.45 μm 过滤膜。

单位为毫米

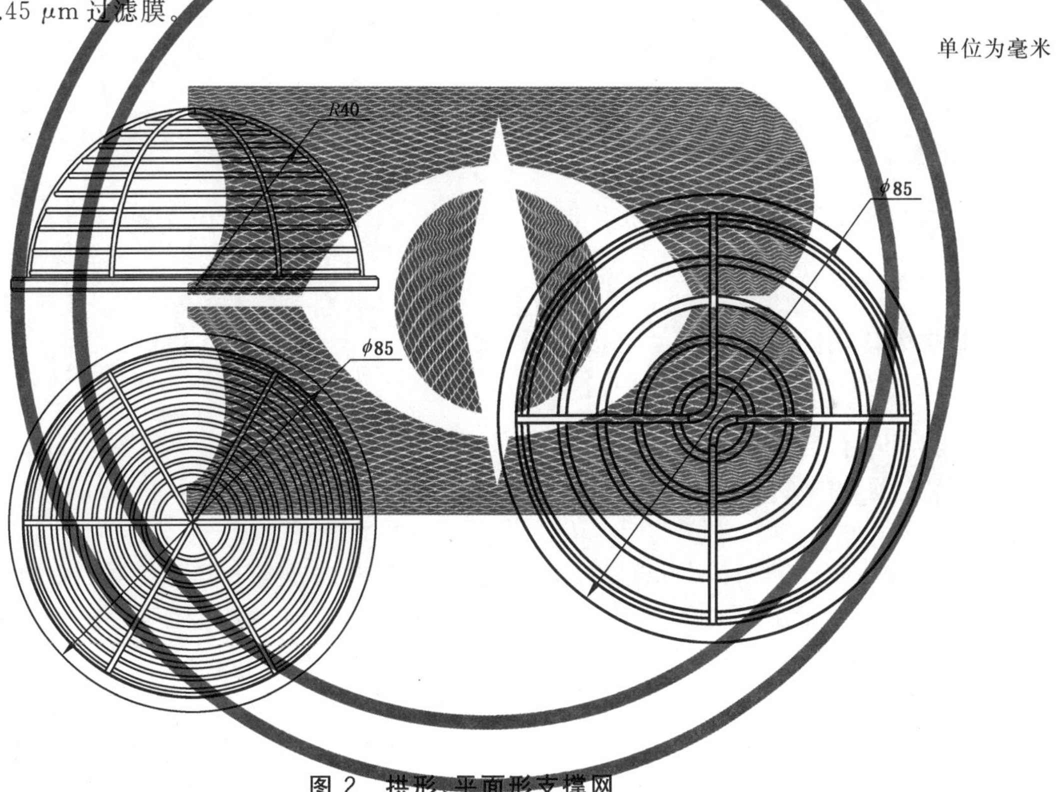

图 2 拱形、平面形支撑网

4.2.4 **实验试剂**

4.2.4.1 噬菌体营养肉汤(Phi-X174)配方如下:

胰蛋白胨	8 g
氯化钾	5 g
氯化钙	0.2 g

加水至 1 000 mL

121 ℃压力蒸汽灭菌 20 min 后,pH 值为 7.3±0.2。

4.2.4.2 下层琼脂配方如下:

琼脂 15 g
营养肉汤 8 g
氯化钾 5 g
氯化钙 0.2 g
加水至1 000 mL
121 ℃压力蒸汽灭菌20 min后,pH值为7.3±0.2。

4.2.4.3 上层琼脂配方如下:

琼脂 7 g
营养肉汤 8 g
氯化钾 5 g
氯化钙 0.2 g
加水至1 000 mL
121 ℃压力蒸汽灭菌20 min后,pH值为7.3±0.2。

4.2.4.4 0.1%无菌蛋白胨水。

4.2.4.5 噬菌体Phi-X174(ATCC 13706-B1),浓度至少为1.0×10^{8} PFU/mL。

4.2.4.6 大肠杆菌(ATCC 13706)。

4.2.4.7 试验用水,至少符合GB/T 6682—2008中规定的3级水。

4.3 预处理

每一测试样品应在温度为(21±5)℃,相对湿度为(60±10)%的环境中放置至少24 h。

4.4 试验步骤

4.4.1 噬菌体悬浮液的制备程序

噬菌体悬浮液的制备的程序如下:

a) 将10 mL~25 mL噬菌体营养肉汤(4.2.4.1)加入装有250 mL三角瓶中,用接种环将大肠杆菌接种于该营养肉汤中,在温度为(36±1)℃,转速为(225±25)r/min的条件下培养过夜;
b) 用100 mL新鲜制备的噬菌体营养肉汤将上述培养过夜的细菌培养液1∶100稀释,置于1 L的三角瓶中。在温度为(36±1)℃,转速为(225±25)r/min的条件下培养。大约3 h后,细菌增殖至浓度为$(3\pm1)\times10^{8}$ CFU/mL,与此对应的培养液吸光度值为0.3~0.5(640 nm);
c) 取浓度约1.0×10^{6} PFU/mL的噬菌体液1 mL加入到一个无菌的洁净试管中,再向试管加入上述大肠杆菌悬液4 mL,振荡混匀,再加入25 mL温度为(45±2)℃的上层琼脂培养基(4.2.4.3),振荡混匀;
d) 将上述混匀后的上层琼脂培养基倒入直径为150 mm的无菌洁净平皿中,置于(36±1)℃条件下,培养3 h~4 h;
e) 培养结束后,收集该上层琼脂培养基于洁净的无菌离心管中,在10 000 r/min下离心20 min以去掉细胞碎片,将上清液倒入洁净的无菌试管中;
f) 将含有噬菌体的上清液用0.45 μm的膜过滤,以纯化噬菌体溶液;
g) 测定噬菌体溶液的浓度,并置于(4~8)℃条件下保存,此时测得的噬菌体浓度一般在$(2.0\pm2)\times10^{8}$ PFU/mL的范围内;
h) 用0.1%无菌蛋白胨水将噬菌体培养液稀释至测试所需的浓度以制得噬菌体挑战悬浮液。

4.4.2 试验程序

气溶胶发生器的液体容器中加入适量检测用噬菌体挑战悬浮液。噬菌体浓度通过4.4.1所述方法进行控制，使其约为1.0×10^{8} PFU/mL。每次测试前，用净化的空气灌注整个系统约45 s使气路平衡后，开启气溶胶发生器，向喷雾器输送噬菌体悬液的时间设定为1 min，空气压力和采样器运行时间设定为2 min，在2个AGI-30液体冲击采样器中分别放入20 mL 0.1%无菌蛋白胨水收集噬菌体气溶胶，形成样品组试验液和阳性对照组试验液。采样器阳性对照值按照5.1方法计算，应不小于10^{6} PFU，否则应调整菌液浓度。试验样品组、阳性对照组测试各重复3次。

4.4.3 试验液的定量测试

将样品组试验液梯度稀释至10^{-3}，阳性对照组试验液梯度稀释至10^{-7}，用下述程序定量测试稀释后的试验液(4.4.2所得)中噬菌体的数目：

a) 移取2.5 mL融化的无菌上层琼脂培养基到已灭菌的试管中，并保持上层琼脂培养基温度在(45±2)℃；
b) 将盛有上层琼脂培养基的试管从热源上移走，迅速加入0.5 mL稀释后的试验液，以制备接种管；
c) 每个接种管中加入100 μL过夜放置的大肠杆菌培养物；
d) 将试管充分混匀，倒在下层琼脂培养基平板的表面上；
e) 每个试验样品和对照样品收集来的试验液，均制备2个平板(平板直径90 mm)；
f) 让琼脂凝固，并在(36±1)℃培养，直至产生肉眼清晰可见的噬菌斑，通常约3 h～4 h；
g) 培养后，对噬菌斑在30 PFU～300 PFU范围内的平皿进行计数，若最小稀释倍数的噬菌斑数小于30，则按实际数量记录，若无噬菌斑，则噬菌斑记为“＜1”。

5 结果计算

5.1 按式(1)计算采样器噬菌体阳性对照计算结果：

$$Y=\frac{c}{0.5}\times 40 \qquad \cdots\cdots(1)$$

式中：

Y——采样器阳性对照值，PFU；

c——阳性对照组试验液2个平板噬菌斑计数平均值×相应稀释倍数，PFU。

分别计算3个采样器阳性对照值。

5.2 按式(2)计算病毒过滤效率结果：

$$\mathrm{VFE}=\frac{c-T}{c}\times 100\% \qquad \cdots\cdots(2)$$

式中：

VFE——病毒过滤效率，%；

c——阳性对照组试验液2个平板噬菌斑计数平均值×相应稀释倍数，PFU；

T——试验样品组试验液2个平板噬菌斑计数平均值×相应稀释倍数，PFU。

分别计算3个试验样品的病毒过滤效率。

报出结果应选取三个平行试样结果的最小值。

6 试验报告

报告应至少包括下列内容：

a) 引用本标准的说明；

b) 试验材料信息(制造商、供应商、批号、材质及到样日期)；

c) 样品的预处理条件(例如,温度、相对湿度)；

d) 试验菌种名称、编号及浓度；

e) 单次测试结果；

f) 试验人员和试验日期；

g) 任何偏离本标准的情况。

参考文献

[1] YY 0469—2011 医用外科口罩

[2] YY/T 0689—2008 血液和体液防护装备 防护服材料抗血液传播病原体穿透性能测试 Phi-X174噬菌体试验方法

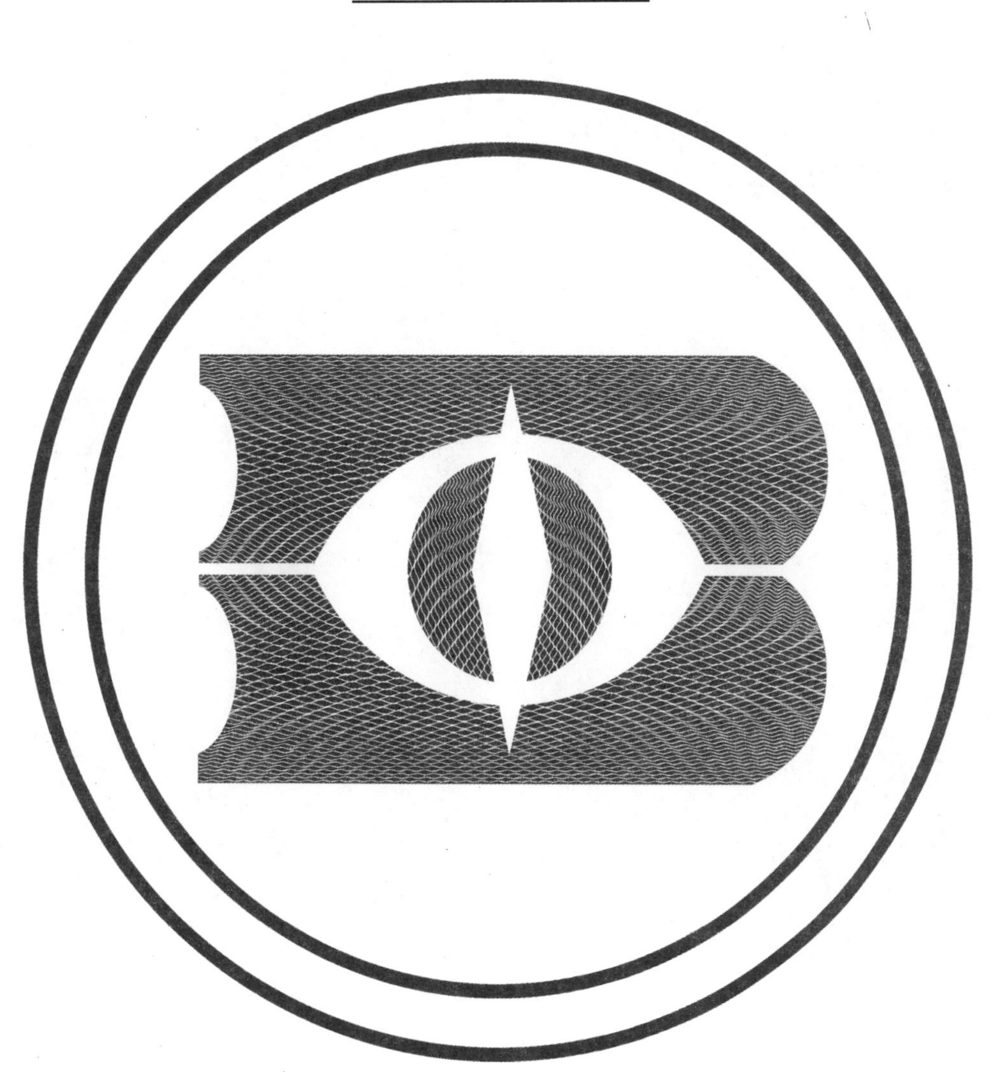

ICS 11.120.20
C 48

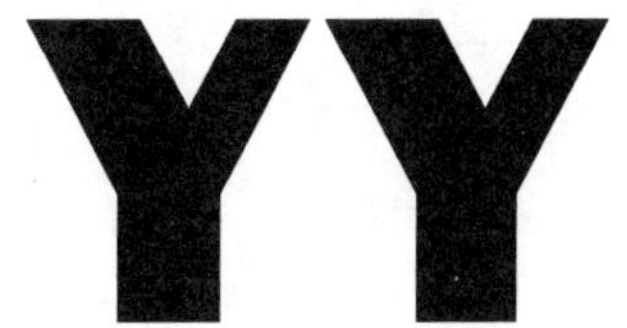

中华人民共和国医药行业标准

YY/T 1632—2018

医用防护服材料的阻水性：冲击穿透测试方法

Water resistance of textiles for medical protective apparel—Impact penetration test

2018-12-20 发布 2019-06-01 实施

国家药品监督管理局 发布

前　言

本标准按照 GB/T 1.1—2009 给出的规则起草。

请注意本文件的某些内容可能涉及专利。本文件的发布机构不承担识别这些专利的责任。

本标准由国家药品监督管理局提出。

本标准由北京市医疗器械检验所归口。

本标准起草单位:北京市医疗器械检验所。

本标准主要起草人:黄永富、姜洪霞、张亚萍、赵丹。

医用防护服材料的阻水性：冲击穿透测试方法

1 范围

本标准规定了医用防护服材料阻水性冲击穿透测试方法的原理、操作步骤、结果评价与实验报告等。

本标准适用于经过或未经过防水整理的医用防护服材料阻水性评价。

本标准不适用于拉伸状态下不能保持平整状态的医用防护服材料(以下简称材料)。

2 规范性引用文件

下列文件对于本文件的应用是必不可少的。凡是注日期的引用文件,仅注日期的版本适用于本文件。凡是不注日期的引用文件,其最新版本(包括所有的修改单)适用于本文件。

GB/T 6529 纺织品 调湿和试验用标准大气

GB/T 6682 分析实验室用水规格和试验方法

3 术语和定义

下列术语和定义适用于本文件。

3.1

阻水性 water resistance

材料抗湿和抗水渗透的性能。

4 原理

将一定体积的水喷淋到试样表面,通过称量试样下面吸水纸喷淋前后质量的变化,来评定试样的阻水性。

5 仪器和材料

5.1 冲击渗水性测试仪

冲击渗水性测试仪分Ⅰ型和Ⅱ型,Ⅱ型增加了止水挡板和水滴收集盒。测试仪实物示意图见图1和图2,设计参数见图3。

5.2 吸水纸

厚(0.71±0.1)mm,克重(370±4.5)g/m²,吸水能力(220±30)%,尺寸(229±10)mm×(152±10)mm。

5.3 实验用水

符合 GB/T 6682 规定的三级水，温度应控制在(27±1)℃。

5.4 天平

精度 0.1 g。

6 试验准备

从材料上至少裁取三块试样，试样尺寸为(330±10)mm×(178±10)mm；适用时，试样长度方向应为经向。

测试前，试样和吸水纸按 GB/T 6529 中的规定进行调温调湿处理。处理条件为相对湿度(65±2)%、温度(21±1)℃，处理时间至少 4 h。

7 操作步骤

7.1 使用一个夹头宽为(152±10)mm 的弹簧夹将试样的一端夹在测试仪斜面顶端上，使用另一个质量为(0.45±0.05)kg、夹头宽为(152±10)mm 的弹簧夹在试样的自由端。

7.2 称量标准吸水纸，称准至 0.1 g，并将其插入到试样的下面。

7.3 调整喷嘴的位置，使试样的中心位于喷嘴表面中心下方(610±10)mm。

7.4 将(500±10)mL 水(5.3)迅速而平稳注入测试仪的漏斗中，并使水持续喷淋到试样上。将水注入漏斗中时，在漏斗中不要产生漩涡，喷淋的时间应控制在 50 s 以内。

7.5 整个喷淋结束后(液体流动停止后 2 s)，小心拿起试样，取出下面的吸水纸，然后再迅速称重，称准至 0.1 g。

8 结果和评价

每一试样阻水性的试验结果为吸水纸试验前后质量的增加值，以克(g)为单位。材料阻水性的结果为全部试样试验结果的平均值。

单个试样的测试结果或试验平均值大于 5.0 g 时，在试验报告中可表示为+5.0 g 或>5.0 g。

9 实验报告

实验报告应至少包括以下内容：

a) 本标准编号；

b) 识别测试样品的所有必要信息；

c) 测试样品的数量；

d) 预处理和测试时的环境条件，如温、湿度；

e) 任何与本标准特定测试步骤的偏离；

f) 测试结果。

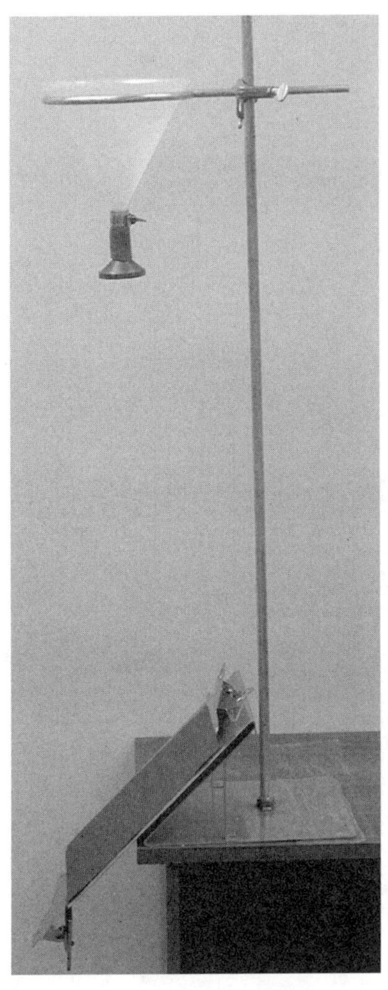

图 1　Ⅰ型渗水性测试仪

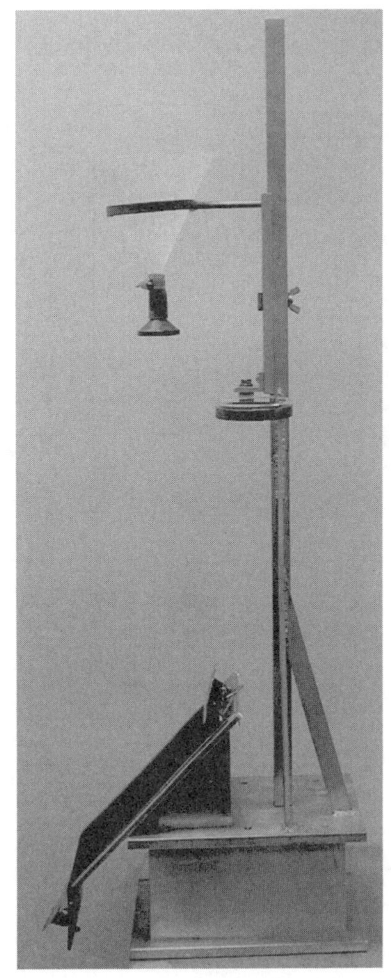

图 2　Ⅱ型渗水性测试仪

单位为毫米

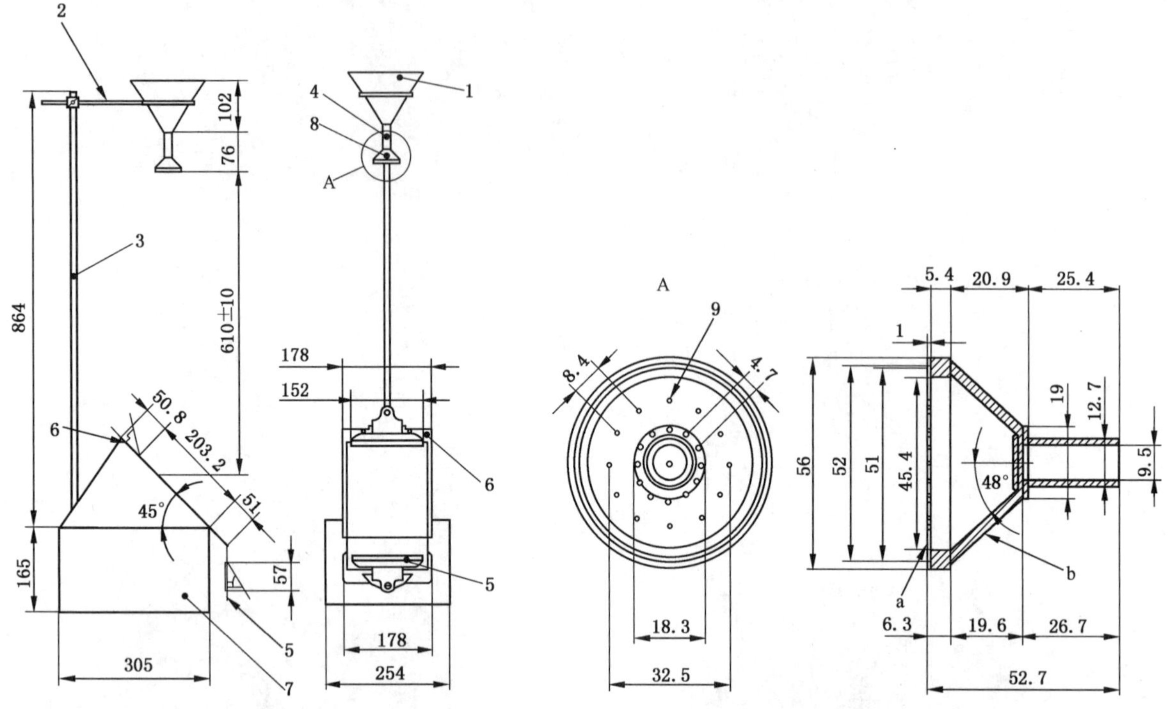

说明：

1——玻璃漏斗，152 mm；

2——环形托架；

3——金属杆，ϕ12.7 mm；

4——橡皮管，ϕ9.5 mm；

5——金属弹簧夹；

6——钢板；

7——底座；

8——喷头(结构见图中 A 处)；

9——25 孔(0.99±0.005 5)mm；

a——黄铜(筛板材质)；

b——青铜(喷头材质)。

图 3 冲击渗水性测试仪结构图

参 考 文 献

[1] AATCC Test Method 42-2013 Water Resistance: Impact Penetration Test

[2] ISO 18695:2007 Textiles—Determination of resistance to water penetration—Impact penetration test

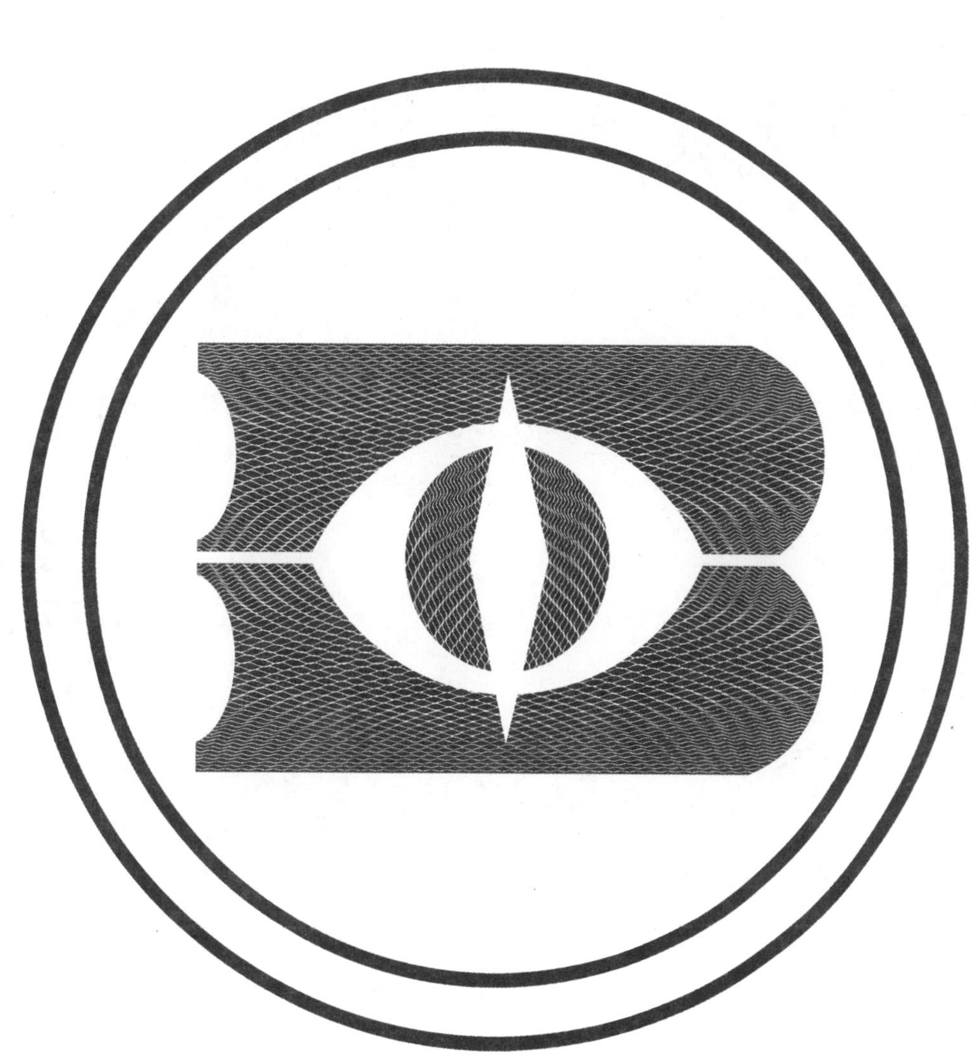

ICS 11.120
C 48

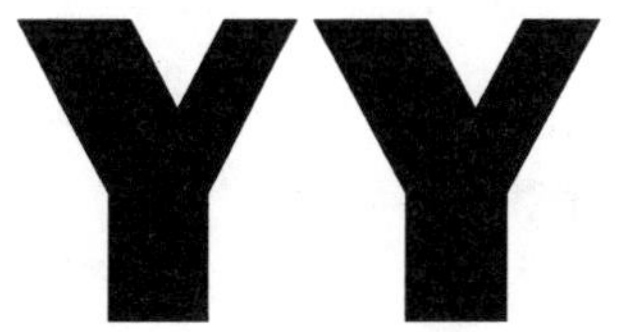

中华人民共和国医药行业标准

YY/T 1633—2019

一次性使用医用防护鞋套

Single-use medical protective overboot

2019-07-24 发布　　2021-02-01 实施

国家药品监督管理局　发布

前　言

本标准按照 GB/T 1.1—2009 给出的规则起草。

请注意本文件的某些内容可能涉及专利。本文件的发布机构不承担识别这些专利的责任。

本标准由国家药品监督管理局提出。

本标准由北京市医疗器械检验所归口。

本标准起草单位:北京市医疗器械检验所、稳健医疗用品股份有限公司。

本标准主要起草人:张亚萍、刘思敏、岳卫华、胡广勇、王欢、刘敏、金国胜、张娟、聂涛、李剑。

一次性使用医用防护鞋套

1 范围

本标准规定了一次性使用医用防护鞋套的技术要求、试验方法、标志、使用说明及包装和贮存。

本标准适用于医务人员、疾控和防疫等工作人员在室内接触血液、体液、分泌物、排泄物、呕吐物等具有潜在感染性污染物时所使用的一次性使用医用防护鞋套(以下简称防护鞋套)。限次使用的医用防护鞋套可参考本标准。

本标准不适用于非防护用一次性使用医用鞋套。

2 规范性引用文件

下列文件对于本文件的应用是必不可少的。凡是注日期的引用文件,仅注日期的版本适用于本文件。凡是不注日期的引用文件,其最新版本(包括所有的修改单)适用于本文件。

GB/T 3923.1—2013 纺织品 织物拉伸性能 第1部分:断裂强力和断裂伸长率的测定(条样法)

GB/T 4744 纺织品 防水性能的检测和评价 静水压法

GB/T 4745 纺织品 防水性能的检测和评价 沾水法

GB/T 14233.1—2008 医用输液、输血、注射器具检验方法 第1部分:化学分析方法

GB 15979—2002 一次性使用卫生用品卫生标准

GB 19082—2009 医用一次性防护服技术要求

中华人民共和国药典 四部(2015年版)

3 术语和定义

下列术语和定义适用于本文件。

3.1

一次性使用医用防护鞋套 single-use medical protective overboot

用于保护医务人员、疾控和防疫等工作人员的足部、腿部,防止直接接触含有潜在感染性污染物的一类靴状保护套。

4 技术要求

4.1 结构与规格

4.1.1 防护鞋套的尺寸设计应能覆盖使用者的足部和腿部,其规格尺寸应符合标识的设计尺寸,允差:±10%。防护鞋套的典型结构示例见图1。

4.1.2 防护鞋套的结构应合理,穿脱方便。

4.1.3 防护鞋套宜设计成带有收口的形式,可采用弹性收口、拉绳收口或绑带等收口方式。

4.2 外观

4.2.1 防护鞋套应无霉斑,表面不允许有杂质、黏连、裂缝、破损等缺陷。

4.2.2 鞋套的连接部位应平整、密合。

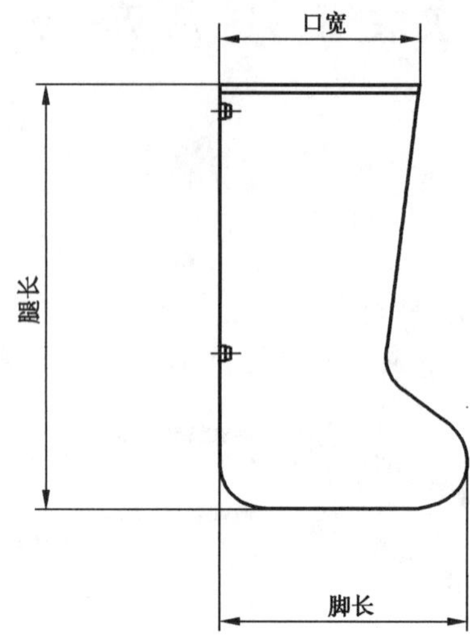

图 1 防护鞋套示例

4.3 性能

4.3.1 抗渗水性

防护鞋套材料的静水压应不低于 1.67 kPa(17 cmH_2O)。

4.3.2 抗合成血液穿透性

防护鞋套材料抗合成血液穿透性应不低于表 1 中 2 级的要求。

表 1 抗合成血液穿透性分级

级别	压强值/kPa
6	20
5	14
4	7
3	3.5
2	1.75
1	0[a]
[a] 表示材料所受的压强仅为试验槽中的合成血液所产生的压强。	

4.3.3 表面抗湿性

防护鞋套材料的外表面沾水等级应≥2 级。

4.3.4 断裂强力

防护鞋套材料的断裂强力应不小于 40 N。

4.3.5 断裂伸长率

防护鞋套材料的断裂伸长率应不小于15%。

4.3.6 过滤效率

防护鞋套材料及成品接缝处对非油性颗粒的过滤效率均应不小于70%。

4.4 微生物指标

4.4.1 非灭菌防护鞋套的微生物指标应符合表2的要求。

表2 防护鞋套微生物指标

细菌菌落总数 CFU/g	大肠菌群	绿脓杆菌	金黄色 葡萄球菌	溶血性链球菌	真菌菌落总数 CFU/g
≤200	不得检出	不得检出	不得检出	不得检出	≤100

4.4.2 包装上标志有“灭菌”或“无菌”字样或图示的防护鞋套应无菌。

4.5 环氧乙烷残留量

经环氧乙烷灭菌的防护鞋套，其环氧乙烷残留量应不超过10 μg/g。

5 试验方法

5.1 结构与规格

5.1.1 取样品3件，使用通用量具进行测量，结果均应符合4.1.1的要求。
5.1.2 取样品3件，目视检查，结果均应符合4.1.2的要求。
5.1.3 取样品3件，目视检查，结果均应符合4.1.3的要求。

5.2 外观

5.2.1 取样品3件，目视检查，结果均应符合4.2.1的要求。
5.2.2 取样品3件，目视检查，结果均应符合4.2.2的要求。

5.3 性能

5.3.1 抗渗水性

防护鞋套材料按照GB/T 4744的方法进行试验，结果应符合4.3.1的要求。

5.3.2 抗合成血液穿透性

防护鞋套材料按照GB 19082—2009中附录A规定的抗合成血液穿透性试验方法进行，结果应符合4.3.2的要求。

5.3.3 表面抗湿性

防护鞋套材料按照GB/T 4745规定的方法进行，结果应符合4.3.3的要求。

5.3.4 断裂强力

防护鞋套材料按照 GB/T 3923.1—2013 规定的条样法进行试验，若防护鞋套为塑性材料，试验标距应设定为 50 mm，结果应符合 4.3.4 的要求。

5.3.5 断裂伸长率

防护鞋套材料按照 GB/T 3923.1—2013 规定的条样法进行试验，若防护鞋套为塑性材料，试验标距应设定为 50 mm，结果应符合 4.3.5 的要求。

5.3.6 过滤效率

最少测试 3 只防护鞋套样品，按照 GB 19082—2009 中 5.7 规定的方法对防护鞋套样品和样品接缝处的过滤效率分别进行测定，结果均应符合 4.3.6 的要求。

5.4 微生物指标

根据样品的状态进行下述试验：

a) 按照 GB 15979—2002 中附录 B 规定的方法进行测试，结果应符合 4.4.1 的要求。
b) 按照《中华人民共和国药典》 四部(2015 年版)中无菌检查法规定的直接接种法进行试验，结果应符合 4.4.2 的要求。

5.5 环氧乙烷残留量

按照 GB/T 14233.1—2008 中第 9 章规定的气相色谱法进行试验，结果应符合 4.5 的要求。

6 标志、使用说明

6.1 标志

6.1.1 防护鞋套单包装的标志：

每个包装单元标志应包含下列内容：

a) 产品名称；
b) 产品型号规格；
c) 生产企业或供货商的名称；
d) 执行标准号或产品技术要求编号；
e) 产品注册证号；
f) 应标明“使用前请参见使用说明”的文字或有关安全警示信息；
g) 贮存条件及有效期；
h) 生产日期或批号；
i) 如为灭菌产品应有相应的灭菌标志，并注明相应的灭菌方式及灭菌有效期；
j) 应标明“一次性使用”字样或符号。

6.1.2 包装箱的标志：

防护鞋套包装箱上应至少有以下信息：

a) 产品名称、型号；
b) 生产企业或供货商的名称和地址；
c) 执行标准号或产品技术要求编号；
d) 产品注册证号；

e) 规格数量；

f) 贮存条件及有效期；

g) 生产日期或批号。

6.2 使用说明

使用说明至少应使用中文，并至少给出下列内容：

a) 用途和使用限制；

b) 使用前需进行的检查；

c) 使用方法；

d) 贮存条件；

e) 所使用的符号、颜色代码和/或图示的含义；

f) 应给出可能会出现的问题及注意事项；

g) 有关防护鞋套使用时间的建议；

h) 执行标准号或产品技术要求编号；

i) 产品注册号；

j) 使用后的废弃处理。

7 包装和贮存

7.1 包装

7.1.1 防护鞋套的包装应该能够防止机械损坏和使用前的污染。

7.1.2 防护鞋套按数量装箱。

7.2 贮存

按使用说明的规定进行。

ICS 11.120
C 48

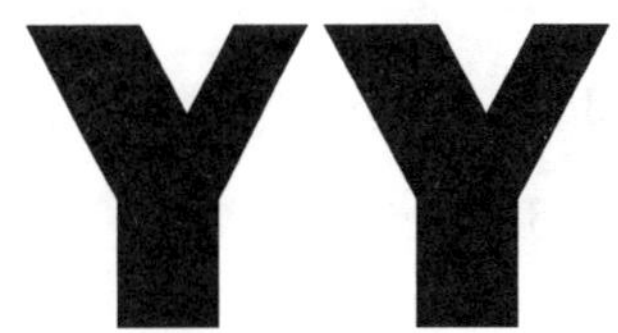

中华人民共和国医药行业标准

YY/T 1642—2019

一次性使用医用防护帽

Single-use medical protective hood

2019-07-24 发布　　2021-02-01 实施

国家药品监督管理局　发布

前　言

本标准按照 GB/T 1.1—2009 给出的规则起草。

请注意本文件的某些内容可能涉及专利。本文件的发布机构不承担识别这些专利的责任。

本标准由国家药品监督管理局提出。

本标准由北京市医疗器械检验所归口。

本标准起草单位:北京市医疗器械检验所、稳健医疗用品股份有限公司。

本标准主要起草人:金国胜、岳卫华、胡广勇、王欢、刘敏、张亚萍、刘思敏、张娟、潘四春、冉琪。

一次性使用医用防护帽

1 范围

本标准规定了一次性使用医用防护帽的技术要求、试验方法、标志与使用说明及包装和贮存。

本标准适用于医务人员、疾控和防疫等工作人员在接触含潜在感染性污染物时所佩带的一次性使用医用防护帽(以下简称防护帽)。限次使用的医用防护帽可参考本标准。

本标准不适用于医用防辐射帽、一次性使用医用帽和一次性使用手术帽。

2 规范性引用文件

下列文件对于本文件的应用是必不可少的。凡是注日期的引用文件,仅注日期的版本适用于本文件。凡是不注日期的引用文件,其最新版本(包括所有的修改单)适用于本文件。

GB/T 2410—2008 透明塑料透光率和雾度的测定

GB/T 3923.1—2013 纺织品 织物拉伸性能 第1部分:断裂强力和断裂伸长率的测定(条样法)

GB/T 4744 纺织品 防水性能的检测和评价 静水压法

GB/T 4745 纺织品 防水性能的检测和评价 沾水法

GB/T 5455—2014 纺织品 燃烧性能 垂直方向损毁长度、阴燃和续燃时间的测定

GB/T 12704.1—2009 纺织品 织物透湿性试验方法 第1部分:吸湿法

GB/T 14233.1—2008 医用输液、输血、注射器具检验方法 第1部分:化学分析方法

GB 15979—2002 一次性使用卫生用品卫生标准

GB 19082—2009 医用一次性防护服技术要求

中华人民共和国药典(2015年版)四部

3 术语和定义

下列术语和定义适用于本文件。

3.1

透光率 luminous transmittance

透过透明或半透明试样的光通量与其入射光通量之比,用百分数表示。

3.2

雾度 haze

透过透明或半透明试样而偏离入射光方向的散射光通量与透射光通量之比,用百分数表示(对于本方法来说,仅把偏离入射光方向2.5°以上的散射光通量用于计算雾度)。

3.3

一次性使用医用防护帽 single-use medical protective hood

用于保护医务人员、疾控和防疫等工作人员的头部、面部和颈部,防止直接接触含有潜在感染性污染物的一类医用防护产品。

4 技术要求

4.1 结构与规格

4.1.1 结构

防护帽的结构设计应合理,不影响佩戴者正常使用。

4.1.2 规格

防护帽应包含(但不限于)可罩住头颈部的防护帽和透明的护目视窗。防护帽和护目片的规格尺寸示例见图 1,L_1、L_2、H_1、H_2 应符合产品标识的设计尺寸及允差。

单位为厘米

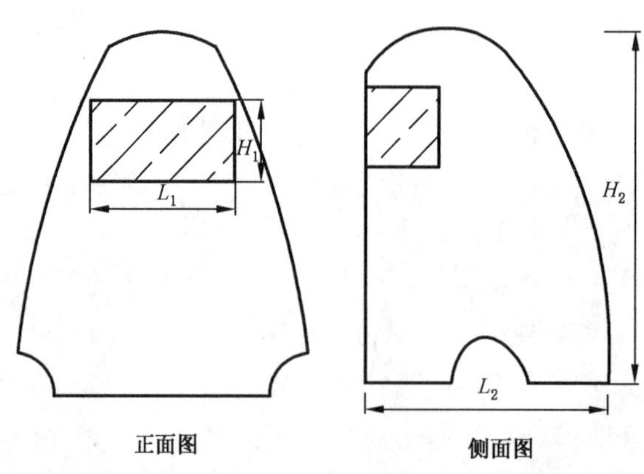

图 1 防护帽和护目片的规格尺寸示例

4.2 外观

4.2.1 防护帽外观

防护帽的外观应符合以下要求:

a) 防护帽罩体应清洁、无霉斑,表面不得有裂缝、破损等缺陷;
b) 护目片不得有穿孔和妨碍佩戴者视线的气泡、水纹、条纹、暴筋、鱼眼僵块及塑化缺陷;
c) 海绵条(如有)应柔软,与护目片粘贴应密合;粘扣带(如有)钩面和圈面应粘连牢固,剥离力应不小于 5 N;双面胶上的离型纸(如有)粘结应良好。

4.2.2 防护帽罩体连接部位

防护帽的接缝应连接牢固,连接处可采用缝合、热合或粘合等方式加工;缝合方式加工的,连接部位的针眼应密合处理,缝合的针距应满足 8 针/3 cm～14 针/3 cm,缝合针码要平直、均匀,不得有跳针;热合或粘合等方式加工的,连接部位应平整、密封、无气泡。

4.2.3 护目片

有护目片的防护帽,护目片与帽体材料粘贴应密合、牢固,不脱离。

4.3 性能

4.3.1 抗渗水性

防护帽主体材料和接缝处的静水压均应不低于 1.67 kPa(17 cmH_2O)。

4.3.2 透湿量

防护帽主体材料的透湿量应不小于 2 500 g/(m^2 · 24 h)。

4.3.3 表面抗湿性

防护帽主体材料外表面沾水等级应不低于 3 级的要求。

4.3.4 抗合成血液穿透性

防护帽主体材料和接缝处的抗合成血液穿透性均应不低于表 1 中 2 级的要求。

表 1 抗合成血液穿透性分级

级别	压强值/kPa
6	20
5	14
4	7
3	3.5
2	1.75
1	0[a]
[a] 表示材料所受的压强仅为试验槽中的合成血液所产生的压强。	

4.3.5 过滤效率

防护帽材料及成品接缝处对非油性颗粒的过滤效率均应不小于 70%。

4.3.6 抗静电性

防护帽的带电量应不大于 0.6 μC/件。

4.3.7 静电衰减性能

防护帽主体材料静电衰减时间应不超过 0.5 s。

4.3.8 断裂强力

防护帽主体材料的断裂强力应不小于 40 N。

4.3.9 断裂伸长率

防护帽主体材料的断裂伸长率应不小于 15%。

4.4 透光率和雾度

4.4.1 透光率

护目片对可见光的透光率应不小于90%。

4.4.2 雾度

护目片雾度应≤4%。

4.5 阻燃性能

防护帽材料的阻燃性能应符合下列要求：

a) 损毁长度不大于200 mm；

b) 续燃时间不超过15 s；

c) 阴燃时间不超过10 s。

4.6 微生物指标

4.6.1 非无菌防护帽的微生物指标应符合表2的要求。

表2 防护帽微生物指标

细菌菌落总数 CFU/g	大肠菌群	绿脓杆菌	金黄色葡萄球菌	溶血性链球菌	真菌菌落总数 CFU/g
≤200	不得检出	不得检出	不得检出	不得检出	≤100

4.6.2 包装上标志有“灭菌”或“无菌”字样或图示的防护帽应无菌。

4.7 环氧乙烷残留量

经环氧乙烷灭菌的防护帽，其环氧乙烷残留量应不超过10 μg/g。

5 试验方法

5.1 结构与规格

取样品3件，用通用量具测量，结果均应符合4.1的要求。

5.2 外观

5.2.1 防护帽外观

防护帽罩体和护目片(如果有)，取样品3件，在自然光线下，目视检查，结果均应符合4.2.1a)和b)的要求。

取样品3件，目测海绵条(如有)与护目片的粘结处，应粘结紧密，不得有缝隙、脱离；取样品3件，将每个样品粘扣带的圈面和钩面粘合紧密，夹持固定住圈面端，用拉力试验机以300 mm/min的拉伸速度对钩面端进行剥离，剥离长度应至少60 mm，取剥离过程中的最大载荷，结果均应符合4.2.1c)的要求；取样品3件，目测双面胶上的离型纸(如有)，应粘结紧密，不得有缝隙、脱离。

5.2.2 防护帽罩体连接部位

取样品3件，用通用量具测量针距，每个样品测量3个不同点的针距，所有结果均应符合4.2.2的要求。

5.2.3 护目片视窗(如有)

取3件样品，目视检查，结果均应符合4.2.3的要求。

5.3 性能

5.3.1 抗渗水性

按GB/T 4744的方法进行试验，结果应符合4.3.1的要求。

5.3.2 透湿量

防护帽材料按照GB/T 12704.1—2009规定的方法A吸湿法进行试验，结果应符合4.3.2的要求。

5.3.3 表面抗湿性

防护帽材料外侧面按照GB/T 4745规定的沾水试验进行，结果应符合4.3.3的要求。

5.3.4 抗合成血液穿透性

按GB 19082—2009附录A进行检测，结果应符合4.3.4的要求。

5.3.5 过滤效率

最少测试3个防护帽样品，按照GB 19082—2009中5.7的方法对防护帽帽体和接缝处的过滤效率分别进行测定，结果均应符合4.3.5的要求。

5.3.6 抗静电性

按照GB 19082—2009中5.9规定的方法进行试验，结果应符合4.3.6的要求。

5.3.7 静电衰减性能

5.3.7.1 测试环境

样品测试前，在相对湿度为50%±3%，温度为23 ℃±1 ℃环境下放置24 h。测试也在这一条件下进行。

5.3.7.2 取样

在防护帽样品上取一块规格为89 mm×(152±6)mm的试样。取样过程中应注意戴好乳胶或棉织手套，防止样品表面的污染。

5.3.7.3 测试

按照GB 19082—2009的方法，将测试样品安装在至少可产生±5 000 V电压的静电衰减测量仪上，然后给材料加上5 000 V电压，接着测量电荷衰减时间，5个测试样品的衰减时间均应符合4.3.7的要求。

5.3.8 断裂强力

防护帽材料按照 GB/T 3923.1—2013 规定的条样法进行试验,若防护帽为塑性材料,试验标距应设定为 50 mm,结果应符合 4.3.8 的要求。

5.3.9 断裂伸长率

防护帽材料按照 GB/T 3923.1—2013 规定的条样法进行试验,若防护帽为塑性材料,试验标距应设定为 50 mm,结果应符合 4.3.9 的要求。

5.4 透光率和雾度

按 GB/T 2410—2008 的规定进行试验,其结果应满足 4.4 的要求。

5.5 阻燃性能

防护帽材料按照 GB/T 5455—2014 中条件 A 规定的垂直法进行燃烧性能试验,结果应符合 4.5 的要求。

5.6 微生物指标

5.6.1 按照 GB 15979—2002 中附录 B 规定的方法进行试验,结果应符合 4.6.1 的要求;

5.6.2 灭菌或无菌的防护帽按照《中华人民共和国药典》(2015 年版)四部中无菌检查法规定的直接接种法进行试验,结果应符合 4.6.2 的要求。

5.7 环氧乙烷残留量

按照 GB/T 14233.1—2008 中第 9 章规定的气相色谱法进行试验,结果应符合 4.7 的要求。

6 标志与使用说明

6.1 标志

6.1.1 防护帽单包装的标志

防护帽单包装上应至少有以下信息:

a) 产品名称、型号;
b) 设计规格及允差;
c) 生产企业或供货商的名称;
d) 执行标准号或产品技术要求编号;
e) 产品注册号;
f) 应标明“使用前请参见使用说明”的文字或有关安全警示信息;
g) 贮存条件及有效期;
h) 生产日期或批号;
i) 如为灭菌产品应有相应的灭菌标志,应注明灭菌方式及灭菌有效期;
j) 应标明“一次性使用”或有关符号。

6.1.2 包装箱的标志

防护帽包装箱上应至少有以下信息:

a) 产品名称、型号;
b) 生产企业或供货商的名称和地址;
c) 执行标准号或产品技术要求编号;
d) 产品注册号;
e) 规格数量;
f) 贮存条件及有效期;
g) 生产日期或批号。

6.2 使用说明

防护帽使用说明至少应使用中文,并至少有以下信息:

a) 用途和使用限制;
b) 使用前需进行的检查;
c) 使用方法;
d) 贮存条件;
e) 所使用的符号、颜色代码和/或图示的含义;
f) 应给出可能会出现的问题及注意事项;
g) 有关防护帽使用时间的建议;
h) 执行标准号或产品技术要求编号;
i) 产品注册号;
j) 如产品为阻燃产品,应有阻燃性说明;
k) 使用后的废弃处理。

7 包装和贮存

7.1 包装

7.1.1 防护帽的包装应该能够防止机械损坏和使用前的污染。

7.1.2 防护帽按数量装箱。

7.2 贮存

按使用说明的规定进行。

ICS 11.140
C 48

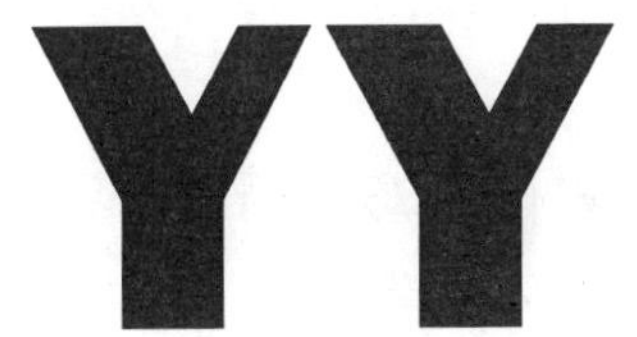

中华人民共和国医药行业标准

YY/T 1780—2021

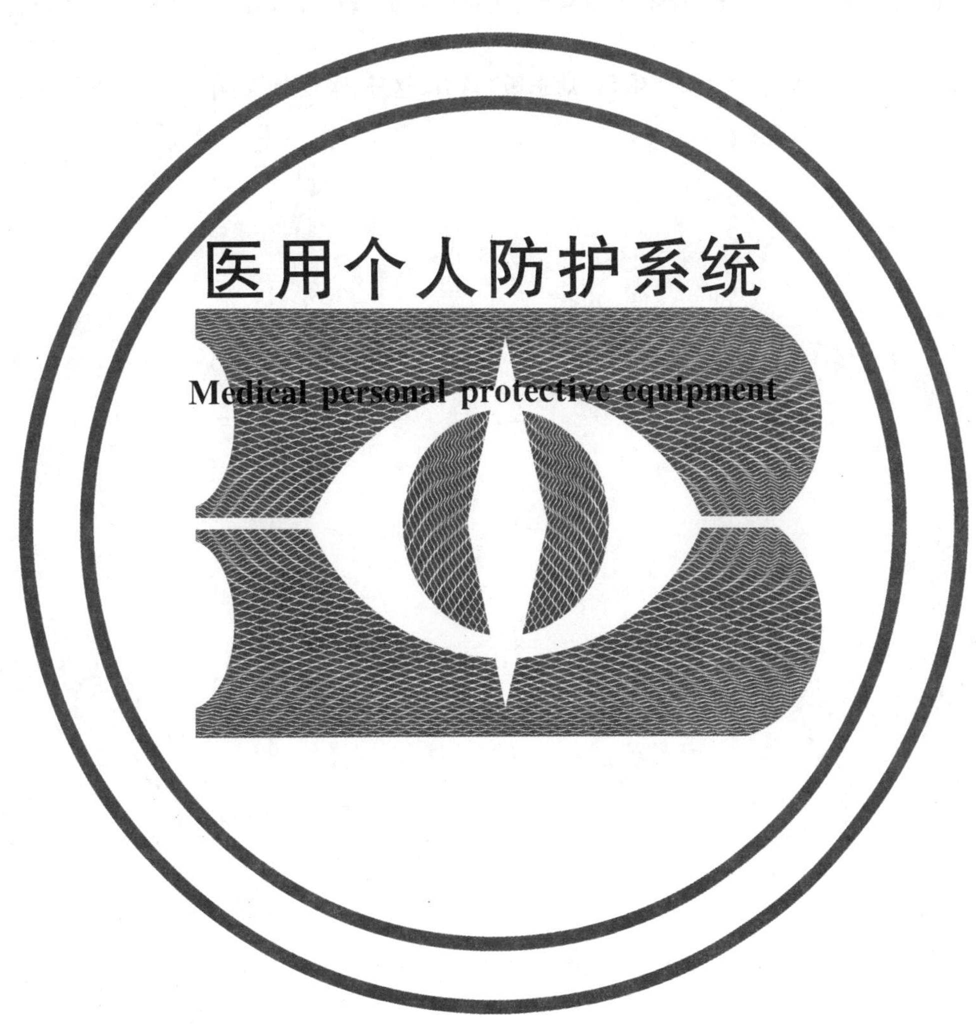

医用个人防护系统

Medical personal protective equipment

2021-09-06 发布　　2023-09-01 实施

国家药品监督管理局　发布

前　言

本标准按照 GB/T 1.1—2009 给出的规则起草。

请注意本文件的某些内容可能涉及专利。本文件的发布机构不承担识别这些专利的责任。

本标准由国家药品监督管理局提出。

本标准由北京市医疗器械检验所归口。

本标准起草单位:北京市医疗器械检验所、北京中科盛康科技有限公司、北京市医疗器械技术审评中心。

本标准主要起草人:岳卫华、江乐阳、刘思敏、马力、赵丹、张亚萍、梁振士、孟志平、陈然、王晨、李剑、胡广勇。

医用个人防护系统

1 范围

本标准规定了医用个人防护系统(以下简称防护系统)的组成与结构、要求、试验方法、标志和使用说明书、包装、运输、贮存。

本标准适用于手术室中、在有创操作环境下,为防止带有潜在感染性的体液、微生物和颗粒物等对手术室医务人员躯体和头面部的喷溅提供隔离防护的医用个人防护系统。

本标准不适用于正压或负压密合式医用个人防护系统。

2 规范性引用文件

下列文件对于本文件的应用是必不可少的。凡是注日期的引用文件,仅注日期的版本适用于本文件。凡是不注日期的引用文件,其最新版本(包括所有的修改单)适用于本文件。

GB/T 191—2008 包装储运图示标志

GB/T 2410—2008 透明塑料透光率和雾度的测定

GB 4793.1 测量、控制和实验室用电气设备的安全要求 第1部分:通用要求

GB 4943.1 信息技术设备 安全 第1部分:通用要求

GB 9706.1 医用电气设备 第1部分:基本安全和基本性能的通用要求

GB/T 14710—2009 医用电器环境要求及试验方法

GB/T 16886.1 医疗器械生物学评价 第1部分:风险管理过程中的评价与试验

GB/T 18268.1 测量、控制和实验室用的电设备 电磁兼容性要求 第1部分:通用要求

GB 19082—2009 医用一次性防护服技术要求

GB/T 23315—2009 粘扣带

YY 0505 医用电气设备 第1-2部分:安全通用要求 并列标准:电磁兼容 要求和试验

YY/T 0506.2—2016 病人、医护人员和器械用手术单、手术衣和洁净服 第2部分:性能要求和试验方法

YY/T 1499—2016 医用防护服的液体阻隔性能和分级

中华人民共和国药典(2020年版 四部)

3 术语和定义

下列术语和定义适用于本文件。

3.1

医用个人防护系统 medical personal protective equipment

由头盔、头盔送风系统、一次性使用头罩、一次性使用防护衣等组成,是由手术室人员穿戴、防止血液、体液、粉末等污染物对手术室人员躯体和头面部的喷溅、组合使用的隔离防护系统。

3.2

防护衣 protective clothing

作为医用个人防护系统的躯体防护组件,为医务人员在工作时接触具有潜在感染性的患者体液、微

生物、空气中的颗粒物提供躯体防护的隔离服。

4 组成与结构

4.1 组成

防护系统由一次性使用头罩、头盔、一次性使用防护衣(以下简称防护衣)和头盔送风系统组成。头盔送风系统由电机、气路通道、风扇和电池组成,以电池为动力。

防护系统配件有电池充电器、腰带等。

4.2 结构

4.2.1 一次性使用头罩(以下简称头罩)

头罩以无菌包装方式提供。

头罩的样式见图1。

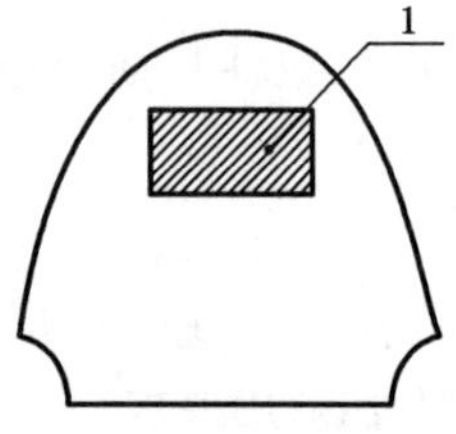

a) 带护目片的头罩

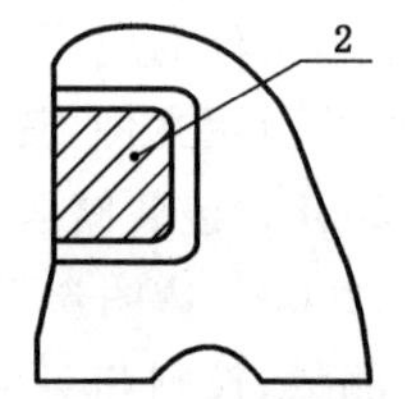

b) 带前面屏的头罩

说明:

1——护目片;

2——面屏。

图1 头罩样式图示

4.2.2 头盔

头盔应采用质轻、抗冲击、无刺激、无致敏的材料,头盔送风系统电机应明确额定电压、空载电流、空载转速指标。

头盔样式见图2。

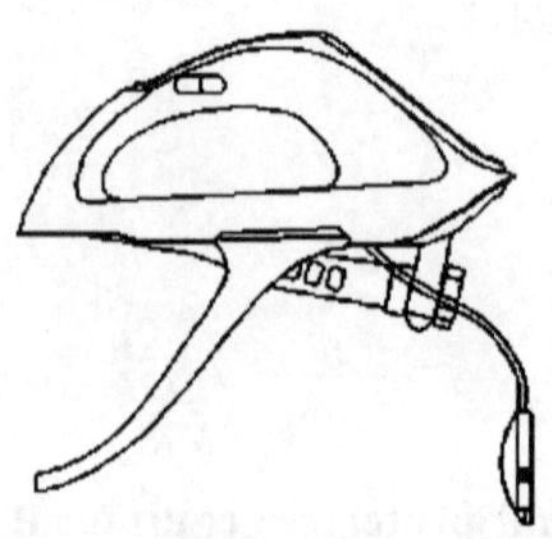

图2 头盔样式图示

4.2.3 防护衣

防护衣应以无菌包装方式提供。

防护衣的样式见图 3。

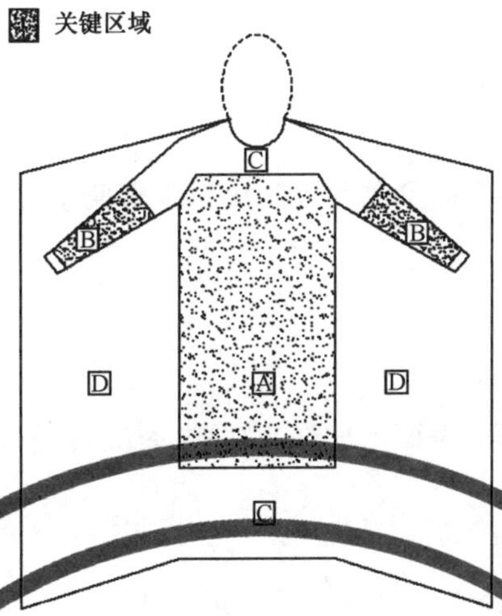

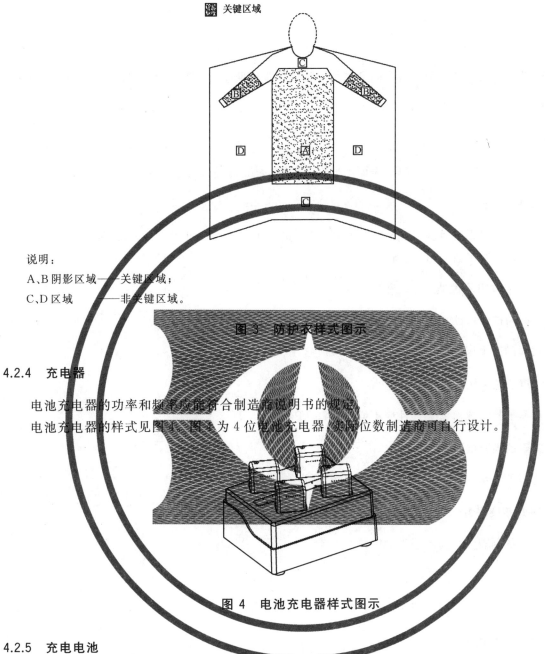

说明:
A、B 阴影区域——关键区域;
C、D 区域——非关键区域。

图 3 防护衣样式图示

4.2.4 充电器

电池充电器的功率和频率应能符合制造商说明书的规定。

电池充电器的样式见图 4。图 4 为 4 位电池充电器,实际位数制造商可自行设计。

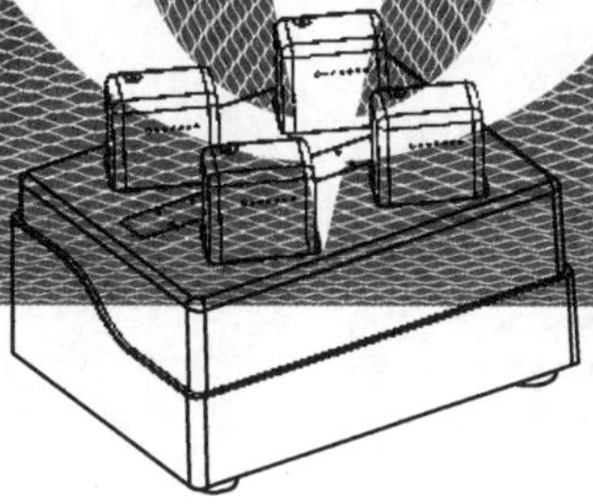

图 4 电池充电器样式图示

4.2.5 充电电池

充电电池的样式见图 5。

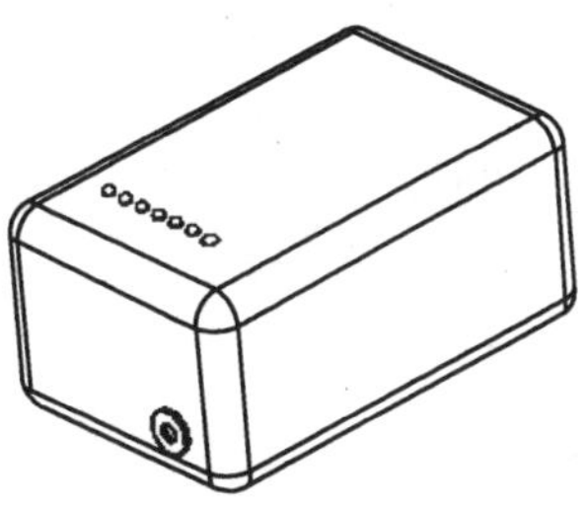

图 5 充电电池样式图示

5 要求

5.1 防护系统基本要求

防护系统按照制造商说明书规定的穿戴程序和操作步骤使用时，防护系统应能正常运行。

5.2 头罩

5.2.1 头罩外观

头罩应平整、干燥、清洁、无霉斑，表面不准许有粘连、裂缝、孔洞、气泡等缺陷。

5.2.2 头罩连接部位

头罩连接部位可采用针缝、粘合或热合等加工方式。针缝的针眼应密封处理，针距每 3 cm 应不低于 6 针，线迹应均匀、平直，不得有跳针。

5.2.3 头罩的液体阻隔性能

5.2.3.1 头罩的抗渗水性

头罩材料的静水压最低应满足 YY/T 1499—2016 表 1 中 2 级的要求。

5.2.3.2 头罩的抗合成血液穿透性

头罩材料的抗合成血液穿透性应不低于 1.75 kPa。

5.2.3.3 头罩的表面抗湿性

头罩材料的沾水等级应不低于 3 级的要求。

5.2.4 头罩的断裂强力

头罩材料的断裂强力应不小于 20 N。

5.2.5 头罩的透湿量

头罩材料的透湿量应不小于 2 500 g/(m^2 · d)。

5.2.6 头罩的过滤效率

头罩材料及头罩接缝部位对非油性颗粒的过滤效率应不小于 70%。

5.2.7 头罩的落絮

头罩材料应符合 lg(落絮计数)≤4.0 的要求。

5.2.8 头罩的无菌

以无菌包装形式提供的头罩应无菌。

5.2.9 头罩环氧乙烷残留量

经环氧乙烷灭菌的头罩，环氧乙烷残留量应不超过 10 μg/g。

5.2.10 护目片

5.2.10.1 透光率

护目片对可见光的透光率应不小于90%。

5.2.10.2 雾度

护目片雾度应不大于4%。

5.3 头盔和头盔送风系统

5.3.1 头盔外观

头盔部件应洁净、光滑、无毛刺、无锋棱。

5.3.2 头盔调节阀

头盔上调节阀可顺畅调节松紧。

5.3.3 头盔送风系统的风速或风量调节

头盔送风系统的风速或风量应分挡或连续调节，风速或风量调节范围或挡位应符合制造商说明书的规定。

5.3.4 头盔送风系统最大风速

头盔送风系统的最大风速应符合制造商的规定。

5.3.5 头盔送风系统的噪声

头盔送风系统的噪声应不超过60 dB(A)。

5.3.6 头盔送风系统的连续工作时间

头盔送风系统的连续工作时间应符合制造商的规定，最低应不小于1 h。

5.4 防护衣

5.4.1 防护衣结构

5.4.1.1 防护衣应结构合理，穿脱方便。

5.4.1.2 领口、腰部和袖口应采用松紧带、系带或粘扣等方式收口。

5.4.2 防护衣外观

防护衣应平整、干燥、清洁、无霉斑，表面不准许有粘连、裂缝、孔洞、气泡等缺陷。

5.4.3 防护衣连接部位

防护衣连接部位可采用针缝、粘合或热合等加工方式。针缝的针眼应密封处理，针距每3 cm应为8针～14针，线迹应均匀、平直，不得有跳针。

5.4.4 拉链

装有拉链的防护衣拉链不能外露，自下而上的拉链拉头应能自锁。

5.4.5 防护衣的液体阻隔性能

5.4.5.1 防护衣的抗渗水性

防护衣应按照 YY/T 1499—2016 表 1 的规定对关键区域和非关键区域进行分级，并符合对应级别要求；关键区域的静水压最低应满足 YY/T 1499—2016 表 1 中 2 级的要求，即不低于 2 kPa(20 cmH_2O)。

5.4.5.2 防护衣的抗合成血液穿透性

防护衣材料的抗合成血液穿透性应不低于 1.75 kPa。

5.4.5.3 防护衣的表面抗湿性

防护衣沾水等级应不低于 3 级的要求。

5.4.6 防护衣的断裂强力

5.4.6.1 防护衣关键区域材料的断裂强力应不小于 45 N。

5.4.6.2 防护衣非关键区域的断裂强力应不小于 20 N。

5.4.6.3 防护衣关键区域接缝部位的断裂强力应不小于 45 N。

5.4.7 防护衣的透湿量

制造商应对防护衣上具有排汗透湿功能的部位进行声明，该部位材料透湿量应不小于 2 500 g/(m^2 · d)。

5.4.8 防护衣的过滤效率

防护衣的关键区域材料、关键区域与关键区域的接缝处对非油性颗粒的过滤效率应不小于 70%。

5.4.9 防护衣的抗静电性

防护衣的带电量应不大于 0.6 μC/件。

5.4.10 防护衣的胀破强度

5.4.10.1 干态-胀破强度

防护衣关键区域和非关键区域的干态-胀破强度均应不小于 40 kPa。

5.4.10.2 湿态-胀破强度

防护衣关键区域的湿态-胀破强度应不小于 40 kPa。

5.4.11 防护衣的落絮

防护衣的 lg(落絮计数)应不大于 4.0。

5.4.12 防护衣的阻微生物穿透

5.4.12.1 防护衣的阻干态微生物穿透

防护衣的阻干态微生物穿透应不大于 300 cfu。

5.4.12.2 防护衣的阻湿态微生物穿透

防护衣的阻湿态微生物穿透应不低于 $2.8I_B$；

5.4.13 防护衣的无菌

以无菌包装形式提供的防护衣应无菌。

5.4.14 防护衣环氧乙烷残留量

经环氧乙烷灭菌的防护衣，环氧乙烷残留量应不超过 10 μg/g。

5.5 腰带(如有)

5.5.1 剥离强度

腰带粘扣的剥离强度应不小于 1.0 N/cm。

5.5.2 持粘性

在腰带粘扣的一端悬挂 5 N 的载荷，保持 30 min，粘扣应不开粘。

5.6 生物相容性

头盔、头罩(及护目镜)、防护衣、电池固定腰带材料应按 GB/T 16886.1 进行生物学评价，评价结果应表明无生物学危害。

5.7 电池及电池充电器

5.7.1 基本要求

电池充电器能够为电池正常充电，电池可不借助其他工具从充电器中正常插入和拔出。正常充电时，应有相应的充电状态指示。

5.7.2 充电效率

充电器可为一定数量的电池充电，电量耗尽的电池充满电量所用的时间不超过 10 h。

5.8 电气安全

5.8.1 头盔的电气安全

应符合 GB 9706.1 的要求。

5.8.2 电池充电器的电气安全

当电池充电器允许在患者环境内使用时，应符合 GB 9706.1 的要求；当电池充电器仅在患者环境外使用时，应符合 GB 4793.1 或者 GB 4943.1 的要求。

5.9 电磁兼容

5.9.1 头盔的电磁兼容

应符合 YY 0505 的要求。

5.9.2 电池充电器的电磁兼容

当电池充电器的电气安全执行 GB 9706.1 或 GB 4943.1 标准时，电磁兼容性应符合 YY 0505 的要求；当电池充电器的电气安全执行 GB 4793.1 标准时，电磁兼容性应符合 GB/T 18268.1 的要求。

5.10 环境试验

环境试验应符合 GB/T 14710—2009 中气候环境Ⅰ组，机械环境Ⅱ组的要求。

6 试验方法

6.1 防护系统基本要求

穿戴者按照防护系统说明书规定的穿戴程序和操作步骤进行。戴好头盔、套好头罩、连接好电池、穿好防护衣、启动送风系统并调节好风速后，防护系统应能正常运行，符合 5.1 的要求。

6.2 头罩

6.2.1 头罩外观

目测检查，应符合 5.2.1 的要求。

6.2.2 头罩连接部位

目测检查，针距使用通用量具进行测量，应符合 5.2.2 的要求。

6.2.3 头罩的液体阻隔性能

6.2.3.1 头罩的抗渗水性

取头罩罩体材料，按照 GB 19082—2009 中 5.4.1 的方法进行测试，结果应符合 5.2.3.1 的要求。

6.2.3.2 头罩的抗合成血液穿透性

取头罩罩体材料，按照 GB 19082—2009 中 5.4.3 的方法进行测试，结果应符合 5.2.3.2 的要求。

6.2.3.3 头罩的表面抗湿性

取头罩罩体材料，按照 GB 19082—2009 中 5.4.4 的方法进行测试，结果应符合 5.2.3.3 的要求。

6.2.4 头罩的断裂强力

从头罩罩体和头罩罩顶分别裁取试片，按照 GB 19082—2009 中 5.5 的方法进行测试，结果应符合 5.2.4 的要求。

6.2.5 头罩的透湿量

根据头罩的材料组成，从头罩罩体和/或头罩罩顶裁取具有透湿性能的材料试片，按照 GB 19082—2009 中 5.4.2 的方法进行测试，结果应符合 5.2.5 的要求。

6.2.6 头罩的过滤效率

从头罩材料及头罩接缝部位分别裁取试片，按照 GB 19082—2009 中 5.7 的方法进行测试，结果应符合 5.2.6 的要求。

6.2.7 头罩的落絮

从头罩罩体材料裁取试片，按照 YY/T 0506.2—2016 中 A.4 的方法进行，以 3 μm～25 μm 规格范围的粒子计算试验结果，并以常用对数值报告。结果应符合 5.2.7 的要求。

6.2.8 头罩的无菌

取无菌独立包装的头罩，按照中华人民共和国药典(2020 年版)四部通则 1101 中无菌检查法规定的直接接种法进行试验，结果应符合 5.2.8 的要求。

6.2.9 头罩环氧乙烷残留量

取无菌独立包装的头罩，按照 GB 19082—2009 中 5.13 的方法进行测试，结果应符合 5.2.9 的要求。

6.2.10 护目片

取头罩前部位于眼睛部位的护目片薄片为测试样品，按 GB/T 2410—2008 的方法进行透光率和雾度试验。透光率结果应满足 5.2.10.1 的要求，雾度结果应满足 5.2.10.2 的要求。

6.3 头盔和头盔送风系统

6.3.1 头盔外观

目视检查头盔各部件，结果应符合 5.3.1 的要求。

6.3.2 头盔调节阀

手动调节头盔上的调节阀，结果应符合 5.3.2 的要求。

6.3.3 头盔送风系统的风速或风量调节

按照防护系统的使用说明，由小到大调节转速实际操作验证，结果应符合 5.3.3 的要求。

6.3.4 头盔送风系统最大风速

核查制造商说明书的规定并调节送风系统的风速至最大，用风速仪测定，结果应符合 5.3.4 的要求。

6.3.5 头盔送风系统的噪声

正常工作状态下，用“A 级声级计”在头盔上风扇的前、后、左、右和上方 1 m 处分别测定声压值，取最大值，结果应符合 5.3.5 的要求。

6.3.6 头盔送风系统的连续工作时间

安置充满电的电池并调节送风系统的风速至最大(送风系统如配有其他消耗电池的配件，如头灯、通话系统等，也同时调整到最大消耗状态)进行操作，测试头盔送风系统工作时间，结果应符合 5.3.6 的要求。

6.4 防护衣

6.4.1 防护衣结构

目视检查防护衣以及其领口、腰部和袖口的收口并穿脱使用，结果应符合 5.4.1 的要求。

6.4.2 防护衣外观

目视检查,结果应符合5.4.2的要求。

6.4.3 防护衣连接部位

目测检查,针距使用通用量具进行测量,应符合5.4.3的要求。

6.4.4 拉链

对防护衣的拉锁进行目视检查,对自下而上设计的拉锁进行拉合操作5次,检查拉头锁定功能,结果应符合5.4.4的要求。

6.4.5 防护衣的液体阻隔性能

6.4.5.1 防护衣的抗渗水性

按照制造商对防护衣级别的划分,分别裁取防护衣关键区域和非关键区域材料,2级、3级防护衣的静水压测试按照GB 19082—2009中5.4.1的方法进行测试,结果应符合5.4.5.1的要求。

其他级别液体阻隔性能的测试按照YY/T 1499—2016表1的方法进行,结果应符合YY/T 1499—2016表1的指标要求。

6.4.5.2 防护衣的抗合成血液穿透性

裁取防护衣关键区域材料,按照GB 19082—2009中5.4.3的方法进行,结果应符合5.4.5.2的要求。

6.4.5.3 防护衣的表面抗湿性

裁取防护衣关键区域材料,按照GB 19082—2009中5.4.4的方法进行,结果应符合5.4.5.3的要求。

6.4.6 防护衣的断裂强力

分别选取防护衣关键区域、非关键区域和接缝部位的材料为样品,按照GB 19082—2009中5.5的方法进行测试,关键区域结果应符合5.4.6.1的要求,非关键区域结果应符合5.4.6.2的要求,接缝部位结果应符合5.4.6.3的要求。

6.4.7 防护衣的透湿量

按照制造商的声明,在防护衣上选取具有排汗透湿功能的材料裁取样本,按照GB 19082—2009中5.4.2的方法进行测试,结果应符合5.4.7的要求。

6.4.8 防护衣的过滤效率

在防护衣的关键区域、关键区域与关键区域的接缝处裁取样品,按照GB 19082—2009中5.7的方法进行测试,结果应符合5.4.8的要求。

6.4.9 防护衣的抗静电性

取整件防护衣,按照GB 19082—2009中5.9的方法进行测试,结果应符合5.4.9的要求。

6.4.10 防护衣的胀破强度

6.4.10.1 干态-胀破强度

在防护衣的关键区域和非关键区域分别取样,按照YY/T 0506.2—2016中A.6的方法进行测试,结果应符合 5.4.10.1 的要求。

6.4.10.2 湿态-胀破强度

在防护衣的关键区域取样,按照 YY/T 0506.2—2016 中 A.6 的方法进行测试,结果应符合 5.4.10.2 的要求。

6.4.11 防护衣的落絮

在防护衣的关键区域和非关键区域分别取样,按照 YY/T 0506.2—2016 中 A.4 的方法进行测试,以 3 μm～25 μm 规格范围的粒子计算试验结果,并以常用对数值(即落絮系数)报告,结果应符合 5.4.11 的要求。

6.4.12 防护衣的阻微生物穿透

6.4.12.1 防护衣的阻干态微生物穿透

在防护衣的非关键区域取样,按照 YY/T 0506.2—2016 中 A.8 的方法进行测试,结果应符合 5.4.12.1 的要求。

6.4.12.2 防护衣的阻湿态微生物穿透

在防护衣的关键区域取样,按照 YY/T 0506.2—2016 中 A.9 的方法进行测试,结果应符合 5.4.12.2 的要求。

6.4.13 防护衣的无菌

取无菌包装的防护衣样品,按照中华人民共和国药典(2020 年版)四部通则 1101 中无菌检查法规定的直接接种法进行试验,结果应符合 5.4.13 的要求。

6.4.14 防护衣环氧乙烷残留量

取经环氧乙烷工艺灭菌后的防护衣样品,按照 GB 19082—2009 中 5.13 的方法进行测试,结果应符合 5.4.14 的要求。

6.5 腰带(如有)

6.5.1 剥离强度

取腰带粘扣部位材料,按照 GB/T 23315—2009 中 6.2 的方法进行试验,结果应符合 5.5.1 的要求。

6.5.2 持粘性

在腰带处于粘合状态时,固定一端,在另外一端终端自然悬挂 5 N 的载荷,保持 30 min,粘扣继续保持粘合状态不开粘,结果符合 5.5.2 的要求。

6.6 生物相容性

头盔、头罩(及护目镜)、防护衣、电池固定腰带材料应按 GB/T 16886.1 进行生物学评价,应符合 5.6 的规定。

6.7 电池及电池充电器

6.7.1 基本要求

核查制造商使用说明书并实际操作验证,结果应符合 5.7.1 的要求。

6.7.2 充电效率

实际核查并用耗尽电量的电池进行充电，从开始充电到充满电量为止，用秒表计时，结果应符合5.7.2的要求。

6.8 电气安全

6.8.1 头盔的电气安全

头盔的电气安全按照GB 9706.1进行，结果应符合5.8.1的要求。

6.8.2 电池充电器的电气安全

当电池充电器允许在患者环境内使用时，电气安全按照GB 9706.1进行；当电池充电器仅在患者环境外使用时，电气安全按照GB 4793.1或者GB 4943.1进行。结果应符合5.8.2的要求。

6.9 电磁兼容

6.9.1 头盔的电磁兼容

头盔的电磁兼容性能按照YY 0505进行，结果应符合5.9.1的要求。

6.9.2 电池充电器的电磁兼容

当电池充电器的电气安全执行GB 9706.1或GB 4943.1标准时，电磁兼容按照YY 0505进行；当电池充电器的电气安全执行GB 4793.1标准时，电磁兼容按照GB/T 18268.1进行。结果应符合5.9.2的要求。

6.10 环境试验

环境试验按照GB/T 14710—2009中气候环境Ⅰ组，机械环境Ⅱ组进行。

7 标志和使用说明书

7.1 标志

7.1.1 设备类产品标志

产品标志应符合GB/T 191—2008的规定，设备类产品应标示下列信息：

a) 制造商名称或商标；
b) 产品名称、型号；
c) 产品编号和/或生产日期。

7.1.2 单包装标志

制造商提供的单包装应清楚地标示以下信息：

a) 制造商名称或商标；
b) 产品名称；
c) 型号和/或规格(如号型、尺码等)；
d) 如为灭菌产品应标明灭菌方式；
e) 批号和/或生产日期、使用期限或失效日期；

f) 一次性使用无菌产品应有“无菌”“一次性使用”“包装破损,禁止使用”等字样或图形标志;

g) 产品执行标准或技术要求编号。

7.1.3 包装箱标志

包装上应清楚地标示以下信息:

a) 制造商名称、地址;

b) 产品名称、型号和/或规格;

c) 产品编号和/或生产日期。

7.2 使用说明书

防护系统应附有使用说明书。一次性使用无菌产品的使用说明书内容应按照相关产品标准的规定。

头盔、腰带等重复性使用的部件,应说明清洁、消毒或灭菌方法。

8 包装、运输、贮存

8.1 包装

8.1.1 设备包装应牢固,以保证产品不受自然损坏。

8.1.2 一次性使用产品的包装应能够防止机械损坏和使用前的污染。

8.2 运输、贮存

按使用说明书的规定进行。

ICS 11.140
C 48

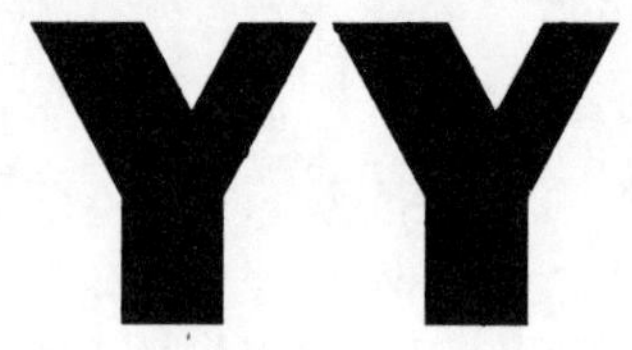

中华人民共和国医药行业标准

YY/T 1799—2020

可重复使用医用防护服技术要求

Technical requirement of re-usable protective clothing for medical use

2020-12-22 发布　　2021-01-01 实施

国家药品监督管理局　发布

前　　言

本标准按照 GB/T 1.1—2009 给出的规则起草。

请注意本文件的某些内容可能涉及专利。本文件的发布机构不承担识别这些专利的责任。

本标准由国家药品监督管理局提出。

本标准由北京市医疗器械检验所归口。

本标准起草单位：山东省医疗器械产品质量检验中心、北京市医疗器械检验所、河南省医疗器械检验所、北京邦维高科特种纺织品有限责任公司、威海云龙复合纺织材料股份有限公司、河南亚都实业有限公司、江苏新视界先进功能纤维创新中心有限公司。

本标准主要起草人：施燕平、万敏、张庆、王文庆、吴平、许慧、姚秀军、黄永富、刘克洋、刘曦、徐玉茵、闫钧、李波、孙明志、段书霞、梅锋。

引　言

在有传染因子暴露风险的医疗环境中，工作人员需要穿戴医用防护服，以达到阻隔传染因子的目的。

可重复使用医用防护服既可以在很大程度上节省资源，又能在重大公共卫生事件爆发时满足医用防护服使用量急剧增加的需求。

可重复使用医用防护服的洗消处理程序的安全性和有效性至关重要，制造商有责任向用户提供洗消处理程序。

本标准对可重复使用医用防护服在阻传染因子穿透性能方面进行分级，制造商有义务提供防护服阻传染因子穿透性能等级的信息。

防护服材料的机械性能与防护服的阻传染因子穿透性能、舒适性以及穿戴时间等具有一定关联性，对防护服选用有指导意义。因此，本标准参考 GB 24539—2009，以资料性附录的形式(附录 A)推荐了材料的多种机械性能分级，鼓励制造商以随附文件的形式提供机械性能的等级信息。

不同的医疗环境可能需要使用不同等级的防护服。临床使用时，需在临床专家指导下选择适宜等级的防护服，以满足复杂多变的医疗环境下的使用需求。

可重复使用医用防护服技术要求

1 范围

本标准规定了可重复使用医用防护服(以下简称防护服)的材料和成品的性能、分级和提供信息的要求。

本标准适用于在医疗机构使用的、阻隔传染因子的、可重复使用的医用防护服。

本标准不适用于外科手术过程中用于防止交叉感染的医护人员手术衣,不涉及一次性使用的医用防护服,也未给出防护服洗消处理程序。

2 规范性引用文件

下列文件对于本文件的应用是必不可少的。凡是注日期的引用文件,仅注日期的版本适用于本文件。凡是不注日期的引用文件,其最新版本(包括所有的修改单)适用于本文件。

GB/T 3820—1997 纺织品和纺织制品厚度的测定

GB/T 3923.1—2013 纺织品 织物拉伸性能 第1部分:断裂强力和断裂伸长率的测定(条样法)

GB/T 4669—2008 纺织品 机织物 单位长度质量和单位面积质量的测定

GB/T 4744—2013 纺织品 防水性能的检测和评价 静水压法

GB/T 4745—2012 纺织品 防水性能的检测和评价 沾水法

GB/T 5455—2014 纺织品 燃烧性能 垂直方向损毁长度、阴燃和续燃时间的测定

GB/T 12703.3—2009 纺织品 静电性能的评定 第3部分:电荷量

GB/T 12704.1—2009 纺织品 织物透湿性试验方法 第1部分:吸湿法

GB 15979—2002 一次性使用卫生用品卫生标准

GB/T 16886.1 医疗器械生物学评价 第1部分:风险管理过程中的评价与试验

GB 19082—2009 医用一次性防护服技术要求

YY/T 0506.5—2009 病人、医护人员和器械用手术单、手术衣和洁净服 第5部分:阻干态微生物穿透试验方法

YY/T 0506.6—2009 病人、医护人员和器械用手术单、手术衣和洁净服 第6部分:阻湿态微生物穿透试验方法

YY/T 0689—2008 血液和体液防护装备 防护服材料抗血液传播病原体穿透性能测试 Phi-X174 噬菌体试验方法

YY/T 0700—2008 血液和体液防护装备 防护服材料抗血液和体液穿透性能测试 合成血试验方法

YY/T 0802—2010 医疗器械的灭菌 制造商提供的处理可重复灭菌医疗器械的信息

中华人民共和国药典(2020年版)

3 术语和定义

下列术语和定义适用于本文件。

3.1

传染因子 infective agents

可能引起任何感染、过敏或毒性的微生物(包括经过基因改造的微生物)、细胞培养物和人体内寄生虫。

3.2

可重复使用医用防护服 re-usable protective clothing for medical use

在使用后进行必要的洗消处理并经过评估后依然可提供有效防护的,用于医护人员穿戴,使之免受暴露或接触传染因子的服装。

3.3

接缝 seams

防护服上的材料之间的连接处。

3.4

洗消处理 processing

为满足预期使用要求,对新的或使用过的医疗器械所应做的准备工作,包括清洗、消毒、干燥、折叠、包装和灭菌(若有)等。

注:定义改自 YY/T 0802—2010 中的 2.6“处理”。

4 要求

4.1 总则

除非另有规定,应按制造商推荐的洗消处理程序和最大洗消处理次数对样品进行处理。对洗消处理前样品和最大洗消处理次数后的样品分别试验(4.2.2 仅在最大洗消处理次数处理后的样品上进行试验)。

除非另有规定,试验前试样应在(20±2)℃和(65±5)%相对湿度的环境中状态调节至少 24 h。试验应在同样的环境中进行,或者将试样从状态调节环境中取出后 5 min 内开始。

注 1:防护服能承受的洗消处理次数与制造商所提供的洗消处理程序有关。制造商有责任对声称的洗消处理次数进行确认。

注 2:防护服能承受的洗消处理次数与材料性能级别具有一定关联性,机械强度性能分级参见附录 A(另见引言)。

4.2 材料要求

4.2.1 物理性能要求

4.2.1.1 透湿率

按 GB/T 12704.1—2009 的方法进行试验,防护服材料透湿率应不低于 2 500 g/(m^2 · 24 h)或标示量(取较大值)。

注:透湿率是反映产品舒适性的重要指标,但材料的透湿率与阻隔性能可能会呈反向关系。鼓励制造商寻求材料防护级别和透湿率的最大化。

4.2.1.2 抗合成血液穿透性

按 YY/T 0700—2008 表 1 中程序 C 或 D 进行试验时,防护服材料应不低于表 1 中 2 级的要求。

4.2.1.3 断裂强力

按照 GB/T 3923.1—2013 中规定的条样法进行试验,防护服材料的断裂强力应不小于 45 N。

注：断裂强力分级参见 A.5。

4.2.1.4 阻燃性能

防护服若声称具有阻燃性能，按 GB/T 5455—2014 中规定的垂直法进行燃烧性能试验，应符合下列要求：

a) 损毁长度不大于 200 mm；

b) 续燃时间不超过 15 s；

c) 阴燃时间不超过 10 s。

4.2.1.5 表面抗湿性

按 GB/T 4745—2012 进行试验，防护服外侧面按 GB/T 4745—2012 中 9.1 进行沾水评级，应不低于制造商标识的等级。

4.2.2 阻传染因子穿透性能要求

4.2.2.1 阻血液传播病原体穿透性能

对于预期接触喷洒或飞溅等形式的血液或体液的防护服，按 YY/T 0689—2008 进行试验，根据表 1 给出的性能水平确定等级，应不低于制造商标识的等级。

注：YY/T 0700—2008 可用于本试验筛选以预测预期水平，其试验结果能作为不合格判定的依据，但不能作为合格判定的依据。

表 1 抗合成血液穿透性、阻血液传播病原体穿透分级

等级	压强值/kPa
6	20
5	14
4	7
3	3.5
2	1.75
1	0

4.2.2.2 阻污染液体气溶胶穿透性能

对于预期接触由污染液体产生的气溶胶的防护服，按附录 B 进行试验，根据表 2 给出的性能水平确定等级，应不低于制造商标识的等级。

表 2 阻污染液体气溶胶穿透分级

等级	lg(LRV)
3	LRV＞5
2	3＜LRV≤5
1	1＜LRV≤3

4.2.2.3 阻湿态微生物穿透性能

对于预期在经受摩擦、压力和润湿等综合作用下接触传染因子的防护服，按 YY/T 0506.6—2009 进行试验，根据表 3 给出的性能水平确定等级，应不低于制造商标识的等级。

表 3 阻湿态微生物穿透分级

等级	穿透时间 t/min
6	$t>75$
5	$60<t\leqslant 75$
4	$45<t\leqslant 60$
3	$30<t\leqslant 45$
2	$15<t\leqslant 30$
1	$t\leqslant 15$
注：本标准不要求计算屏障指数(I_B)。结果判读时，若 5 个培养皿均未发生穿透，即 $t>75$，可确定为 6 级；若第 5 个培养皿上发生穿透，即 $60<t\leqslant 75$，可确定为 5 级；以此类推。	

4.2.2.4 阻干态微生物穿透性能

对于预期接触污染固体粒子的防护服，按 YY/T 0506.5—2009 进行试验，根据表 4 给出的性能水平确定等级，应不低于制造商标识的等级。

表 4 阻干态微生物穿透分级

等级	lg(cfu)
3	lg(cfu)≤1
2	1<lg(cfu)≤2
1	2<lg(cfu)≤3

4.3 防护服的要求

4.3.1 生物学评价

防护服预期与人体接触的部位应按 GB/T 16886.1 进行生物学评价。

4.3.2 设计要求

4.3.2.1 防护服的设计宜至少对穿着者预期防护的部位进行有效防护。

4.3.2.2 装有拉链的防护服拉链应不外露，且应进行密封处理，拉头应能自锁。

4.3.2.3 防护服各组件或部件应在整个使用有效期内维持其作用。

4.3.2.4 制造商宜考虑材料的缩水率。

4.3.2.5 供使用状态下的防护服应干燥、清洁、无霉斑，表面不准许有粘连、裂缝、孔洞等缺陷，粘合或热合等加工处理后的部位应完整、密封、无气泡。

注：防护服设计指南参见附录 C。

4.3.3 抗静电性

防护服若声称具有抗静电性，按 GB/T 12703.3—2009 进行试验，防护服的带电量应不大于 0.6 μC/件。

防护服若未声称具有抗静电性，制造商应在随附文件或包装上给出相关警示信息。

4.3.4 接缝要求

4.3.4.1 抗渗水性

按 GB/T 4744—2013 的方法进行试验，含接缝处的试样静水压应不低于 1.67 kPa(17 cmH_2O)。

4.3.4.2 阻穿透性能

按照 GB 19082—2009 中 5.7 规定的方法进行试验，含接缝处的试样对非油性颗粒的穿透率应不大于 30%。

注：接缝强力性能分级参见 A.7。

4.3.5 跟踪装置

防护服上应有洗消处理次数的跟踪装置，如网格标记、条形码、射频芯片或其他适用的方法，用于记录产品被洗消处理的次数。跟踪装置应在产品的整个使用有效期内维持其作用。

4.3.6 微生物要求

4.3.6.1 通则

出厂状态下无菌供应的防护服，应符合 4.3.6.2 的要求。

出厂状态下非无菌供应并直接使用的防护服，应符合 4.3.6.3 的要求；对于首次使用前规定进行洗消处理的防护服，可免做 4.3.6.3。

4.3.6.2 无菌

按照《中华人民共和国药典》1101 中的直接接种法进行试验，应符合无菌要求。

4.3.6.3 微生物指标

按照 GB 15979—2002 中附录 B 规定的方法进行试验，应符合表 5 的要求。

表 5 微生物指标

细菌菌落总数 cfu/g	大肠菌群	绿脓杆菌	金黄色葡萄球菌	溶血性链球菌	真菌菌落总数 cfu/g
≤200	不得检出	不得检出	不得检出	不得检出	≤100

4.3.7 环氧乙烷残留量

出厂状态下经环氧乙烷灭菌的防护服应符合 GB 19082—2009 的要求。

5 标志

防护服上应至少有如下标识：

a） 号型规格；

b） 生物危险防护的图形符号(图 1)。

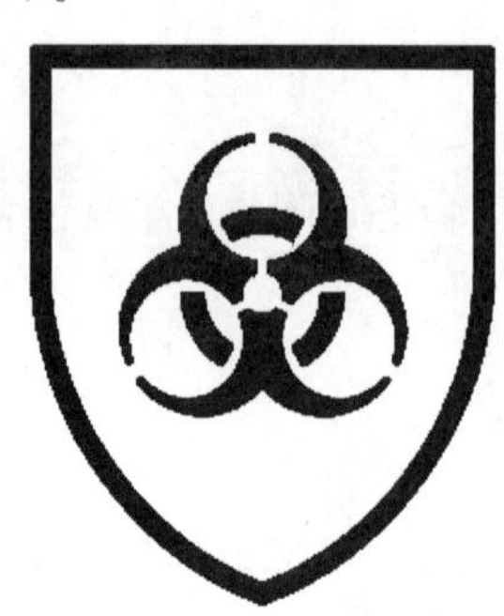

图 1 生物危险防护图形符号

6 制造商提供的信息

无菌供应的防护服，制造商提供的信息应符合 YY/T 0802—2010 的要求。

防护服随附文件或包装上应至少提供以下信息：

a） 产品名称、型号、号型规格；

b） 制造商的名称、商标或其他识别信息；

c） 缩水率(%)；

d） 预期传染因子暴露情形、测试项目及性能等级(4.2.2.1～4.2.2.4)；

e） 推荐以列表方式给出材料和接缝机械性能等级(参见附录 A)；

f） 透湿率，以 g/(m^2 · 24 h)为单位；

g） 阻燃信息，若适用；

h） 抗静电信息，若适用；

i） 使用相关信息：

——适用环境(例如温度范围)；

——使用前进行检查；

——装配和调整，以及提供所要求的防护等级所需的任何附件；

——使用方法；

——使用禁忌；

——洗消处理程序(消毒和维护等)及最大洗消处理次数；

——贮存条件；

——警示说明，若适用；

——防护服的图示说明等，若适用；

——废弃后处置方法。

附 录 A
（资料性附录）
机械性能分级

A.1 总则

本附录给出的机械性能分级，若无充足的证据证明，需洗消处理（按制造商推荐洗消处理程序和最大洗消处理次数）前后进行试验，并以洗消处理前后的试验所获得的最低级别数据进行机械性能分级。

A.2 耐磨损性能

宜按 GB/T 21196.2—2007 中规定的方法和 GB 24539—2009 中规定的原则，按表 A.1 对防护服材料的耐磨损等级进行分级。

表 A.1 耐磨损性能分级

等级	产生损坏所需循环次数
6	>2 000
5	>1 500
4	>1 000
3	>500
2	>100
1	>10

A.3 耐屈挠破坏性能（Schildknecht 法）

宜按 GB/T 12586—2003 的第 4 章方法 B 对防护服材料的耐屈挠等级按表 A.2 进行分级。

表 A.2 耐屈挠破坏性能分级

等级	循环次数
6	>100 000
5	>40 000
4	>15 000
3	>5 000
2	>2 500
1	>1 000

A.4 撕破强力

宜按 GB/T 3917.3—2009 中规定的方法对防护服材料的撕破强力等级按表 A.3 进行分级。

表 A.3 撕破强力分级

等级	撕破强力/N
6	>150
5	>100
4	>60
3	>40
2	>20
1	>10

A.5 断裂强力

宜按 GB/T 3923.1—2013 中规定的方法对防护服材料的断裂强力等级按表 A.4 进行分级。

表 A.4 断裂强力分级

等级	断裂强力/N
6	≥1 000
5	≥500
4	≥250
3	≥100
2	≥60
1	≥45

A.6 抗刺穿性能

宜按 GB/T 20655—2006 中规定的方法对防护服材料的抗穿刺等级按表 A.5 进行分级。

表 A.5 抗刺穿性能分级

等级	抗刺穿强力/N
6	>250
5	>150
4	>100
3	>50
2	>10
1	>5

A.7 接缝强力

宜按 GB/T 13773.1 中规定的方法和 GB 24539—2009 中规定的原则，对防护服的接缝强力等级按表 A.6 进行分级。

表 A.6 接缝强力分级

等级	接缝强力/N
6	＞500
5	＞300
4	＞125
3	＞75
2	＞50
1	＞30

附 录 B
（规范性附录）
阻污染液体气溶胶穿透性能试验方法

B.1 主要仪器、设备

B.1.1 试验箱

试验箱是一个边长为 280 mm 正方体的箱子，用透明的合成材料(如 8 mm 厚的聚甲基丙烯酸甲酯)制成。图 B.1 给出了其示意图和特征尺寸。试验箱的设计应防止试验时箱内产生压力。

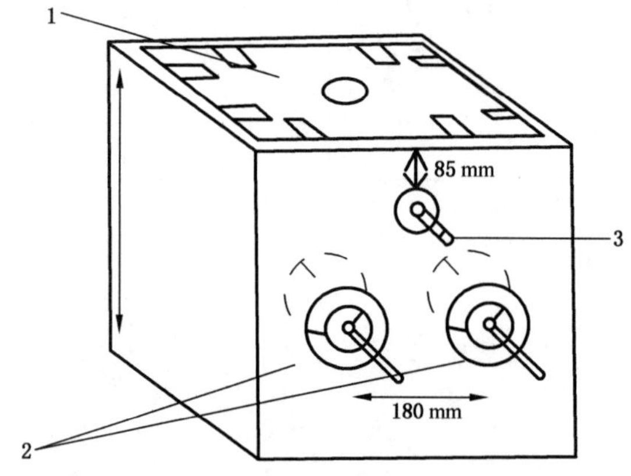

说明：
1——顶盖；
2——样品夹持器；
3——用于安装 Collison 喷雾器的不锈钢进气管。

图 B.1 试验箱示意图

B.1.2 气压源

能提供(138±10)kPa 空气的气压源。

B.1.3 Collison 喷雾器

Collison 喷雾器示意图见图 B.2。

B.1.4 可控真空泵

可控真空泵：最大气流量为 34 L/min，可获得<0.8 kPa(8 mbar)的真空，真空控制器可使真空达到 100 kPa(1 000 mbar)～0.8 kPa(8 mbar)。

B.1.5 试样-滤器组件

试样-滤器组件见图 B.3，由一个 Delrin 开式滤器，一个支撑网以及防泄露的硅橡胶垫圈组成。

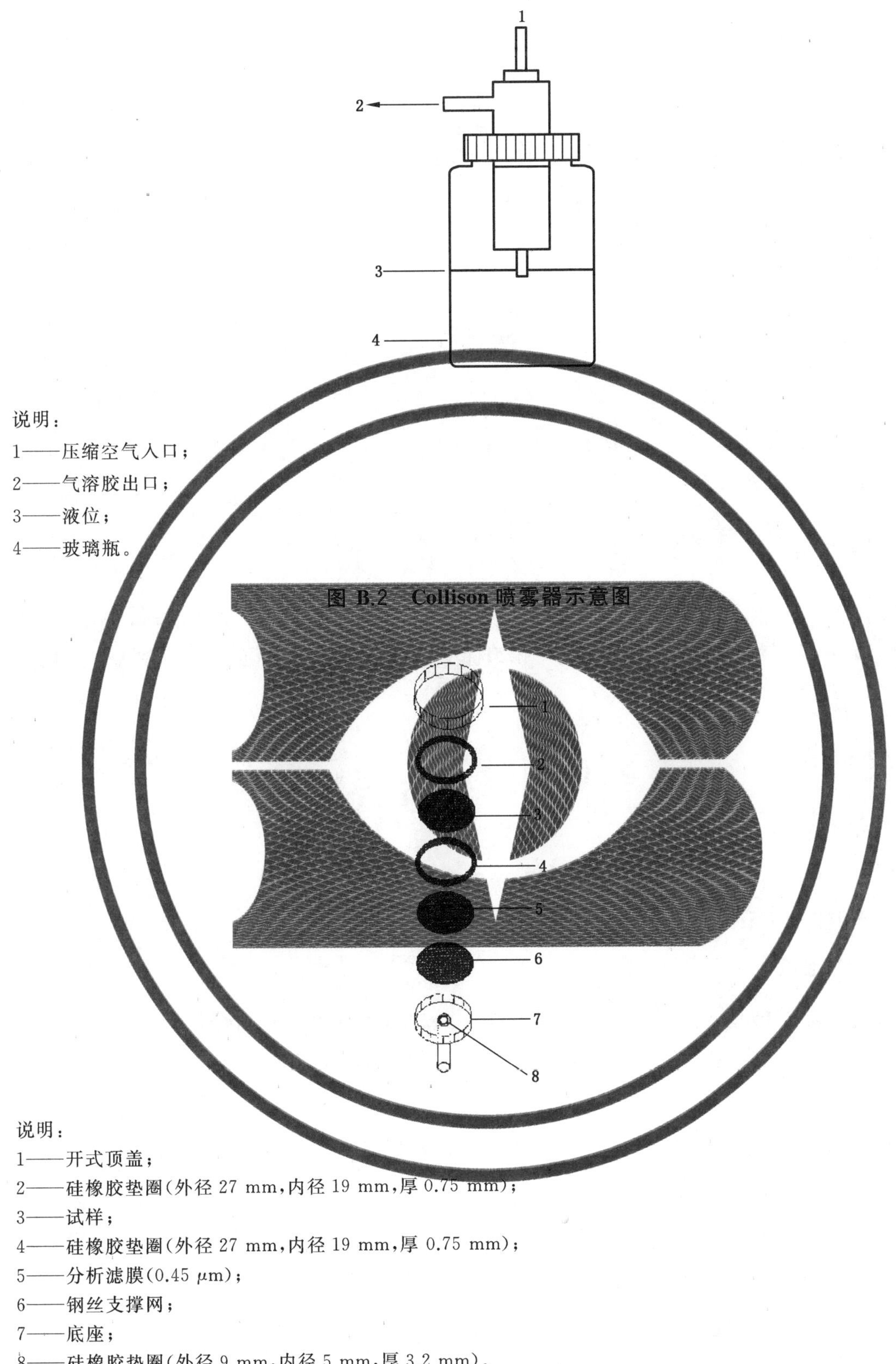

说明：

1——压缩空气入口；

2——气溶胶出口；

3——液位；

4——玻璃瓶。

图 B.2 Collison 喷雾器示意图

说明：

1——开式顶盖；

2——硅橡胶垫圈(外径 27 mm,内径 19 mm,厚 0.75 mm)；

3——试样；

4——硅橡胶垫圈(外径 27 mm,内径 19 mm,厚 0.75 mm)；

5——分析滤膜(0.45 μm)；

6——钢丝支撑网；

7——底座；

8——硅橡胶垫圈(外径 9 mm,内径 5 mm,厚 3.2 mm)。

图 B.3 含试样的试样-滤器组件展开图

B.1.6 其他仪器、设备

B.1.6.1 秒表或电子计时器。

B.1.6.2 分析天平,能精确称量到 0.01 g。

B.1.6.3 振荡培养箱。

B.1.6.4 水浴锅。

B.1.6.5 压力蒸汽灭菌器。

B.1.6.6 厚度计,适合于测量试样厚度,最小读数为 0.02 mm。

B.1.6.7 Ⅱ级生物安全柜。

B.2 主要试剂与材料

B.2.1 营养肉汤培养基。

B.2.2 营养琼脂培养基。

B.2.3 无菌生理盐水。

B.2.4 金黄色葡萄球菌 ATCC 6538 或等效菌株。

B.2.5 分析滤膜,孔径 0.45 μm,直径 25 mm。

B.3 试样准备

裁取 8 个直径为 25 mm 的圆形试样。将试样按图 B.3 安装于试样-滤器组件中。为平衡试验阻力,在一个组件中将试样放于滤膜上游,在另一个组件中将试样放于滤膜下游。在正常室温下使试验样品状态调节至少 48 h。

B.4 试验程序

B.4.1 材料测量

按 GB/T 3820—1997 测量每个试样的厚度,精确到 0.02 mm。

按 GB/T 4669—2008 测定每个试样的质量,计算单位面积质量,精确到 10 g/m^2。

B.4.2 细菌挑战悬液制备

以无菌操作的方式将金黄色葡萄球菌从营养琼脂上接种到营养肉汤中,在振荡培养箱中(37±1)℃下过夜培养。用无菌生理盐水稀释该培养液至约 5×10^7 cfu/mL。可加入表面活性剂(如吐温)以使金黄色葡萄球菌解聚。将该菌液装入 Collison 喷雾器中至相应液位。

B.4.3 试验设置

将真空控制器设定到−30 kPa,真空泵再次启动的压升设定为 5%。通过 Y 形连接器和适宜的真空管将该泵与两个不锈钢进气管连接,将 Collison 喷雾器与试验箱连接,两个试样-滤器组件与不锈钢管进气管连接,使试验箱顶盖扣接到位,见图 B.4。将该试验装置放于Ⅱ级生物安全柜内。

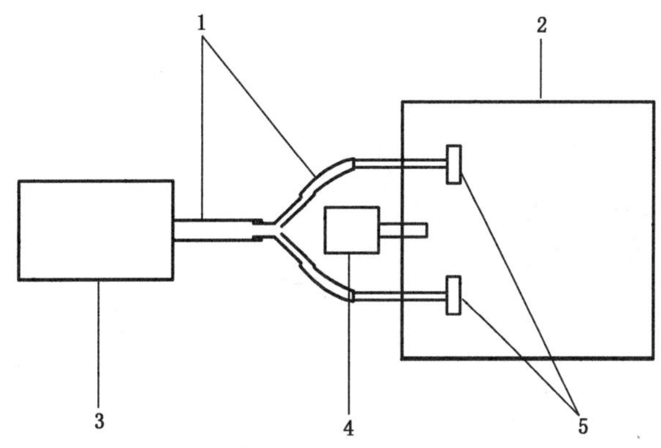

说明：

1——真空管；

2——试验箱；

3——真空控制器；

4——Collison 喷雾器；

5——Delrin 开式滤器。

图 B.4 试验装置示意图

B.4.4 程序

B.4.4.1 对 Collison 喷雾器施加(138±10)kPa 的空气压力，使其产生气溶胶。

B.4.4.2 3 min 后，启动真空泵。

B.4.4.3 3 min 后，关闭 Collison 喷雾器，使真空泵继续运行 1 min。

B.4.4.4 关闭真空泵。

B.4.4.5 从试验箱中取出试样-滤器组件，无菌操作将滤膜移至装有 10 mL 无菌生理盐水的瓶中。

B.4.4.6 振荡洗脱 1 min，用无菌生理盐水进行梯度稀释，一般将该洗脱液继续稀释至 10^{-2}、10^{-3} 和 10^{-4}。

B.4.4.7 采用平板倾注技术，各稀释级每平板接种 1 mL，平行接种两个平板。

B.4.4.8 全部平板在(37±1)℃下过夜培养。

B.4.4.9 对对照滤膜细菌和穿透试样细菌分别进行计数。

B.4.4.10 共进行四次测试。

B.4.5 结果表征

防护服材料的阻生物污染气溶胶穿透性能用 lg(LRV)表示。用式(B.1)计算：

$$\mathrm{LRV} = \lg N_0 - \lg N_1 \qquad \cdots\cdots (B.1)$$

式中：

N_0——对照滤膜细菌数量，cfu；

N_1——穿透试样细菌数量，cfu。如果 $N_1 < 1$，则表述为 $\mathrm{LRV} > \lg N_0$。

对于每一次测定，计算 lg 降低值，计算 4 个测定值的均值和标准差。

B.4.6 报告

试验报告应至少包含以下方面：

a) 制造商和样品识别；

b) 制样方法描述，如材料取自原料或衣物，取样部位(包括有无接缝或其他)，材料是否经过灭菌和相应的灭菌方法(适用时)；

c) 各试样的厚度和平均厚度(以毫米表示);

d) 各试样单位面积质量和平均单位面积质量(以克每平方米表示);

e) 对试样采用的预处理的说明;

f) 四个测定值,均值和标准差;

g) 试验条件,即温度和相对湿度;

h) 任何偏离本试验方法的描述。

附 录 C
（资料性附录）
防护服设计指南

C.1 总则

本附录给出了防护服相关的基本健康和人体工效学要求。防护服的设计及生产宜满足通用人体工效学原理。防护服宜按本附录的要求进行设计和生产。

C.2 无害性

防护服不宜对使用者的健康或卫生产生不利的影响。防护服宜由无毒副作用的材料制成。材料不宜在正常使用的可预见的情况下释放，或降解释放有毒的、致癌的、致突变的、致敏的、有生殖毒性的或其他有害的物质。

C.3 设计

C.3.1 防护服的设计宜有利于使用者的穿戴固定，且设计宜考虑到使用环境及穿戴时的动作和姿势，宜确保其在可预见的使用期内保持其功能。因此，防护服宜有合理措施保证防护服能够适应使用者的形态，比如有效的调节方式或足够的尺寸范围。

C.3.2 防护服的设计宜确保能够覆盖预期穿着者身体的所有动作(如胳膊抬起时上衣不宜到腰部以上)。防护服的设计宜考虑是否达到使用要求，如防护服是否可以穿脱自如，特别要考虑胳膊、膝盖等弯曲部位；移动中不会暴露未受到保护的身体区域；上衣和裤子是否有足够的重叠部分，以及制造商的信息是否足以解释防护服得到了正确使用。

C.3.3 适宜时，为了形成整体的防护系统，防护服的设计宜考虑其他配套装置。在同一制造商生产的产品交界处(如袖口和手套、裤子和鞋子，以及防护罩和口罩结合处)宜提供合适的防护水平。

C.3.4 产品技术要求或技术规范中宜规定防护服材料的最小机械性能和等级(参见附录 A)。

C.3.5 如果产品技术要求或技术规范中有要求，那么在制造商提供的信息中宜给出所有号型的防护服在 20 ℃、相对湿度 65%或其他环境条件下的质量；还宜规定质量的公差或范围。宜对一种号服的防护服的质量进行测量，以便核对质量标示信息。

注 1：较轻的质量并非总是有益。

注 2：考虑舒适性、阻水性、设计和防护水平，防护服宜越轻越好。

C.4 舒适性

C.4.1 考虑环境条件、使用者的活动情况，以及预期使用时间等因素，防护服宜给使用者提供与防护等级相适应的舒适水平。产品技术要求或技术规范中宜包括防护服舒适性及其评估方法(如通过手工检查、目力试验或试穿进行评估)及相关的要求。防护服不宜：

——有使使用者感到不适或伤害使用者的粗糙、锐利或硬表面；

——太紧以致限制血液流动；

——太松和/或沉以致妨碍活动。

C.4.2 允许时,防护服宜由低阻水蒸气性和/或高透气性和/或高通气性材料制成,以使得穿戴者不舒适感和热应力降到最低。在这些情况下,产品技术要求或技术规范中宜规定材料或防护服阻水蒸气性、材料透气性或防护服通气性的试验方法和要求。

C.4.3 为了提供足够高的防护级别,会导致给使用者造成严重人体工效学负担,或导致防护服极端不舒适,制造商宜在随附文件中以建议或警告的形式明确标示。制造商宜对预期使用者明确给出合适使用时间或连续穿戴时间。

参 考 文 献

[1] GB/T 3917.2—2009 纺织品 织物撕破性能 第2部分:裤形试样(单缝)撕破强力的测定

[2] GB/T 3917.3—2009 纺织品 织物撕破性能 第3部分:梯形试样撕破强力的测定

[3] GB/T 3923.1—2013 纺织品 织物拉伸性能 第1部分:断裂强力和断裂伸长率的测定(条样法)

[4] GB/T 12586—2003 橡胶或塑料涂覆织物 耐屈挠破坏性的测定

[5] GB/T 13773.1—2008 纺织品 织物及其制品的接缝拉伸性能 第1部分:条样法接缝强力的测定

[6] GB/T 20655—2006 防护服装 机械性能 抗刺穿性的测定

[7] GB/T 21196.2—2007 纺织品 马丁代尔法织物耐磨性的测定 第2部分:试样破损的测定

[8] GB 24539—2009 防护服装 化学防护服通用技术要求

[9] YY/T 1425 防护服材料抗注射针穿刺性能试验方法

[10] YY/T 1478—2016 可重复使用医疗器械消毒灭菌的追溯信息

[11] YY/T 1498—2016 医用防护服的选用评估指南

[12] EN 14126:2003 Protective clothing—Performance requirements and tests methods for protective clothing against infective agents

[13] EN 14325:2018 Protective clothing against chemicals—Test methods and performance classification of chemical protective clothing materials,seams,joins and assemblages

雾松® 含溴消毒产品

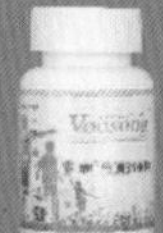

雾松® 含溴消毒片（教育机构）

主要成分：1,3-二溴-5,5-二甲基乙内酰脲

有效含量：37%（有效溴）

产品剂型：片剂

产品规格：50片/瓶

有 效 期：2年

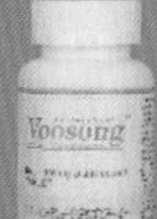

雾松® 含溴消毒片（出口）

主要成分：1,3-二溴-5,5-二甲基乙内酰脲

有效含量：37%（有效溴）

产品剂型：片剂

产品规格：50片/瓶

有 效 期：2年

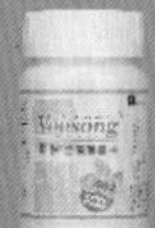

雾松® 含溴消毒片（家用装）

主要成分：1,3-二溴-5,5-二甲基乙内酰脲

有效含量：37%（有效溴）

产品剂型：片剂

产品规格：50片/瓶

有 效 期：2年

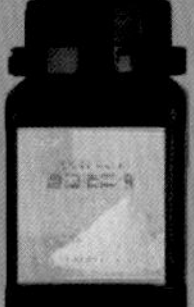

雾松® 含溴消毒粉（餐消行业）

主要成分：1,3-二溴-5,5-二甲基乙内酰脲

有效含量：40%（有效溴）

产品剂型：粉剂

产品规格：500g/瓶

有 效 期：2年

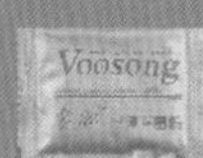

雾松® 含溴消毒粉

主要成分：1,3-二溴-5,5-二甲基乙内酰脲

有效含量：40%（有效溴）

产品剂型：粉剂

产品规格：5g/袋

有 效 期：2年

雾松® 含溴消毒粉

主要成分：1,3-二溴-5,5-二甲基乙内酰脲

有效含量：40%（有效溴）

产品剂型：粉剂

产品规格：100g/袋

有 效 期：2年

雾松® 超微粒雾化消毒机

功率：3000W

型号：v3000-II

用于空间环境和物表消毒

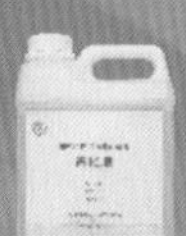

松雪® 超微粒雾化消毒机专用雾化液

规格：2L

面积：1500-2000平方

配套雾化机使用，增强雾化效果

消毒液有效溴检验试纸（高浓度）

适用于检测含溴消毒液有效溴的浓度。

检测范围：$(25 \sim 2.000) \times 10^{-6}$

包装规格：约4m

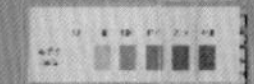

消毒液有效溴检验试纸（低浓度）

适用于检测含溴消毒液有效溴的浓度。

检测范围：$(10 \sim 250) \times 10^{-6}$

包装规格：100片/装

blue sail+ 蓝帆医疗

蓝帆
中国驰名商标
国家工商行政管理总局商标局
二〇一四年九月

蓝帆中国驰名商标

蓝帆医疗股份有限公司

蓝帆医疗股份有限公司简称“蓝帆医疗”（股票代码 002382），成立于 2002 年，是中低值耗材和高值耗材完整布局的医疗器械知名企业。公司在 2019 年的时间里完成了两次转型升级，已成功地从单一的医用手套行业先进，发展成为涵盖高、中、低值耗材一体化的医疗器械跨国企业，目前按业务线条分有 4 个事业部：防护事业部，主要产品为健康防护手套，市场份额近年来一直保持全球领先；心脑血管领域，业务以心脏介入器械产品为主，涵盖裸金属支架、球囊导管及其他介入性心脏手术配套产品，在全球

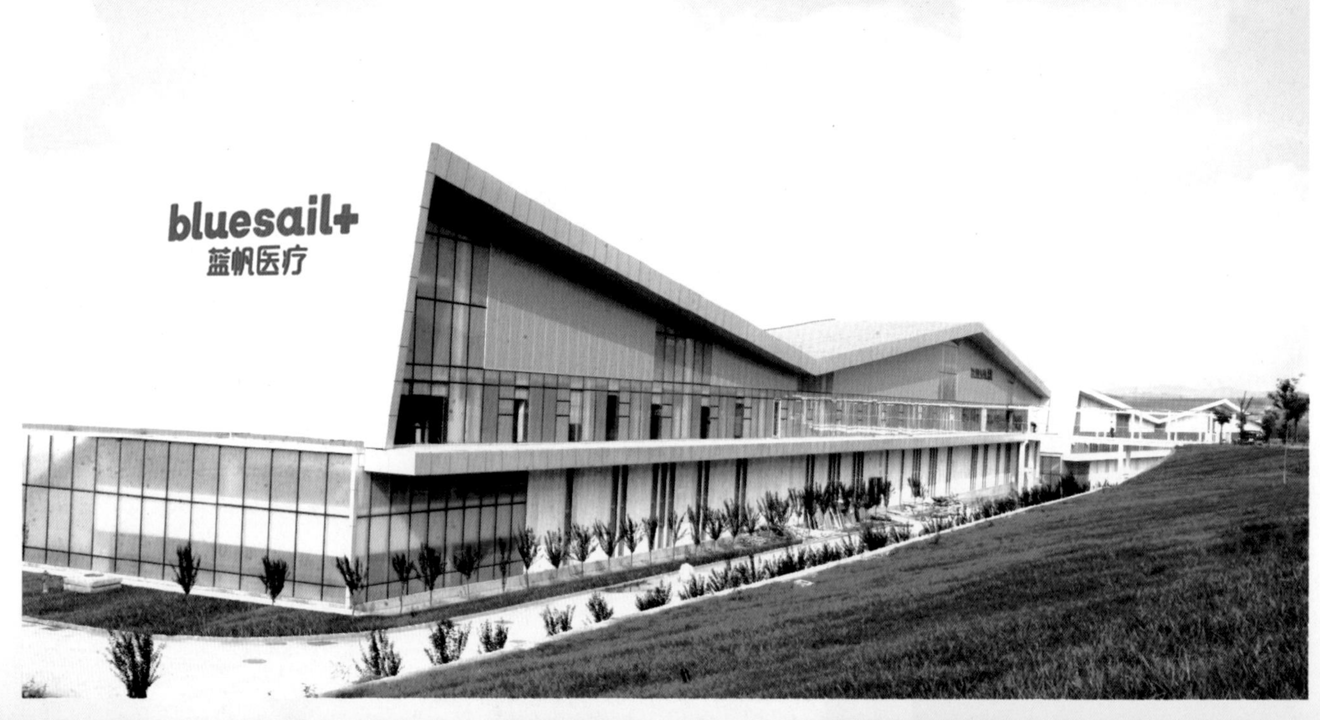

鸟瞰图 – 蓝帆医疗

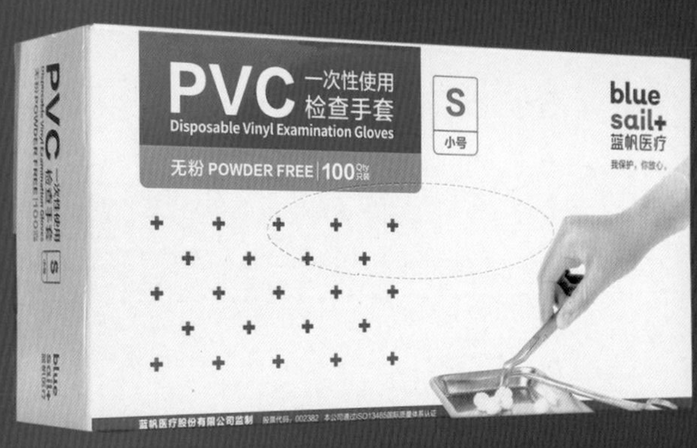

一次性使用 PVC 检查手套

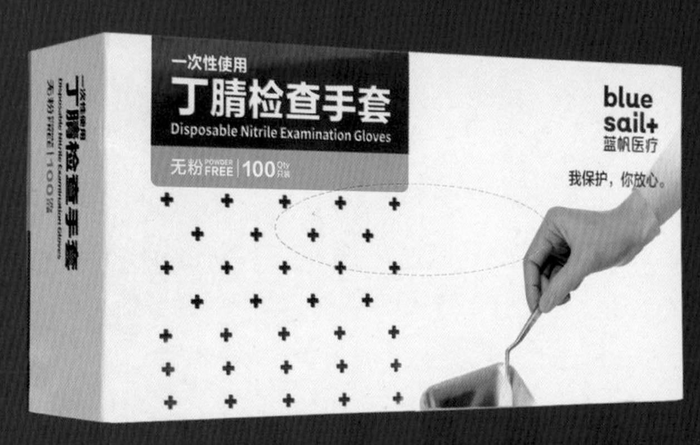

一次性使用丁腈检查手套

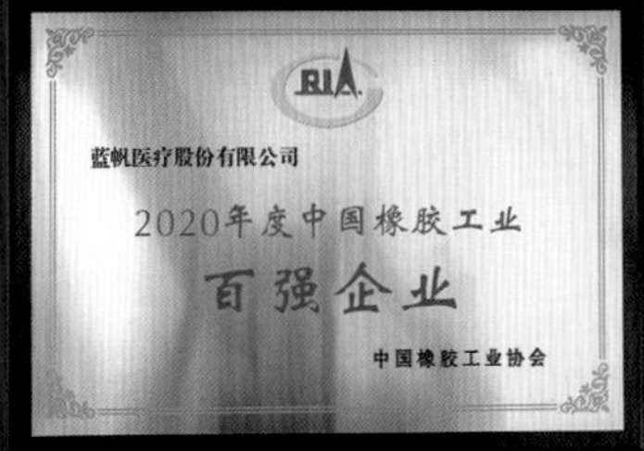

中国橡胶工业百强企业

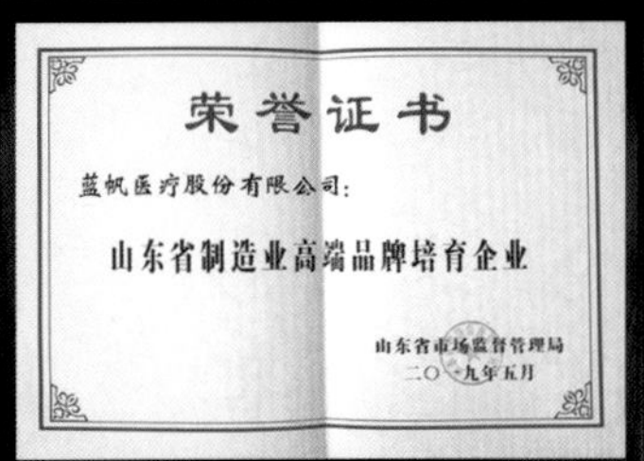

高端品牌培育企业

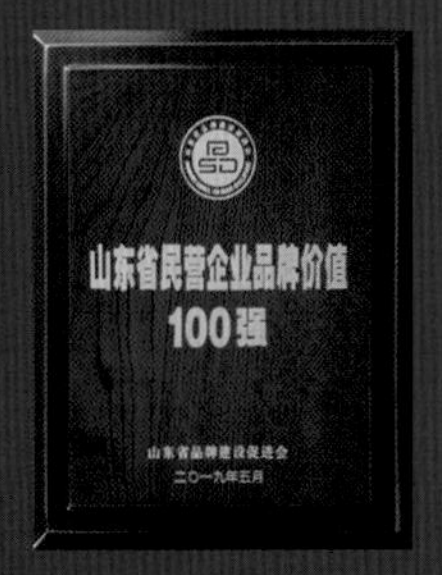

品牌价值 100 强企业

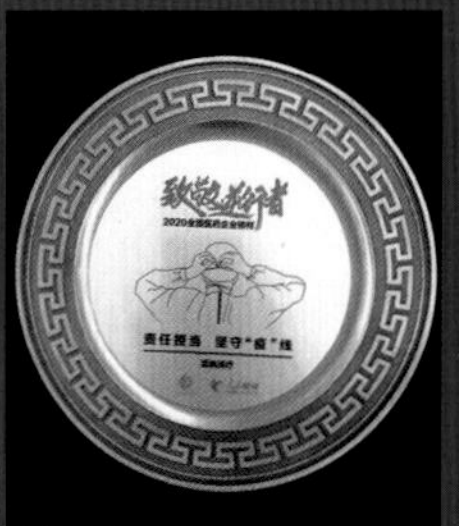

全国医药企业榜样

拥有业务，心脏支架领域全球排名第四、中国第三；微创外科事业部，主导产品是超声刀和吻合器；护理事业部，主导产品为急救包、防疫护理包等，其子公司高德救护为特斯拉标配急救包独家供应商。

公司在全球 20 多个国家和地区有 56 家分子公司、5000 余名员工，目前在全国医疗器械上市公司排名前十位。公司未来将通过多赛道布局的“中低值耗材 + 高值耗材”的业务结构，全面赋能，实现以中国为核心、面向全球的跨国医疗器械企业平台。

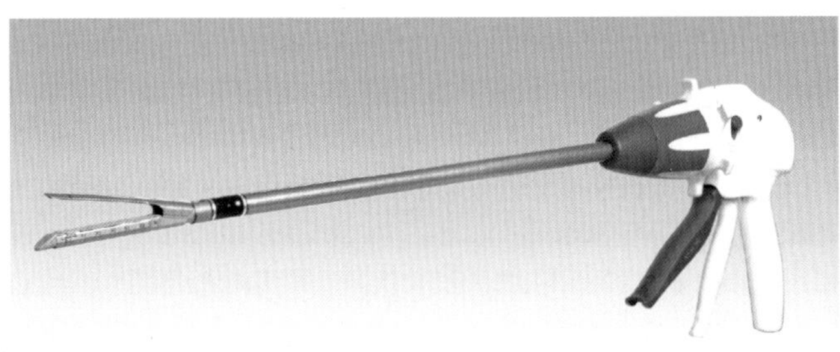

吻合器

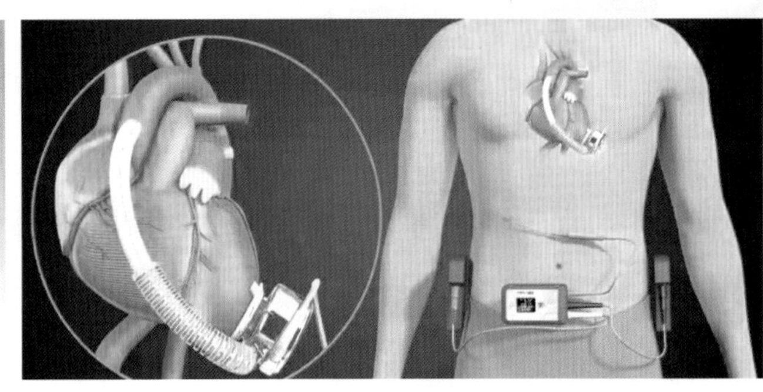

人工心脏

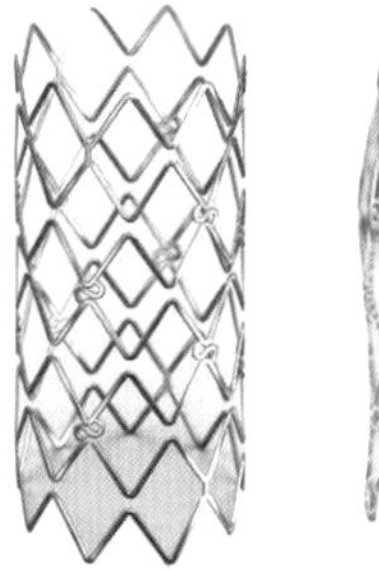

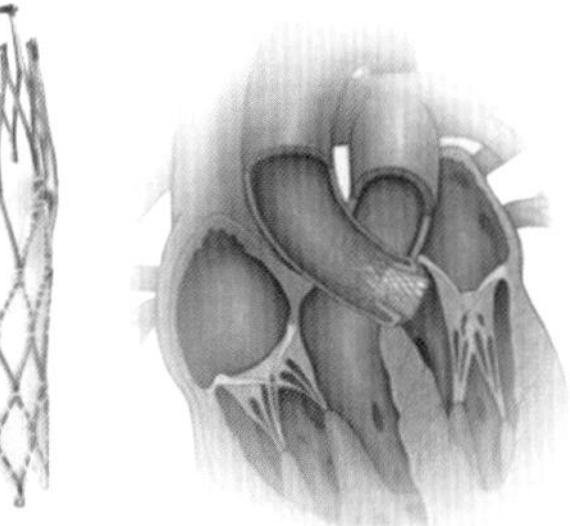

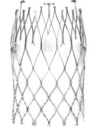

心脏支架

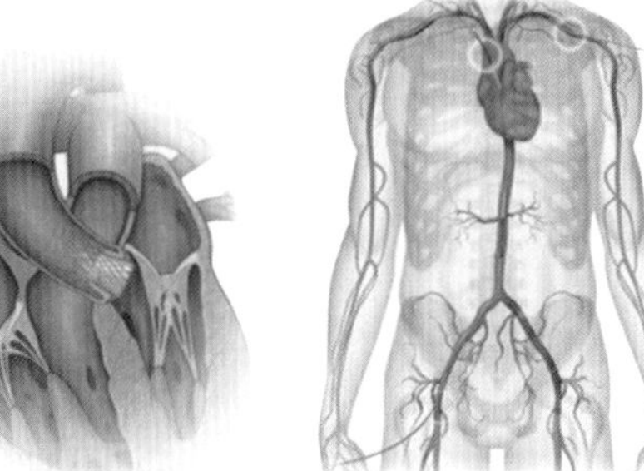

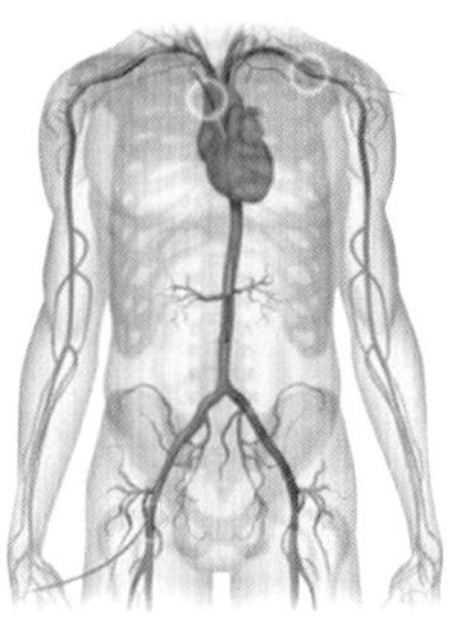

心脏瓣膜

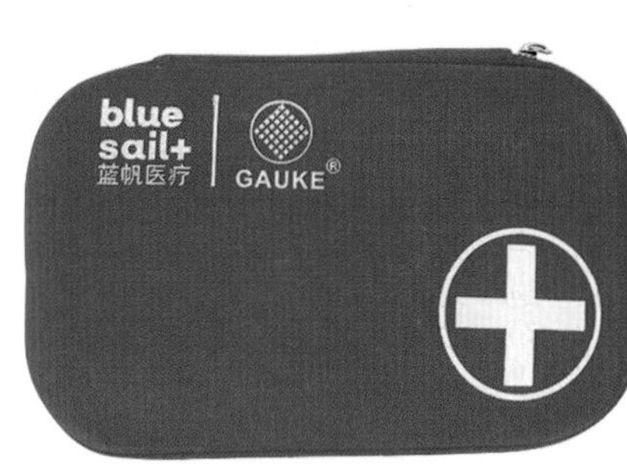

急救包

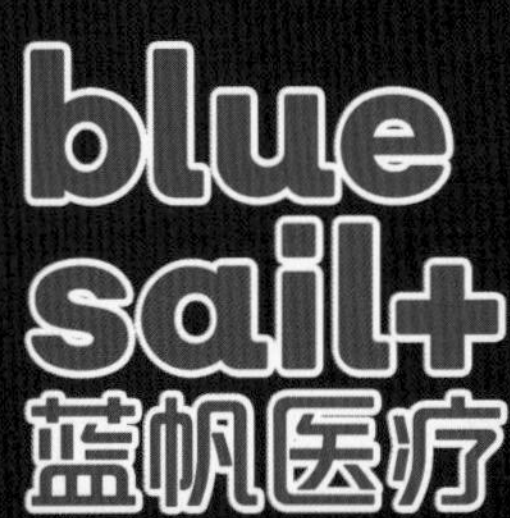

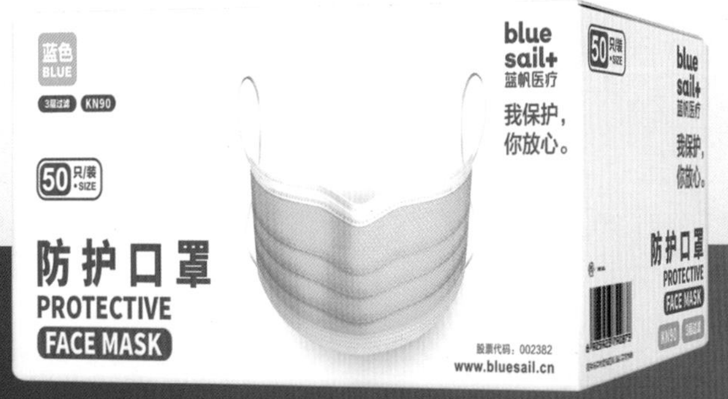

防护口罩

地址：山东省淄博市临淄区一诺路 48 号
电话：0533-7871015　网址：www.bluesail.cn

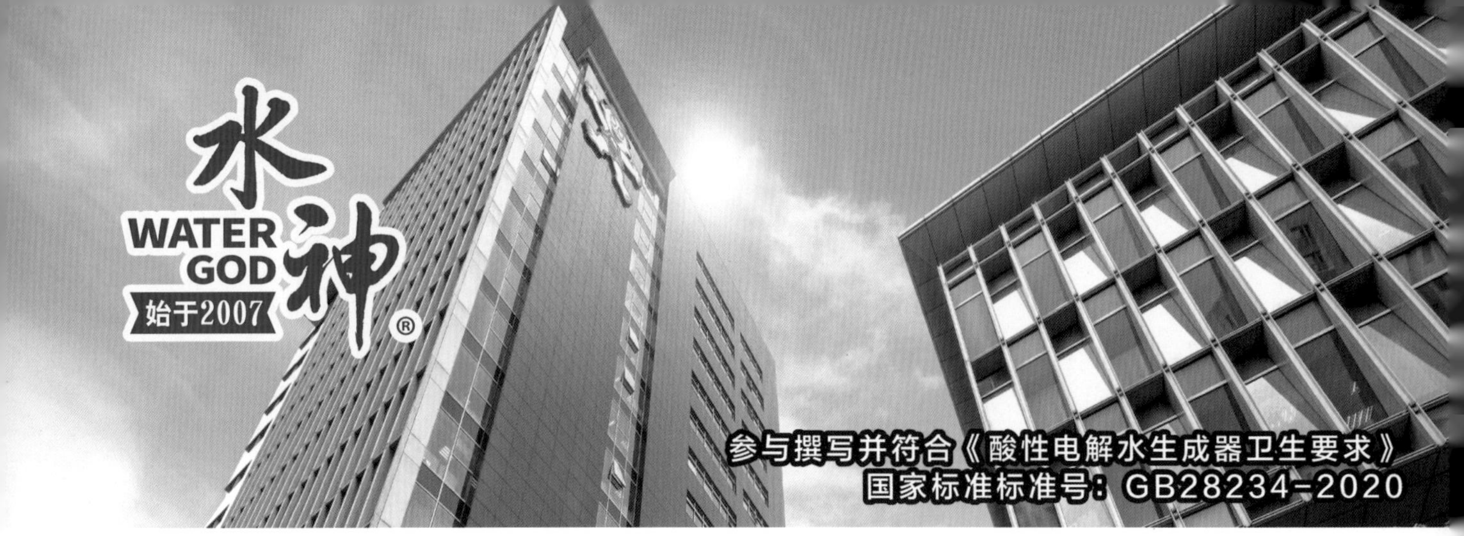

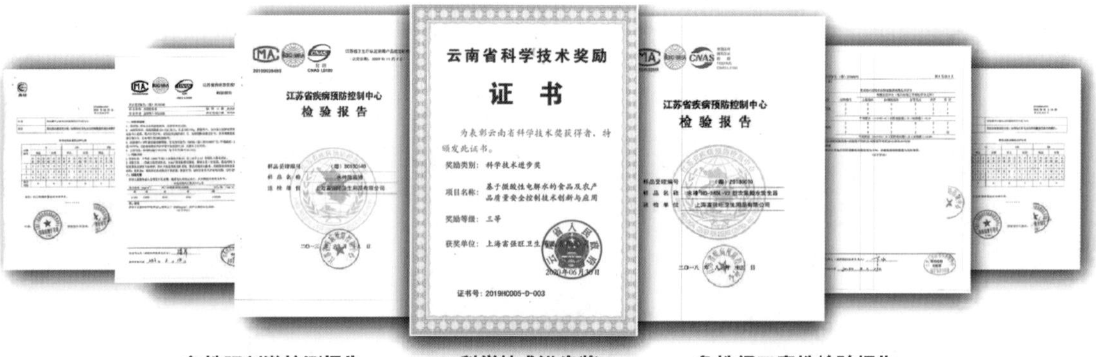

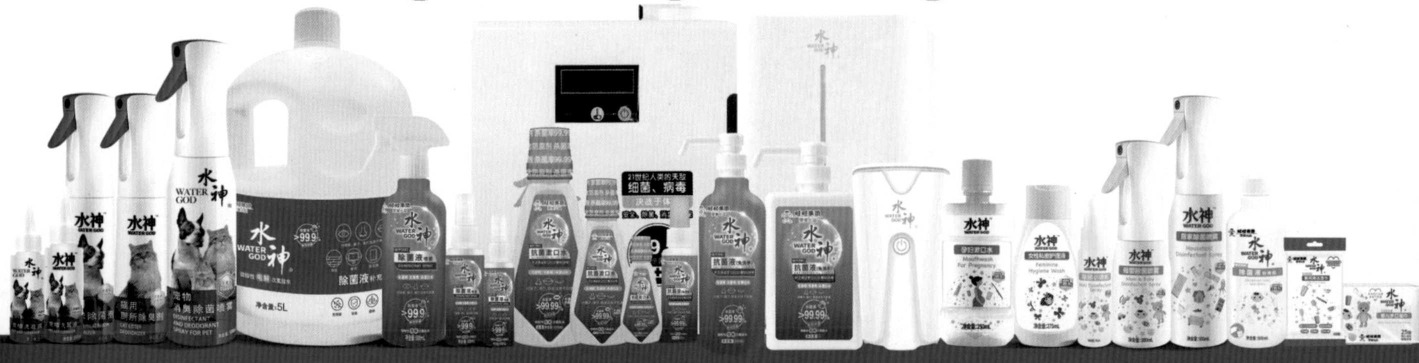

太和县晓亮防护用品有限公司

Taihe County Xiaoliang Protective Products Co. , Ltd.

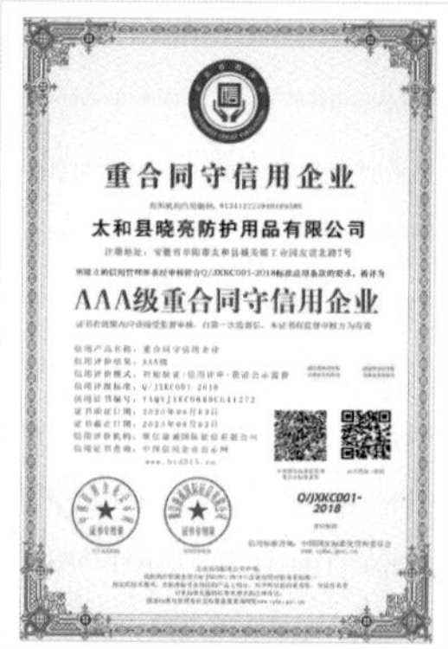

重合同守信用企业

太和县晓亮防护用品有限公司

AAA级重合同守信用企业

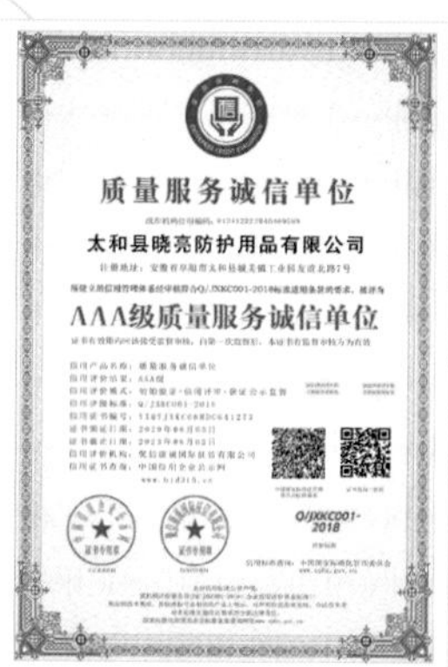

质量服务诚信单位

太和县晓亮防护用品有限公司

AAA级质量服务诚信单位

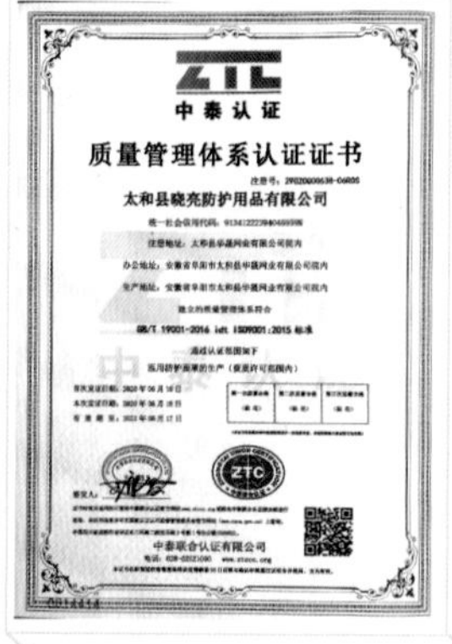

ZTC

中泰认证

质量管理体系认证证书

太和县晓亮防护用品有限公司

太和县晓亮防护用品有限公司成立于2014年，厂房2400平方米，拥有专业的科研设计团队、先进的设备、完善的产品质量管理体系，是安徽省阜阳市一家集专业研发、生产、销售于一体的防护产品的生产企业。公司的产品有防护面罩、隔离衣、头罩、鞋套等系列产品，主要用于医院、诊所、疾控防疫、工业、农业、家庭、厨房等需要面目防护的单位和行业。先进的技术、精良的设备、严格的管理是公司得以不断发展状大、产品能够赢得用户依赖的根本。

多年来，太和县晓亮防护用品有限公司在吸取国内外先进技术和工艺的基础上，集多年来在防护产品行业的智慧和经验，产品的稳定性、可靠性居全国先进地位。公司生产的晓亮防护牌面罩系列产品，已逐步从第一代产品升级为目前的第三代产品，并仍在研发更为优质的产品。凭借先进的技术、卓越的品质、完善的服务，公司产品跻身于国内同类产品行业的前列，产品销往全国各地。公司倡导：以市场为导向，以科研为龙头，以创新为手段，积极开拓国内外市场。

太和县晓亮防护用品有限公司以完善的专业化售前、售中、售后服务赢得了国内外客户的信赖和好评，同时在技术创新的基础上，狠抓质量管理，不断提高服务水平，实现了业务的良性发展。

公司积极参与行业交流活动，在长期的发展过程中以过硬的人性化的产品质量、良好的产品性能、领先的技术优势与1000多家医疗器械企业、贸易公司建立了稳定的合作伙伴关系，也热诚欢迎国内外新的客户成为好朋友、好伙伴！

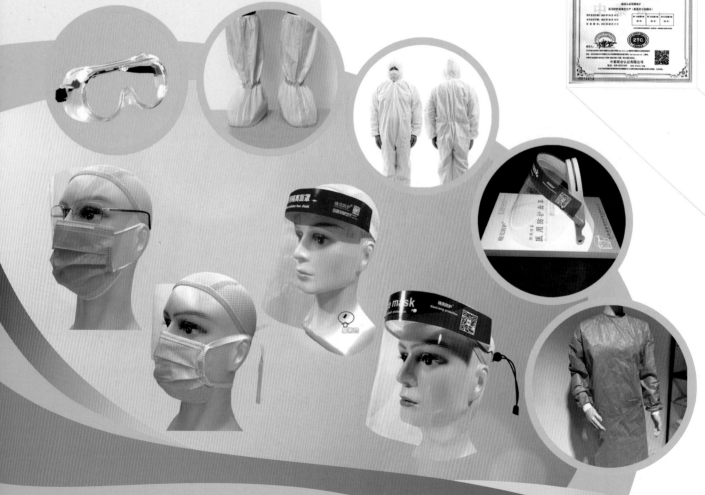

地址：安徽省阜阳市太和县城管工业园友谊北路7号

联系人：刘小亮　19156650611　刘多玲 18130791118　网址：www.xlfhmz.com

苏州波力斯医疗科技有限公司

公司简介

苏州波力斯医疗科技有限公司位于江苏省张家港市，成立于2014年，占地面积5000平方米，是一家专业生产高端防毒、医疗、防雾霾口罩的新型生产加工企业。公司拥有10万级全新净化车间和专门的检测室，厂区环境整洁，设备先进，产品质量一流。

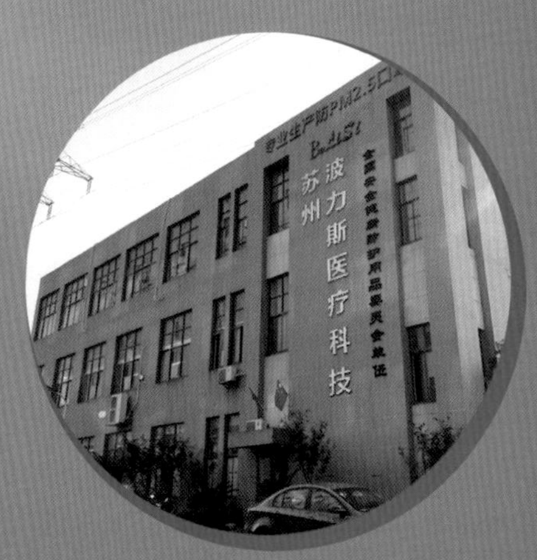

公司依靠雄厚的技术实力和成熟的管理模式，研发并生产了多种口罩，且已经在资质方面取得国内的医用防护口罩注册证、医用防护口罩许可证（一类和二类医疗器械许可证）及欧洲 CEEN 14683：2005 医用标准、CE 证 EN149：2001+A1：2009 的非医用防护口罩标准、美国 510K、巴西和俄罗斯的 CE 认证等资质。此外，公司已通过 ISO 9001：2000 和 ISO 13485：2016 国际质量管理体系认证。

公司是纺织品商业协会会员单位。2020年公司引进美国“8130”检测设备，同年，美国实验室共同研发“铜离子”技术，并应用于口罩。公司与包括云南白药、上海绿盾、ITO 雷平等众多知名品牌企业建立了良好稳定的合作伙伴关系，自有品牌日趋成熟。公司本着“以精建业，以质取胜，追求品质卓越，充分展现工匠精神”的宗旨生产具有预防病毒、抗雾霾、抗菌抗流感等功能的口罩。希望通过全体同仁的不断努力，在不久的将来，公司将更上一层楼！

资质介绍

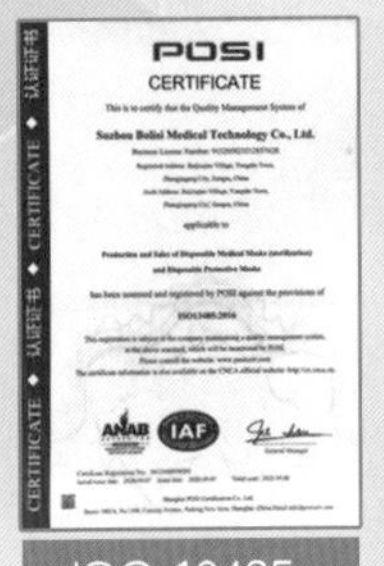
ISO 13485

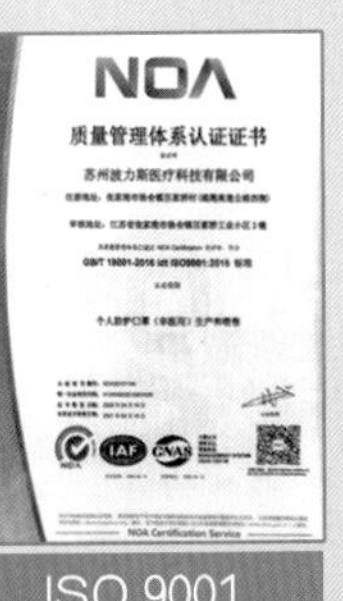
ISO 9001

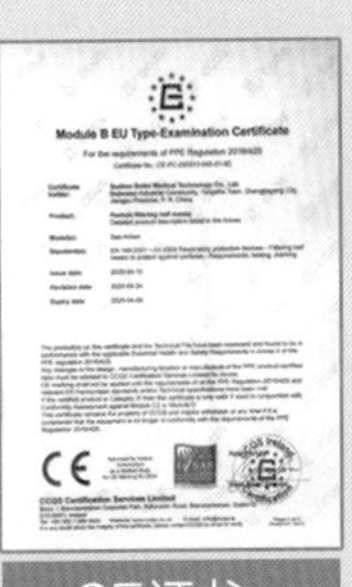
CE证书

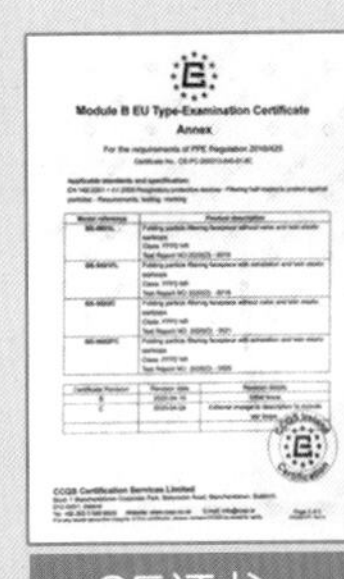
CE证书

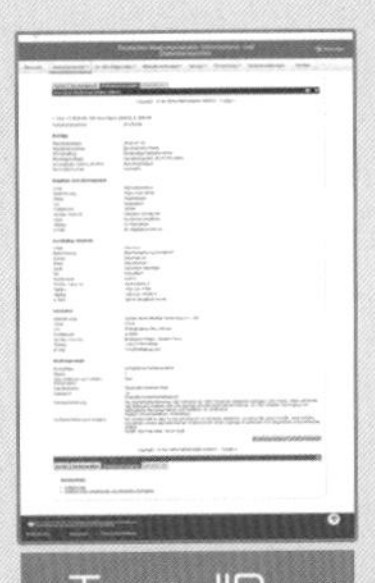
Type IIR

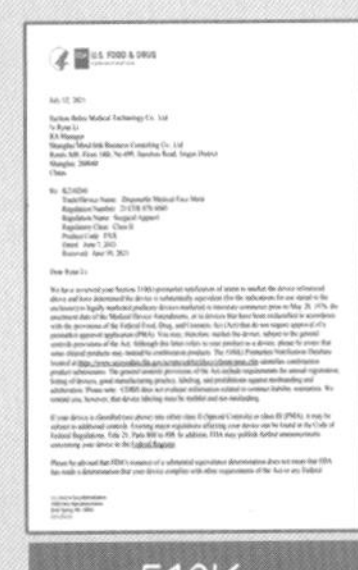
510K

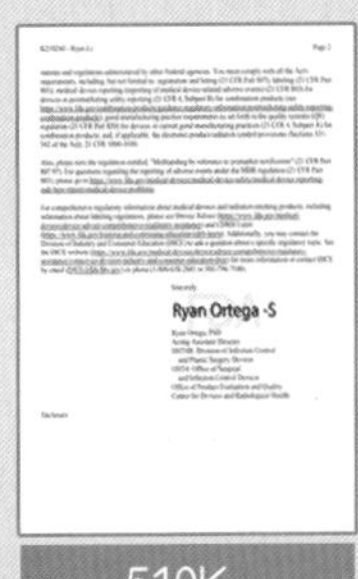
510K

主要产品

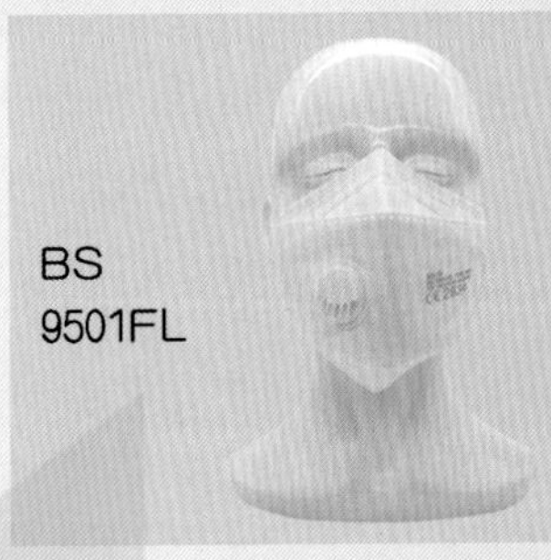
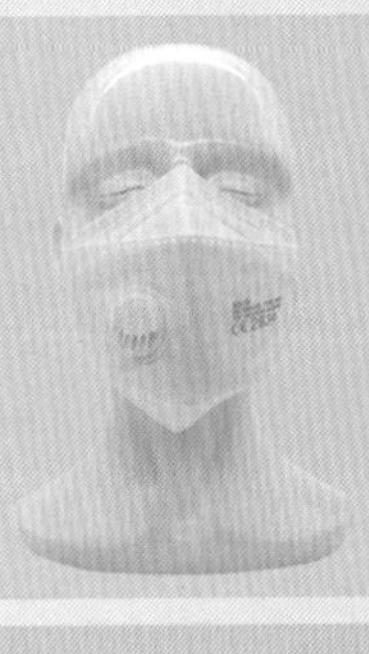
BS 9501FL

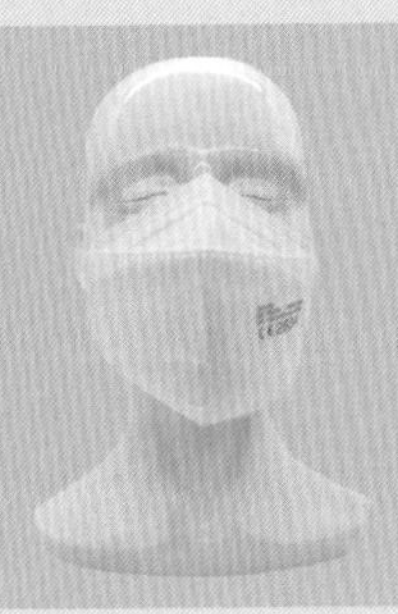
BS 9501L

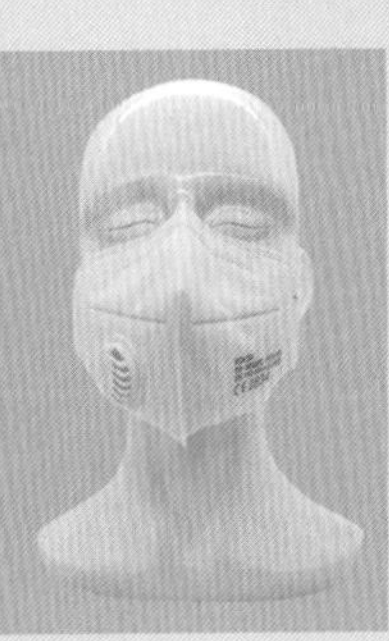
BS 9502FC

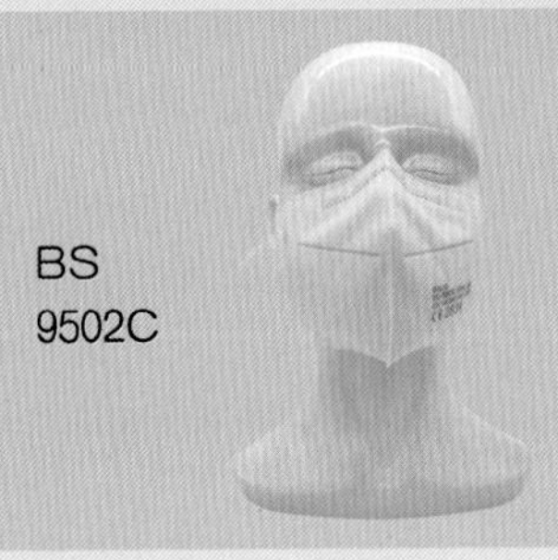
BS 9502C

一次性薄荷味防护口罩

一次性印花型防护口罩

一次性使用医用口罩

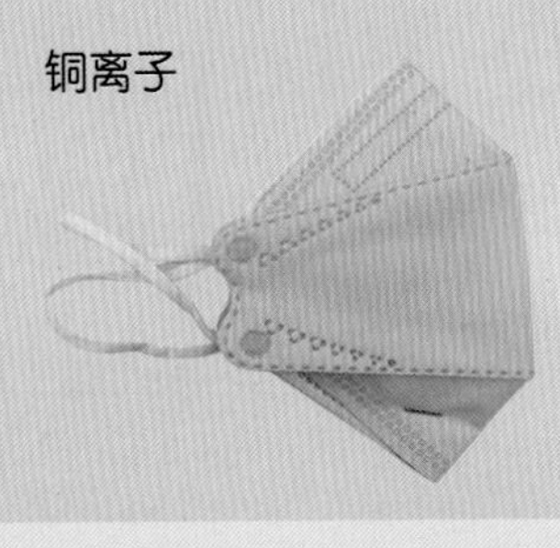
铜离子

地址：张家港市杨舍镇百家桥工业小区（疏港高速公路西侧） 电话：13776246881

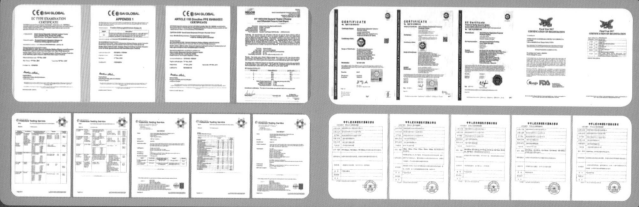

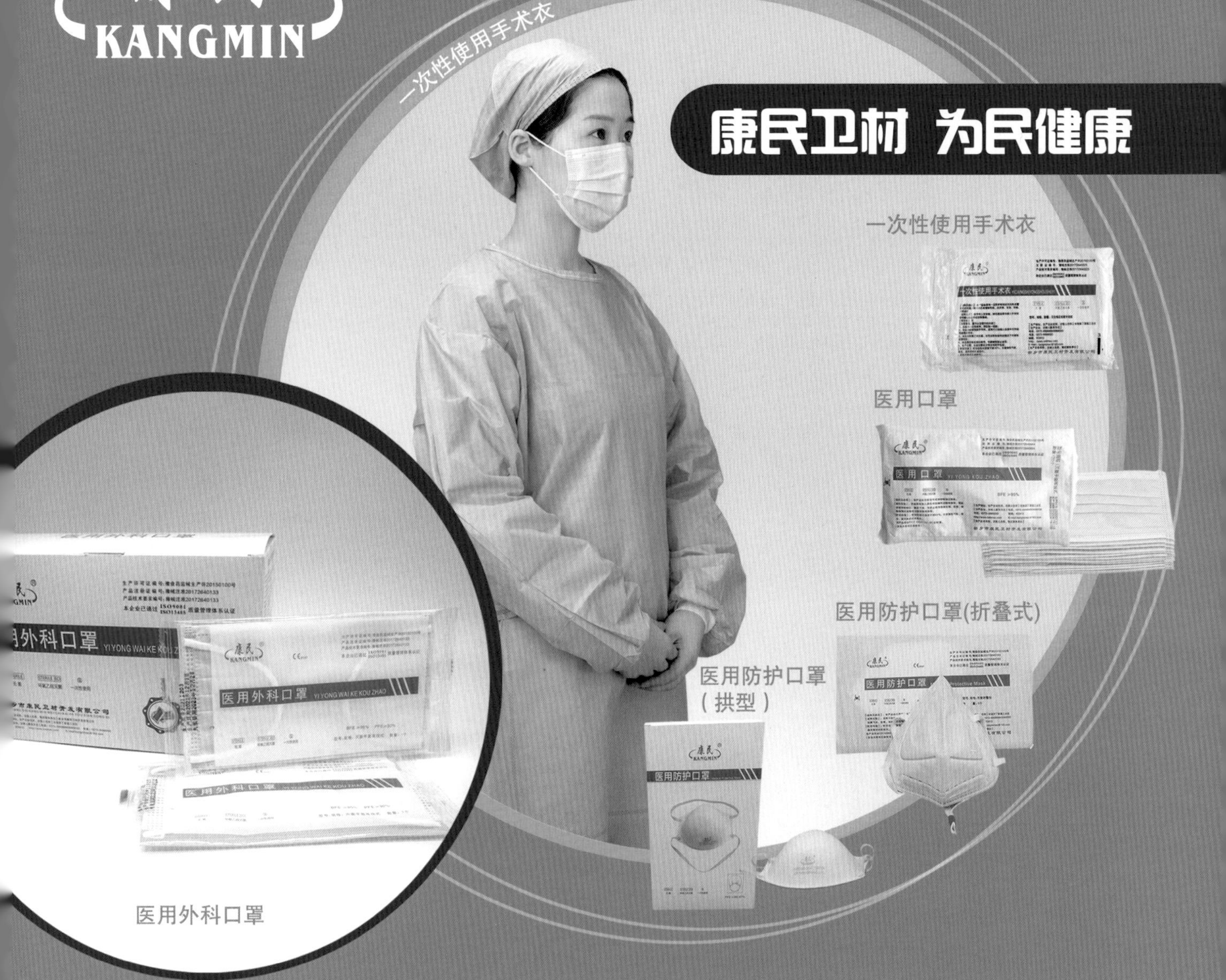

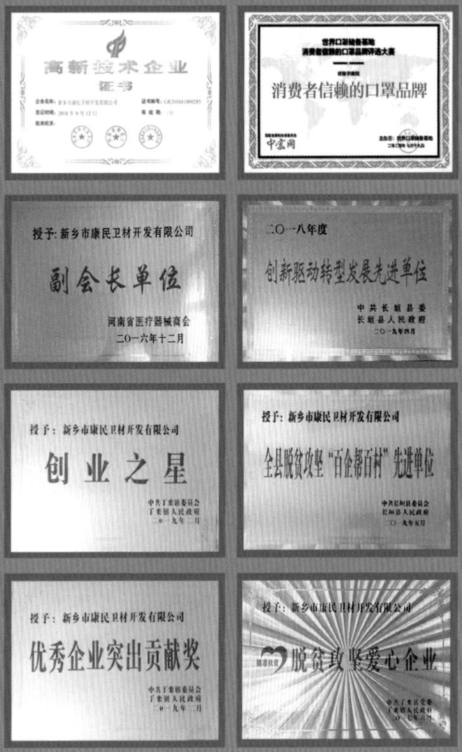